Klassische Homöopathie
von Margery Blackie

Die von Hahnemann formulierte Homöopathie ist das wissenschaftlichste und erfolgreichste System medizinischer Behandlung, das je ersonnen wurde. Unsere Verantwortung für ihre reine und wahrhaftige Darstellung ist groß.

Margery Blackie

LEBENDIGE HOMÖOPATHIE

Gesammelte Erfahrungen
als vitale Arzneimittellehre

von

Dr. med. MARGERY BLACKIE

übersetzt von: Monnica Hackl

Durchgesehen von: Dr. med. Gerhardus Lang

1990

JOHANNES SONNTAG
Verlagsbuchhandlung GmbH
München

CIP-Titelaufnahme der Deutschen Bibliothek

Blackie, Margery:
Lebendige Homöopathie: gesammelte Erfahrungen als vitale Arzneimittellehre / von Margery Blackie: Übers. von Monnica Hackl. - München : Sonntag, 1990
Einheitssacht.: Classical homoeopathie <dt.>
ISBN 3-87758-066-1

ISBN 3-87758-066-1
Aus d. Engl. übersetzt von Monnica Hackl

Originaltitel: Classical Homoeopathy

Gesamtherstellung: Rieder-Druckservice, Prien.

Inhaltsverzeichnis

Vorwort

Frau BLACKIE'S Buch ist wunderbar! Hier bekommt man die Überzeugung, daß Frauen bessere Bücher über die Homöopathie schreiben können, als Männer, wie ich es schon von Frau TAYLER, von Frau WRIGHT-HUBBERT, Frau DOROTHY SHEPERD, Frau F. E. GLADWIN, Frau CATHERINE COULTER, Frau MAESIMUND B. PANOS und JANE HEIMLICH gewohnt bin. Eigentümlicherweise stammen sie alle aus dem englisch-amerikanischen Sprachraum! Es scheint eine alte Tradition in diesen Gegenden zu sein, die wohl in den keltischen Priesterinnen ihren Ursprung hat. Die Frau spielt bei den Germanen und Kelten eine weit größere Rolle, als bei den romanischen Völkern. Die weisen Frauen, später die Nonnen, kannten sich in der Heilkunde aus. Eine HILDEGARD VON BINGEN schrieb die ersten medizinischen Werke seit dem Altertum. Im ausgehenden Mittelalter wurden diese weisen Frauen als gefährliche Konkurrenz der Männerkirche der Hexenverfolgung ausgeliefert, vielleicht waren sie auch ein wenig der Dekadenz verfallen.

HAHNEMANN begann seine Homöopathie als rationelle Heilkunde und gab ihr erst später das Prädikat: Heilkunst. Als weiser, alter Mann wurde er dann von einer »Keltin« nach Paris entführt. Schicksal? Oder Krönung seines Lebenslaufes?

Alle Streitigkeiten in der Homöopathie gingen immer von Männern aus, denen es um die reine Lehre, die Prinzipien, die Theorien und nicht zuletzt um die Macht ging und geht. Davon ganz unbeeindruckt haben sich die Frauen der wahren Kunst angenommen und in aller Stille die Homöopathie gewandelt und Leben hineingebracht. *»Lebendige Homöopathie«* könnte man diese Homöopathie der Frauen nennen. Frau BLACKIE nennt ihr Buch zwar *»Klassische Homöopathie«*, aber das ist eher eine Referenz an ihre großen Vorbilder HAHNEMANN, KENT, BORLAND und BURNETT. Da uns Männern, wie wir von der Psychologie wissen, zum Glück auch ein weiblicher Seelenteil zu eigen ist, so können wir diesen gleichfalls entfalten. Berühmte Homöopathen der Gegenwart bemühen sich jedenfalls darum, z.B. VITHOULKAS, und die junge Generation hat einen offenen Sinn für diese Homöopathie.

Den Jungen insbesondere kann dieses Buch ans Herz gelegt werden, da es Wärme und Liebe vermittelt. Dabei öffnen sich die feineren Sinne für das Wesen unserer Mittel und unserer Patienten in ungeahntem Maße. Dieses verbunden mit der exakten Kenntnis der Symptome der klassischen Schule bringt die Homöopathie erst zu der Blüte, die ihr eigentlich möglich ist. So wunderbare Heilungen, wie sie Frau BLACKIE aus ihrer Erfahrung beschreibt, festigen unser Vertrauen in unsere wahrhaft »göttliche Heilkunst« (HAHNEMANN).

Möge dieses von einer heilkundigen Frau übersetzte Buch rasch an Verbreitung gewinnen. Dem Verlag mit dem schönen Namen Sonntag sei gedankt, daß er solche Bücher dem deutschen Leser zur Verfügung stellt.
Daß Frau BLACKIE fast nur Hochpotenzen (XM) verordnete, wird heute keinen wirklichen Homöopathen stören. Deren Wirkung wird kaum noch jemand anzweifeln, der etwas von der Sache versteht. Deshalb braucht man meines Erachtens über diesen Umstand keine weiteren Worte zu verlieren.

Ihre Fallbeschreibungen sind meist nicht so ausführlich, daß die Mittelfindung immer nachvollzogen werden kann. Vielleicht waren die Symptome auch häufig so dürftig, daß ihr die Entscheidung nur deshalb gelang, weil sie eine so gute Mittelkenntnis besaß. Es ist eben doch so, daß das Mittel bei eingehendem Studium einen eigenen Charakter, ein Mittelbild beim Homöopathen entwickelt und ihm einen Instinkt für das Mittel gibt. Das ist keinesfalls etwas für Anfänger, und auch der Fortgeschrittene tut gut daran, sich nicht auf diesen »Instinkt« zu verlassen, sondern möglichst viele »zuverlässige« Symptome für seine Mittelwahl einzubeziehen. Aber wie viele Fälle lassen uns da im Stich und wie häufig haben wir herrliche Symptome, die weder im Repertorium noch in der Arzneimittellehre zu finden sind. Da ist es dann gut, wenn man auf Grund intimer Mittelkenntnis mit dem Nicht-Repertorisierbaren noch etwas anzufangen weiß.
Insbesondere das Kapitel über Asthma zeigt ihr großes Können. Die Entdeckung, daß Medusa zwischen Sepia und Natrium muriaticum steht, wird durch mangelnde Prüfungen des Mittels bisher noch nicht bestätigt. Aber wenn Frau BLACKIE damit gute Erfahrungen gemacht hat, so ist es eine Aufforderung an uns, dieses Mittel eingehend zu prüfen. Das gleiche gilt für die anderen Meer-Mittel, *Squid* und *Sting Ray*, ferner für M.A.P., ein Pilzmittel. Ihr Vergleich der *Natrium*-Salze sucht seinesgleichen. In dieser Art Verbindungen und Differenzierungen herzustellen, führt oft weiter, als eine übertrieben kritische Behandlung der Arzneimittellehre. Bei dem Kapitel über das akute Herzversagen kann man seine Hochachtung nicht verhehlen, solche Patienten ohne *Strophanthin* und *Digitalis* zu kurieren. Ein weiteres interessantes Mittel wird unter *Dysenteriae composita* beschrieben. Dieses und *Radium bromatum* bei einem hartnäckigen rheumatischen Geschehen, das *Rhus tox.* ähnlich war, dürfte ein weiterer interessanter Hinweis aus der Praxis sein.
Die Fülle der in anderen Arzneimittellehren und im Repertorium nicht auffindbaren Symptome ist so groß, daß jedem Leser empfohlen wird, das Studium gleich mit Erweiterungsnotizen für Repertorium und Arzneimittellehre durchzuführen.
Dies Buch möge auch eine Aufforderung an alle erfahrenen Homöopathen sein, ihre persönlichen Erfahrungen nicht mit ins Grab zu nehmen, sondern der Allgemeinheit in Form solcher Bücher zur Verfügung zu stellen.

Gerhardus Lang

Einleitung

Als ich 1986 anläßlich eines Besuches in London die Zeitschrift »Homoeopathy today« in die Hände bekam, konnte ich darin eine höchst fesselnde Rezension von Dr. MARGERY BLACKIE'S Buch »Classical Homoeopathy« lesen.
Als erstes zogen mich die Zitate ihrer treffenden Aussagen über homöopathische Mittel in ihren Bann: »*Lycopodium* ist das Schlafmittel des ehrgeizigen Jungen«, »*Thuja ist die kalte Pulsatilla*«, »*Calcium carbonicum*-Patienten brechen nie in Tränen aus - die Tränen tropfen nur schweigend hinunter«. Außerdem fanden sich in dieser Rezension Andeutungen über einen ungewöhnlichen Gebrauch von Hochpotenzen wie der 10 M. Am nächsten Tag schon hielt ich das Buch in meiner Hand.

Dr. BLACKIE ist es gelungen so lebendig zu erklären, zu schildern, Beispiele zu geben, daß man das Gefühl bekommt, die homöopathischen Mittel zum ersten Mal wirklich kennenzulernen. Unwesentliche, irritierende Symptome läßt sie weg und schält den Wesenskern der Mittelpersönlichkeit so heraus, daß die homöopathische Persönlichkeit lebhaft vor unseren Augen steht.

Für uns im deutschen Raum dürfte wohl ihre Besprechung von *Medusa*, *Squid* und *Sting ray* am bedeutsamsten sein. Meines Wissens wurden diese Mittel bis jetzt noch nie in dieser Art und Weise dargestellt. Ich selbst fand für meine Praxis die größte Bereicherung in ihrer Darstellung von *Natrium muriaticum*, als eines der größten Schockmittel. Gerade wenn der Patient eine solche Situation anscheinend verarbeitet hat, wenn er sie reflektieren konnte und über sie nun als bewältigtes Schicksal sprechen kann, bringt er - und auch wir als Therapeuten tun es oft nicht - später auftretende, körperliche Symptome nicht in Zusammenhang damit. Gerade dann, wenn der Schock »abgespeichert« ist, bringt *Natrium muriaticum* Hilfe, auch wenn die auslösende Situation schon ein bis zwei Jahre zurückliegt.
Es empfiehlt sich jedem Praktiker, einem Patienten, der wegen körperlicher Beschwerden kommt und nebenbei von einem bewältigten Schock oder Schreckerlebnis berichtet, *Natrium muriaticum* zu geben. Die Wirkung auf die körperlichen Beschwerden ist oft erstaunlich, in vielen Fällen werden sie einfach hinwegschmelzen.

Zuletzt noch eine Anmerkung zum für uns vielleicht ungewohnten Stil des Buches. Die englischen Herausgeber benötigten mehr als drei Jahre, um die Fülle des Materials zu sichten und zusammenzustellen. Sie hatten Tonbandaufnahmen von Vorlesungen, Notizen in Kurzschrift, unveröffentlichte Manuskripte und Artikel vor sich und zwar alles undatiert. Sie behielten Dr. BLACKIES Phraseologie und Idiom bei und widerstanden der Versuchung, die Texte glatter und gefälliger zu machen, weil eben damit der einzigartige

Stil Dr. Blackie's verloren gegangen wäre. Auch ich habe mich streng an das Original gehalten, ohne einen Umbau in »besseres« Deutsch vorzunehmen.

Dank gilt besonders Herrn Dr. med. Gerhardus Lang, der so freundlich war, das Manuskript fachlich zu überprüfen und der es mit einem Vorwort versehen hat.

Dorfen, im August 1990
Monnica Hackl

Vorwort

Die Materialien zu diesem Buch sind den Lehren und Schriften Dr. MARGERY BLACKIE'S aus der ganzen Zeit ihres Wirkens entnommen. Sie enthalten Wärme, Enthusiasmus, Erfahrung und klinisches Verständnis einer bemerkenswerten Persönlichkeit, deren berufliches Leben der Ausübung und Förderung der Homöopathie gewidmet war. Sie wurde von ihren Patienten wegen ihrer herzlichen Zuwendung, ihrer Freundlichkeit und wegen ihres Könnens bewundert. Als eine hervorragende Lehrerin, deren lebendige Beschreibung der verschiedenen Konstitutionstypen sich dem Gedächtnis der Zuhörer einprägt, lebt sie im Gedächtnis ihrer Studenten und Doktoranden. Es war ihr tiefes Verstehen der Charakteristika der einzelnen Mittel, das die Grundlage für ihren internationalen Ruf bildete.

MARGERY BLACKIE wurde 1898 in Redbourn, Hertfordshire, geboren. Sie war die jüngste Tochter von ROBERT und ELIZABETH BLACKIE und die Nichte von JAMES CROMPTON BURNETT. Ihre medizinische Qualifikation erhielt sie 1923 an der London School of Medicine for Women, und im darauffolgenden Jahr begann sie am London Homoeopathic Hospital zu arbeiten. Hier wurde sie Schülerin von JOHN HENRY CLARKE, CHARLES WHEELER und DOUGLAS BORLAND, der selbst ein ehemaliger Student von JAMES TYLOR KENT war. 1928 erhielt sie den Doktortitel der Universität London.
Während ihrer Laufbahn verband sie eine große homöopathische Allgemeinpraxis mit ihrer Arbeit an der Klinik, die 1966 in der Berufung zum Honorary Consultant Physican am Royal London Homoeopathic Hospital ihren Höhepunkt fand. Von 1965 bis 1979 war sie Dekan der homöopathischen Fakultät; 1968 wurde sie zur Ärztin Ihrer Majestät der Königin ernannt und in den Royal Victorian Orden im Rang eines Commanders aufgenommen. Sie starb 1981.

Mit wenigen Ausnahmen verordnete Dr. BLACKIE nur die 10 M und die C6-Potenz. Ihr Gebrauch der Hochpotenzen stammt noch von Dr. BORLANDS Besuch in Chikago vor dem ersten Weltkrieg, wo er unter Dr. KENT studierte. Sie bekannte freimütig, daß sie in Dr. BORLANDS Schuld stünde, und zwar wegen seines Einflusses auf ihre Praxis und Lehrtätigkeit im Hinblick auf den Aspekt der Potenzen als auch wegen anderer Dinge.
Sie verordnete die 10 M Potenz, wenn das Mittel ganz das Konstitutionsmittel des Patienten war - eine Entscheidung, die bedeutete, daß die Auswahl jedesmal mit unendlicher Genauigkeit getroffen wurde.
Sie teilte die Hochpotenz in drei Gaben auf, die im Abstand von zwölf Stunden genommen wurden. Diese Art der Darreichung hatte den Zweck, die Möglichkeiten einer Verschlimmerung so gering wie möglich zu halten. In den wenigen Fällen, in denen das doch geschah, verordnete sie später

dasselbe Mittel in der CM Potenz, oder gab die 10 M Potenz in einem Glas Wasser aufgelöst, das in kleinen Schlückchen so oft genommen werden mußte, wie es die Beherrschung der Symptome erforderte. Bei einigen Gelegenheiten wiederholte sie die 10 M Potenz häufiger, manchmal jeden dritten Tag. Der Gebrauch solcher Potenzen sollte aber auf den erfahrenen Homöopathen beschränkt bleiben.
Dr. BLACKIE verwendete normalerweise die C6 Potenz für mehr lokalisierte Erkrankungen, sie gab sie täglich bis zur Besserung. Gelegentlich gebrauchte sie auch die C12, C30, C200, und die 1 M Potenz.

Charles Elliot
Frank Johnson

Einführung

Nachdem ich 18 Monate lang Assistenzärztin am London Homoeopathic Hospital gewesen war, entschied ich mich, mein Praxisschild in South Kensington anzubringen. Ich dachte, daß ich meine Nachbarschaft ein wenig kennenlernen sollte und spazierte bis zur Fulham Road, ging am Royal Marsden Hospital vorbei, das damals noch die Krebsklinik genannt wurde - wo ich sechs Monate lang mein Praktikum absolviert hatte -, und ebenso am Brompton Chest Hospital.
Ich kam an einer Apotheke vorbei und sah an der rückwärtigen Wand des Eingangs einen Hinweis. Er war verblichen, aber noch völlig lesbar: »Homöopathische Mittelabgabe, Montag, Mittwoch und Freitag von 18 bis 20 Uhr.« Ich trat ein und fragte den Apotheker, was das bedeutete: »Oh,« sagte er, »das ist schon seit zwölf Jahren geschlossen.« Ich fragte ihn daher, ob er eine Wiedereröffnung wollte. Er nahm mich in den ersten Stock mit und zeigte mir ein gutes Wartezimmer und ein kleineres Sprechzimmer. Das war am Donnerstag. Am nächsten Tag tapezierte ich das Sprechzimmer, bekam am Samstag die nötigen Möbel gebracht und setzte die Eröffnung auf kommenden Montag 18 Uhr fest.
Als ich ankam, warteten zwölf Patienten.

(Margery Blackie)

Die homöopathische Methode

1. Hahnemann und die Entdeckung der Homöopathie

Dr. CROMPTON BURNETT ging soweit, zum Nutzen der nachfolgenden Generationen eine jährliche Vorlesung über Leben und Werk Hahnemanns zu empfehlen, damit sie so einen Maßstab hätten, mit dem sie die Schwäche der Stunde messen könnten...» weil die Zwerge dieser Tage sehr dazu neigen, als mächtige Riesen zu erscheinen, wenn uns nicht die Heldentaten der großen Verstorbenen gegenwärtig sind.«

HAHNEMANN war ein hervorragender Mann, ganz abgesehen von seiner Entdeckung der Homöopathie. Kein ehrlicher Betrachter seiner Tätigkeit oder Schriften würde einen Moment lang zögern, um zuzugeben, daß er ein außergewöhnlicher Mensch war, ein Genie, ein Gelehrter, ein Mann von unermüdlichem Fleiß und unerschrockener Energie.

Schon in frühen Jahren entschied er sich, Arzt zu werden, aber zuerst mußte er den Widerstand seiner Eltern und die Armut überwinden. Dazu mußte er während seines Studiums mit wissenschaftlichen Übersetzungen für seinen Lebensunterhalt sorgen. Er hatte umfassende Kenntnisse in acht Sprachen und war ein fleißiger Student der Chemie. Jede dritte Nacht blieb er auf, um zu übersetzen und war so in der Lage sich durchzubringen. Gleichzeitig wuchsen seine Kenntnisse in der Wissenschaft, denn er war nicht nur ein Übersetzer.

Während er sich so fortbildete, kam er schnell in der Welt der Medizin und Wissenschaft zu Ansehen. Nach zwölf Jahren erfolgreicher Praxis kam er zu der Überzeugung, daß die Medizin nicht immer gut, sondern sogar mit Sicherheit schädlich war. Die damalige Medizin bestand hauptsächlich aus unwissenschaftlichen Verordnungen, der Anwendung von Blutegeln und Aderlaß. Auch andere Ärzte waren unzufrieden, aber nur wenige gaben aufgrund der Stimme ihres Gewissens Praxis und Wohlstand auf.

Sir JOHN FORBES schrieb: »Bei einer beträchtlichen Anzahl von Erkrankungen würde es den Patienten ebenso gut oder noch besser gehen, wenn alle Mittel aufgegeben würden. Die Zustände haben einen solchen Grad erreicht, daß sie nicht schlechter werden können, sie müssen besser werden oder zu Ende gehen.«

Er wurde gebeten, CULLEN'S Materia Medica ins Deutsche zu übersetzen. CULLEN praktizierte in einem sumpfigen Gebiet, und man wußte, daß das dort herrschende Fieber auf Chinarinde reagierte. CULLEN verteidigte die alte Vorstellung, daß die Wirkung der Chinarinde bei Fieber ihrer tonisierenden Wirkung auf den Magen zuzuschreiben war.

Das stimmt nicht, schrieb HAHNEMANN an CULLEN. Aus praktischer Erfahrung wußte er, daß die stärkste Mischung von Adstringentien und Bitterstoffen keinen Einfluß auf Fieber hatte, wohingegen Stoffe wie Kaffee,

Pfeffer, Ignatiusbohnen und Arsen wirksam waren. CULLEN antwortete nicht, HAHNEMANN aber fragte sich häufig, wie das wohl funktionierte und entschied sich, selbst etwas Chinarinde einzunehmen.

Zu seiner Überraschung entdeckte er, daß er alle Symptome des Fiebers entwickelte, jedoch ohne eigentliches Fieber. Die Symptome verschwanden wieder, wenn er die Rinde nicht mehr einnahm. Nach einer Pause machte er einen erneuten Versuch, auch mit einigen Familienmitgliedern. Jedermann produzierte die gleichen Symptome, die sich nur in der jeweiligen Stärke unterschieden. Hier war er auf ein seltsames Phänomen gestoßen: Ein Mittel, das bei einer Erkrankung wirksam war, rief die Symptome eben dieser Erkrankung hervor, wenn es einem gesunden Menschen gegeben wurde. Konnte es sein, daß er hier auf ein Heilungssystem gestoßen war? HAHNEMANN begann nun mit seinem Lebenswerk.

Er gab seine Praxis auf. Um seine Frau und seine Familie ernähren zu können, begann er wiederum Übersetzungsarbeiten anzunehmen. Sein großer Wunsch war jetzt, ein System zu finden, womit man die genauen Eigenschaften der Drogen ermitteln und so im voraus wissen konnte, bei welchen Erkrankungen man sie anwenden konnte.
Er sagte: »Dann würden die Unsicherheiten einer mittelalterlichen Praxis beseitigt werden, und wir dürften großen Erfolg sowohl bei der Behandlung aller Krankheiten als auch bei denen, für die wir spezifische Mittel hatten, erwarten.«
Er kam auf die Idee, daß die Wirkung der Drogen auf einen gesunden Menschen Kentnisse über ihre besonderen Eigenschaften enthalten könnte, und daß ihre Verabreichung bei Fällen mit ähnlichen Symptomen möglicherweise das bestimmte Gesetz war, das er suchte. Durch seine Übersetzungsarbeiten kannte er sich gut in den alten medizinischen Schriften aus und wußte, daß es die Idee einer »Homöopathie« seit der Zeit des HIPPOKRATES in verschiedenen Ausprägungen gab. So wurden z.B. Frostbeulen mit Schnee behandelt und Übersäuerung mit kleinen Dosen von Schwefelsäure. Es war bekannt, daß *Datura* (Stechapfel) Wahnsinn und Konvulsionen sowohl verursachen als auch heilen konnte, und es war bekannt, daß bei der Verabreichung eines Simile der leidende Patient zu guter Gesundheit kam.
Er begann jetzt seine Forschungen über die Wirkung einer großen Anzahl von Substanzen auf den menschlichen Körper aufzuzeichnen. Er sammelte eine Gruppe von Mitarbeitern um sich, denen er Mittel verabreichte und sie täglich über jede besondere Empfindung befragte.
Er nannte dies »Arzneimittelprüfungen«. Auf diese Art und Weise erstellte er eine Materia Medica aus Symptomen, die experimentell beim gesunden Menschen hervorgerufen wurden.
Diese Materia Medica bestand aus einer großen Sammlung von genauen Symptomen, die, wenn sie an einem Patienten entdeckt wurden, zur Indikation für das Heilmittel wurden, welches heilen mußte, wenn es homöopathisch gegeben wurde.

Er entdeckte auch, daß sich nach einer zwar kleinen, aber dennoch stofflichen Gabe des angezeigten Mittels die Symptome verschlimmerten, bevor eine Besserung eintrat. Wenn man das Mittel jedoch verdünnte und schüttelte (er verstand darunter ein kräftiges Schütteln zwischen jeder neuen Verdünnung), entdeckte er, daß die Besserung gewöhnlich ohne jede Verschlimmerung eintrat. Diesen Prozeß nannte er »Potenzierung«.

Dr. CROMPTON BURNETT sagte, daß es HAHNEMANN gelang, ein Gesetz zu formulieren, während andere nur die Fakten beobachteten; denn er besaß etwas, was andere nicht hatten, nämlich einen echten Sinn für Philosophie, die erforderliche Muße und Kenntnisse in der Geschichte der Theorien über die Drogenwirkungen. So bereiteten ihn alle Einflüsse seines frühen Lebens auf seine große Entdeckung vor.

Nachdem er die Literatur durchforscht und bestätigende Beweise für seine Theorie gefunden hatte, begann er zuerst Selbstversuche zu machen, dann auch Versuche mit seiner Familie und seinen Freunden. Zwischen 1790 und 1805 prüfte er an sich selbst sechzig Drogen und stellte fest: »Wenn wir es mit einer Kunst zu tun haben, deren Zweck die Rettung des menschlichen Lebens ist, wird jede Nachlässigkeit, darin ein Meister zu werden, zu einem Verbrechen.«
Als er sich von der Richtigkeit des von ihm entdeckten großen Prinzips überzeugt hatte, brachte er es vor die Ärzteschaft. »Ich glaube, ein System entdeckt zu haben, das die Praxis der Medizin wieder sicher und ihre Erfolge brillant machen wird. Fünfzehn Jahre habe ich schwer gearbeitet, um meine Entdeckung zu prüfen. Meine eigenen Experimente und der Beweis medizinischer Aufzeichnungen überzeugten mich von ihrer Wahrheit. Ich lege das alles vor Sie, meine Kollegen, und beschwöre Sie im Namen der Wahrheit und im Interesse der Humanität, es aufrichtig und ohne Vorurteile zu untersuchen. Wenn die Erfahrung Ihnen zeigen sollte, daß meine Methode die beste ist, dann gebrauchen Sie sie zum Wohle der Menschheit und geben Sie Gott die Ehre.«

Wie reagierten sie nun? Mit bitteren Verleumdungen seines persönlichen Charakters, mit Verachtung und Spott über das System, das er entdeckt hatte und ohne die geringste Absicht, es erforschen oder überprüfen zu wollen.
In diesem Stadium empfahl HAHNEMANN auch nichts Überraschenderes als eine einzige Droge in einer stofflichen, aber kleinen Dosis gemäß den Regeln zu geben, so daß es schwer zu verstehen ist, weshalb sich seine Zeitgenossen weigerten, sein System auch nur zu überprüfen.
Sie bewahrheiteten den Satz PLATOS: »Nichts ist einem gewöhnlichen Menschen mehr zuwider als die gründliche Überprüfung von alteingesessenen, vertrauten Ansichten.« HAHNEMANN fuhr mit seinen Prüfungen fort und begann wieder seine Arztpraxis auszuüben. Er war erfolgreicher als je

zuvor, und seine wirksamen und prophylaktischen Behandlungen während einer schlimmen Scharlachepidemie erhöhten sein Ansehen.

Seine Kollegen konnten keinerlei gerechtfertigte Beschwerde gegen ihn finden, aber schließlich hatte einer von ihnen eine Idee. HAHNEMANN gab nämlich seine selbst zubereiteten Medikamente kostenlos an seine Patienten ab. Es bestand aber ein Gesetz, nach dem Ärzte die Medikamente, die sie verordneten, nicht selbst zusammenstellen und verkaufen durften. Also stiftete man die Apotheker dazu an, ihn zu verklagen, und sie gewannen den Prozeß, obwohl HAHNEMANN ein erfahrener Chemiker und zum Aufsichtsbeamten der Apotheker ernannt worden war. Er mußte den Ort seiner Tätigkeit verlassen. Seine Familie und er zogen mit ihren weltlichen Gütern auf einem Wagen davon, denn es war noch vor der Zeit der Möbelspediteure, begleitet von einer Menge trauernder Patienten. Nach einigen Meilen überschlug sich der Wagen bei der Fahrt bergab, seine Sachen wurden verstreut, sein Sohn schwerverletzt, seine Tochter brach sich ein Bein, und er selbst, schwer geprellt und erschüttert, wurde ein anderer Mensch.
Bis zu diesem Zeitpunkt hatte er sich bemüht, seine große Entdeckung mit seinen Ärztekollegen zu teilen. Von nun an aber wurde er verbittert und seine Äußerungen wurden heftig, - wer kann es ihm verübeln? Er ging nun dazu über, bei den Laien Anerkennung zu suchen und veröffentlichte seine Artikel in der allgemeinen Presse. Er wanderte von Ort zu Ort, schließlich siedelte er sich in Leipzig an, wo ihm erlaubt wurde, an der Universität zu lehren. Seine wachsende Popularität bei seinen Patienten und Studenten war wiederum zuviel für seine Berufsgenossen- die Apotheker kamen ihnen noch einmal zu Hilfe.

Bemerkenswert ist, daß in dieser Stadt acht Jahre nach seinem Tod eine kostspielige Bronzestatue HAHNEMANNS aufgestellt wurde. Der Stadtrat von Leipzig feierte öffentlich die Enthüllung von - wie sie sagten - Sachsens berühmtestem Sohn. Was für ein erstaunliches Leben! Über achtzig Jahre hinweg Fleiß, Ausdauer und Hingabe, um dem Wohlergehen der Menschheit zu dienen und dabei bis zum Ende Armut, Bedrängnis und Verfolgung die Stirn zu bieten!
Seine letzten Worte waren: »Habe ich je stillgestanden? Vorwärts, immer vorwärts! Indem ihr immer weiter heilt, werdet ihr einmal erzwingen, daß euch Gerechtigkeit geschieht, und zum anderen ruft das treue Schüler an eure Seite.«

2. Das Organon

Es berührt seltsam, daß wir einem 1810 publizierten medizinischen Buch Aufmerksamkeit schenken sollen. Wir lesen es, weil HAHNEMANN, der die orthodoxen, medizinischen Praktiken seiner Zeit nicht mehr ausübte, bei seiner neuen Beschäftigung auf ein eigenartiges Phänomen gestoßen war und einen besseren Weg fand. Nach zwanzig Jahren genauer Beobachtung, Erforschung der Ursachen und Experimenten gab er seine Ansicht im Organon heraus. Zu seinen Lebzeiten erschienen fünf Auflagen davon.

Zur damaligen Zeit stellte man sich vor, daß im Krankheitsfall ein Übel im Körper sei, das mit Hilfe drastischer Mittel herausgetrieben werden mußte. HAHNEMANN war zu der Überzeugung gekommen, daß es einen ausgleichenden Mechanismus im Menschen gab, der ihn bei vollkommener Gesundheit erhielt, trotz aller Belastungen des Lebens, psychologischen, physischen und atmosphärischen, vorausgesetzt sie waren nicht zu schwer oder zu lange oder der Ausgleichsmechanismus, den er Lebenskraft nannte, war nicht geschwächt. Wenn aber die Belastung zu stark oder die Lebenskraft geschwächt war, folgten ungewöhnliche Zeichen, Empfindungen und Symptome. Das war die Sprache eines kranken Körpers. Dieser kranke Körper konnte schnell durch ein Mittel, das im Experiment ähnliche Zustände beim Gesunden hervorrufen konnte, geheilt werden.

»Die hohe und einzige Aufgabe des Arztes ist es,« sagte Hahnemann, »das Kranke zur Gesundheit zurückzuführen, zu heilen, wie es genannt wird (1) Er ist gleichermaßen ein Bewahrer der Gesundheit, wenn er weiß, was Gesundheit zerstören und Krankheit verursachen kann und, wie man gesunde Menschen vor diesem bewahrt (4). Es ist für den Arzt von Nutzen und hilft ihm bei der Behandlung, wenn er die wahrscheinlichste Ursache einer akuten Erkrankung und die bedeutsamsten Punkte in der ganzen Geschichte der chronischen Erkrankung kennt (5).«
»Die sichtbare physische Konstitution des Patienten muß ebenso in Betracht gezogen werden, wie seine Beschäftigung, seine Lebensweise und Gewohnheiten, seine häuslichen Verhältnisse, sein Alter, seine Sexualfunktionen und so fort (5).«
Der unvoreingenommene Beobachter beachtet nur die Abweichungen des früheren Gesundheitszustandes zur jetzigen Erkrankung hin, die vom Patienten selbst empfunden, von seiner Umgebung bemerkt und vom Arzt beobachtet werden. All diese wahrgenommenen Zeichen stellen die Krankheit in ihrer Gesamtheit dar. Zusammen bilden sie das wahre und einzig denkbare Bild der Erkrankung (6).«
Er erörtert den Begriff der Gesundheit: »Der robuste Naturzustand erforderte nur einige Heilmittel, die einfache Lebensweise ließ nur wenige Krankheiten aufkommen. Im Gegensatz dazu wuchsen mit der menschlichen Zivili-

Die Zahlen in Klammern sind Hinweisziffern für die entsprechenden Paragraphen im Organon.

sation auch die Anlässe für Erkrankungen und in gleichem Ausmaß auch die Notwendigkeit medizinischer Hilfe.«

Ich frage mich, was er wohl über die Flut neuer Medikamente, die sich täglich in unsere Briefkästen ergießt, gedacht hätte? Gesundheit scheint nicht länger ein natürlicher, feststehender Zustand zu sein, sondern nur noch die Abwesenheit von Krankheit. Ich bevorzuge den Ausspruch: »Ein fundamentales Zeichen der Gesundheit ist die Tatsache, daß nur der gesund ist, der nie an seine Gesundheit denkt.«

Er fährt fort: »Beim gesunden Menschen wirkt eine geistige Lebenskraft, die den materiellen Körper belebt und alle Teile des Organismus in bewundernswertem Zusammenwirken erhält, mit Rücksicht auf beides, Empfindungen und Funktionen, so daß unser innewohnendes, grundgegebenes Bewußtsein diesen lebenden Gesundheitsmechanismus für höhere Zwecke unserer Existenz verwenden kann (9)« »Unglaublich groß ist sie, wenn unsere Ärzte nur wüßten, wie sie dieselbe in gesunden Tagen mit wohlregulierter, gesunder Leitung aufrechterhalten können.« Die Idee der Lebenskraft ist für seine Lehren von fundamentaler Bedeutung. Wir haben die gleiche Vorstellung, wenn wir einen Menschen »gesund« oder »empfindlich« oder »ohne Abwehrkräfte« oder einen »Unfaller« nennen.

»Wenn ein Mensch erkrankt, ist es nur seine geistige, automatische, überall in seinem Organismus gegenwärtige Lebenskraft, die in erster Linie durch den dynamischen Einfluß eines lebensfeindlichen Krankheitsagens gestört ist. Es ist nur die Lebenskraft, die so gestört ist, daß sie den Organismus mit ihren unangenehmen Empfindungen versehen und zu den irregulären Funktionen bringen kann, die wir Krankheit nennen« (11).

»Es ist für den Arzt ohne praktischen Nutzen zu wissen, wie die Lebenskraft den Organismus dazu bringt, Krankheitsphänomene zu zeigen, und deshalb bleibt es ihm für immer verborgen. Der Herr des Lebens hat seinen Sinnen nur das geoffenbart, was er über die Krankheit wissen muß und das reicht völlig aus, um behandeln zu können« (12).

»Die Ursachen unserer Erkrankungen können nicht materiell sein, da die geringste stoffliche Substanz - wie mild sie uns auch erscheinen mag - von der Lebenskraft sofort wie ein Gift ausgeschieden wird, oder der Tod erfolgt, wenn dies nicht geschieht. Wenn auch nur der winzigste Splitter einen empfindlichen Teil des Organismus durchdringt, wird das vitale Prinzip, das überall in unserem Körper anwesend ist, nicht eher ruhen , als bis es durch Schmerz, Fieber, Eiterung oder Gangrän entfernt ist.«

»Jedes auf die Vitalität einwirkende Agens - jede Arznei - ruft mehr oder weniger eine Änderung der Lebenskraft hervor und verursacht eine Veränderung der Gesundheit für einen längeren oder kürzeren Zeitabschnitt. Das wird Primäraktion genannt. Obgleich sie zusammen ein Ergebnis der medizinischen und vitalen Kräfte ist, gehört sie hauptsächlich der beeinflussenden Kraft an, und die Lebenskraft scheint ihr in einer passiven Weise zu dienen. Die Lebenskraft scheint sich dann selbst wieder zur Tat zu erheben und bemüht sich, ihre eigene Energie gegen die einwirkende Kraft aufzubieten. Diese automatische Reaktion gehört zu unserer schützenden Lebenskraft und wird die Sekundäraktion genannt. Diese Aktion ist gleich und der Primäraktion entgegengesetzt«.

»Die Schädigungen psychischer und physischer Art, denen unser Erdendasein ausgesetzt ist, haben nicht die Macht, die Gesundheit des Menschen unter allen Umständen krank zu machen. Wir erkranken nur durch sie, wenn unser Organismus ausreichend dazu disponiert und für den Angriff von Krankheitserregern empfänglich ist - daher machen sie nicht jeden und nicht zu jeder Zeit krank.

»Es ist unbestreitbar durch Erfahrung bewiesen, daß der lebende menschliche Organismus eher durch medizinische Kräfte als durch krankmachende Noxen und Infekte gesundheitlich gereizt und gestört wird.

Heilung ist nur möglich, wenn der Zustand des erkrankten Individuums in einen Zustand der Gesundheit verändert wird, und die Heilkraft der Medizin beruht einzig auf ihrer Kraft, die Gesundheit eines Menschen zu ändern.

Es muß eine Medizin gesucht werden, die Kraft und Neigung hat, ein künstliches Krankheitsstadium, das der fraglichen Krankheitsursache am ähnlichsten ist, hervorzubringen.«

HAHNEMANN stellte fest: »Es gibt keine heilbare Krankheit, die sich nicht selbst dem genau beobachtenden Arzt mittels ihrer Zeichen und Symptome zeigt. Wer immer die Mühe auf sich nimmt, nach dem Ähnlichkeitsgesetz ein Mittel für die Krankheit auszusuchen, wird stets eine reine, unerschöpfliche Quelle finden, von der er die Mittel ableiten kann, mit denen er das Leben seiner Mitmenschen rettet. Nur der sorgfältige Beobachter kann eine Vorstellung davon haben, welch hohe Empfindlichkeit gegenüber medizinischen Reizen der Körper bei einer Erkrankung entwickelt. Es übertrifft jede Vorstellung, wenn die Krankheit ein Intensivstadium erreicht hat. Ein empfindungsloser, komatöser Patient, nicht aufzuwecken durch Schütteln, taub für jeden Anruf, wird schnell wieder zu Bewußtsein kommen durch eine winzige Dosis *Opium*, und das in einer millionenmal kleineren Dosis als je ein Mensch sie beschrieben hat.«

Dann gibt HAHNEMANN viele Anweisungen, wie man einen Fall aufzunehmen hat. Das Wichtigste ist, zuzuhören: nicht nur auf das, was der Patient zu klagen hat, sondern auch auf das, was seine Freunde sagen. Ein anderer Punkt ist der, nicht zu unterbrechen: Warten, bis der Patient geendet hat, bevor man nach dem wie, warum, wann und wo fragt.

Dann behandelt er die Mittel, ihre Prüfungen und Potenzen. Als HAHNEMANN das von ihm gefundene Gesetz testete, hatte er keine Ahnung von der Potenzierung. Er wendete rohe Drogen an und benutzte immer kleiner und kleiner werdende Dosen, um so die kleinste Dosis zu finden, die das ersehnte Ergebnis, ohne die Lebenskraft zu schädigen, erbringen sollte. Als er entdeckte, daß eine kleine Gabe wirksamer war, begann er mit dem Potenzieren. Als er das Organon schrieb, erprobte er gerade die dreißigste Potenz.

Leicht kann man über die Frage der Potenzierung in Verwirrung geraten, einige befürworten hohe, einige niedrige Potenzen. Er sagte, ohne jemandes Gefühle zu schonen: »Daß in den letzten Jahren einige Homöopathen die Gabe von größeren Dosen besonders loben, liegt entweder daran, daß sie niedrigere Dynamisationen von dem zu verabfolgenden Mittel geben, wie ich es vor zwanzig Jahren tat, als ich es noch nicht besser wußte oder, daß die ausgewählten Mittel nicht genau homöopathisch waren.«

Der Rest des Buches behandelt akute Krankheiten, Epidemien und chronische Erkrankungen und geht ausführlicher auf die Punkte ein, die in diesem Kapitel nur berührt worden sind.

3. Der Patient als Person

Als HAHNEMANN ein System in die Prinzipien der Homöopathie brachte, betonte er immer wieder, daß der Arzt besonders aufmerksam auf Symptome, die für den Patienten eigentümlich und charakteristisch sind, hören muß, und daß er sich nicht durch Symptome und Charakteristika beeindrucken lassen sollte, die für die Art der Erkrankung gewöhnlich sind. Nach vielen Jahren der Erfahrung betrachtete Dr. KENT dies als lebenswichtigsten Punkt in der Praxis der Homöopathie.

In der Regel ist es nicht sehr schwierig, die eigentümlichen Symptome des Patienten bei einer akuten Erkrankung zu erkennen. Sie erscheinen in gewohnter Weise, die allgemeinen oder pathologischen sind ja wohlbekannt. Bei chronischen Krankheiten jedoch ist dies nicht so leicht, und es kann sehr schwierig sein, die für den Patienten eigentümlichen Symptome von den für die Erkrankung üblichen zu unterscheiden. Bei langbestehenden, chronischen Krankheiten können die eigentümlichen und charakteristischen Symptome manchmal verschwinden oder sind völlig vergessen worden. Dadurch wird unsere Diagnose sehr erschwert. Wenn man die Symptome, die spezifisch zum Patienten gehören und die, die zum Krankheitsbild gehören, analysieren will, muß man natürlich die letzteren ganz genau kennen.

Wir nehmen zuerst sorgfältig die Krankengeschichte auf, führen eine gründliche klinische Untersuchung durch und versuchen dann eine Diagnose und Prognose zu erstellen. Die Behandlung jedoch beruht nicht so sehr auf der Diagnose, als auf den individuellen Reaktionen des Patienten auf die Erkrankung, so daß wir nach der klinischen Diagnose diese und auch die Prognose vergessen müssen. Das letztere fällt zunächst schwer, ist aber essentiell wichtig und wird später zur Gewohnheit. Wenn nicht, würden Sie jemals einen Fall mit Hoffnung und Vertrauen in Angriff nehmen oder behandeln, der als hoffnungslos gilt? Wenn ein Mensch noch genug Leben in sich hat, um Symptome hervorzubringen, können Sie aufgrund dieser verschreiben.

»Wo Leben ist, ist auch Hoffnung«, lautet das Motto des Homöopathen.

Es ist äußerst wichtig, die Krankengeschichte sorgfältig aufzunehmen, genau auf das, was der Patient sagt, hinzuhören und ihn seine Geschichte in seiner Art erzählen zu lassen. Wenn er seine Beschwerden beschrieben hat, ist es notwendig, auch seine Familiengeschichte und seine eigene Vergangenheit zu erfragen, einschließlich jeder vererbten oder latenten Erkrankung. Es gibt noch vieles andere, was der Arzt wissen möchte, um ein vollständiges Bild des Patienten zu bekommen.

Er muß über seinen Appetit Bescheid wissen - ist er gut oder hat er sich vor kurzem geändert?

Bringt irgendeine Speise ihn durcheinander?

Hat er eine besondere Abneigung gegen etwas?

Hat er eine besondere Vorliebe für Süßes, Salziges, Gewürztes, Fleisch, Fett, Fisch, Eier, Milch?
Hat er Durst auf heiße oder kalte Getränke?
Wieviel trinkt er jeweils - ein ganzes Glas auf einmal oder gerade ein Schlückchen?
Mag er lieber heiße oder kalte Speisen?
Hat er Verdauungsschwierigkeiten oder Blähungen nach dem Essen, oder sonst irgendwann oder zu einer bestimmten Stunde?

Dann kommt der Schlaf:
Kann er rasch einschlafen, oder ist sein Gehirn so aktiv, daß es weiterarbeitet, ohne Entspannung zu finden?
Wieviel träumt er? Hat er Alpträume, gelegentlich oder häufig?
Geschieht es ihm, daß er aufschreiend erwacht?
Hat er eine bevorzugte Schlafstellung - auf dem Gesicht, mit den Armen über dem Kopf oder auf einer Seite lieber als auf der anderen?

Ein unschätzbares Hauptsymptom ist die Reaktion auf verschiedene Temperaturen. Oft hilft dies bei der Entscheidung des Mittels.
Um von Nutzen zu sein, muß der Patient dazu sehr genaue Antworten auf die Frage, wie er von Hitze oder Kälte beeinträchtigt wird, geben. Er mag feststellen, daß er Hitze nicht vertragen kann. Bei der weiteren Befragung aber darf es nicht verwundern, zu erfahren daß er in Wirklichkeit meint, daß er kein stickiges Zimmer verträgt und die Kälte haßt.

Dann gibt es noch die Reaktionen, die zwar unsere homöopathische Materia Medica berücksichtigt, aber von einem Schulmediziner völlig ignoriert werden. Eine Patientin mit Arthritis erzählte mir, daß ihre Schmerzen immer bei feuchtem, stürmischen Wetter schlimmer würden. Sie war erstaunt, daß ich mich dafür interessierte, denn sie war bei einem Rheumatologen gewesen, der zu ihr gesagt hatte. »Erzählen Sie mir doch nicht solche Sachen, das Wetter hat keinen Einfluß auf Rheuma!«
Das Wichtigste für den Homöopathen ist die Totalität der Symptome. HAHNEMANN betonte, daß die wichtigsten Symptome nicht die pathologischen der meist betroffensten Organe sind, sondern die geistigen und die Allgemeinsymptome und, daß diese den Vorrang bei der Mittelwahl haben. Trotzdem kann gerade die Suche nach diesen Symptomen die schwierigste Arbeit von allem sein. Sehr viele Patienten sind zu schüchtern, um ihre innersten Gedanken auszusprechen, noch wollen sie ihre Sehnsüchte, Abneigungen, Motive und Phantasien enthüllen, obwohl sie im allgemeinen sehr erleichtert sind, wenn sie es getan haben.

Das Aufnehmen der Krankengeschichte ist nicht nur eine Sammlung von Fakten. Ein neuer Patient fühlt sich oft ermutigt, weil es das erste Mal ist, daß ein Arzt ihm zuhört oder wirkliches Interesse an seinen seltsamen Symptomen zeigt. Gerade dann, wenn die Konsultation vorüber ist, erzählen die Patienten oftmals eigenartige Dinge, von denen sie nicht glauben, daß sie mit ihren Beschwerden zu tun haben. Ich begleite stets jeden Patienten zur Eingangstür, und erhalte oft wichtige Hinweise zwischen Tür und Angel. All diese Reaktionen sind in der Materia Medica widergespiegelt und diktieren die Wahl eines Heil -, nicht eines Unterdrückungsmittels.

So gilt uns Vieles, was der Patient an sich selbst bemerkt, als wertvolle Hilfe bei der Behandlung und nicht als Offenbarung eines neurotischen Temperaments. Aus dem gleichen Grund können sogenannte Neurotiker erfolgreich behandelt werden. Das sind Patienten mit Eigenschaften, die der Arzt der Hysterie zuweist. Sie zeigen wahrscheinlich keinen wichtigen körperlichen Befund, dagegen aber eine Vielfalt von Symptomen, höchstwahrscheinlich auch einige Hinweise auf Psychogenese. Dieser Patiententyp kann auch gewisse persönliche Züge aufweisen:
Die Tendenz, mehr Aufmerksamkeit zu suchen, als er verdient, die Tendenz, Symptome hervorzubringen oder zu übertreiben, eine lebhafte Sprache, Selbstmitleid, Selbstinteresse, Abhängigkeit, Unreife und die Tendenz zur Überreaktion oder zur Indifferenz.

All dies wird vom Homöopathen automatisch aufgenommen, wenn er das Bild des Patienten erstellt. Er ist in der Lage, den Patienten sofort und ohne Warten auf Untersuchungsergebnisse zu behandeln und er kann voller Hoffnung behandeln bei jeglicher Diagnose, oder auch wenn keine Diagnose gestellt werden kann. Er kann seine Patienten verstehen und sie vertrauen ihm. Während er nach Symptomen sucht, die ihn auf das Mittel hinführen, findet er selbst einen neuen, aufregenden Zugang zur Medizin.

4. Die Potenzierung

Was lehren wir hinsichtlich der Potenzierung?
Daß es zwei Schulen gibt, die eine hoch, die andere tief und, daß der Fragende seine eigene Wahl treffen sollte!
Mein modus operandi basiert auf HAHNEMANNS Lehren, so wie ich sie verstehe: Ich gebe eine Hochpotenz (*10 M*) des Mittels, das den Reaktionen des Patienten am ähnlichsten ist und die geistigen und Allgemeinsymptome in die Hauptbetrachtung einbezieht; das sind eben die Symptome, die durch die Reaktion der Lebenskraft hervorgerufen werden. Wenn nur lokale und pathologische Symptome vorhanden sind, gebe ich das Mittel, das ich für hilfreich halte, in einer Tiefpotenz (*C6*), so lange bis die Lebenskraft wieder angespornt ist, vielleicht durch etwas Streß.
Als frischgebackene Ärztin hatte ich das Glück, die Wirkung der Hochpotenzen unter Sir JOHN WEIR und Dr. BORLAND zu sehen und ebenso die der Tiefpotenzen, welche Dr. WHEELER meist anwandte. Ich war überzeugt, daß es Platz für beide - für Hoch- und Tiefpotenzen - gäbe, aber die Frage war, welchen Platz für jede.

Dr. BORLAND hatte unter Dr. KENT studiert, später führte er dann für Jahre eine große Allgemeinpraxis. Niemand wußte mehr über die »Persönlichkeiten« der Mittel als er. Er lehrte uns, unsere Patienten zu studieren und sie in den Begriffen der Mittel zu betrachten. Beim Studieren der Mittel sollten wir uns diese als Personen vorstellen. Wir Studenten waren alle sehr eifrig, und wenn wir von einem Theaterabend zurückkamen, diskutierten wir nicht über das Stück, sondern über die Mittel, die die Figuren des Stückes brauchten. Kein Mensch war sicher vor unserer homöopathischen Analyse.
Dr. WHEELER wußte mehr über die Theorie und Philosophie der Homöopathie als sonst irgend jemand. Er hielt uns gebannt mit seinen Erinnerungen an Homöopathie und Homöopathen, wenn er mit uns frühstückte, nachdem er seinen Rundgang auf der Station gemacht hatte, so gegen acht Uhr.
Er verschrieb nicht auf die Persönlichkeit hin, sondern auf reine Symptomatologie und Pathologie. Unter ihm sahen wir nichts, was sich mit den Ergebnissen der Hochpotenzen bei akuten Fällen vergleichen ließe, aber wir sahen Ergebnisse bei chronischen Krankheiten, bei chronischer Bronchitis, bei Emphysem, bei alten Tbc-Fällen und arthritischen Gelenken.

Zusammenfassend möchte ich sagen, daß bei chronischen Fällen die Hochpotenzen ausprobiert werden sollten. Lange Zeit bestehende Fälle klären sich auf und die Patienten sind oft erstaunt und entzückt, daß etwas, das sie seit langem geplagt hat und das sie als unvermeidlich betrachtet und niemals erwähnt haben, sich auch gebessert hat.
Auch im Haushalt ist eine Schachtel mit Tiefpotenzen von Nutzen. *Chamomilla* beim Zahnen, *Aconitum*, wenn das Kind vom Spielen im kalten Wind

hereinkommt und vor Ohrenschmerzen weint, *Spongia* für den Krupphusten, der es nachts weckt, *Arnica* für alle Beulen und Quetschungen - all diese Mittel verhindern im allgemeinen ein Fortschreiten der Störung, wenn man sie sofort gibt.
Heutzutage tun viele alte Menschen mehr, als sie eigentlich sollten und daraus resultieren Müdigkeit, Ärger, Gliederschmerzen, wachsender Rheumatismus usw.
Ich halte Tiefpotenzen von *Arnica*, *Chamomilla, Nux vomica*, wie auch von anderen Mitteln für unschätzbar; sie helfen ihnen, es wieder mit dem Leben aufzunehmen und sich in vielen Fällen ganz erstaunlich viel besser zu fühlen.

In Fällen, wo die Krankheit einen mehr oder weniger dauerhaften Gewebeschaden hinterlassen hat, wie z.B. bei rheumatoider Arthritis, Herzleiden, Emphysem, Bronchiektasien und Krebs werden die angezeigten Hochpotenzen den Patienten sich viel besser fühlen lassen; wenn sie aber weiterhin an Schmerzen, Husten und lokalem Mißempfinden leiden, verschreibe ich ihnen Tiefpotenzen für ihre örtlichen Beschwerden.
In der Terminologie der Gartensprache vergleiche ich meine Hochpotenzen mit einem Regenschauer und meine Tiefpotenzen mit einer Gießkanne, die ich gelegentlich für einige Ecken des Gartens brauche, um dort ein kritisches Stadium zu überwinden.

5. Das Konstitutionsmittel

Das »Konstitutionsmittel« ist ein der Homöopathie eigener Begriff. Im Wörterbuch steht, daß die Originalbedeutung von »Konstitution« ein »grundlegendes System von Gesetzen, die den Körper regieren« ist. Das trifft auf unseren stofflichen und physiologischen Körper zu. Darüber hinaus aber sind wir noch individuelle Lebewesen, jedes mit seiner eigenen Persönlichkeit und mit seiner eigenen charakteristischen Reaktionsweise. Das Konstitutionsmittel ist das Bild von der Totalität der Stärke und Schwächen eines Menschen, geistig, emotional und physisch. Wir müssen das Konstitutionsmittel schon in den frühen, noch nicht zu diagnostizierenden Krankheitsstadien herausfinden.

Wie oft kommt ein Patient zu uns und sagt entschuldigend: »Ich bin nicht krank, Herr Doktor, aber seit den letzten zwei Monaten habe ich mich nicht mehr wohlgefühlt.« Oder eine Mutter bringt ihr Kind und sagt: »Sie ist nicht krank, aber sie ist nicht mehr sie selbst.«

Bei einem Kind ist es leichter, die Totalität der Person einzuschätzen, weil sie ganz offensichtlich zu sehen ist. Beim Erwachsenen ist dies nicht so leicht, weil Zeit, Umstände, Erziehung, Ansichten und Selbstkontrolle hinzukommen. Manchmal ist besonderer Druck vonnöten, um die wirkliche Person sehen zu können.

Ich bestehe jedesmal darauf, den Patienten vom Wartezimmer abzuholen, und es ist erstaunlich, was man dabei lernen kann. Es ist wesentlich, sich dabei jede Einzelheit zu merken. Was wir sehen und bemerken, ist sehr oft etwas, was dem Patienten selbst nicht bewußt ist, oder, was er zu verheimlichen glaubt. Einiges fällt sofort auf, wie z.B. die Frau, die Zugluft so fürchtete, daß sie einen offenen Regenschirm über ihren Kopf hielt!

Man sieht z.B. den jungen Mann, der offensichtlich sehr gespannt ist - sein ärgerlicher Gesichtsausdruck bedeutet sicher, daß er gezwungen wurde, den Doktor aufzusuchen. Oder die beiden Frauen, die in freundlicher Unterhaltung beisammensitzen, beide sehr erfreut, sich wiederzusehen.

Oder der Teenager, der völlig versunken sein Buch liest, obwohl ein Gleichaltriger mit gerunzelter Stirn und besorgt aussehend neben ihm sitzt.

Dieser Umstand und sein ziemlich distanziertes Gehabe gibt Ihnen die Sicherheit, daß *Lycopodium* zu verschreiben ist. Ohne selbst ein Wort zu sprechen, können die Patienten dem erfahrenen Homöopathen viel erzählen.

Man registriert, ob der Patient wohlgepflegt oder unordentlich ist, das Aussehen von Haut und Haaren, einen fleckigen Teint, eine Neigung zu Hautausschlägen, Akne, Risse an den Mundwinkeln oder Lippen, ob das Haar fein, glänzend, grob oder fettig ist, hornige Fingernägel, eingerissene Fingerspitzen, verklebte Wimpern oder sogar eine leichte bläuliche Färbung der Skleren.

Auch aus der Art, wie der Patient aufsteht und geht, gewinnen wir Informationen. Der wohlüberlegte Gang eines Mannes, der gekommen ist, um seine Geschichte zu erzählen und der die Sache schnell hinter sich bringen will. Er ist ziemlich gerötet, als er den Raum betritt, und stellt mit leichtem Tremor seine Aktentasche hin, bald darauf aber wird er blaß und hat eine eher fettige Haut.
Er kann auch einen Ausschlag entlang des Haaransatzes haben, und man denkt sogleich an *Natrium muriaticum*, bevor er noch mit seiner Geschichte beginnt.
Dann ist da die ordentliche ältere Patientin, die nervös und unruhig ist, sie kommt lebhaft in den Raum, streckt ihre kalte, trockene Hand aus, blickt sich schnell im Zimmer um und beginnt mit ihrer Geschichte, noch bevor man Zeit hat, ihren Namen und ihre Adresse aufzuschreiben. Diese Charakteristika legen nahe, daß sie *Arsenicum album* brauchen wird.

Auch beim Händeschütteln fallen wichtige Merkmale auf.
Die feucht-kalte Hand des *Hepar sulfuris*-Patienten, oft mit gespaltenen und zu langen Fingernägeln. Der feucht-kalte, schlaffe, gleichsam knochenlose Händedruck von *Calcium carbonicum*. Oder der kräftige Händedruck von *Lycopodium*, der besonders stark ist, wenn es für seine verbesserte Gesundheit dankt.
Schwitzt eine Hand stark? Es gab da den typischen Fall einer neunzehn Jahre alten Sekretärin, deren Hände vor Schweiß nur so tropften. Sie mußte das meiste ihrer Arbeit noch einmal neu abtippen, weil das Papier naß und verschmiert war und sogar eine Baumwollschürze unter dem Rücken ihres Rockes tragen, weil sie so sehr schwitzte, daß er ganz durchnäßt wurde. Sie wurde mit *Thuja* geheilt.

Bei der Betrachtung von Kindern werden Sie aus Erfahrung lernen, wie sie zu beurteilen sind. Das unordentliche, schmutzige *Sulfur*-Kind, als wären ihm seine Kleider übergerissen worden, mit roten Lippen, Nasenlöchern und Augen, langsam, faul, hungrig und immer müde. Es haßt, wegen seiner häufigen Hautausschläge, gebadet zu werden und fühlt sich nach dem Bad schlechter. Es ist oft hungrig, obwohl es dünn und mager ist und hat gewöhnlich Appetit auf Fett.
Ich erinnere mich daran, einen kleinen, vergammelten Buben bei einer Gartenparty beobachtet zu haben. Er stand neben einem riesigen Tisch, der mit Schokoladenbisquits, Cremebrötchen, Teegebäck, Marmelade und allem, was ein siebenjähriger Bub nur begehren konnte, gedeckt war. Er näherte sich dem Tisch, blickte sich sorgfältig um, streckte die Hand aus und schob einen Teller mit Butterportionen zu sich heran und ging dann tatsächlich dazu über, jede einzelne aufzuessen! Das sind genau die Kinder, deren Gesundheitszustand sich verbessert, wenn sie eine Dosis *Sulfur* bekommen haben.

Ich erinnere mich auch an einen Arzt, der den Fall eines Mädchens beschrieb, das im Bett lag. Er hatte keine guten Symptome gefunden, auf die hin er verschreiben konnte und es ging ihr nicht besser. Da bemerkte er plötzlich, daß um ihr Bett herum lauter Sicherheitsnadeln waren und fragte nach deren Bedeutung. Die Mutter antwortete: »Sie sagten doch, man sollte sie warm halten, aber sie streckte immer wieder ihre Füße aus dem Bett heraus. Da dachte ich, ich könnte das auf diese Weise lösen.« Daraufhin wurde *Sulfur* gegeben und eine schnelle Heilung war die Folge.
Dann gibt es das strahlende, intelligente, eifrige Kind, das gelegentlich schwitzt; Schweißtropfen hängen an seiner Oberlippe und an seiner Stirn, weil es wegen des Arztbesuches nervös ist, sonst aber schwitzt es nie ohne Grund. Es läßt Sie nicht aus den Augen und braucht dringend Beachtung. Die Mutter wird uns höchstwahrscheinlich erzählen, daß es nicht auf seiner linken Seite liegen kann, wenn es sich nicht wohlfühlt, und daß seine Lieblingsstellung ist, aufgestützt und mit dem Kopf zurück zu liegen. Es wird ganz gewiß *Phosphorus* brauchen.
Silicea ist für das Kind, das nervös hereinkommt oder hereingezogen wird. Es ist im allgemeinen lustlos und desinteressiert, aber nicht ängstlich; es fühlt sich nur elend und sieht auch so aus. Wenn es in Form ist, kann es entzückend und freundlich sein, aber, wenn es ihm nicht gut geht, sieht es streitsüchtig und schlechtgelaunt aus. Manchmal ist es besser, es alleine zu sehen. Es hat ein blasses, kränkliches Gesicht mit Ausschlägen um die Augen, rauhe, gelbe Fingernägel und sehr kalte Füße, die wahrscheinlich auch feucht sind und häufig abstoßend riechen. Es sitzt gekrümmt, wie vor Kälte zusammengekauert und beginnt dennoch zu schwitzen, besonders um den Kopf herum. Sehr häufig und ein entscheidender Faktor beim Verschreiben von *Silicea* ist die Neigung zu Hautausschlägen, die eitern und nur langsam heilen.
Wenn wir ein Kind sehen, das dick, blond, schlaff und blaß ist, das auf den Stuhl »hingeplumpst« sitzt und rundherum jedermann anlächelt, das sich nicht bewegt und in einem kühlen Raum sehr stark schwitzt, dessen Hauptzüge Schwäche und Schwerfälligkeit sind, dann wissen wir, daß *Calcium carbonicum* sehr wahrscheinlich seinen Zustand bessern wird. Besonders, wenn uns die Eltern erzählen, daß das Kissen des Kindes nachts durchnäßt ist, weil es soviel schwitzt. Wenn es älter wird, beginnt es gewöhnlich, sich Sorgen zu machen und kann Alpträume bekommen. An der Schule steht es im Rufe, langsam zu sein. Dieses Kind kann es nicht mit seinen Altersgenossen aufnehmen - weder bei der Arbeit noch beim Sport - und ist Kritik gegenüber empfindlich.
Psorinum wirkt Wunder an Patienten, die oft schmierig und düster erscheinen, mit schmutzigem Aussehen, deren Glieder mit rauher, trockener Haut bedeckt sind, die in den Büchern als »ungewaschen« beschrieben werden. *Psorinum* ist auch eines der seltenen Mittel für gewisse asthmatische Kinder. Sie versuchen ihre Atemnot zu erleichtern, indem sie sich flach auf den Rücken legen und ihre Arme seitlich wegstrecken. Dieser Patiententyp

ähnelt sehr dem, der gut auf *Sulfur* reagiert, aber mit einem Unterschied - er leidet sehr unter Kälte.
Ein häufiger Patient unter Kindern ist das hellhäutige, blonde, blauäugige Kind, ganz und gar mollig und einnehmend; es liebt es, viel Aufhebens um sich zu machen und gehätschelt zu werden. Aus irgendeinem Anlaß wird es voller Tränen, hinter der Mutter versteckt, ins Sprechzimmer kommen, um dann völlig ohne Grund zu lachen. Dieses sehr wechselhafte Kind neigt dazu, in einem heißen Raum beinahe in Ohnmacht zu fallen und wird ganz sicher in der ersten Hitze des Sommers gleichsam verwelken. Es sind durstlose Kinder, die Fettes hassen und süße Sachen mögen. Oft sind ihre Augen überanstrengt oder schwach, sie neigen zu Gerstenkörnern am Oberlid und nachts schlafen sie mit den Armen über dem Kopf.
Wir behandeln diese Kinder mit ihren schwankenden Launen und körperlichen Zuständen mit *Pulsatilla,* der »Windblume«*. Die Blume wie der Patient ist sehr wechselhaft, und *Pulsatilla* wird oft der Wetterhahn der Mittel genannt.

Chamomilla dagegen ist als das »ich kann's nicht ertragen«-Mittel bekannt, und wir verordnen es kranken Kindern, die in einem Aufruhr ihrer Gefühle sind. Das Kind weint, heult und besteht darauf, getragen zu werden. Wenn der Vater das Baby niederlegt, beginnt es augenblicklich wieder zu schreien. Es streckt seine Hand nach Sachen aus, die es, kaum daß sie ihm gegeben werden, mit Abscheu wieder von sich stößt. Dieses beruhigende Mittel bringt in wenigen Minuten wieder Frieden in die Familie, und es sollen mehr Väter durch die Wirkung von *Chamomilla* zur Homöopathie bekehrt worden sein, als durch irgendein anderes Mittel.
Viele ernste Nierenbeschwerden haben nur allgemeine Zeichen und Symptome, wie z.B. Dysurie, Ödeme und Albuminurie, und wir können allein daraus das Mittel nicht bestimmen. Wenn der Patient darüberhinaus starkes Verlangen nach Fett, einen aufdringlich riechenden Urin und ein fröstelndes Gefühl beim Wasserlassen hat, zeigt uns das, daß *Acidum nitricum* das passende Mittel ist.
Sollte ein Asthmapatient dadurch Erleichterung finden, daß er auf dem Gesicht liegt, möglicherweise in Knie-Ellenbogen-Lage, wird er *Medorrhinum* brauchen. Die Beobachtung, daß der Patient in dieser Lage Beruhigung findet, ist der essentielle Unterschied zwischen der Art, wie man die für eine Erkrankung typischen Symptome erfaßt und der Verordnung für das Individuum, das an dieser Erkrankung leidet.

Es ist lehrreich, die Bilder, die wir von *Bryonia* oder *Phosphorus* bei akuter Erkältung, rheumatischem Fieber oder jeder anderen akuten Erkrankung erwarten, miteinander zu vergleichen. Wir sehen den *Bryonia*-Patienten im Bett liegen, - nicht im geringsten erfreut, uns zu sehen, denn er haßt es, in irgendeiner Weise gestört zu werden. Er ist schwerfällig und schläfrig, sein Gesicht weist keine Züge mehr auf, es ist aufgedunsen und geschwollen. Die

* *Pulsatilla*, die Küchenschelle oder Kuhschelle. Nach *Pahlow* wird die Blume gelegentlich aber auch als Windblume bezeichnet. (Anm. d. Ü.)

Lippen können trocken und rissig sein. Er ist ängstlich und besorgt, meist wegen geschäftlicher Angelegenheiten: Er müßte zurück ins Büro gehen, weil er einiges nicht fertig gemacht habe. Er zeigt sich gereizt, wenn man ihn untersucht. Jede Bewegung erzeugt ein Symptom und er hält alle schmerzenden Teile ruhig. Er findet entweder durch Druck oder durch Daraufliegen eine Besserung. Er ist verschwitzt und heiß.
Die *Phosphor*-Patientin ist dagegen völlig verschieden. Sie ist entzückt, uns zu sehen. Sie ist nur nervös und macht sich viel Sorgen über ihre Erkrankung, wie auch über andere Angelegenheiten und braucht unsere Beruhigung. Sie hat Angst, daß irgendetwas schief gehen könnte, - Freunde, die gerade auf einer Reise sind, könnten einen Unfall haben oder ein Inspektor könnte kommen, und sie ist sicher, daß er einen Fehler finden würde. Wir sehen in der Tat eine sehr lebendige Person und oft ein Bild der Aktivität, sogar bis zum Glitzern der Haare hin, selbst wenn sie sehr krank ist. Ihr Gesicht ist strahlend gerötet, um dann plötzlich blaß zu werden.
Sie hat eine trockene Haut und schwitzt nur bei Anstrengung, ja sogar bei geistiger Anstrengung oder wenn sie ihre Symptome erzählt oder aus Angst. Sie liebt es, wenn man sie behandelt und all ihre Schmerzen werden durch Reiben besser. Sie liegt auf der gesunden Seite.

Sobald wir die spezifischen Krankheitszeichen und Symptome, die für den Patienten bezeichnend sind, berücksichtigen, kommen wir zu einer anderen wichtigen Unterscheidung der Symptome: zur Unterscheidung der Allgemeinsymptome und der Lokal-Symptome.
Mit den Allgemeinsymptomen meinen wir jene, die den Patienten als Ganzes betreffen und die von äußerster Wichtigkeit bei der Mittelwahl sind. Die Lokal-Symptome dagegen betreffen ein spezifisches Organ. Bei der Behandlung müssen wir ganz genau aufpassen, was der Patient über sich selbst sagt. Abgesehen davon, daß er uns Einzelheiten, die seine Beschwerden kennzeichnen, gibt, weist er uns darüberhinaus noch auf anderes hin, indem er sagt: »Ich bin durstig«, oder »Mir ist kalt«. Das zeigt, daß nicht nur ein einziges Organ, sondern er in seiner Gesamtheit betroffen ist.
Ein Patient kann eine Menge gastrischer Beschwerden haben, zusammen mit Kopfweh, Ohrensausen, einer Abneigung gegen Fett und Butter, denn all dies kann seinen Zustand verschlimmern. Dieser ganze Beschwerdekomplex kann mit den einfachen Mitteln behandelt werden. Wenn dieser Mensch noch dazu nachts an Durchfall leidet, wenn es ihm nach einem heißen, nicht aber nach einem kalten Getränk übel wird, wenn er Herzklopfen hat, dann sind all diese Reaktionen ein Hinweis auf *Pulsatilla.*

In Übereinstimmung damit benötigen auch geistige Zustände dieselbe Behandlung, weil die Symptome übereinstimmen. Die überanspruchsvollen Patienten, denen wir den Spitznamen der »Mann mit dem goldenen Spazierstockknopf« gegeben haben, können wundervoll auf Gaben von *Arsenicum album* reagieren. Oft beruhigen *Bryonia, Nux vomica* oder *Chamomilla*

Menschen, die an extremer Reizbarkeit leiden. Die sanfte, weinerliche Patientin kann weniger ermüdend wirken, wenn sie *Pulsatilla* genommen hat, und die Verordnung von *Platinum* wird dort einen hochmütigen Menschen in eine leutseligere und weniger unnahbare Persönlichkeit verwandeln. Dann sind da jene Menschen, die sich im Krankheitsfall zurückziehen, tyrannisch und undankbar werden und die nach der Behandlung mit *Phosphorus* oder *Sepia* einen vollkommenen Stimmungsumschwung haben. Manch ein Suizidgefährdeter, der seine tiefe Erschöpfung zugeben konnte, hat nach einer Gabe *China* ein neues Leben begonnen.

Das sind natürlich in mancher Hinsicht Vereinfachungen, denn der geistige Zustand kann stark schwanken. Das innerste Wirken des Geistes ist durch die Willenseinstellung und den Gemütszustand bestimmt, und diese beiden wiederum bestimmen Vorliebe und Abneigung. Wir müssen die vorherrschenden Launen des Patienten erfragen, seine Stimmungsschwankungen, was ihn ärgerlich macht, wie er auf Kummer und Enttäuschung reagiert, was er fürchtet und ob er Einsamkeit oder Gesellschaft vorzieht. Symptome, die den Intellekt und das Gedächtnis betreffen, haben zwar einigen Wert, aber geringeren als andere. Schlaf und Traumgewohnheiten sind dagegen von Wichtigkeit; wer an chronischer Reizbarkeit oder an Verschlimmerung nach dem Erwachen leidet, braucht oft *Lachesis* oder *Sulfur*. Das gegensätzliche Temperament - Menschen, die infolge von Schlaflosigkeit reizbar geworden sind, werden mit *Cocculus* eine Besserung erfahren, während die Verabfolgung von *Phosphorus* und *Sepia* andere wieder völlig mit der Welt in Einklang bringt, nachdem sie einmal gut geschlafen haben. Andere werden von wiederkehrenden Träumen geplagt, in denen sie sich von großen Höhen herabstürzen. Ihre quälenden Alpträume werden mit *Thuja* verschwinden.

Die Frage nach der Temperatur stellt sich bei einem Patienten, dessen ganzer Körper einer bestimmten Temperatur gegenüber auffallend empfindlich ist, während einzelne Teile seines Körpers auf die genau entgegengesetzte Temperatur sensibel reagieren. Einige können sich bei einer akuten Erkrankung extrem kalt fühlen, aber dennoch mit kaltem Schweiß bedeckt sein und Linderung durch das Zufächeln von Luft erfahren. Sie verlangen sogar beim kältesten Wetter, daß die Fenster geöffnet bleiben.
Wenn Sie solche Symptome vorfinden, ist *Carbo vegetabilis* die Antwort darauf. *Lycopodium* ist wirksam bei der Behandlung von Patienten, die Beschwerden durch zu große Hitze haben und noch dazu über Magenprobleme und Rheuma klagen, wo doch beides durch Wärme gebessert werden sollte. Dann gibt es noch die Menschen, die sich nur bei, wie sie sagen, »mittlerer Temperatur« wohlfühlen und die sowohl an zu großer Kälte als auch an zu starker Hitze leiden.
Um das richtige Mittel finden zu können, brauchen wir eine genaue Antwort auf unsere genaue Frage. Wenn ein Patient leicht schwitzt, so bedeutet das nicht notwendigerweise, daß er unter Hitze leidet; Menschen, die auf

Calcium carbonicum reagieren, sind gerade die, die in einem kalten Raum ins Schwitzen geraten und die sich von ihrer Veranlagung her sehr kalt fühlen.

Der Teint eines Patienten zeigt uns viel. Ein Mensch mit glühend roten Wangen und trockener, brennender Haut wird am besten, zusammen mit seinen anderen Symptomen, mit *Belladonna* behandelt. Es ist besonders wirksam, wenn es früh verabreicht wird, wenn man akut gerötet ist, die Haut heiß, rot und trocken ist, mit klopfendem Gefühl und brennend bei Berührung. Der Patient zuckt im Schlaf. Oftmals, wenn er so krank ist, daß er ins Delirium gerät, muß er festgehalten werden und kann buchstäblich jeden, der um ihn herumsteht, anspucken.

Die Wirkung, die das Wetter auf Beschwerden hat, kann uns Hinweise für oder gegen ein Mittel geben. Wenn nasses Wetter Rheuma nicht verschlimmert, können wir *Calcium carbonicum*, *Rhus tox.*, *Mercurius*, *Natrium carb.*, *Natrium sulf.* und *Ruta* außer acht lassen.

Wir müssen die Reaktionen des Patienten beachten, wenn er z.B. für längere Zeit stehen muß. Wenn er nach dem Stehen ungewöhnlich müde ist oder eine Kreislaufbelastung erfährt, die für den Patienten eigentümlich ist, so kann *Sulfur* angezeigt sein. Andererseits könnte dringend *Mercurius* gebraucht werden, wenn längeres Liegen auf der rechten Seite die Symptome weiterverschlimmert.
Die verschiedenen Seiten des Körpers brauchen auch verschiedene Mittel - *Apis*, *Belladonna*, *Lycopodium* für die rechte und *Argentum nitricum*, *Lachesis* oder *Phosphorus* für die linke Seite.

Wir müssen auch beachten, ob die Zeit einen Einfluß auf die Erkrankung hat. Es ist nicht ungewöhnlich, daß sich Symptome in regelmäßigen Intervallen verschlimmern, und dies kann ein entscheidender Punkt bei der Mittelwahl sein.
Chelidonium, *Natrium muriaticum* und *Nux vomica* werden empfohlen, wenn die Beschwerden morgens am schlimmsten sind, während Beschwerden, die am Abend auftreten auf *Belladonna* oder *Pulsatilla* hinweisen. Beschwerden, die nur jeden zweiten Tag auftreten, lassen uns an *China*, *Sulfur* oder *Lycopodium* denken. Sollten sie nur etwa alle zwei Wochen erscheinen, so müssen wir *Arsenicum album* oder *Lachesis* in Erwägung ziehen. Diese zwei lassen sich auch gut anwenden, wenn die periodische Wiederkehr der Symptome für diese Erkrankung unüblich ist.

Verlangen und Abneigung gegenüber verschiedenen Nahrungsmitteln sind wichtige Allgemeinsymptome. Eine Abneigung gegen Fett ist bei Menschen, die *Pulsatilla* brauchen verbreitet, und wenn sie per Zufall Fettes essen, wird

es sie merklich beeinträchtigen. Ein ungewöhnliches Verlangen nach Salz könnte eine Verordnung von *Natrium muriaticum* oder *Phosphorus* bedeuten, während wir *Argentum nitricum* oder *Phosphorus* denen geben, die ständig nach Süßem verlangen.
Dies sind Beispiele für Vorlieben, die das eine oder andere Mittel indizieren, wenn der Patient feststellt, daß der Hunger danach keine physiologische Basis hat. Ebenso ist es auch mit der Reaktion auf Mahlzeiten.
Ist nach dem Essen ein unbehagliches Gefühl im Magen oder eine Besserung? Wir müssen zur Kenntnis nehmen, wenn ein Patient sich in einem Körpergebiet, das nichts mit dem Magen zu tun hat, besser oder schlechter fühlt.
Wenn ein Schmerz, der irgendwo im Körper sitzt, nach dem Essen besser wird, könnte er vielleicht *Natrium carbonicum* oder *Kalium bichromicum* brauchen.
Die Wirkung bestimmter Speisen auf das innere System oder auf einen bestimmten Teil des Körpers kann hilfreich sein. Es gilt die Regel, daß, wenn nur Verdauungsorgane betroffen sind, die Symptome nur Lokalsymptome sind. Die speziellen Empfindungen weisen auf den ganzen Menschen hin und stellen Allgemeinsymptome dar, wenn er z.B. klagt, daß ihm schon vom Essensgeruch übel wird. Wenn er jedoch vom Geruch eines offenen Abflußrohres oder eines Desinfektionsmittels angegriffen wird, so ist dies ein Lokalsymptom und als solches nicht so wichtig.
Ein hochsignifikantes Allgemeinsymptom ist, was sich selbst in einer Vermischung der Allgemein- und Einzelsymptome zu einem harmonischen Ganzen zeigt. Wenn all diese charakteristischen Züge in ein bestimmtes, übereinstimmendes Muster fallen, formt sich in unseren Gedanken der Name des Mittels für den Patienten. So werden die Menschen, die körperlich und geistig leiden und häufig mit dem wunderbaren Mittel *Sepia* geheilt werden, »*Sepia*-Patienten« genannt. Und wenn der Homöopath von einem »*Sepia*-Typ« spricht, hat er ein ganz bestimmtes Bild vor sich.

Es sind noch drei andere Punkte zu bemerken. Einer davon ist das Vorkommen einer Symptomengruppe, die wir »sonderbar, selten und eigentümlich« nennen.
Ein gutes Beispiel dafür ist der Patient, der 40 Grad Fieber hat, aber nichtsdestoweniger ganz durstlos ist. In seinem Fall könnten *Pulsatilla* oder *Antimonium tartaricum* angezeigt sein.
Der zweite Punkt betrifft das Alternieren der Beschwerden, wenn z.B. eine Magenstörung von Augenbeschwerden gefolgt wird. Manchmal kann es ein Fehler sein, den Magen des Patienten zu behandeln und ihm anschließend etwas für die Augen zu geben. Nicht selten wird das Konstitutionsmittel dieser speziellen Person alle Symptome abdecken und die Heilung aller Beschwerden zur Folge haben. Schließlich gibt es noch Zeiten, zu denen ein Patient, dessen Konstitutionsmittel einem schon klar ist, ein Benehmen an

den Tag legt, das nicht in das Mittelbild paßt. Unter solchen Umständen muß man in der passenden Potenz und auf die momentanen Symptome und Modalitäten hin verschreiben. Sind die Beschwerden ernst, sollte eine Hochpotenz gegeben werden, sind sie verhältnismäßig gering, eine Tiefpotenz.

6. Akute Verordnungen

KENT sagte, daß alle Krankheiten, wie schmerzhaft und bösartig sie auch sein mögen, durch Homöopathie abgewendet oder geheilt werden könnten. Typhus und Keuchhusten innerhalb von zehn Tagen; akute Bronchitis, Lungenentzündung, Scharlach, Diphtherie und Masern in wenigen Tagen; bestimmte Fieber in wenigen Stunden.
Wie geht nun die Verordnung bei akuten Fällen in unserem geschäftigen Alltag vor sich? Wieder einmal müssen wir etwa ein Dutzend Mittel von vornherein kennen, und zwar vor und rückwärts, z.B.:
Arsenium alb., Bryonia, Causticum, Gelsemium, Kalium carb., Lachesis, Natrium mur., Natrium sulf., Phosphorus, Pulsatilla, Phytolacca und Sulfur.
Dr. TYLER veröffentlichte mit Hilfe Dr. BORLANDS »Pointers to the Remedies«, ein wunderbares Buch, um die lokalen Modalitäten zu gewinnen, mit dessen Hilfe man bald in der Lage sein wird, Hochpotenzen auch in einem akuten Fall so schnell wie möglich zu verordnen.
Dr. HUGHES lehrte, daß jedes Mittel eine individuelle Wirkweise und einen speziellen Bereich, auf den es einwirkte, hätte. Viele Mittel können dieselbe Wirkung auf ein Organ haben, aber immer gibt es einen kleinen charakteristischen Unterschied; man nennt es eventuell »Zungenschlag« oder das »Zwinkern mit dem Augenlid«. Er sagte, es sei wichtig, die Pathologie eines Mittels zu kennen, weil man durch bloßes Abdecken der Symptome das Ziel eher verfehlt als trifft.

Der Homöopath staunt oft darüber, wie häufig die Beschwerden eines Patienten in ein bestimmtes Mittelbild passen, wenn er den Fall aufnimmt. Vor nicht allzu langer Zeit hatten wir einen Patienten, dessen »lahmes« Knie ihm Beschwerden machte und wir gaben ihm sehr einfühlsam *Ruta C6.* Einige Zeit später kam er wieder, um weitere Medizin abzuholen und fragte sofort: »Kann es übrigens sein, daß diese Pillen meine Hämorrhoiden gebessert haben? Als ich das erste Mal zu Ihnen kam, machten sie mir starke Beschwerden und jetzt sind sie soviel besser geworden.« *Ruta* ist eines der besten Mittel für Hämorrhoiden und es war auch gerade das Mittel für seine schmerzenden Knie.
Der erfahrene Homöopath muß nicht notwendigerweise auf jedes Detail und jede Einzelheit eingehen, um das richtige Mittel zu finden.

Ebenso, wie der Schulmediziner sofort einen Fall von Myödem oder perniziöser Anämie erkennen kann, ist er dazu in der Lage, sofort zu sagen, ob der Patient *Phosphorus* oder *Pulsatilla* braucht. Er wundert sich auch nicht, wenn ihm, wie im obigen Fall berichtet wird, daß ein anderes, bisher verborgenes Leiden sich gebessert hat. Die Geschichte des Patienten, seine geistige und körperliche Haltung weisen oft in die Richtung des benötigten Mittels. Das wird leicht durch einige einfache Fragen bestätigt, die immer so

gestellt sein sollten, daß der Verordner keine Vorstellung suggeriert. In einer großen Praxis ist es wichtig, daß der Behandler die Materia Medica sehr gut kennt, und dieses Wissen kommt mit der Erfahrung.
Aber auch in den Anfangsstadien ist es möglich, sich ein gründliches Wissen über eine ganz geringe Zahl von Mitteln zu erwerben, die erstaunlich wirksam sind.
Jedermann hat etliche Beispiele dafür, wie bei Luftangriffen jedes Individuum verschieden auf dieselbe Belastung reagiert. Aber nur der Homöopath kann sich dies für seine Verordnungen zunutze machen. Kein normaler Mensch wird je behaupten, daß ein Luftangriff nicht schrecklich ist, die meisten jedoch bewahrten Selbstdisziplin und zeigten keine Furcht. Ich möchte einige Beispiele geben, wie die Homöopathie angesichts dieser Belastung, wenn die Selbstkontrolle aufgegeben wurde, helfen konnte.
Es gab Menschen, die trotz großer Angst die ersten paar Angriffe ertragen konnten. Aber gegen Ende des Tages machte sie der Schrecken der Nacht immer ängstlicher. Sie wurden von nervöser Unruhe befallen und konnten sich nicht mehr beruhigen, bis sie es schließlich nicht mehr länger ertragen konnten und aufs Land hinaus flohen. Hätte man ihnen *Argentum nitricum 10 M* gegeben, hätten sie durchhalten können und schnell gelernt, daß eine weitere Gabe des Mittels jeden weiteren Rückfall beseitigt hätte.
Andere fürchteten die Nachtangriffe so stark, daß sie andauernd *Acidum phosphoricum* C 6 einnehmen mußten, um keinen Durchfall vor lauter Erwartungsangst zu bekommen.
Viele gab es, die von plötzlicher Panik und Todesangst erfaßt mit *Aconitum* ihre Ruhe fanden. Ich habe deutlich das Bild einer Frau vor mir, die während des ersten, starken Luftangriffs so entsetzt aussah, wie ich nie wieder jemanden gesehen habe. Sie war nicht verletzt, zitterte aber wie Espenlaub und war entsetzt über das, was geschehen würde. Sie war der Überzeugung, getötet zu werden. Sie starb - aus Angst -, wie man sagte, aber ich bin überzeugt, daß *Aconitum* sie gerettet hätte.
Dann war da die Frau, die in Hysterie - in unkontrolliertes Schluchzen - ausbrach, das nur von langen, seufzenden Atemzügen unterbrochen wurde. Man versuchte vergeblich, sie zu trösten, aber es half nicht. Sie hörte nicht zu. *Ignatia C 6* half ihr, schnell wieder die Beherrschung zu finden.
Es gab das unvergeßliche Bild eines Mannes, der bei einem Zwischenfall wie betäubt dastand, offensichtlich nichts mehr wahrnahm, mit starrem Blick, wie ein Schlafwandler oder Automat. *Arnica C 6* brachte ihn auf den Erdboden zurück und machte ihn wieder handlungsfähig.
Eine Frau trank gerade mit zwei älteren Verwandten Kaffee, als eine Bombe gehört wurde und jedermann auseinanderstob. Das Restaurant wurde getroffen, und sie verbrachte zwei Stunden in verzweifelter Suche nach einem Lebenszeichen ihrer alten Verwandten. Schließlich fand sie diese unverletzt zu Hause wieder. Anschließend litt sie einige Monate lang an Angstträumen und heftigen Schmerzen der rechten Schulter. Nur auf ihre Erklärung hin, daß sie diese Symptome erst seit jenem Schock hatte, wurde

ihr *Opium 10 M* gegeben und ihr Schmerz verschwand augenblicklich.
Ich erinnere mich auch an ein sechzehnjähriges Mädchen, deren beide Eltern bei einem Luftangriff umgekommen waren. Ihre Tante, die sie zu sich genommen hatte, bemerkte, daß ihr Hals allmählich anschwoll und, daß ihr Charakter sich gänzlich änderte. Sie war ein nettes, liebevolles Mädchen gewesen und nun schweigsam und reizbar geworden; sie nahm Anteilnahme übel und hatte in drei Monaten einen deutlichen Exophthalmus entwickelt. Eine Woche nach der Einnahme von Natrium *muriaticum 10 M* begann es ihr besser zu gehen und nach drei Monaten ging es ihr wieder sehr gut.
Und schließlich gab es viele Menschen, die klagten, daß sie seit den Luftangriffen eine Nervenschwäche hätten und Angst hätten, alleine gelassen zu werden. Sie fühlten sich nur in Gesellschaft und, wenn man sie tröstete wohl und konnten bei jedem kleinen Ärger in Tränen ausbrechen. Diese Menschen reagierten hervorragend auf *Pulsatilla 10 M.*

Man hört oft, daß es unmöglich sei, eine große Allgemeinpraxis zu haben und ausschließlich Homöopathie zu verordnen. Nachdem ich viele Jahre als praktische Ärztin gearbeitet habe, weiß ich, daß es möglich ist. Und jetzt kann ich nach einer weniger als fünf Minuten dauernden Konversation auf der Straße verordnen, wenn ich durch ein Dorf gehe, in dem ich ziemlich bekannt bin. Ich denke das »Guten Morgen, Mrs. Smith, wie geht es Ihnen«, ist weniger ein Gruß, als vielmehr die Gelegenheit, mir zu erzählen, wie es ihr geht, in der Hoffnung, eine Schachtel Tabletten zu bekommen.
Ich habe gerade Urlaub und will nicht gründlich auf ihren Fall eingehen. Ich verordne also eine Tiefpotenz und bin erstaunt über deren Wirkung. Hier einige Beispiele dazu:
Frau H. und ihrem Mann wurde das Häuschen, in dem sie dreiunddreißig Jahre gelebt hatten, gekündigt. Sie entwickelte eine akute Depression und frühmorgens kongestive Kopfschmerzen und hatte schon einige Zeit lang Rückenschmerzen. Sie bekam *Natrium muriaticum* und innerhalb einer Woche war sie wieder ein anderer Mensch.
Frau K. dachte daran, ihre Stelle zu wechseln. Sie war Köchin und kochte gerne, aber die Hitze und das Stehen bereiteten ihr rheumatische Schmerzen, einmal in ihrem Handgelenk, ein andermal in ihren Knien und ganz besonders schlimm nachts im Bett. Ich gab ihr *Pulsatilla* C6. Nach einigen Tagen hatte sie keinerlei Schmerzen mehr, und es war nicht mehr die Rede davon, ihre Stellung zu wechseln.
Ich fragte Frau R., wie es ihrer Tochter ging. »Ganz gut«, sagte sie, »bis auf die Gerstenkörner, von denen sich eines nach dem anderen entwickelt. Ich kannte ihre Tochter ziemlich gut, - ein blondes, ausgeglichenes, strahlendes, freundliches Mädchen. Daher war ich auch nicht erstaunt, vierzehn Tage später zu hören, daß sie keine Gerstenkörner mehr hatte, nachdem sie *Pulsatilla C 6* genommen hatte.
Frau M. bat mich eines Tages, ob ich nicht einmal nach ihrem Mann sehen und ihn aufheitern könnte. Er hatte eine Operation gehabt und konnte sich

seitdem nicht mehr erholen und war dabei unglücklich über sich selbst. Er sagte, daß er sich seit der Operation schwindlig fühlte und tagsüber öfter schlimme Ängste hätte, mit Schweiß und Nausea. ich gab ihm *Arsenicum album 10 M*, gefolgt von Arnica C6, und als ich ihn zehn Tage später auf der Straße traf, war er ein anderer Mensch. Er war entzückt über den Fortschritt, den er innerhalb einer Woche gemacht hatte.
Frau C., ein Hausmädchen, berichtete, daß sie sich ihren Knöchel verstaucht habe, der so schmerze, daß es nicht mehr auszuhalten sei. Mit *Arnica C 6* konnte sie am nächsten Tag wieder arbeiten.
Frau H. kam hinkend den Hügel herauf und überschüttete mich mit der Geschichte ihrer schlechten Venen und der Krämpfe, die sie jede Nacht hatte. Ich gab ihr etwas *Cuprum arsenicosum C 3*, und sie fragte mich später, ob ich noch etwas mehr davon hätte, weil es so wunderbar geholfen hätte, aber jetzt kämen die Beschwerden wieder.
Eine alte Dame im Ort hatte viel Erfahrung im Verordnen für sich und ihre Familie. Keine Verstopfung widerstand ihr, wenn sie ein paarmal *Hydrastis C6, Nux vomica* oder *Bryonia* gab. Sie gab Antihistamine bei Heuschnupfen zugunsten von *Sabadilla* und Teucricum C 6 auf, mit der Aussicht auf eine wirkliche Heilung und nicht nur auf eine zeitweise Besserung. Von ihr habe ich gelernt, bei Migräne eine einzige Potenz *Natrium muriaticum 10 M* oder ein anderes angezeigtes Mittel zu verordnen und dann dem Patienten *Sanguinaria, Iris* oder *Spigelia* in Tiefpotenzen für jede drohende Attacke zu geben.

Auch die Tiere möchte ich nicht ausnehmen. Als ich einmal zum Essen eingeladen war, gab es eine heftige Aufregung wegen eines Pferdes, das sich zwei Tage zuvor an einem Zaunpfahl verletzt hatte. es fraß nichts mehr und war sehr unruhig. Der Tierarzt war wegen der Schwellung, die sich über den Sattel hin ausbreitete, besorgt. Ich sah mir das Pferd nicht an, aber da ich bei Homöopathen war, schlug ich vor, dem Tier *Rhus tox.* zu geben, wenn sie es im Hause hätten. Sie stellten eine *C 30* her und gaben sie dem Pferd, das am nächsten Morgen wieder völlig in Ordnung war. Die Schwellung war verschwunden. Für all diese Fälle brauchte ich weniger als fünf Minuten, aber alle waren mit der Besserung zufrieden.
Solche Sachen machte ich also in meinem Urlaub und wunderte mich dabei, warum wir nicht häufiger diese Tiefpotenzverordnungen dazu benutzen, auch die Ärzte zu interessieren, die mehr über Homöopathie wissen wollten. Wir können nicht erwarten, sie mit der Wirkung von *Aconitum* und *Belladonna* bei akuten Entzündungen zu beeindrucken, wie noch ihre Vorgänger vor 100 Jahren, denn sie fragen nicht danach, was besser als Antibiotika ist. Aber es gibt noch vieles, wo für sie nichts anzubieten haben, und wo sie routinemäßig ein homöopathisches Mittel einsetzen könnten, wie z.B. beim Zahnen, bei Frostbeulen, Gürtelrose, Rheuma, Tachykardie, Extrasystolen, Prüfungsangst und vielen anderen Beschwerden. Einige wenige Versuche damit könnten sie beeindrucken, bis sie auch die Fälle behandeln könnten,

die etwas mehr Überlegung bräuchten. Auch praktizierenden Medizinern, die wenig Zeit zum Studieren haben, wäre dies möglich. Wohingegen für die Verordnung von Hochpotenzen weit mehr Wissen über die Mittel vonnöten ist.

Das Verordnen homöopathischer Mittel ähnelt der Beobachtung von Vögeln. Wenn Sie damit beginnen, beobachten Sie zuerst den Flug, die Größe, die Farbe, die Kennzeichen und anderes, dann lesen Sie ein Buch darüber. Wenn Sie sich aber einige Zeit damit beschäftigt haben, genügt ein Blick und ohne nachdenken zu müssen, können Sie den Namen des Vogels sagen. Das geschieht freilich nur durch Erfahrung und Studium.

7. Einige beispielhafte Fälle

Bevor Dr. CROMPTON BURNETT das Ähnlichkeitsgesetz geprüft hatte, ging er, wie er selbst sagte, durch das »lachende Stadium des Unwissens.« Schließlich entschied er sich, *Natrium muriaticum C 6* einzunehmen. Er erwartete keine Wirkung, aber zu seiner Verwunderung bekam er einen Riß in der Mitte seiner Unterlippe. Er fuhr mit seinen Experimenten fort und sah sich gegen seinen Willen genötigt, zuzugeben, daß es etwas gäbe, das potenzierte Mittel wirksam sein läßt.

Er beschrieb viele interessante Fälle, z.B. den einer Frau, die auf die Operation ihrer Katarakt wartete, nachdem zwei hervorragende Londoner Augenärzte in Diagnose und Therapie übereinstimmten. Aber auch Heilverfahren bei Katarakt haben die Homöopathen für sich in Anspruch genommen. Er lächelte über seine eigene Verwegenheit, als er vorschlug, die Katarakt mit Homöopathie zu behandeln, aber die Dame war entzückt darüber, und er beruhigte sich schließlich mit dem Umstand, daß er ihr ja mit seiner Behandlung während der Zeit, in der sie auf die Operation wartete, nicht schaden konnte. Er sah sie einmal im Monat und gab ihr verschiedene Mittel in unterschiedlichen Potenzen. Gegen Ende des elften Monats hörte er eines Morgens laute Stimmen im Flur, die Patientin stürmte herein und schrie aufgeregt, daß sie beinahe so gut wie früher sehen könne. Sie hatte den Scheitel in ihrem Haar gesehen und sich dann schnell aufgemacht, dem Arzt diese unglaubliche Neuigkeit zu erzählen! Die Trübungen klärten sich und ihre Sehkraft blieb ausgezeichnet.

Es fiel ihm auf, daß auch Venenbeschwerden durch Homöopathie gebessert werden konnten und er begann es zu prüfen. Er erprobte es bei einem Laternenanzünder, der infolge einer sumpfigen Beule und einer eingeschrumpften Narbe eine enorm dilatierte Vene am Oberschenkel hatte. Nach einigen Monaten mit *Calcium fluoratum C 6* schrumpfte sie auf ein Drittel ihrer Größe und wurde fest und kräftig, obwohl der Mann weiterhin seinen Beruf ausübte, was bedeutete, daß er eine Leiter mit sich schleppte und mehrmals täglich ihre Sprossen erkletterte. Er schrieb darüber: »Bei Berücksichtigung des unheilbaren, mechanischen Hindernisses in ihrem Lumen, erscheint mir das Ergebnis so erstaunlich, daß ich seitdem jedesmal energisch und unter allen Umständen versucht habe, eine Varikosis zu behandeln. Und die Befriedigung, die man bei einer solchen Behandlung hat, ist wirklich groß. Fähige Homöopathen folgen hierin seit einem halben Jahrhundert HAHNEMANNS Spuren. Nachlässige Homöopathen lehnen, besonders seit dem Fortschritt der Chirurgie, die Mühen und Plagen bei der Suche nach dem passenden Mittel ab.«

Eines Tages bereitete er die 30. Potenz von *Podophyllum* zu, zögerte aber, sie auch auszuprobieren. Da wurde ihm ein vom Tode gezeichnetes Kind mit massenhafter, unwillkürlicher, abstoßender Diarrhoe hereingebracht. Er dachte, dies müsse ein Fall für sein Mittel sein. Am darauffolgenden Tag war er überzeugt, daß das Kind gestorben sei, aber da er nicht nachfragen wollte, ging er am Haus vorbei, um zu sehen, ob denn kein Trauerflor an der Tür hänge. Da das Haus nicht so weit entfernt lag, ging er später im Verlauf des Tages noch einmal an der Türe vorbei. Anstelle des Trauerflors fand er eine lächelnde Großmutter auf der Schwelle. »Dem Baby geht es seit heute morgen gut«, sagte sie, und er ging wieder erleichtert nach Hause. Er fuhr fort, die 30. Potenz von *Podophyllum* zu verwenden, und die Ergebnisse waren so verschieden von allem, was er je gesehen hatte, daß er sich entschied, auch andere Mittel in höheren Potenzen zu verwenden.

Ich erinnere mich an einen jener Fälle, die beide, den Patienten und dessen Freunde durch die Wirkung der Homöopathie beeindruckten.
Es handelte sich um ein neunzehnjähriges Mädchen, das zum Tanzen nach London gefahren war. Die Freunde, bei denen sie übernachtete, riefen mich am nächsten Morgen widerstrebend an, denn sie hielten nichts von der Homöopathie. Sie hatte morgens um neun Uhr 41 °C Fieber. Ich fand, daß sie sehr krank aussah und kongestioniert war, mit dick belegter Zunge, heftigem Kopfschmerz und einem schlimmen Husten. Sie fühlte sich sehr schlecht. Nach *Bryonia 10 M* fühlte sie sich etwas besser und ihre Temperatur sank gegen Abend ab. Am nächsten Morgen entwickelte sie einen Hautausschlag und abends hatte sie den dicksten Masernausschlag, den ich je gesehen hatte. Ich gab ihr *Sulfur 10 M*, es ging ihr daraufhin schnell besser und ein früher blutgestauter Fleck verschwand. Ihr Vater holte sie am Ende der Woche mit dem Auto ab, um sie nach Hause zu bringen. Drei Tage später ging sie wieder zum Tanzen. Jedermann war beeindruckt, da es auch andere Vergleichsfälle gab. Vier ihrer Freunde hatten sich bei derselben Kontaktperson am selben Tag mit ihr angesteckt. Sie wurden alle außerordentlich krank und lagen noch im Bett, als sie schon zu ihrem zweiten Tanzabend aufbrach. Zwei von ihnen bekamen eine Lungenentzündung und mußten im Bett bleiben, der eine für vier, der andere für sechs Wochen. Das ist genau die Art von Fällen, die sogar eine auf Homöopathie eingestellte Familie überzeugter und begeisterter denn je sein läßt.

Für einen Schulmediziner ist jeder Fall von Gürtelrose gleich, es gibt für ihn nur Gradunterschiede. Für den Homöopathen reagiert jeder Patient verschieden und er verordnet auf diese individuelle Reaktion hin.
Die beiden folgenden Fälle sollen als Beispiel dafür dienen:
Der erste Kranke, ein Chirurg, konnte eine Woche lang keinen Schlaf finden. Er fand einzig Erleichterung von seinen Schmerzen, wenn er sich zweimal pro Nacht in ein heißes Bad legte. Analgetika halfen ihm nicht, und der Schmerz wurde unerträglich, wenn er sich hinlegte. So fühlte er sich nicht imstande, die lange Liste von Operationen, die er in den nächsten zwei Tagen durchzuführen hatte, zu erledigen. Er bekam potenziertes *Rhus tox.* (Giftsumach) und zu seiner Überraschung schlief er diese Nacht acht Stunden lang und konnte bequem zwei Tage später wieder operieren.

Wenige Jahre später kam eine Amerikanerin, die einen Bläschenausschlag am Arm hatte. »Wenn ich zu Hause wäre«, sagte sie, »würde ich glauben, daß ich neben einem Giftsumach gestanden hätte - der erzeugt nämlich diese Art von Ausschlag.« *Rhus tox.* verursacht bei seinen Prüfungen solch einen Bläschenausschlag und viele andere Beschwerden, die alle durch Hitze besser werden. Sie verschlechtern sich bei Ruhe und am Anfang der Bewegung und werden bei anhaltender Bewegung gebessert.

Der andere Fall war eine Medizinerin, die gegen das Wort Homöopathie allergisch war, auch sie hatte Gürtelrose. Die Symptome wurden am Telefon beschrieben: purpurroter Hautausschlag mit ebensolcher Umgebung am linken Brustkorb, sehr empfindlich, viel schlimmer durch Hitze und besser, wenn sie auf der Bettkante saß und einen kalten Spiegel gegen den Ausschlag preßte. Was für ein anderes Bild! Sie bekam *Lachesis,* das aus dem Gift der Surukuku-Schlange hergestellt wird. Die Prüfungen dieser Substanz ergeben ein ihren Symptomen ähnliches Bild. Schon die erste Gabe linderte ihren Schmerz. Sie wurde später eine eifrige Homöopathin.

Ich hatte jahrelang nach einem Mann gesehen, der gelegentliche gastrische Beschwerden hatte. Im allgemeinen ging es ihm schnell wieder gut, aber dieses Mal konnte ich ihm nicht helfen. Ich fand wenige Symptome. »Es ist genau wie beim letzten Mal, Frau Doktor,« war alles, was ich heraus bekommen konnte. Aber weder das letzte Mittel noch irgendein anderes half. Ich brachte ihn zu einem Schulmediziner, denn er und seine Familie waren sehr in Sorge. Stellen Sie sich meine Gefühle vor, als er sagte: »Ich hoffe, Sie werden der Sache auf den Grund gehen, Frau Doktor, denn sie beeinträchtigt meine Geschäfte. Ich konnte mich nämlich immer schnell entscheiden, und das ist wichtig bei meiner Arbeit. Aber jetzt kann ich mich zu nichts entschließen, das ganze Büro leidet darunter!« Er dachte, das komme wahrscheinlich daher, daß er keine Nahrung zu sich genommen hatte. Bei früheren Attacken lebte er immer von Fisch, den er jetzt nicht einmal verdauen konnte. Ich hatte ihm ein Mittel verordnet, bevor der Spezialist begann, seinen Fall aufzunehmen. Er umklammerte es während der Befragung mit der Hand. Während der Arzt auf seine Hand blickte, murmelte er: »Ein kleines, trockenes Ekzem, aber ohne jede Bedeutung!« Und ich bemerkte, daß die Handfläche trocken war und aufzubrechen begann. *Graphites 10 M* klärte den Fall schnell und noch heute wird der Spezialist in der Familie für ein Genie gehalten.

Gold- und Kortison-Injektionen werden mit einigem Erfolg bei rheumatoider Arthritis angewendet. Die Homöopathie kann hierzu einige interessante Lösungsvorschläge bringen. Vor einigen Jahren fragte mich ein Arzt, ob ich nicht nach einer achtundsechzigjährigen Frau mit Arthritis, die praktisch bettlägerig war, sehen könnte. Jede moderne Behandlung, die er unternommen hatte, war ein Mißerfolg gewesen. Sie war eine typische *Pulsatilla*-

Patientin, und ich gab ihr das Mittel. Ich wurde nicht gerade mit Wohlwollen betrachtet, denn alles, was geschah, war, daß eine akute Cholezystitis produziert wurde. Sie wurde ins Krankenhaus geschickt und operiert. Ihre Gallenblase war chronisch entzündet und sie hatte Steine. Heute ist sie achtzig und fühlt sich im allgemeinen wohl und aktiv.
Andere Fälle von Rheuma entwickelten sich fast unmerklich zum Besseren hin.
Eine dreiundsechzigjährige Frau hatte, als ich sie das erste Mal sah, beständig Schmerzen, sie kam nur mit äußerster Anstrengung die Treppen hinauf und konnte sehr wenig und nur auf ebenem Boden gehen. Mit sechzehn Jahren hatte sie Rheuma bekommen und nach einem Blinddarmdurchbruch mit achtundzwanzig ging es ihr sehr viel schlechter. Trotz jeder möglichen Behandlungsart entwickelte sich die Krankheit weiter. Durch eine kontinuierliche homöopathische Behandlung hat sie jetzt viel weniger Schmerzen, oft sogar schmerzfreie Intervalle und kann umhergehen, sogar ziemlich gut treppauf und treppab.

Seit den Entdeckungen, die während des Krieges Tausenden das Leben retteten, fordern schwere Verbrennungen nicht mehr so viele Todesopfer. Gerade da kann der Homöopath auch helfen. Eine junge Frau war sehr schwer auf einer Hals- und Körperseite verbrannt und wurde ins Krankenhaus eingewiesen, wo sie von einem ehemaligen Royal Airforce Chirurgen, der große Erfahrung mit Verbrennungen hatte, behandelt wurde. Sie war drei Stunden im Operationssaal und jede moderne Methode wurde angewandt. Vier Tage lang konnte sie sich aufrechterhalten, aber am fünften Tage verschlechterte sich ihr Zustand. Der Chirurg hatte wenig Hoffnung und willigte ein, als ein alter Freund ihres Vaters um Erlaubnis für eine homöopathische Behandlung bat. Ich ging in die Klinik und fand sie in Bandagen eingewickelt vor, mit hohem Fieber und zu krank, um sprechen zu können. Es kann sein, daß ich ihr mehr instinktiv alle zwei Stunden *Cantharis 10 M* gab. Es ging ihr augenblicklich besser, sie hatte weniger Schmerzen und entwickelte sich erstaunlich. Der Chirurg und der Hausarzt schienen davon wenig berührt zu sein, aber die Schwester, die meinem ersten Besuch in der Tat feindlich gegenübergestanden hatte, war fest überzeugt, daß die homöopathischen Pulver das Leben der Patientin gerettet hatten.

Ich wurde zu einem Mann, der ein Jahr arbeitslos war, gerufen. Er war bettlägerig und hatte monatelang 38 °C Fieber. Alles war schon versucht worden, auch *Kortison,* und es wurde ihm gesagt, daß er nie mehr aufstehen würde. Alle Gelenke waren empfindlich und geschwollen, seine Leber war vergrößert und empfindlich und er hatte einen alten Herzschaden. Er kam in die Klinik und lag dort einige Wochen ohne Besserung. Wie oft bei langbestehenden, chronischen Fällen, hatte er keine allgemeinen oder geistigen Symptome. Meine Interpretation war, daß seine Lebenskraft etwas erschöpft war. Das beste, was ich tun konnte war, ihm *Tuberculinum bovi-*

num 10 M zu geben, worauf es ihm ein wenig besser ging. Dann gab ich ihm *Calcium hypophos. C 6*, da er hauptsächlich über seine Handgelenke und Hände klagte. Er bekam *Rhus tox. C 6*, wenn er unruhig war und nach einer Wärmflasche verlangte, auch *Aurum C 6* half ihm gelegentlich.
Dann kam der Tag, an dem ich Symptome erhielt, auf die hin ich eine Hochpotenz verordnen konnte. Er war sehr depressiv geworden, und er, der früher wenig gesprächig war, unterhielt sich jetzt lange mit mir. Er erzählte mir alles über sich, was er zuvor nie getan hatte, und wußte immer noch eine Frage mehr, wenn ich aufbrechen wollte. Er hatte in Indien gelebt und machte sich nichts aus Hitze, aber jetzt könne er dieses heiße Zimmer nicht ertragen. Die Schwester hatte mir erzählt, daß er sehr unruhig und besorgt um sich war, immer wieder hatte er nach ihr geklingelt, was ihm gar nicht ähnlich sah. Das Wetter war gerade in Hitze umgeschlagen, und ich war so dankbar dafür! Ich gab *Pulsatilla 10 M* und zum ersten Mal fiel seine Temperatur und stieg nicht wieder über 37 °C. Das war der Beginn seiner ständig fortschreitenden Genesung. Er bekam, wenn es angezeigt war, eine Hochpotenz und dazwischen Tiefpotenzen.
Das erste Mal hatte ich ihn im Frühjahr gesehen, und im Herbst fuhr er geschäftlich für seine Firma nach Indien und fühlte sich sehr wohl.

Wir Homöopathen wissen, daß die meisten Fälle von Fazialislähmung auftreten, nachdem man sich der Zugluft ausgesetzt hat, und daß sie sich schnell mit *Causticum* bessern. Das Dienstmädchen einer Patientin von mir hatte während einer langen Fahrt auf dem Rücksitz des Autos gesessen. Es war ein warmer Tag, aber sie empfand den Luftzug und versuchte ihr Gesicht zu bedecken. Am Tag darauf hatte sie eine Fazialislähmung, und meine Patientin brachte sie hastig zu einem Augenspezialisten, den sie kannte. Er war sehr bedrückt und meinte, daß sie nie wieder ganz genesen würde. So wurde sie auf dem Heimweg zu mir gebracht. Sie verkörperte einen typischen *Causticum*-Fall und wurde in einer Woche wieder gesund.

Ich möchte noch eine andere Gruppe erwähnen: die hoffnungslosen Fälle.

Ein Mann kam eines Tages zu mir, um mich zu fragen, ob ich seine Frau in einer der großen Universitätskliniken besuchen würde, sie läge nämlich dort schon drei Monate mit Nephrosis. Mehrere Urologen hätten sie gesehen und erklärt, daß sie jetzt nur noch eine Woche zu leben hätte. Er hatte darum gebeten, einen Homöopathen zuziehen zu dürfen, wenn dies wirklich der Fall sei. So ging ich hin, traf an Ort und Stelle die Spezialisten und bekam alle nötigen Informationen von ihnen. Sie hatte eine sehr intensive Prednisontherapie von zwölf Wochen gehabt. Sie war überall geschwollen. Ihr Blutharnstoffwert war 480. Ich gab ihr Serum Anguillae 10 M und in achtundvierzig Stunden sank ihr Blutharnstoffwert auf 140. Der Krankenhausarzt war entzückt und glaubte, daß sie überleben würde.

Als ich sie jedoch das nächste Mal besuchte, war er sehr bedrückt. Sie lag schon halb im Koma und sah ganz blau aus. Als ich dort war, kam sie plötzlich zu sich und sagte: »Wo ist mein Brief, wer hat ihn weggenommen? Ich will nicht, daß meine Sachen weggenommen werden.« Dann sank sie wieder in ihren komaähnlichen Zustand.
So gab ich ihr *Lachesis 10 M* und hinterließ dem Spezialisten eine Notiz, daß es ein Schlangengift sei und, daß Lord HORDER gesagt hatte, daß die einzigen, die etwas über Schlangengifte wüßten, die Homöopathen seien. Nach achtundvierzig Stunden war sie ein anderer Mensch und konnte drei Wochen später in sehr gutem Zustand nach Hause gehen. Niemand erkannte an, daß die homöopathischen Mittel etwas ausgerichtet hätten, aber als sie zwei Jahre später einen leichten Rückfall erlitt, riefen sie wieder nach mir. Ich gab *Serum Anguillae C 12* mit gutem Erfolg.
Bei der zweiten Geschichte wurde ich mitten in der Nacht von einem mir unbekannten Arzt geweckt. Ein kleiner Junge mit Purpura war von der Universitätsklinik zum Sterben nach Hause geschickt worden, es könne nichts mehr für ihn getan werden. Der Arzt sagte, er habe nicht schlafen können, weil er dachte, ob da nicht noch die Homöopathie helfen könnte. Aus bestimmten Gründen wolle er nichts mehr damit zu tun haben, aber, ob ich vielleicht unabhängig davon hingehen und nachsehen wolle? Ich fand den kleinen Jungen von blauen Flecken bedeckt, er blutete aus allen Körperöffnungen und war zu krank, um mir ein neues, leichtes Spielzeug aus dem Bett zu heben und zu zeigen. Ich gab *Crotalus horridus 10 M*. Am Ende der Woche kam er wieder ins Krankenhaus, um eine Bluttransfusion zu bekommen. Obwohl der Spezialist wußte, daß das Kind ein homöopathisches Schlangengift bekommen hatte, demonstrierte er diesen Fall als einen Fall von Spontanheilung, für die es keine Erklärung gab. Jahre später hörte ich wieder von dem Jungen, jetzt war er ein gesunder Mann um die dreißig.

8. Homöopathische Überlegungen bezüglich der konventionellen Verordnungen

Diesen Ansichten liegen die Erfahrungen zugrunde, die ich bei meiner Arbeit in einer Allgemeinpraxis und in der Sprechstunde erworben habe, überzeugt von der Homöopathie, aber schritthaltend mit den modernen Methoden. Wir glauben, daß bevor ein Organ betroffen wird, einige Unordnung im Stoffwechsel des Patienten stattgefunden hat. Unser Ziel ist es, das Gleichgewicht des Körpers wieder herzustellen im Bewußtsein, daß das Organ seine normale Funktion wieder aufnehmen wird, wenn seine Struktur nicht über eine Genesungsmöglichkeit hinaus zerstört ist.
Der Allopath dagegen gibt dem erkrankten Organ die Vorrangstellung und seine Hauptbemühungen konzentrieren sich darauf, das Organ wieder zum Arbeiten zu bringen, in der Hoffnung, daß sich der Patient dann besser fühlen wird.

Der allgemeine Trend in der heutigen Medizin betrifft das Gebiet der Prophylaxe und Prävention. Wir haben Pränatalkliniken, Impfungen und voroperative Prophylaxe. Gibt es noch irgendetwas anderes im Gebiet der pränatalen Medizin, das wir neben der Verwendung von Vitaminen anbieten können? Was ist mit *Phosphorus* und *Pulsatilla* beim Schwangerschaftserbrechen und mit *Caulophyllum*, wenn die Niederkunft näherrückt?

Die Ansichten gehen im Bereich der Immunisation mehr auseinander als auf irgendeinem anderen Gebiet. Sogar wir Homöopathen stehen der Sache nicht Auge in Auge gegenüber. Heutzutage, da man kurzfristig von einem Kontinent zum anderen fliegt, stellt sich weniger die Frage, ob wir die Erkrankung mit Homöopathie behandeln können, als die, daß der Patient wahrscheinlich mit einer Infektion in Kontakt kommt.
Wenn mich meine Patienten darum bitten, impfe ich sie gegen Pocken, aber um sie vor jeder dauerhaften Nebenwirkung zu bewahren, gebe ich ihnen, wenn die Reaktion beginnt, für vierundzwanzig Stunden *Aconitum C 6*. Später verordne ich dann auf jedes Allgemeinsymptom hin. Ich habe mit dieser Methode nie einen bleibenden Schaden bemerkt. Als Studentin war ich, wie ich mich erinnere, sehr beeindruckt, als Dr. TYLER beschrieb, wie sie und ihre Mutter als einzige Familienmitglieder bei einer Pockenepidemie nicht angesteckt wurden. Gemeinsam behandelten sie die ganze Familie homöopathisch und alle genasen. Keiner von ihnen war geimpft. Ich glaube sie sagte, das Hauptmittel sei *Variolinum* gewesen.

Bei der Frage über die Impfung und Behandlung von Diphtherie können gleichermaßen ethische Probleme entstehen, wie bei der Behandlung von anderen Infektionskrankheiten, für die es Präventivmaßnahmen gibt.
Wie ist unsere Einstellung? Ich habe zwei Kinder in der Ambulanz gesehen,

die schlimmes Rheuma im Knie hatten. Beide Mütter schrieben diese Beschwerden einer Diphtherieimpfung zu. Die Beschwerden klangen schnell mit *Diphtherinum C 200* ab. Aber ich habe auch zwei Tragödien mit der gleichen Ursache erlebt. In jedem Fall beschrieben die Mütter Anfälle und Schläfrigkeit nach der ersten Injektion, die den ganzen Tag andauerten. Sie machten sich wegen der darauffolgenden Impfung Sorgen, aber der Arzt sagte, das hätte nichts damit zu tun und gab dann die zweite Injektion. Es folgte dieselbe Reaktion, nur schlimmer, und von diesem Tag an blieb die geistige Entwicklung stehen. Das eine Kind starb, das andere lebt noch. Wenn wir nicht impfen und dann die Krankheit behandeln müssen, können wir es dann?

Durch den Schick-Test ist bewiesen, daß durch *Diphtherinum C 200* Immunisierung erfolgt, und das im konkreten Fall beim Kontakt mit Infektiösen. Ein Arzt, der viele Jahre lang Gesundheitsbeauftragter gewesen war, begann im Krankenhaus Diphtherie ohne Serum zu behandeln, als er sich für Homöopathie zu interessieren begann. Er war hocherfreut, daß die Sterblichkeitsziffer sank und der Krankenhausaufenthalt merklich kürzer wurde. Als die Gesundheitsbehörden von seinem unorthodoxen Verhalten hörten, zwangen sie ihn, trotz dieser Ergebnisse zur Serumbehandlung zurückzukehren. Deshalb muß ein Arzt, der Diphtherie rein homöopathisch behandeln will, sein Herz in beide Hände nehmen und zwischen der öffentlichen Meinung spießrutenlaufen. Das fällt denjenigen von uns, die eine rein homöopathische Praxis haben, leichter, weil die Vorstellungen unserer Patienten den unseren im allgemeinen gleichen. Wenn irgendein Zweifel besteht, wollen wir zuerst das Serum geben, wenn wir es überhaupt geben. Die meisten Homöopathen halten nichts von einer Impfung, und bisher wurde ich auch nur dreimal darum gebeten. Ich beobachtete die Patienten anschließend sehr sorgfältig und verordnete auf jede Reaktion hin. Was ich üblicherweise sofort tue ist, eine Dosis *Diphtherinum C 200* zu geben, die im Dezember, Januar und Februar eines jeden Jahres eingenommen werden soll. Dieses Vorgehen habe ich als zufriedenstellend empfunden.

Bei der homöopathischen Behandlung der Diphtherie stimmt meine eigene Erfahrung mit der von anderen Homöopathen überein. Wenn ich eine verdächtige Kehle sehe, gebe ich sofort das angezeigte Mittel. Wenn sich die Halsbeschwerden am nächsten Tag gebessert haben, ist alles gut. Wenn nicht, mache ich einen Abstrich und gebe wiederum das angezeigte Mittel. Sobald der Abstrich am dritten Tag positiv zurückkommt, ist die Kehle im allgemeinen sauber. Ich weiß jetzt aus Erfahrung, daß ein erneuter Abstrich an diesem oder am nächsten Tag negativ sein wird.

Das führt oft zu einer mißlichen Lage. Vor vielen Jahren rief mich vom Land aus die Mutter zweier Jungen an, weil sie schlimme Hälse hätten. Da sie kein *Mercurius* im Hause hatte, schlug ich *Belladonna* vor. Am nächsten Tag ging es ihnen nicht besser und so fuhr ich hin, um sie mir anzusehen. Ich fand zwei schmutzige, verdächtige Kehlen vor. Da ich sie nicht wiedersehen würde, machte ich Abstriche und gab *Mercurius cyanatus.* Am nächsten Tag kam

das Ergebnis zurück - positiv. Da sie keinen Hausarzt hatten, rief ich den Gemeidearzt an und bat ihn, sich mit der Angelegenheit zu befassen. Er war sehr irritiert darüber, bei seiner Ankunft zwei kleine Jungen vorzufinden, die saubere Kehlen hatten und denen es sehr gut ging. Er rief mich an, um mir zu sagen, daß ich mich getäuscht hätte, sie hätten keine Diphtherie gehabt. Ich sagte ihm, wenn jemand einen Fehler gemacht hätte, dann sei es das Labor gewesen und schickte ihm die Ergebnisse zu.
Ein weiterer Fall war die Frau, der ich *Phytolacca* gegeben und am dritten Tag ins Krankenhaus geschickt hatte. Sie fand einige Belustigung darin, als seltsamer Fall zu gelten. Jeder kam, um sich den Hals anzusehen. Der Abstrich war bei der Ankunft positiv, obwohl ihre Kehle sauber war und bald danach wieder negativ.

Hat der allopathische Arzt irgendetwas, das mit der Wirkung von *Tuberculinum* zu vergleichen wäre, wenn er ein Kind mit Tbc-Diathese vor sich hat, mit seinem dünnen Körper, seinem haarigen Rücken und seinen blauen Skleren? Auch die Keuchhustenimpfungen gaben und geben uns immer noch Anlaß zur Sorge. Ich selbst wendete sie nie an, aber ich habe ihre Folgeschäden gesehen. Ich habe Kinder gesehen, die nach der Impfung einige Wochen lang Appetit und Gewicht verloren, aber wahrscheinlich um eine Keuchhustenansteckung herum kamen. Wenn sie Keuchhusten entwickelten, war der Husten so schlimm wie immer, nur daß das Keuchen fehlte.
Ist Keuchhusten das Schreckgespenst der Homöopathen? Ich glaube nicht, denn wir haben *Drosera, Coccus cacti* und *Carbo vegetabilis* zur Hand. Ich erinnere mich an die telefonische Behandlung eines Kindes auf dem Land; der Hausarzt versprach in Kürze einen Besuch zu machen. Er hatte seine eigenen Kinder geimpft, sie hatten aber dennoch die Krankheit bekommen und plagten sich schon sehr damit herum, noch bevor mein Patient krank wurde. Seine Kinder bereiteten ihren Eltern noch immer schlimme Nächte (obwohl sie nie gekeucht hatten), als die homöopathisch behandelte Familie schon ihre Ruhe hatte. Schließlich erbat er sich *Drosera* für seine Kinder und interessierte sich seitdem für Homöopathie.

Soll der Homöopath gerade auch im Wissen um die Risiken der Masernimpfung glauben, daß es ratsamer sei, eher diese als die Homöopathie anzuwenden?
Für einen Allopathen kann es eine schreckliche Erkrankung sein, voll von möglichen Komplikationen. Dem Homöopathen dagegen macht eine Maserninfektion keine Angst. Haben wir doch so unfehlbare Mittel wie *Bryonia, Rhus toxicodendron* und *Sulfur.* Der Patient kann sehr krank sein, aber er reagiert gut und schnell in jedem Stadium, und die Eltern stellen im allgemeinen fest, wie glücklich doch ihr Kind war, nur eine so leichte Attacke gehabt zu haben. Was für ein undankbares Geschäft haben wir doch!

In der präoperativen Prophylaxe wird heutzutage alles getan, um vor der Operation die körpereigenen Reserven aufzubauen und alle versteckten Keime mit Antibiotika abzutöten. Ist das nun allein das Gebiet der Chirurgen, oder kann die Homöopathie hier auch einiges anbieten? *Arnica* ist sowohl vor wie auch nach einer Operation gleichermaßen wertvoll wie alle anderen Mittel. Was für ein Glückstag wird es für die Patienten sein, wenn wir mit *Arnica* oder *Hypericum* einem Chirurgen helfen können, der sich gerade angestoßen oder seinen Finger in die Tür eingeklemmt hat! Er würde die schnelle Linderung niemals vergessen und sich vielleicht dazu veranlaßt sehen, *Arnica* in seine präoperativen Medikamente aufzunehmen.

Auf dem Gebiet der Knochenbrüche ist die Homöopathie ein Segen für den Chirurgen. Brüche, die mit *Calcium phos.* und *Symphytum* behandelt werden, wachsen viel schneller als sonst zusammen.

Schickt der Homöopath eine akute Appendizitis zum Chirurgen? Ja und zwar sofort. In meinen Anfängerjahren hatte ich zwei Fälle, die mir eine Lektion erteilten. Ich verordnete etwas und überwies sie dann zum Chirurgen. Schmerz und Krankheitsgefühl verschwanden, der Puls beruhigte sich und den Patienten schien es gut zu gehen. Wie albern kam ich mir vor, da ich nach dem Chirurgen gerufen hatte. Er jedoch, in der Tat, operierte noch am selben Tag und in beiden Fällen stand der Blinddarm kurz vor dem Durchbruch. Ich weiß nicht, ob diese Fälle Ausnahmen waren, denn ich habe es nie wieder ausprobiert. Ich warte, bis der Chirurg den Patienten gesehen hat und verordne erst danach, außer wenn starke Schmerzen vorliegen. In diesen zwei Fällen schien die Homöopathie die Symptome zu maskieren, obwohl ich dies niemals bei anderen akuten Bauchzuständen gefunden habe. Es mag sein, daß es durch die anatomische Lage und die Blutversorgung des Appendix nicht ausreicht, eine Verbesserung zu erreichen, auch wenn die Schmerzen gelindert werden.

Die Behandlung der akuten bakteriellen Infektionen wurde durch die Antibiotika revolutioniert. Wir Homöopathen kennen ihre Wirkung bei der Hemmung von Keimen, aber unser Ziel war immer schon, zuerst die körpereigene Abwehr zu verstärken. Stehen wir auch im Licht der neuen Medikamente dazu?
In einem gewöhnlichen akuten Fall wird sich sogar ein Anfänger in der Homöopathie beim ausschließlichen Umgang mit homöopathischen Mitteln leicht tun. Die Natur hilft mit, und der Patient ist nicht in schwerer unmittelbarer Gefahr. Die Symptome sind klar - sie kamen plötzlich auf und der Patient und seine Freunde sind sich der Veränderung bewußt.
Bei einer Lungenentzündung wird sich der Patient in wenigen Tagen gut fühlen, die Pneumonie löst sich auf erstaunliche Art und Weise und der Patient wird niemals wissen, daß er diese schreckliche Krankheit gehabt hat. Es kann jedoch auch einmal ein anderer Fall eintreten, wenn eine bösartige

Infektion vorliegt, oder wenn der Patient nicht reagiert. Eines Winters lag ein Ehepaar, beide über siebzig, am selben Tag mit Pneumonie darnieder. Sie boten wenig Symptome, auf die hin ich verschreiben konnte, und so gab ich wegen ihres düsteren Aussehens *Baptisia*.

Auch am nächsten Tag hatten sie wenig homöopathische Symptome und sahen vergiftet und krank aus. Deshalb gab ich ihnen *Lachesis* und dazu *Penizillin*. Das einzige, wovor man sich bei der Verordnung von *Penizillin* hüten muß, ist, sich bequem zurückzulehnen. Bei der homöopathischen Verordnung weiß man, daß die schnelle Genesung des Patienten ganz von unserem Rezept abhängt. Und wenn Sie die Spur eines homöopathischen Gewissens haben, hält Sie das in Trab.

Die beiden erholten sich langsam und ich war enttäuscht. Hatte das *Penizillin* versagt? War meine homöopathische Verordnung dürftig gewesen? Als ich den Fall einem allopathischen Spezialisten beschrieb, der mich darum gebeten hatte, weil ich viele Fälle von Pneumonie gesehen hatte, sagte er, daß sie wahrscheinlich Lungenabszesse bekommen würden. Bei dieser Art von Fällen hatte er in dieser Woche schon sechs Lungenabszesse gesehen. Ich begann aufzuatmen - keiner der beiden hatte einen Lungenabszeß entwickelt.

Ich glaube, daß wir bei dieser Art von bösartigen Infektionen oder bei Reaktionsschwäche des Patienten gut daran tun, Antibiotika zu verwenden, immer vorausgesetzt, daß wir keine Minute lang aufhören uns zu bemühen, das Simillimum zu finden.

Fälle von akuter Zystitis bessern sich im allgemeinen ziemlich schnell allein durch homöopathische Medizin.

Postoperative Fälle scheinen uns mehr Sorge zu bereiten. Der Chirurg hat Antibiotika gegeben und der Urin ist wieder sauber geworden. Der Patient dagegen klagt noch über Unwohlsein und häufiges Wasserlassen. Erst nach der Gabe von *Cantharis, Clematis* oder *Terebinthina* fühlt er sich wieder wohl.

Die Allergie ist ein weiterer glücklicher Jagdgrund für den Wissenschaftler. Er hat viele Medikamente und Injektionen, die das Leben eines Allergikers erträglicher machen. Hat er damit ein Heilmittel gefunden oder tut er gerade das, dessen er uns so oft beschuldigt, nämlich nur Symptome zu behandeln? Ich denke so, nur handelt es sich dabei nicht um subjektive, sondern um objektive Symptome. Ich glaube, wir haben in diesem Bereich eine Menge anzubieten, nicht nur zur Erleichterung des Patienten, sondern zur vollkommenen Heilung seiner allergischen Konstitution.

Die Homöopathie hat sich seit ihrer Gründung durch HAHNEMANN nicht geändert. Obwohl sie durch keine moderne Erkenntnis in Frage gestellt wurde, hält man sie dennoch für veraltet. Andererseits entwickelt sich die Medizin dramatisch von Jahr zu Jahr. Wenn ich aber zwischen HAHNEMANNS Organon und den modernen Medizinjournalen schwanke, komme ich zu dem Schluß, daß die Homöopathie voraus ist und die orthodoxe Medizin sie noch nicht eingeholt hat.

Vielleicht erkennen wir die Größe unseres Erbes nicht völlig. Die von HAHNEMANN formulierte Homöopathie ist das wissenschaftlichste und erfolgreichste medizinische Behandlungssystem, das je ersonnen wurde. Unserer Verantwortung für ihre reine und wahrhaftige Darstellung ist groß.

Konstitutionelle Verordnung

9. Aluminium metallicum

Als Studentin besuchte ich einst ein Labor in der Harley Street, und man zeigte uns alle Arten von Experimenten, die dort durchgeführt wurden. Das einzige, an das ich mich erinnern kann ist, daß bei einem vier Minuten lang in einem Aluminiumtopf gekochten Ei anschließend in seinem Inneren Aluminium nachgewiesen wurde. Davon war ich, ob ich wollte oder nicht, beeindruckt. Ich dachte nach, welche Wirkung es auf einen Patienten haben könnte, wenn sich nach vier Minuten Aluminium in einem ungeschälten Ei befindet.

Vor vielen Jahren gab es einen Arzt im Londoner Homöopathischen Krankenhaus, der sich sehr mit Aluminiumvergiftungen beschäftigte und der alle jungen Ärzte aufbrachte, weil er jede nur mögliche Erkrankung dem Aluminium zuschrieb. Er brachte es einmal sogar fertig, daß die Marine das Kochen in Aluminiumtöpfen verbot. Die Folge davon war, daß die Zahl der Magen- und Zwölffingerdarmgeschwüre um die Hälfte sank. Ich glaube nicht, daß jeder Mensch empfindlich auf Aluminium reagiert, aber sicher trifft es für eine Anzahl zu.

In geistiger Hinsicht unterscheiden sich die *Alumina*-Patienten sehr. Sie können auf der Stelle sehr zufrieden sein, leistungsfähig, mit lebhafter, intellektueller Kraft. Es gibt aber auch einen ängstlichen Typus, der morgens nicht strahlt und erst in Verlauf des Tages in Bestform kommt. Die beste Zeit der *Alumina*-Patienten ist gewöhnlich später am Tag. Andererseits können sie auch sehr widersprüchlich sein, alles falsch auffassen und viel weinen. Dieser zweite Typus gerät leicht in Verwirrung - er hat eine langsame Auffassungsgabe und beantwortet Fragen langsam. Man hat das Gefühl, daß er geistig eher langsam ist und zur Langweile neigt. *Alumina*-Kinder sind auch verdrießlich, weinerlich und ziemlich eigensinnig.

Der Patient ist gewöhnlich blaß, die Farbe kann aber auch variieren. Es gibt da eine gewisse gräuliche Farbe, die ich stets bei den Fällen, die ich gesehen habe, beobachten konnte. Sie wird in den Büchern als »Gesichtshaut, als ob ein Eiweiß darauf getrocknet wäre« beschrieben. Sie haben Kopfbeschwerden, Augen- und Verdauungsprobleme und können Störungen der Extremitäten haben. Einige Beispiele sollen veranschaulichen, was ich vorgefunden hatte.

Der erste Aluminium-Fall war ein Mann, weit über siebzig, mit einem Brief seines Arztes, der besagte, daß er aus unerklärlichen Gründen homöopathisch behandelt werden wollte. Er hatte Röntgenbilder und den Befund eines Spezialisten mitgeschickt. Im Befund wurde festgestellt, daß ein inoperables Gallenblasenkarzinom vorlag. Der Patient war sehr dünn,

heruntergekommen und faltig. Er hatte jene eigentümliche Farbe, die ich immer mit *Alumina* in Verbindung gebracht habe. Ich konnte viele, eher dürftige Symptome herausbekommen, nichts sehr Genaues. Er klagte über beständige Bauchschmerzen und ein kolikartiges Gefühl, wenn er etwas zu essen versuchte, so als ob die Speisen irgendwo steckenbleiben würden. Er sagte, daß er sich morgens schrecklich fühle, aber etwas später am Tag würde er sich wieder besser fühlen. Er halte sich für einen wahrscheinlich hoffnungslosen Fall und würde dankbar sein, wenn ich ihn vor einem allzu schrecklichen Tod bewahren könnte.
Ich fragte ihn, ob er sein Essen in Aluminiumtöpfen kochte, was er bejahte. Er sei aber sicher, daß seine Frau das ändern würde, wenn ich es für ratsam hielt. Ich sprach mit ihr und schlug vor, die Töpfe zu wechseln. Sie war so einsichtig, daß sie nicht einmal mehr einen Aluminiumlöffel zum Umrühren haben wollte. Er hatte einen Aluminiumbecher gehabt, in den er nachts sein Gebiß legte, auch dieser wurde ausgewechselt. Ich gab ihm vierzehn Tage lang *Saccharum lactis*, gegen Ende dieser Zeit fühlte er sich etwas besser. Das ließ mich glauben, daß möglicherweise etwas an der Sache daran sein könnte und gab ihm daher *Alumina C 200*. Ich sah ihn dann zwei Monate lang nicht mehr und danach hatte er über drei Kilo zugenommen. Er aß mäßig gut, aber vorsichtig und hatte kaum Beschwerden. Er lebte noch weitere zwölf Jahre und starb schließlich an einer infektiösen Bronchitis. Er blieb mir immer »als die Farbe von *Alumina*« und als einer der echten Fälle von Aluminiumvergiftung im Gedächtnis.

Der nächste Fall war ein Mann von dreiunddreißig. Er arbeitete für den BBC und es ging ihm gut. Er sagte, daß er beständige Verdauungsstörungen hätte und daß er wegen seiner Arbeit glücklich sei, denn er mußte stets abends arbeiten und das war seine beste Zeit. Abends fühlte er sich viel besser, obwohl er auch Anwandlungen von Ängsten hatte und beunruhigt war, daß alles schlecht gehen würde. Wenn er einen schlechten Tag gehabt hatte, ging er mit dem Gedanken zur Arbeit »ich werde die Nacht nie überstehen«, aber er tat es doch. Die Verdauungsbeschwerden bestanden darin, daß er beim Essen eine sehr schmerzhafte Verengung der Speiseröhre bekam. Es fiel ihm dann - durch das Gefühl eines Hindernisses - schwer, herunterzuschlucken. Sonst hatte er nur unbestimmte Verdauungsprobleme. Dann unterbrach er seine Erzählung plötzlich und sagte: »Wissen Sie, ich habe einen siebenjährigen Sohn und der hat auch eine Menge dieser Symptome. Am Wochenende war meine Frau weg, und so sah ich ihn mehr als sonst. Bei zwei Mahlzeiten griff er sich an den Magen und sagte, er habe solche Schmerzen mitten beim Essen. Es ging ihm dann eine halbe Stunde lang wirklich sehr schlecht, aber als es dann vorüber war, war alles wieder gut.« Das Kind hatte ihm erzählt, seine Magenschmerzen seien viel schlimmer, wenn es Kartoffeln gegessen habe. Das war für mich interessant, weil ich das erste Mal auf dieses Symtom gestoßen war. Der Bub pflegte auch seltsame Sachen, wie Holzkohle und Asche, zu essen und all die komischen

Dinge, die ein *Calcium carbonicum*-Kind ißt. Er war, wie sein Vater, sehr verstopft und sehnte sich auch nicht danach, Stuhlgang zu haben, und oft ging der Stuhl in einer Menge kleinen Schafkots ab. Selten hatte er wirklich guten Stuhlgang. Der Patient sagte, er habe die größten Schwierigkeiten mit seiner Verdauung, er schien den Stuhl, selbst wenn er sehr weich war, nicht herauspressen oder austreiben zu können. Er hatte auch häufig Kopfweh, mehr wie ein Druck auf der Stirne und in der Regel gelegentlich sehr heftig auf dem Scheitel. Das sind, wie ich glaube, die Orte des *Alumina*-Kopfwehs. Es findet sich häufiger auf dem Scheitel. Sein ganzer Kopf war gereizt, wenn er Kopfweh hatte. Er möchte sich dann hinsetzen und seine Hand oben auf den Kopf drücken, um ein bißchen Erleichterung zu spüren.
Ich hatte große Schwierigkeiten mit seiner Frau, denn als sie am Montag zurückkam, hatte sie eine Menge neuer Aluminiumtöpfe gekauft und war sehr unwillig bei dem Gedanken, sie wieder loswerden zu müssen. Schließlich lieh ihre Schwester ihr drei Töpfe aus rostfreiem Stahl und ich brachte sie dazu, sich einen anderen Kessel zu kaufen. Ich sah diese Frau einige Monate später wieder und war sehr erfreut, als sie sagte: »Der Gesundheitszustand meiner Familie hat sich vollkommen geändert. Es geht ihnen so viel besser, daß ich es kaum glauben kann. Sie glauben doch nicht, daß es von dem Aluminium kam, oder?« Ich sagte ihr, ich sei dessen sicher und es käme meines Erachtens daher, daß sie alle empfindlich auf Aluminium reagierten. Das geschieht eher in einer Familie als bei einer Einzelperson. Die letzten zwanzig Jahre haben sie kein Aluminium mehr benutzt, nicht einmal mehr, um etwas umzurühren, und es geht ihnen sehr gut.

Der dritte Fall war ein Mann, dem es gar nicht gut ging. Er hatte viele Bauchbeschwerden. Viermal hatte er eine Leberbiopsie und alle anderen Arten von Untersuchungen gehabt. Die Röntgenbilder zeigten nichts Bestimmtes, obwohl einige Spezialisten glaubten, daß er ein Magenkarzinom habe, und sein Arzt war seinetwegen sehr in Sorge. Er war ein Nervenbündel und seine Frau hatte den Arzt veranlaßt, nur ihr selbst zu sagen, was er davon hielt. Der Arzt hatte ihr dann erzählt, daß er dem Patienten noch ein Jahr gäbe, und daß er wahrscheinlich Magenkrebs hätte.
Zu diesem Zeitpunkt wurde ich hinzugezogen. Er lebte im Parterre eines Londoner Mietshauses und als ich sein Zimmer betrat und ihn im Zwielicht erblickte, sah er absolut grau aus. Er erzählte mir, daß er sehr viele Unannehmlichkeiten gehabt habe und er glaube, daß ich gar nichts für ihn tun könnte.
Ich traf seinen Hausarzt, der ein netter Mann war und mir sagte, was getan worden war. Er sagte: »Sie können fühlen, wie empfindlich und verdickt sein Oberbauch ist«. Ich sagte daraufhin: »Ich stimme Ihnen zu, er ist sehr verdickt, aber ich bezweifle, daß es etwas Bösartiges ist. Bei keiner Röntgenuntersuchung und Biopsie wurde etwas gefunden und so hoffe ich, daß es nichts akut Bösartiges ist. Ich stimme mit Ihnen darüber ein, daß es so kommen kann, wenn wir es dabeibelassen, aber ich glaube nicht, daß es jetzt so ist. Ich halte ihn für aluminiumempfindlich.«

Das erste, was ich tat, war, ihm seine Aluminiumgeräte wegzunehmen und ich gab ihm einen Monat lang nichts anderes als *Saccharum lactis*. Anschließend gab ich ihm die *C 30, C 200* und *1 M* Potenz von *Alumina,* abends, morgens und am darauffolgenden Abend und als Folgemittel *Saccharum lactis.* Vier Jahre später untersuchte ich ihn wieder und er sagte, daß er sich so wohl fühlte, wie noch nie. Er hatte noch eine leichte Verdickung im Epigastriun, aber weniger stark als früher, und konnte essen, was er wollte.

10. Arsenicum album

Ein Aspekt von *Arsenicum album* ist *Lycopodium* sehr ähnlich, und es kann hilfreich sein, ihn zuerst zu erwähnen. Beide Mittel zeigen eine ganz bestimmte Tendenz zum Geiz, aber jedes aus einem anderen Grund.
Der *Lycopodium*-Patient wird immer für etwas geizig gehalten. Man glaubt, er hütet sein Geld für den Fall, daß er später einmal nicht mehr genug hat. Ich kannte einen achtzehnjährigen Jungen, der alles Geld, das er bekam, beiseite legte, um es zu sparen. Seine Mutter sagte zu ihm: »Ich wünschte, du würdest dein Geld gelegentlich ausgeben!« Aber er antwortete: »Was würde wohl geschehen, wenn Vater sterben würde und sich niemand um dich kümmerte?«
Ich erinnere mich auch an einen anderen Patienten mit dem gleichen seltsamen *Lycopodium*-Symptom. Er lag mit gebrochener Nase, gebrochenem Kiefer und verschiedenen anderen Leiden im Krankenhaus. Eines Tages nahm ich seine Krankengeschichte auf, da er Verdauungsprobleme hatte. Später kam er dann als Patient in meine Praxis und sagte: »Ich wußte nicht, daß Sie dachten, ich sei ein Geizhals.« Ich antwortete: »Ich wußte nicht, daß Sie sich für einen hielten.« »Ja,« erwiderte er, »*Lycopodium* ist eine geizige Person. Und ich glaube, daß Sie ganz recht haben. Ich liebe Süßigkeiten und Schokolade und habe immer etwas Schokolade zu Hause. Ich esse sie nicht, solange der letzte Bissen da ist. Ich warte bis ich dafür neue Schokolade bekomme, um sie zu ersetzen«. Ich glaube, das ist eine gute Beschreibung des Geizes.
Der *Arsenicum*-Geiz ist anders, und man sollte gewarnt sein, da es bisweilen leicht passiert, daß man beide verwechselt. Der *Arsenicum*-Patient könnte Angst vor Mißerfolg oder dem Verlust seines Geldes haben, und so kann er übertrieben vorsichtig sein. Viel öfter ist er jedoch begierig auf den Besitz anderer. Er bewundert schöne Dinge und versteht viel davon, deshalb möchte er sie besitzen. Ich hatte eine alte Dame in meiner Praxis, die sich vor der Tochter eines Freundes, die sie besuchte und dann diese oder jene besonderen Sachen haben wollte, schützen mußte. Die alte Dame entging dem Herschenken vieler wundervoller Keramiken dadurch, daß sie sagte, sie befänden sich in Familienbesitz. Der wirkliche Grund war aber, daß das Mädchen sie sich ersehnte. Manchmal, wenn Sie *Arsenicum* in Erwägung ziehen, werden Sie nicht an dieses besondere Symptom denken. *Arsenicum* kann Angst vor Mißerfolg und Angst vor dem Verlust von Geld haben und wirklich habgierig sein, aber es dreht sich hier mehr um das Verlangen nach Besitz, als um die Angst vor der Armut.
Der äußeren Erscheinung nach ist das typische chronische Arsenicum ein Mensch, der schnell, lebhaft und unruhig ist. Er betritt schnell das Zimmer, setzt sich hin und beginnt mit seiner Geschichte. Ich kenne viele *Arsenicum*-Patienten, die anfangen, ihre Geschichte zu erzählen, noch bevor sie ihren Namen gesagt haben - und das ist ganz typisch für sie. Sie haben eine

Geschichte und sind ganz begierig, diese zu erzählen. Sie sind intelligent und eher zierlich. Sie sind blaß und dünn. Immer, wenn ich ein chronisches *Arsenicum* sehe, denke ich mir, daß sie viel zuviel Energie haben, um Muße zu haben oder Fett anzusetzen.

Sie sind nervös und machen viel Aufhebens von allen möglichen Sachen. Sie machen Aufhebens wegen ihrer Gesundheit, bilden sich alle möglichen Krankheiten ein und ziehen sehr oft von einem Arzt zum anderen. Sie machen Aufhebens wegen ihrer Familie und sind nicht eher zufrieden, als bis sie zu einigen Spezialisten gehen oder sich einige Röntgen- oder Blutuntersuchungen machen lassen.

Sie lieben es, mehr als ein Eisen im Feuer zu haben. Einige Jahre lang betreute ich eine Patientin, wußte aber nie, ob ich ihr Arzt war oder nicht. Sie pflegte zu sagen: »Letzte Woche war ich bei Dr. Soundso«. Und ich pflegte zu sagen: »Was sagte er denn?« Dies wurde mir dann berichtet. Sie machte stets ein schreckliches Getue und damit ihrem Mann das Leben schwer. In Wirklichkeit war ihr Ehemann ein dauernder Patient von mir. Er rauchte - sicherlich zuviel, aber sie brachte ihn dazu, weniger zu rauchen. Schließlich beschränkte er sich, um ihr einen Gefallen zu tun, auf zwanzig Zigaretten pro Tag. Gut, wenn er schon auf zwanzig herunter ging, warum dann nicht auch auf zehn? Sie ließ ihm überhaupt keine Ruhe mehr. Da ich nicht glaubte, daß es ihm irgendwie schaden konnte, mischte ich mich nicht in ihre Bemühungen, dem armen Mann seine Zigaretten zu nehmen, ein; besonders als er einmal zu mir sagte: »Ich kann das Getue meiner Frau nur ertragen, wenn ich ein wenig rauchte.« Ich konnte ihn so gut verstehen.

Sie wollen auch, daß ihre Familienmitglieder zu anderen Ärzten gehen. Die Frau, von der ich spreche, hatte selbst keine Kinder, aber viele Nichten und Neffen, zu denen sie sehr gut war. Wenn sie auf Besuch da waren, wollte sie diese dazu bringen, entweder mich, wenn ich gerade ihr Arzt war oder sonst einen anderen Arzt aufzusuchen. »Du mußt dir von jemand anderem Rat holen. Ich bin darüber sehr besorgt.« Dann sollten die Verwandten noch zu einem anderen Arzt gehen und hatten eine sehr elende Zeit. Sie war extrem unangenehm, wenn sie nicht gingen. Es würde wenig ausmachen, wenn sie nur dafür gezahlt hätte, so würde ich denken. Aber sie sagten: »Oh, sie zahlt nicht dafür!« Und genau das ist der springende Punkt: »Sie erwartet von uns, dorthin zu gehen, weil sie es uns geraten hat.«

Sie sind sehr heikel. Wenn sie in das Haus eines *Arsen*-Patienten gehen, ist es dort manchmal sogar ganz erstaunlich ordentlich. Ich denke oft an eine typische, chronische *Arsen*-Patientin, die Hunderte von Büchern in verschiedenen Ecken ihres Zimmers hatte. Sie sammelte Bücher, war eine Leseratte und pflegte die Erstausgaben von allem möglichen zu lesen. Sie waren alle säuberlich an der Lehne ihres Sofas aufgeschichtet oder lagen alle übereinander auf dem Tisch. Alle, die zum gleichen Thema gehörten, waren zusammengestellt. Ich war erstaunt, wie ordentlich sie aufeinander geschichtet waren, da ich glaubte, ein Zimmer mit einer solchen Menge Bücher könne nicht aufgeräumt wirken. Es sah tatsächlich ordentlich aus,

aber nicht gemütlich, man konnte nirgendwo sitzen, weil dort Bücher lagen. Die Bilder hingen alle gerade.
Ich kannte sogar einen *Arsenicum*-Patienten, der ein Bild in meinem Zimmer gerade hängte, als er hereinkam. *Arsenicum*-Typen blicken sich fast immer im Zimmer um und setzen sich erst anschließend nieder. Sie wollen stets für alles vorbereitet sein. Wenn ihr Enkelsohn zum Wochenende kommt, wollen sie wissen, wann er kommt, zu welcher Zeit er ankommt, ob noch jemand mit ihm kommt und sie wollen Zeit haben, alles vorzubereiten.
Der chronische *Arsen*-Patient gibt selber zu, daß er eine pingelige Person ist. Er ist überempfindlich gegen alle möglichen Dinge, gegen Berührung, Gerüche, Licht und Kälte. Das chronische *Arsen* liebt die Dunkelheit nicht. Ich denke da an eine Patientin, die sehr viele Beschwerden hatte und in einem Ende eines großen Hauses ganz für sich allein lebte. Sicher lebten noch andere Menschen in diesem Haus, aber sie waren weit weg. Es war gerade so, als ob sie allein lebte, weil kein Mensch in der Nähe oder in Rufweite war. Einmal sagte ich zu ihr: »Wenn Sie sich einsam fühlen, warum besorgen Sie sich dann kein Nachtlicht?« Als ich sie das nächste Mal sah, sagte sie, daß das Nachtlicht ihr Leben verändert hätte. »Ich finde dadurch wirklich eine solche Beruhigung, daß ich es Ihnen gar nicht sagen kann!«
Ich habe herausgefunden, daß sie etwas Licht tatsächlich beruhigt, andernfalls hören sie Geräusche oder glauben sie zu hören. Sie glauben, daß da Einbrecher sind und geraten darüber total in Nervosität und Aufregung. Sie haben sowieso eine sehr lebhafte Vorstellungskraft, so daß ein nur geringer Anlaß sie schon glauben läßt, daß etwas Schreckliches im Gange sei. Sie sind auch rauchempfindlich, besonders, wenn sie sich nicht wohlfühlen. Ich erinnere mich stets daran, daß Dr. BORLAND immer auf dem Weg vom Parterre zum zweiten Stock eine Zigarette rauchte, wenn ich mit ihm zur Frauenstation hinaufging. Er pflegte sich aber keine Zigarette anzuzünden, wenn eine *Arsen*- oder *Sepia*-Patientin auf der Station lag, weil er wußte, daß sie der Geruch störte.
Häufig wird es ihnen von Nahrungsmitteln übel. Neun von zehn Menschen können Rettich essen und sich danach vollkommen wohl fühlen. Der zehnte, unser *Arsen*-Patient, bekommt, wenn sie nicht völlig frisch waren, dadurch Beschwerden. Manchmal bekommen die Patienten Beschwerden von anderen frischen Gemüsen oder sehr saftreichen Früchten, manchmal auch durch jede Art von Früchten. Wenn sie das Essen nicht vertragen, bekommen sie starke Diarrhöe. *Arsen* ist das zweitgrößte Durchfallmittel (*Acidum phosphoricum* das erste).
Sie haben eine feine Haut, sehr feines Haar und eine Neigung zum Schwitzen. Als andere Möglichkeit und ebenso häufig gibt es den *Arsen*-Typ mit rauher Haut, die schuppig, grob und ungesund wird und zu Rissen neigt, jedoch ohne Schweiß. Wenn sie sich anstrengen, werden sie heiß, erröten und bekommen kongestive Kopfschmerzen. Hinsichtlich der Haut kann man nicht feststellen, daß *Arsen* eine ganz bestimmte Art von Haut hat. Manchmal werden Sie erstaunt sein, wie rauh die Haut ist, wo doch der

Patient sonst so ordentlich ist und, wie man zu sagen pflegt »silberne Nadeln ins Haar gesteckt hat«. Ich werde nie eine Patientin vergessen, die fast zwei Dutzend Silbernadeln im Haar trug, um jede kleine Strähne, die herausrutschte, festzuhalten. Man sah etwa zwanzig Stück davon, aber die Frisur war ordentlich. Sie schlafen auch schlecht und erwachen bei jedem Geräusch. Sie wachen meist zwischen 1 und 2 Uhr nachts auf. Zu dieser Zeit fühlen sie sich unruhig und nervös und es fällt ihnen außerordentlich schwer, wieder einzuschlafen. Sie machen sich Tee, gehen etwas herum, essen etwas und dann versuchen sie wieder einzuschlafen, was ihnen schließlich gelingt.

Arsen-Kinder sind ganz spezielle Geschöpfe. Sie sind nervös, altklug und entwickeln sich schnell. Sie werden wahrscheinlich in der Schule und oft auch von ihrer Familie angetrieben und von schrecklichen Alpträumen geplagt. Diese Angst vor der Dunkelheit und dem Alleingelassenwerden beschäftigt sie sehr. In der Regel haben sie eine sehr feine Haut, nicht so wie der erwachsene *Arsen*-Typ. Sie erröten leicht, sind unruhig und können auf keinen Fall still sitzen. Sie haben eine Haut, die stark zum Brennen neigt und nie eine juckende rauhe Haut.

Ein gutes Beispiel dafür war ein Schuljunge von zwölf Jahren. Er war sehr gescheit und gehörte zu den Schulbesten. Aber ich machte mir etwas Sorgen um ihn, weil ich glaubte, daß er zu stark angetrieben würde. Er verließ die Grundschule mit ausgezeichneten Ergebnissen und besuchte dann eine weiterführende Schule, und zwar eine mit höchstem akademischen Grad. Jetzt machte ich mir sogar noch mehr Sorgen, weil er dort ganz sicher angetrieben wurde, und gerade das ihm schaden würde. Ich fragte seinen Vater, ob ich dem Direktor schreiben dürfte, um ihn zu bitten, den Jungen nicht zu hart anzutreiben. Er gab mir schnell die Erlaubnis. Der Direktor schrieb mir einen netten Brief, um zu sagen, daß er sein Bestes tun würde und dem Klassenlehrer des Jungen gesagt hätte, daß er nicht angetrieben werden sollte. Der Klassenlehrer jedoch trieb ihn so hart an, wie er konnte. Der Junge tat alles, was von ihm verlangt wurde und bekam glänzende Zeugnisse mit einem Stipendium für Cambridge. Als er nach Cambridge ging, schrieb er mir: »Ich fühle mich ganz und gar schrecklich und kann mich zu keiner Arbeit aufraffen. Ich kann auch nicht schlafen. Was soll ich machen?«

Damals hatte ich einen Freund in Cambridge und ich bat ihn, diesen Jungen zu besuchen. Ich erklärte die Situation und sagte, daß ich ihm ein homöopathisches Schlafmittel verordnet hätte. Der Freund ging ihn besuchen und hatte die größtmöglichsten Schwierigkeiten, ihn davon abzuhalten, seinen Kopf zu verlieren und einen vollkommenen Zusammenbruch zu erleben. Ohne ihn wäre er nie damit fertig geworden. Wie dem auch sei, damals half ihm eine Dosis *Arsenicum 10 M*, die er etwa alle fünf Wochen einmal nahm, sich zusammenzunehmen, und so war er imstande, die nächste Stufe seines Studiums in Angriff zu nehmen. Dann bekam ich einen weiteren verzweifelten Brief, oder vielmehr einen halben Brief, denn er bestand nur aus wenigen

Worten, in dem er um weitere Medizin bat. Ich schickte ihm darauf etwas *Arsenicum*. Er erholte sich vollständig, konnte wieder arbeiten und ist jetzt Professor an einer anderen Universität. Er war ein absolut typischer *Arsen*-Typ und es war auch das einzige Mittel, das er jemals bekam.

Einen akuten *Arsen*-Typ können Sie jederzeit treffen. Ein Arzt, der gerade mit der Homöopathie begonnen hatte, rief mich an und sagte, er sei in großen Nöten. »Ich habe hier einen jungen Mann mit seiner Frau. Er ist total durchgedreht. Seit er hier ist, hat er sich nicht einmal hingesetzt, er wandert die ganze Zeit im Zimmer herum und hat gedroht, sich aus dem Fenster zu stürzen. Er kann sich überhaupt nicht ruhig halten und scheint in sehr schlechter Verfassung zu sein. Was würden Sie ihm denn geben?« Ich fragte ihn, was er denn geben wollte und er sagte *Arsen*. »Gut«, sagte ich, »dann geben Sie ihm eine *10 M*. Geben Sie ihm diese alle paar Minuten und wenn sie zu wirken beginnt, schicken Sie ihn nach Hause.«

Am nächsten Morgen rief er mich an, um mir zu sagen, daß es fast wie ein Wunder gewirkt hätte. »Innerhalb einer Stunde setzte er sich hin und trank etwas Tee, den ich für die beiden gemacht hatte, und fühlte sich vollkommen wohl. Am nächsten Tag arbeitete er wieder, obwohl ich darauf bestanden hatte, daß er sich einen Tag Urlaub nehmen sollte.« Es gibt auf der Welt kein schneller wirkendes Mittel als *Arsen*.

Ein anderes Charakteristikum von *Arsen* ist sein brennender Schmerz, der durch Hitze gebessert wird. Das andere Mittel, das brennende Schmerzen hat, die durch Hitze gebessert werden, ist *Lycopodium*. Das ist seine zweite Ähnlichkeit mit *Arsen*. Der einzige Widerspruch im ganzen *Arsen*-Bild ist der, daß sie manchmal, wenn sie kongestive Kopfschmerzen haben, so nah am Ofen sitzen, wie sie nur können, aber ihren Kopf zum Fenster oder an einen anderen kühlen Platz herausstrecken. Sie lieben Kälte am Kopf, auch wenn ihr übriger Körper eiskalt ist.

11. Calcium arsenicosum

Calcium arsenicosum wurde 1848 von HERING geprüft. Es wurden viele klinische Prüfungen seiner Wirksamkeit bei zahlreichen Menschen aufgezeichnet und in CLARKES Repertorium aufgenommen. Es ist ein gutes Mittel bei Epilepsie - zweifellos sind diese starken Calcium-Salze für Epileptiker gut.

Calcium arsenicosum-Patienten klagen fast immer über einen Blutandrang vor dem Anfall. Sie leiden an Kopfschmerzen, die in der Stirn beginnen und dann auf den Hinterkopf übergehen, das geschieht manchmal vor einem Anfall. Der letzte Patient, dem ich es gab, sagte, daß er sich nach einer geistigen Anstrengung viel besser fühle, wenn sie aber beendet sei, fühle er sich völlig erschöpft.

Diese Menschen können keinen Wechsel ihrer Diät vertragen. Wenn an ihrer Diät irgendetwas geändert wird, sagen sie: »Oh nein, auf diese Sache reagiere ich empfindlich.« Entweder nehmen sie sehr wenig davon zu sich oder sie nehmen es zu sich und glauben, daß sie sich danach krank fühlen. Sie leiden an Augenschmerzen. Fast immer ist das rechte Auge betroffen, oft in wöchentlichem Rhythmus. Diese Periodizität ist manchmal ein sehr nützlicher Hinweis. Meist ist die Gegenseite von der, auf der sie liegen betroffen. *Calcium arsenicosum* ist ein verfrorenes Mittel, der Patient fühlt sich auch bei kaltem Wetter schlechter.

Ihr Herz ist leicht irritierbar und sie bekommen Extrasystolen, die bei jedem geistigen oder emotionalem Druck stärker werden. Alles, was sie aufregt oder verärgert, verschlimmert ihren Zustand, sie sind auch ziemlich depressiv und sehen hoffnungslos aus. Zugleich mit den Extrasystolen können sie heftige Palpitationen bekommen, die kommen und gehen, besonders, wenn sie aufgeregt sind. Derselbe Patient erzählte mir, er fühle sich in den unteren Gliedern so müde, daß er beim Aufstehen von einem Stuhl das Gefühl habe, nicht richtig gehen zu können. Er war auch wirklich ganz lahm, wenn er ging. Ich fragte ihn, ob er Rheuma habe, aber er verneinte es. Ich sagte: »Sie kommen ja fast wie gelähmt herein.« »Oh,« sagte er, »aber das kommt daher, weil ich herumgesessen bin und mich nicht bewegt habe.«

Das Eigenartige an diesem Mittel - wobei es manchmal sehr nützlich sein kann - ist, daß es einem Alkoholiker helfen kann, von seiner Sucht zu lassen. (Er muß damit aufhören wollen, bevor man ihm helfen kann.) Es ist eines der Mittel, wie *Nux vomica* oder einige andere, die gemäß der Fallgeschichte in Frage kommen. Ich erinnere mich daran, es einem Patienten gegeben zu haben, der nach dem Verlust seiner Frau abends drei Viertel einer Whiskyflasche leer trank. Ich sagte zu ihm: »Gut, wenn Sie damit aufhören wollen, kann ich Ihnen wahrscheinlich mit einem homöopathischen Mittel helfen und Ihnen die Sache leichter machen.« Er erholte sich gut unter *Calcium arsenicosum*. Später hörte ich, daß er ganz enthaltsam geworden sei. Ich gab ihm drei Wochen lang eine *C 6* oder *C 12* und ließ ihn dann aufhören, um zu sehen, wie es ihm ging.

12. Calcium carbonicum

Im ganzen gesehen ist der *Calcium carbonicum*-Patient sanft, dick und schlaff. Er ist, wie Dr. BORLAND zu sagen pflegte, eine ziemlich nutzlose Person. Ich persönlich halte das nicht für ganz zutreffend. Sie können sehr nette Menschen sein, ein ausgefülltes Leben leben und viel Gutes tun. Als Erwachsene haben sie häufig einen vergrößerten Kopf. Was auffällt, ist ihr ziemlich abgemagerter, dürrer Hals, der sie viel dicker aussehen läßt, als sie eigentlich sind. Da man bei *Calcium carbonicum* an ein Kindermittel denkt, wird es Erwachsenen nicht so oft gegeben, wie sie es eigentlich bräuchten. Diese Patienten sind körperlich und geistig langsam. Sie gehen langsam und bedächtig, sind feucht-kalt, niemals eiskalt, haben feuchte Hände und Köpfe und manchmal auch feuchte Füße. Sie sind schlaff und ihr Händedruck fühlt sich so an, als ob sie keine Knochen hätten. Wenn man ihnen Fragen stellt, wird man vielleicht ungeduldig, weil eine lange Pause entsteht, während der sie die Frage erst in sich aufnehmen. Man wird gereizt, weil sie einfach nicht antworten. Wenn Sie einem solchen Menschen *Calcium carbonicum* gegeben haben und er darauf reagiert, werden Sie ihn nicht mehr wiedererkennen.

Bei diesem Typ läuft alles etwas langsamer. Es ist eines der Mittel, von denen ich glaube, daß es viel zuwenig bei Depressionen verordnet wird.

Beim Erzählen ihrer Geschichte brechen diese Patienten oft fast zusammen. Sie können auch sehen, wie ihnen ganz still Tränen das Gesicht hinuntertropfen, sie brechen nie in Tränen aus, wie andere Patienten, oder zeigen, daß sie weinen, ihre Tränen tropfen nur still hinunter.

Wenn Sie auf ihre Geschichte eingehen, erzählen sie dieselben Schwierigkeiten immer wieder. Während der Erzählung wiederholen sie ein bestimmtes Problem wahrscheinlich vier- oder fünfmal. Ihre Familie wird Ihnen erzählen, daß ihnen die Geschichte schon zum Hals heraushängt, da Sie diese schon ein halbdutzendmal gehört hätten.

Diese Menschen sind überzeugt davon, sterben zu müssen, wenn sie einmal krank sind und fallen dann in sich zusammen. Auf der anderen Seite plagen sie ihre Freunde, indem sie dies aussprechen, aber dabei keinerlei eigene Anstrengung machen. Häufig haben sie Furcht vor der Dunkelheit und heftige Angst bei Nacht. Eine ihrer größten Ängste ist die, wahnsinnig zu werden. Sie haben das Gefühl, in geistiger Hinsicht unterdurchschnittlich begabt zu sein, was sie bekümmert, und ihr Gedächtnis ist durcheinander. Wenn sie gefragt werden, was sie gelesen oder gemacht haben, sind sie nicht in der Lage, dies zu berichten. Sie sind häufig völlig verwirrt und in schlechter Verfassung.

Die *Calcium*-Patienten haben einen recht guten Appetit, möglicherweise aber nicht so gut, wie man es bei ihrer fetten und fülligen Erscheinung erwarten dürfte.

Eine Sache, die ich immer bei *Calcium*-Patienten gefunden habe ist die, daß sie immer ihr Frühstück haben müssen. Wenn sie vor dem Frühstück das

Haus verlassen müssen, fühlen sie sich schrecklich und bekommen schnell Kopfweh, auch wenn es sich um einen *Calcium*-Arzt handelt, der zu einem Notfall gerufen wird. Wenn eine solche Ärztin, die ich kannte, vor dem Frühstück hinaus mußte, war sie den ganzen Tag lang nicht mehr zu gebrauchen. Sie können auch sehr aufgebläht sein, dann klagen sie darüber, daß ihre Bäuche hart und unbehaglich seien, so daß sie enge Kleidungsstücke nicht mehr ertragen und sie lockern müßten.
Dr. TYLER pflegte manchmal zu sagen, daß sie gelegentlich mit ihren schwachen Mägen ganz »ruderlos« würden, und ich halte das für zutreffend. Sie lieben Eier und essen diese jederzeit. Wenn sie heißhungrig sind und dann Eier essen, müssen sie bisweilen sauer erbrechen, wie sie es auch häufig nach einer Milchspeise tun.
Trotz ihrer Klagen, daß sie gelegentlich ihrer Familie mit all ihren Beschwerden zur Last fallen, sind sie sehr sensible Patienten. Wenn sie erschöpft oder gerade abgespannt sind oder, wenn ihnen erzählt wird, daß sie zu nichts nutze sind, regt sie das sehr auf, weil sie glauben, nicht mit den anderen mithalten zu können. Mir fällt da immer ein kleines, zehnjähriges Mädchen ein, das zu mir gebracht wurde. Sie hatte eine solche Kondition, daß sie hinter allen zurückstand. Sie schwitzte, hatte einen feuchten Kopf und feuchte, schlaffe Hände. Ihr Lehrer sagte oft zu ihr: »Du könntest soviel besser sein, wenn du nur wolltest.« Die Sache war nur, daß sie es nicht besser machen konnte, sie versuchte ihr Bestes, war aber einfach bloß langsam. Sie wurde in eine Spielmannschaft aufgenommen und nach vierzehn Tagen wieder entlassen, da sie nicht mithalten konnte. Täglich kam sie ganz und gar elend in Tränen aufgelöst nach Hause. Sie hatte ein Ekzem am Hals, dazu noch eine mitgenommene Haut und schwitzte jede Nacht stark. Nachts führte sie Selbstgespräche über all ihre Beschwerden und Schwierigkeiten; ihre Schwester fühlte sich dadurch so gestört, daß sie in einem anderen Zimmer schlafen mußte.
Sie stand in ihrer Klasse etwa an einundzwanzigster Stelle. Ich gab ihr *Calcium carbonicum 10 M* und bat ihre Mutter, mich in einem Monat wissen zu lassen, wie es ihr ging. Etwa elf Monate später schrieb die Mutter, daß sie sich sehr freuen würde, mich wiederzusehen. Als das Mädchen hereinkam, glaubte ich kaum, daß es sich um dasselbe Kind handelte.
Diese Schülerin hatte eine Klasse übersprungen und war nun Klassenzweite, machte beim Sport mit und konnte überall gut mithalten. Nur im letzten Monat war sie etwas zurückgefallen. »Weißt du Mutti, ich bin nicht mehr so gut, wie ich war und ich glaube, ich sollte Frau Dr. BLACKIE wieder besuchen.« Das Mädchen ist nun vierundzwanzig Jahre alt, hat eine sehr gute Stelle und spricht vier Sprachen. Gerade jetzt bekam ich einen Brief von ihr: »Kann ich bitte Ihre Spezialmedizin haben?« Ich schickte ihr *Calcium carbonicum* und das brachte sie wieder ins Lot. Mit ihrem großen, eindrucksvollen Gesicht würde man sie auch heute noch für einen *Calcium carbonicum*-Typ halten.

Die *Calcium*-Depression ist ein wichtiges Thema. Der Patient tritt ein, setzt sich völlig schweigend hin, er spricht nicht und zeigt an nichts Interesse. Er sieht dumpf und schwer aus, hat eine große Abneigung gegen Arbeit und ist verzagt, unzufrieden und melancholisch. Durch persönlichen Einsatz können Sie einen *Calcium*-Patienten aus seiner Depression herausreißen, was Ihnen dagegen bei einer *Aurum*-Depression nie gelingen wird. Das ist ein wichtiges Unterscheidungsmerkmal.
Der *Calcium carbonicum*-Patient ist besorgt, niedergeschlagen und jammert wegen ganz unwichtiger, trivialer Dinge. Auch das heiterste *Calcium carbonicum*-Kind ist ein großer Jammerer. Sie regen sich darüber auf, daß jemand den Hund auf der Straße in Verwahrung nehmen sollte, den sein Besitzer ausgesetzt hat; er sollte doch von jemandem gefüttert werden, usw. Ist das Nachbarskind sehr krank oder geht es ihm besser? Immer gibt es für diese Typen etwas, über das sie jammern können. Sie wehklagen wegen einer Ungerechtigkeit oder wegen etwas, das sie dafür halten. Nachts führen sie über derartige Themen Selbstgespräche und können deshalb nicht einschlafen.
Sie haben nie das Gefühl von Wertlosigkeit wie es *Aurum* hat. Sie mögen sich für etwas verantwortlich fühlen, aber sie glauben nicht, daß man sie deshalb beschuldigen dürfte.
In den Fachbüchern steht manchmal, daß diese Patienten dasitzen und Nadeln verbiegen. Ich verstehe nicht, was das bedeuten soll, denn ich habe nie einen Patienten gesehen, der das tat. Der *Calcium*-Patient hat sehr wenig Haltung, besonders wenn er depressiv ist. Man ist betroffen wegen seiner Unfähigkeit, sich zusammenzunehmen. Wenn er nicht sein Mittel bekommt, sinkt er in sich zusammen und wird lebensüberdrüssig. Dieser Typus begeht aber nie Selbstmord, wohingegen *Aurum* suizid werden kann und sogar mißglückte Selbstmordversuche macht. Der *Calcium*-Patient wird eher lebensüberdrüssig und hält sich für einen Versager. Er hat nicht die akute Melancholie von *Aurum* und ist eine weniger gewalttätige Persönlichkeit als der *Aurum*-Typ.

Die *Calcium*-Typen haben eine große Angst, die häufig bei Erwachsenen anzutreffen ist, nämlich die, verrückt zu werden.
Mir fällt da eine Patientin ein, die an einem Mittwochmorgen in mein Sprechzimmer kam. Ich erschrak sehr, denn sie kam schon seit sechs Monaten. Sie war von auswärts und hatte eine lange Bahn- und Busreise hinter sich, die etwa zwei Stunden gedauert hatte. Ich machte mir Sorgen, sie wieder vor mir sitzen zu sehen, da ich sie für gesund gehalten hatte. So ging ich ins Wartezimmer und sprach sie an: »Da Sie von so weit her kommen, werde ich Sie als Nächste dran nehmen.« Sie sprang sehr erfreut auf und schüttelte mir die Hand. Und zum erstenmal fühlte ich ihre feuchte, schlaffe, kalte und absolut knochenlose Hand.
Familie und Freunde hatten sie immer beschuldigt, daß sie ihnen auf die Nerven gehen würde, weil sie ihre Angelegenheiten stets wiederkaute und

schrecklich Angst hatte, verrückt zu werden. Sie lebte mit einer wunderbaren Freundin zusammen und war unglücklich, weil sie fühlte, daß sie ihr nichts Gleichwertiges geben oder in ihr Leben bringen konnte. Sie fuhr eine Weile mit ihren Klagen fort und ich fragte mich: »Wie konnte ich nur die ganze Zeit diesen Fall übersehen?« Alles paßte, ihr Aussehen, ihre Beschwerden und so gab ich ihr *Calcium 10 M* und sah sie dann zweieinhalb Jahre lang nicht mehr. Dann kam sie wieder, um zu sagen: »Ich bin nicht mehr so schlimm dran. Es geht mir bedeutend besser. Ich fühlte nur die letzten beiden Wochen, daß ich etwas nachließ und so kam ich wieder zu ihnen.« Sie fügte hinzu: »Ich habe meine ganze Angst verloren. Ich plage meine Freundin nicht mehr mit dummen Fragen, die sie ganz krank machten.« Es geht ihr heute noch ziemlich gut.
Calcium carbonicum-Kinder sind langsam, dick und eigensinnig. Sie gehen langsam, weil sie schwache Beine haben, die sie nicht tragen können, wenn sie jung sind. Sie bekommen auch sehr langsam Zähne. Etwas, das man immer wieder zu hören bekommt ist, daß sie ganz magere Beine kriegen, aber an allen anderen Stellen dick und schlaff bleiben. Dr. TYLER sagte oft, sie hätten kraftlosen Speck, schwitzen, ohne heiß zu sein, hätten Knochen ohne Stärke und Gewebe mit mehr Quantität als Qualität.
Calcium carbonicum ist sehr gut für Haare, Zähne und Knochen. Ich hatte einen Schauspieler in der Praxis, dessen Zahnarzt ihm riet, sich all seine Zähne ziehen zu lassen, da sein Zahnfleisch ganz entzündet und sehr ungesund sei. Ich sagte zu ihm: »Sie können doch nicht all Ihre Zähne ziehen lassen. Lassen Sie das nicht machen!« Er antwortete: »Ich brauche sie ganz nötig und möchte nicht, daß sie gezogen werden.« Ich gab ihm *Calcium carbonicum* und in zweieinhalb Jahren war sein Zahnfleisch soviel besser geworden, daß der Zahnarzt überrascht war. Es hilft auch bei Zahnschmerzen. Es ist gut, wenn das frühe Zahnen schwierig ist und verhilft auch dazu, daß die zweiten Zähne gut durchkommen.
Es ist ein nützliches Mittel bei kleinen Kindern, die oft feines oder mickriges Haar haben, das ganz leblos wirkt. Eine Dosis *Calcium* stärkt das Haar schnell. Früher, als wir noch viele Rachitisfälle sehen konnten, war es eines der größten Rachitismittel. Es ist auch heute noch hilfreich bei Kindern, die langsam gehen oder sich langsam entwickeln und es fördert den Knochenaufbau ganz enorm.

Es ist ebenso eines der beiden Mittel für Patienten mit Exostosen. Ich hatte einen Patienten, der sie am Schienbein bekam und gewöhnlich an allen möglichen und unmöglichen Stellen. Da er Artist war, fand er dies sehr hinderlich. Als erstes gab ich ihm *Calcium carbonicum*, was ihm beträchtlich half. Er fühlte sich sehr viel besser. Zu meinem Glück bekam er jedoch einen Sporn unter seinem Fuß, so daß ich ihm *Hekla Lava* geben konnte, was alles völlig ausheilte. Die Schafe des Berges Hekla bekommen nämlich Exostosen, wenn sie auf seinen Wiesen grasen. Deshalb bekommen Patienten mit Exostosen potenziertes *Hekla Lava.*

Calcium carbonicum ist auch für einige merkwürdige Dinge gut, z.B. für Kinder, die bei jeder Erkältung viele Drüsenschwellungen oder eine leichte Halsentzündung bekommen. Bei Polypen können Sie einen Versuch damit machen - bei Polypen in der Nase, im Ohr oder Zervikalpolypen.
Es hilft bei Rheuma. Es ist das chronische *Rhus toxicodendron* und oft, wenn sie letzteres lange gegeben haben, können Sie einige kleine Gaben von *Calcium carbonicum* folgen lassen.

Calcium-carbonicum Patienten haben Schlafschwierigkeiten. Sie sagen, sie können nicht schlafen, weil sie soviel zum Nachdenken haben und ihre Gedanken sie quälen würden. Als kleine Kinder schreien sie nachts im Traum auf. Älter geworden fällt ihnen das Einschlafen nur deshalb schwer, weil sie nicht aufhören können, zu denken. Sie können Ekzeme und Ausschläge bekommen, besonders kindliche Ekzeme, mit den anderen *Calcium carbonicum*-Symptomen, wie Schwitzen oder Verlangen nach Milch, manchmal auch mit starkem Frösteln.

Sie verkühlen sich die Augen. Es ist interessant, wie oft die alten Lehrbücher angeben, daß Katarakt mit *Calcium carbonicum* geheilt werden kann. Ich bin dessen ganz gewiß, wenn sie eine Linsentrübung haben. Ich hatte zwei Fälle, bei denen der Augenspezialist und ich sicher waren, daß es sich um eine beginnende Katarakt handelte. Beide Patienten berichteten, daß es anschließend nicht mehr feststellbar war. Ich habe jahrelange Erfahrung damit.

Calcium carbonicum wirkt klärend und hilft bei Absonderungen aus dem Ohr, bei alten, hartnäckigen Katarrhen, die sehr abstoßend sein können.
Es hilft Patienten, die zu schnell ermüden und dann plötzlich die Hände in den Schoß legen, alles aufgeben und sagen, daß sie nicht mehr weiterarbeiten können. Es hilft, wenn es rechtzeitig gegeben wird, - was gewöhnlich nicht geschieht.
Bei *Calcium carbonicum*-Patienten sind die Menses zu früh, zu reichlich und zu lang, oft haben sie dunkle Leukorrhöe. Es geht ihnen vor und nach den Menses schlecht, und ihre Leukorrhöe brennt und juckt stark. Ihr Sexualverlangen kann sehr stark sein; sie können auch impotent sein, worüber *Calcium carbonicum*-Männer gelegentlich klagen.
Trotz sanfter Darmbewegungen und ohne jede Stuhlschwierigkeiten bekommen sie Hämorrhoiden, die manchmal bluten, aber meist geschwollen und schmerzhaft sind. Der *Calcium carbonicum*-Patient beschreibt das so: »Meine Därme sind wahrscheinlich ganz in Ordnung, aber ich habe Stuhlgang, der zuerst hart und dann flüssig ist und oft Unverdautes enthält.« Andererseits fühlen sich *Calcium carbonicum*-Patienten viel behaglicher und glücklicher, wenn sie verstopft sind.
Manchmal gibt man Kindern ein leichtes Abführmittel, damit sie täglich Stuhlgang haben, aber wenn es sich um *Calcium carbonicum*-Kinder handelt, werden sie dadurch sehr krank.
Eine Mutter brachte ihr Kind mit einem Herbst-Husten herein und sagte, daß

er den ganzen Winter so bleiben wird, wenn man ihn jetzt nicht behandelt. Der Husten ist meist locker, mit verstopfter Nase und Katarrh. Diese Patienten haben eine Art schmerzloser Heiserkeit und können morgens kaum sprechen. Sie bekommen einen trockenen Kitzelhusten und Nachthusten. Wenn sie Auswurf haben, schmeckt er meist süßlich.
Beim Bergaufgehen werden sie sehr kurzatmig, manchmal mit Herzklopfen, häufiger mit Angstgefühl.
Sie leiden an einer gewissen Schwäche und einem Quetschungsgefühl der langen Knochen und im Kreuz. Es ist ganz üblich, daß *Calcium*-Erwachsene über Rückenschmerzen klagen. Sie sind stets bei Bewegung schlimmer. Sogar beim Sitzen oder Stehen fühlt sich der Rücken so an, als ob er geschlagen worden wäre. Ihre Beine neigen dazu, einzuschlafen. Alle *Calcium carbonicum*-Typen werden leicht taub in dem Arm, auf dem sie gelegen haben, mit allgemeiner Schwäche, Erschöpfung und Kraftlosigkeit beim Gehen und beim Treppaufgehen. Sie erkälten sich sehr leicht - ich glaube, sie sind unter den ersten, die im Herbst eine Erkältung bekommen.

Ein weiterer lehrreicher Fall war ein Junge von vierzehn Jahren mit Osteochondritis. Ich sah ihn zuerst auf dem Land und er kam mit Krücken herein. Er hatte an den Innenseiten beider Fersen starke Schmerzen, so daß er dort nicht einmal eine Berührung vertragen konnte. Seine Beine fühlten sich kühl an und waren schweißnaß. Der Schweiß tropfte nur so herab, sein Hemd war ganz naß von seinem Achselschweiß. Er erzählte mir, daß er sich stets Sorgen machte: »Sein Vater hätte eine Herzattacke gehabt, seine Mutter sei am Rücken operiert worden und er fühle sich ganz verzweifelt und sorgenvoll.«
Er mußte die Schule verlassen und sich einen Hauslehrer nehmen. Er war bei sechs Orthopäden gewesen. Vier von ihnen schlugen eine Kordotomie vor, die beiden anderen waren entschieden dagegen.
Die Eltern schienen abzuwarten, um zu sehen, was geschehen würde. Dann bekam der Junge solche Schmerzen, daß sie glaubten, er müsse operiert werden. Sie bestellten einen Krankenhausplatz für ihn und brachten ihn vier Tage vor seiner Operation zu mir.
Da ich eine Operation für unangebracht hielt, versuchte ich mit dem Chirurgen zu sprechen, aber er war nicht da. Ich rief die Direktorin des Krankenhauses an und erklärte ihr, daß ich die Operation absagen wollte und, ob sie mir dabei behilflich sein könnte. Sie hätte nicht dankbarer sein können, denn sie war schon beim Gedanken an die Operation, die sie für falsch hielt, entsetzt gewesen. So wurde sie abgesagt. Ich gab dem Jungen *Calcium carbonicum 10 M* und sah ihn einmal pro Woche. Nach dem zweitenmal brauchte er keine Krücken mehr. Jetzt geht es ihm gut und er kann alles machen. Er bestand seine Prüfungen, lernte Trompete und Klavier und arbeitet außergewöhnlich hart. Er reitet, schwimmt, tanzt, tut alles und sieht so aus, als ob er aus seinem Leben etwas machen würde.

13. Calcium fluoratum

Calcium fluoratum ist ein unschätzbares einzelnes Salz; es wird hauptsächlich zum Auflösen gutartiger Gewächse benutzt. Mir fällt dabei immer ein Junge von vierzehn Jahren ein, der in meine Sprechstunde kam. Er klagte über Schmerzen rund um seinen Ellbogen und am oberen Teil seines Armes. In der Schule konnte er nicht Tennis spielen und es fiel ihm sehr schwer, beim Sport mitzuhalten. Er war beim Schularzt gewesen, der sich wirklich sehr um ihn gekümmert hatte, aber glaubte, daß er sich irgendwie überanstrengt hätte. Er wurde geröntgt und da sich nichts Besonderes fand, ermutigte man ihn, weiterhin Sport zu treiben. Es war jedoch ein beginnendes Sarkom an seinem Arm und er wurde zu einem guten Orthopäden in eine der Universitätskliniken Londons gebracht.
Diesen Mann traf ich eines Tages, als ich den Jungen besuchte und ich fragte ihn: »Würden Sie erlauben, daß ich ihm etwas Homöopathisches gebe?« »In Ordnung,« sagte er, »warum nicht! Ich habe ihm keine spezielle Medizin gegeben. Ich passe nur auf, wann wir operieren müssen, um ihn zu retten, denn es wächst schnell.« Ich gab ihm dreimal täglich *Calcium fluoratum C 30.* Es ging ihm so schnell besser, daß der Orthopäde glaubte, ihn vor der Operation bewahren zu können. Aber das ist noch nicht das Ende. Der Punkt ist, daß er zu zwei Terminen überhaupt nicht mehr kam und ohne weitere Behandlung blieb. Meines Erachtens brachte ihn das um die Chance, ganz gesund zu werden.
Derselbe Orthopäde nahm später einen anderen Patienten von mir auf und rief mich an, um zu sagen: »Sie kommen doch durch mit Ihrer Homöopathie oder nicht? Ich erkenne nämlich völlig an, was Sie getan haben und möchte, daß Sie auch diesen Patienten behandeln.«
Es wurde mir also erlaubt, diesen Patienten zu behandeln und es ging ihm sehr gut. Wenn ich glaubte, daß er keine Fortschritte mehr machte, ging ich mit der Potenz entweder höher oder tiefer, meist aber höher. Ich gab die *10 M* und wartete eine Woche, um zu sehen, was geschah, aber ich verwendete nie zu lange die gleiche Potenzhöhe.
Ich glaube, daß *Calcium fluoratum*-Knochensporne an den Fersen ebenso gut wie *Hekla Lava* entfernen kann. Zuerst gebe ich *Hekla Lava*.
Ich habe eine sehr interessante Patientin, die alle Arten von seltsamen Knötchen an den Händen und sogar hinter den Ohren bekam.
Ich gab ihr *Calcium fluoratum* und sah sie zwei Wochen später wieder, ohne noch eine Spur davon finden zu können. Sie waren alle verschwunden. Ich sah sie dann monatelang nicht mehr, bis sie schließlich wiederkam, weil sie einen kleinen Knoten hinter dem Ohr hatte und bat, ich solle ihr das gleiche Mittel noch einmal geben. So wiederholte ich es und jede Spur davon verschwand.
Das Mittel ist auch für die Augen nützlich, besonders bei kataraktischen Trübungen jeder Art. Gewöhnlich sind die Augen schmerzhaft, schlimmer bei Druck oder beim Schließen.

Die andere Sache ist die, daß die Patienten einen mangelhaften Zahnschmelz haben. Manchmal weist das auf *Calcium fluoratum* hin. Sie haben gelegentlich gutartige Gewächse in der Nase, so als ob die Nasenscheidewand auf einer Seite mehr als auf der anderen ausgewachsen wäre, größer würde und die Nase blockierte, meist auch mit dickem, gelbem Katarrh. Bei Ruhe geht es ihnen schlechter, sie lieben langsame Bewegung und sagen stets, daß ihnen das guttut. Wärme tut ihnen gut, warme Getränke, warmes Essen, Wärme jeder Art, warme Umschläge und alles, was man sonst noch mit Wärme assoziiert. Auch Reiben tut gut.

14. Calcium hypophosphorosum

Ich verwende *Calcium hypophosphorosum* täglich. Es hat seltsamerweise alle möglichen Charakteristika, an die man sich manchmal nicht erinnnert oder denkt. Eines seiner Charakteristika ist ein Völlegefühl, das überall auftreten kann. Völlegefühl mit starkem Druck am Herzen, Völlegefühl in der Brust, häufig mit Atemlosigkeit. Ich bin sicher, daß diese Patienten sehr viel besser reagieren, wenn man sie richtig atmen lehrt. Manchmal haben sie dieses schreckliche Völlegefühl und sind so atemlos, daß sie sich nicht vom Stuhl erheben können.

Ich verwende es meist bei Rheuma der Hände, Finger, Daumen und Handgelenke. Bei der Behandlung von Rheuma versuche ich immer das Konstitutionsmittel herauszufinden, um es dann in einer Hochpotenz zu geben. Ich halte es für richtig, bei der Behandlung von Rheuma, sechs Gaben einer sehr hohen Potenz zu geben. Der Patient spürt dann, daß er täglich Fortschritte macht und ist entzückt darüber; eines Tages aber kommt er herein und sagt: »Oh, meine Hände sind so schlecht. Dieser Knöchel wird größer. Ich bekam schreckliche Schmerzen an der Daumenwurzel.« Er erzählt Ihnen alles über die Schmerzen seiner Hände und Handgelenke. In einem solchen Fall halte ich *Calcium hypophosphorosum C6* für ganz unschätzbar!

Es ist eine der Tiefpotenzen, die ich sehr oft bei der Behandlung von Rheuma verwende. Zuerst gebe man das Konstitutionsmittel in einer Hochpotenz, dann folge man mit den angezeigten Tiefpotenzen.

Wenn die Patientin mehr Beschwerden in einem Knie als in der Hand hat, gebe ich *Pulsatilla* oder *Ruta* in Tiefpotenzen. Es gibt verschiedene Mittel für verschiedene Körperteile. Wenn sich der Patient unter der Wirkung der Hochpotenz gut entwickelt, dann aber eine starke Entzündung der rechten Schulter bekommt, denke ich an *Sanguinaria.*

Wir müssen an Tiefpotenzen als Heilmittel für eine Körperzone oder einen einzelnen Körperteil denken, die so schmerzen, daß der Patient vergißt, wie sehr viel besser es ihm sonst geht. Das läßt uns manchmal daran zweifeln, das richtige Mittel gewählt zu haben, während wir es in der Tat doch getroffen haben. Es ist immer klug abzuwarten, um zu sehen wie die Hochpotenz wirklich arbeitet, bevor man das Mittel wechselt.

Ein Patient, der Rheuma hat, kann manchmal mit diesem seltsamen Völlegefühl behaftet sein. Zu mir kam einmal eine Patientin, die schrecklich außer Atem war, sich hinsetzte, pustete und schnaufte.

Ich beachtete nur ihr Pusten und Schnaufen, bis sie plötzlich ihre Hände zeigte. Sie hatte *Pulsatilla 10 M* bekommen, und ich dachte, es ginge ihr ganz gut damit. Ich glaubte nun, daß *Calcium hypophosphorosum* bei ihren anderen Symptomen helfen könnte, während *Pulsatilla* weiterwirkte, und ich bin sicher, daß ich damit recht hatte.

Da ich selbst rheumatoide Arthritis hatte und völlig davon geheilt wurde, spreche ich aus persönlicher Erfahrung.

Manchmal hat man das Gefühl, mit einem Mittel nicht so richtig zu liegen und will deshalb die Hochpotenz wechseln. Glücklicherweise wird sie einem meist von einem anderen Menschen, der viel einfühlsamer ist, verabreicht. Versuchen Sie nicht, sich bei einer vielschichtigen Pathologie selbst zu behandeln. Wenn Sie auf subjektive Symptome hin verordnen, können Sie die Potenz nicht korrekt wechseln und mischen sich dann so in das Heilungsgeschehen ein.
In meinem eigenen Fall nahm ich nie eine Tiefpotenz ein, sondern nur vier Gaben einer Hochpotenz, die mir sieben Monate lang Besserung brachte; während dieser Zeit wiederholte ich das Mittel nicht. Wenn Sie Ihre Hochpotenz genommen haben, ist es jedoch wichtig, das möglicherweise in Frage kommende Tiefpotenzmittel zu kennen.

15. Calcium jodatum

Calcium jodatum ist ein anderes unschätzbares *Calcium*-Salz, das früher wesentlich häufiger als jetzt verwendet wurde. Gegen Ende des letzten Jahrhunderts war es eines der großen Augenmittel der Homöopathen und es hat viel Augensymptome. Es hat Konjunktivitis, akuten Tränenfluß, alle Arten von Augenentzündungen, brennende Augenschmerzen, die sich bei Berührung des Auges verschlimmern. Drückt man zufällig dagegen, werden sie immer schlimmer. Fast immer sind die Lider gerötet, und sehr häufig findet man einen Exophthalmus.

Oft bekommen die Patienten bei Augenbeschwerden einen starken Schnupfen, der jede Farbe haben kann und nicht unbedingt dick oder dünn ist. Sie klagen immer über eine trockene Nase. Der Patient wird sagen: »Meine Nase läuft, aber seltsamerweise habe ich, wenn sie aufgehört hat zu laufen, das Gefühl, daß sie viel zu trocken ist. Wenn sie trocken ist, wird sie leicht wund.« Oft haben sie einige Tage lang überhaupt keinen Appetit. In der Regel können sie sehr wenig wasserlassen und haben oft viele Verdauungsbeschwerden, wie Völlegefühl, saures Aufstoßen und gewisse Pulsationen im Magen, die sehr verbreitet sind und die sie fast immer erwähnen.

Sie haben auch vergrößerte Drüsen. Manchmal bekommen sie Knoten in der Brust, die bei der Bewegung des Armes schmerzen und sehr berührungsempfindlich sind.

Es war ein häufig gebrauchtes Mittel bei Phtise. Ich denke dabei an Dr. WHEELER, der sie sehr eifrig behandelte, wenn er konnte und vier Patienten mit akuter Tbc auf dem Balkon der King Edward Station hatte. Ich erinnere mich an seinen Ausspruch: »Sie wissen, wieviel ich von *Calcium jodatum* bei diesen Fällen halte! Aber dieser Patientin kann ich es nicht geben, weil sie dafür nicht heiß genug ist. Sie fröstelt wie *Calcium carbonicum*, obwohl sie ganz und gar nicht so aussieht. Sie sieht nicht so abgemagert aus, wie der *Calcium jodatum*-Patient, der trotz seines ungeheuer starken Appetits schnell an Gewicht verliert, was charakteristisch für ihn ist. Hier muß man an etwas anderes denken, hier ist ein *Calcium carbonicum*-Element im Spiel, das nicht übersehen werden darf.« Er pflegte *Calcium jodatum* nie anders als in der *C6* zu geben und das mit gutem Erfolg.

Es wirkt bisweilen wunderbar bei Konvulsionen. Ich erinnere mich an einen Mann, der häufige Bewußtseinsverluste hatte. Bei solchen Anfällen - einmal war ich dabei - zitterte und zuckte er und tat die ungewöhnlichsten Dinge. Anschließend war er noch eine Zeitlang nicht bei Bewußtsein. *Calcium jodatum* war das erste Mittel, das ihm half.

Wie die Symptome auch sein mögen, der *Calcium jodatum*-Patient fühlt sich gewöhnlich an frischer Luft wohler. Obwohl sie eine starke Neigung zu Erkältungen haben, können sie es in einem stickigen oder warmen Zimmer nicht aushalten. Das war einer der Punkte, die Dr. WHEELER in Erwägung zog, obwohl es ihnen auch an frischer Luft besser geht. Vor dem Essen

treten viele ihrer Beschwerden auf oder werden schlimmer, nach dem Essen sind sie dann besser. Hier fühlt sich *Calcium jodatum* wiederum besser nach dem Frühstück, aber auch besser nach jeder Mahlzeit, was *Calcium carbonicum* nicht tut. Ähnlich wie *Jodum* verliert *Calcium jodatum* als einziges der *Calcium*-Salze manchmal sehr schnell an Gewicht und fühlt sich schwach.
Diese Typen fühlen sich nicht in der Lage zu gehen oder andere Übungen zu machen, sie zittern, zucken und fühlen sich gar nicht wohl. Wenn der Mann, der die Bewußtseinsverluste hatte, in ein warmes Zimmer kam, konnte er dabei in Ohnmacht fallen, während er auf einem Stuhl saß. Sein Gesicht und seine Hände und Füße waren immer sehr kalt. Diese Patienten sind ängstliche, besorgte Menschen. Wie auch die *Calcium silicatum*-Patienten ärgern sie sich ziemlich schnell über Nichts. Auf der anderen Seite denke ich an *Calcium jodatum* als lustlos und ziemlich verzweifelt.

16. Calcium lacticum

Ich verwende *Calcium lacticum* nur bei einer Sache. Ich gebe es dem schniefenden Baby, das wirklich schnieft, ohne daß ich den Grund dafür kenne. Sie erholen sich unter diesem Mittel sehr schnell davon.

17. Calcium phosphoricum

Calcium phosphoricum ist ein anderes sehr wichtiges *Calcium*-Salz, das sehr eigentümliche Symptome hat. Im allgemeinen glaube ich, daß die *Calcium phosphoricum*-Patienten eher dunkel als blond sind. Oft haben sie lange Wimpern und dunkelblaue Augen. Wenn man sie das erste Mal sieht, denkt man an *Tuberculinum bovinum*. Ihre Haut ist nicht fein, sondern ziemlich aktiv, meist fahl, immer blaßgelb, manchmal sieht sie aus wie Talgpudding. Im allgemeinen ist der *Calcium phosphoricum*-Typ überdurchschnittlich groß und schwer. In der Vorgeschichte findet sich sehr oft, daß diese Patienten sehr schnell gewachsen sind. Da sie so schnell an Größe zugenommen haben, sind sie erschöpft. Meist sind ihre Beine länger als ihr Rücken, was ein wichtiger Erinnerungspunkt ist. Sie haben feuchte Hände und Füße. Ein anderer interessanter Umstand, den ich oft vorgefunden habe, ist der, daß sie ein feucht-kaltes Gesicht haben.

Calcium phosphoricum ist geistig erschöpft und hat alle Anzeichen dieser Erschöpfung. Diese Typen haben ein schwaches Gedächtnis und können sich nicht konzentrieren. Gelegentlich sind sie nicht in der Lage zu arbeiten. Sie haben schlechte Schulzeugnisse und werden oft in die Sprechstunde gebracht, weil sie nicht genug arbeiten, weil Prüfungen bevorstehen, und was kann mit ihnen getan werden?

Sie reagieren oft mit Gereiztheit, wenn sie müde sind. Sie sind in der Tat so gereizt, daß Sie ihnen eine Dosis *Chamomilla* verabreichen möchten. Sie sind ärgerlich und verdrießlich und obwohl sie es nicht zeigen, kann man es doch spüren. Abends sind sie voller Furcht und Schrecken. Wenn sie Angst haben, klagen sie darüber, daß ihnen die Angst in der Magengrube sitzt und daß sie leicht Durchfall bekommen. Der Durchfall ist eigenartigerweise immer dann besonders schlimm, wenn sie einen Schock erlitten haben, sich wegen etwas sehr ängstigen oder, wenn Prüfungen bevorstehen und sie nicht genug dafür gelernt haben und sich deshalb viel Sorgen machen.

Sie haben wirklich seltsame Symptome - eines, das ich Dutzende von Malen gesehen habe, ist eine Verschlimmerung durch Sprechen.

Der *Calcium phosphoricum*-Patient ist erschöpft, wenn Menschen streiten und wenn er sich mit Leuten unterhalten muß. Wenn er als Gast in einem fremden Haus ist, geht es ihm sehr schlecht. Er bringt es fertig, aus dem Zimmer zu gehen und zu verschwinden. Er hilft auch in der Familie nicht mit, wenn viele Leute da sind, die zu Besuch gekommen sind. Das *Calcium phosphoricum*-Kind wird wahrscheinlich überhaupt keinen Anteil daran nehmen.

Sie sind unruhig und wollen sich nirgendwo für längere Zeit aufhalten.

Mir fällt da eine typische *Calcium phosphoricum*-Patientin mit ihren langen Beinen ein - sie war sehr schnell gewachsen - die in meine Sprechstunde kam. Sie kam herein und setzte sich; ihre Mutter setzte sich hierhin und setzte sich dorthin, aber innerhalb von zwei Minuten war sie wieder auf den

Beinen. Als allererstes wollte sie meine Blumen ansehen und dann etwas anderes, das sie vorher nicht gesehen hatte. Sie ging um das Kaminsims herum und betrachtete alle Dinge dort. Es war schon nichts mehr im Zimmer, das sie nicht untersucht hatte und sie setzte sich noch immer nicht hin. Ich pflegte zu sagen: »Caroline, komm, setz dich hierher und laß mich hören, wie es dir geht.« .... und sie wanderte immer noch die ganze Zeit herum.

Calcium Phosphoricum-Jugendliche sind wirklich mürrisch und sehr unzufrieden mit ihrer Umgebung. Sie maulen über die Schule, die sie besuchen. Wenn sie in diese eine Schule gehen, würden sie in einer anderen viel glücklicher sein. Sie bekritteln ihre Freunde und Mitmenschen; oft beschuldigen sie ihre Eltern, etwas nicht besser oder anders gemacht zu haben. Wenn sie fünfzehn oder sechzehn sind, geraten sie eine Zeitlang in eine recht unzufriedene Stimmung. Mit großer Wahrscheinlichkeit nehmen sie vielleicht sogar Drogen, was sie nicht tun würden, wenn man ihnen zur rechten Zeit *Calcium phosphoricum* gibt.

Calcium phosphoricum-Kinder von zwölf, dreizehn oder vierzehn Jahren haben sehr häufig Kopfweh. Der Kopfschmerz entsteht durch intensive Kälteeinwirkung oder wenn sie sich der Kälte, besonders dem kalten Wind aussetzen. Es geht ihnen viel besser, wenn sie den Kopf mit kaltem Wasser waschen. Wenn sie in einem etwas holprigen Auto fahren, kann es ihnen schlecht ergehen. Druck verschlechtert stark, daher können sie keinen engen Hut tragen.

Körperliche und geistige Anstrengung verschlimmert und sie fühlen sich nachts schlechter. Der letzte Patient mit dieser typischen Geschichte war ein fünfzehnjähriger Bub. Ich berührte seinen Kopf - und genau wie ich erwartet hatte, war er so kalt und klamm, wie man sonst keinen finden könnte. Er wird so, wenn er von der Schule nach Hause kam, besonders, wenn er sich stark konzentrieren mußte. Gelegentlich haben diese Typen das Gefühl, als ob ihr Hinterkopf in einem Schraubstock wäre. Dies ist ein eigentümliches und sehr seltenes Symptom.

Sie haben viel chronischen Katarrh. Sie neigen dazu, in einem kalten Zimmer Schnupfen zu bekommen, der aber aufhört, wenn sie warm genug werden. Ihre Zähne kommen immer spät und sind in jugendlichem Alter sehr empfindlich. Oft waren Sie *Calcium carbonicum*-Babys oder Kleinkinder, kommen dann ins *Calcium phosphoricum*-Stadium und können schließlich zu einem *Phosphor*-Typ werden, was sehr häufig zu beobachten ist.

Sie lieben Salz sehr, mögen es aber lieber in gesalzenem Speck, salzigem Fleisch oder anderen salzigen Sachen, als in purer Form. Sie bekommen leicht Magenstörungen und stellen manchmal fest, daß ihnen Milch, sehr kalte Getränke, die sie an einem heißen Tag trinken, oder Eiskrem auf den Magen schlägt. Auch Obst kann dieselbe Wirkung haben. In der Regel bekommen sie, wenn ihnen durch solche Sachen übel wird, starke Schmerzen und Durchfall.

Manchmal haben sie sehr schmerzhafte Menses. Im Laufe vieler Jahre habe ich herausgefunden, daß bei vielen die Ursache dafür darin liegt, daß sie sich während ihrer ersten Periode erkältet haben. Das kann dann eine Zeitlang so weitergehen, aber gewöhnlich bereitet *Calcium phophoricum* dem ein Ende. Ihre unteren Glieder sind fast immer kalt, - es sind die kalten Füße, durch die diese Patienten Rheuma bekommen - sie fühlen sich in Wärme und Ruhe besser. Ein bißchen wirken sie wie *Calcium carbonicum*, mit ihrer Schwäche, der Verschlimmerung durch Kälte und Bewegung, ihrem Schwitzen und der Neigung sich selbst zum Exzeß zu treiben. Aber sie geben ihre Arbeitsstelle nicht auf die gleiche Art und Weise wie *Calcium carbonicum* auf.

18. Calcium silicatum

Dies ist ein tiefgreifendes Mittel, und ich bin mir ganz sicher, daß es nicht oft genug verwendet wird. *Calcium silicatum*-Patienten sind häufig blaß und anämisch, sie bekommen leicht einen schlimmen Katarrh mit dicken, grünlichgelben Absonderungen. Sie sind verfroren und reagieren sehr empfindlich auf Alkohol. Nach einem halben Glas Alkohol können sie das Gefühl haben, als ob ihr Kopf schwimmen würde, so daß sie nicht mehr geradeaus gehen können. Es gibt keine bestimmte Stunde, zu der sie sich besonders schlecht fühlen.

Ein Symptom, das sich von *Calcium carbonicum* unterscheidet, ist das, daß sie sich eher nach dem Frühstück schlechter fühlen.

Ein anderer Umstand ist, daß sie schwach sind. Sie gehen hinaus, fallen eine Stufe hinunter und verdrehen sich leicht den Knöchel. Für einige Tage ist das dann ein größeres Problem, weil sie Schmerzen nicht gut ertragen können und sich überhaupt nicht gut fühlen. (Die beiden anderen Mittel, die sich leicht den Knöchel verstauchen und dabei exessive Schmerzen empfinden, sind *Arsenicum* und *China*.) Die meisten *Calcium silicatum*-Symtome verschlimmern sich durch Bewegung.

Eine meiner Patientinnen hatte alle möglichen *Calcium silicatum*-Symptome - die Verschlimmerung nach dem Frühstück, die starke Verfrorenheit und allgemeine Schwäche. Sie hatte einen schweren Koffer getragen und daher Schmerzen in den Armmuskeln. Dieser Schmerz dauerte zehn Tage lang, bis ich ihr *Calcium silicatum* gab. Zuerst hatte ich ihr *Ruta* gegeben und dachte mir dabei, daß ein so kleiner Anlaß zu einem lächerlichen, übertriebenen Ergebnis geführt hätte. Als ich ihr *Calcium silicatum* gegeben hatte, war der Fall in vierundzwanzig Stunden zufriedenstellend gelöst.

Die *Calcium silicatum*-Typen klagen viel über Taubheitsgefühle, die sie in der Regel auf der Seite, auf der sie liegen, bekommen. Ich hatte eine neue Patientin, der ich fast *Calcium silicatum* gegeben hätte, aber schließlich tat ich es doch nicht. Sie hatte diesen übertriebenen Schmerz nach einer Verstauchung, der durch das Tragen einer schweren Last verursacht war. Aber das Mittel paßte nicht so recht, denn sie war zu unruhig. Während sie dasaß und ihre Beschwerden erklärte, knöpfte sie einen Knopf immer wieder auf und zu, sie öffnete und schloß ihre Tasche und war nicht eine Minute lang ruhig, so daß ich ihr schließlich stattdessen *Arsenicum album* gab.

Oft beschreiben diese Patienten ihren Schmerz als brennend und können aufgeregt und wütend werden. Meist sind sie aber zu schwach und gleichgültig, um wirklich ärgerlich zu werden. Wenn sie es dennoch werden, geht es ihnen danach viel schlechter.

Sie sind immer müde und sorgen sich wegen allem. Sie klagen besonders, wenn sie schlafen gehen wegen ihrer häufigen lebhaften Träume, durch die sie sich gestört fühlen.

Ein gutes Beispiel war eine siebenundzwanzigjährige Frau, die mich aufsuchte. Als sie in mein Sprechzimmer kam, hielt ich sie für fünfunddreißig,

soviel älter sah sie aus. Sie kam so ohne jede Lebenskraft herein, daß sie kaum den Stuhl erreichen konnte. Sie sagte, sie habe sich noch nie ganz wohl gefühlt und führe ein elendes Leben, weil sie immer zu Tode erschöpft sei. Sie bekäme auch Schmerzen in den Beinen, die stets taub würden.
Sie hatte ein komisches Symtom. Sie sagte: »Ich schwitze nicht wirklich, aber ich werde, wie ich es nenne, feucht. Aber wenn ich in ein kühles Zimmer, in einen Luftzug oder an die frische Luft komme, hört es sofort auf. Dann fühle ich mich ganz verwirrt und habe anschließend etwas Schwindel im Kopf.« Das große Charakteristikum war, daß der Schweiß, der zwar nie sehr reichlich, aber dennoch vorhanden war, augenblicklich aufhörte. Ihre Füße neigten manchmal dazu, zu schwitzen, aber es verhielt sich damit genauso, sie wurden sofort trocken, wenn sie in einen anderen Raum ging.
Sie suchte mich nicht nur auf, weil sie sich noch nie wohl gefühlt hatte, sondern auch weil sie infolge eines Stoßes ein Geschwür am Bein hatte. Sie konnte es nicht zum Verschwinden bringen und fühlte sich deshalb geschwächt und elend. Als ich mir ihr Bein ansah, fand ich ein sehr großes Geschwür, das einen grünlichgelben, dicken, scheußlichen Pfropfen absonderte. Das war das erste, was mich an *Calcium silicatum* denken ließ. Sie hatte auch eine Neigung zu Hautausschlägen und an diesem Tag einen ekzematösen Fleck. Er begann an ihrer Lippe und breitete sich bis über ihre Wange aus. Sie konnte sich nicht zurückhalten zu kratzen. »Ich will es nicht tun, aber ich sitze da und finde mich selbst immer an etwas herumkratzend, danach blutet es wahrscheinlilch und ich kann sehr gereizt sein. Es wird viel schlimmer, wenn ich kratze und neigt dazu zu brennen und rot zu sein.«
Sie sagte auch, daß sie extrem verstopft sei und sich sehr anstrengen müßte, um den Stuhl auszutreiben. Es gehe ihr viel besser, wenn sie jeden Tag Stuhlgang habe, aber das sei so gut wie nie der Fall. Oft hatte sei einen steifen Nacken und sie haßte es, wenn darauf Druck ausgeübt wurde. Obendrein hatte sie viele Risse an Händen und Fingern, was eher an *Silicea* erinnerte.
Calcium silicatum hat einen starken Einschlag von *Silicea*, der gelegentlich hervortritt. Sie glauben, der Patient braucht *Silicea* wenn er seine leicht feuchten Füße oder was auch immer beschreibt und erzählt, daß er überall leicht schwitzt. Dann hat er noch Risse an den Händen, und Sie denken wieder augenblicklich an *Silicea*, aber es paßt alles nicht so recht in das *Silicea*-Bild.

19. Calcium sulfuricum

Calcium sulfuricum ist eine Mischung von *Calcium carbonicum* und *Sulfur*. Es ähnelt beiden und hat die Symptome beider Mittel. Das findet sich häufig bei Patienten, die Furunkel, Abszesse und Eiterungen jeder Art bekommen und gerade in diesem Punkt ähnelt es *Pyrogenium*.

Aber *Calcium sulfuricum* heilt von unten nach oben. Es ist eines der besten aller Aknemittel, ausgenommen, es liegen strenge Indikationen für ein anderes Mittel vor. Die Läsionen heilen nur langsam und der Patient reagiert sehr empfindlich auf kalte Luft und Zugluft.

Er erkältet sich leicht. Einige aber klagen über Hitzegefühle, z.B. bei Kopfweh, Krupp, Erstickungsanfällen und Schmerzen und deshalb stellt es in der Tat eine Mischung von *Calcium carbonicum* und *Sulfur* dar.

Die *Calcium sulfuricum*-Patienten bekommen Beschwerden vom Überheben und Überstrecken. Sie klagen über klopfende Schmerzen in der Brust oder über Gliederschmerzen. All diese Beschwerden verschlimmern sich durch Stehen, schnelles Gehen und Überhitzen. Manchmal haben sie eine Verschlimmerung durch Bettwärme.

Im ganzen gesehen sind sie reizbar. Sie werden leicht ärgerlich und sind sehr in Angst wegen ihrer Gesundheit, ihrer Zukunft und dem, was mit ihnen geschehen wird. Wenn sie versuchen einzuschlafen, sind sie voller Vorstellungsbilder und wenn sie krank sind, können sie den Glauben an ihre Genesung verlieren, besonders bei heißem Wetter. Ich halte sie im ganzen gesehen für unzufriedene Menschen. Wenn sie gerade Akne haben, sind sie mehr als nur lästig. Ich glaube nicht, daß *Akne*-Patienten diese allgemeine Unzufriedenheit haben. Unter solchen Umständen würde ich nur *Calcium sulfuricum* geben und zwar in der *C 6*.

Ich erwarte nicht, daß es ihr Konstitutionsmittel ist. Möglicherweise gebe ich ihnen *Sulfur 10 M, Calcium 10 M* oder was auch immer, warte etwas ab und folge dann mit *Calcium sulfuricum C 6* nach. Ich halte dies nämlich für ein einfacheres Verfahren. Wenn sie dauernd unzufrieden sind, ein eher schwaches Gedächtnis haben, sich nicht entscheiden, erinnern und schlecht rechnen können und wenn man es ihnen überhaupt nicht recht machen kann, gebe ich *Calcium sulfuricum 10 M.*

Im allgemeinen haben diese Typen einen eher schwächlichen Körper, daher findet sich immer etwas, worüber sie klagen können. Sie lieben es, dazusitzen und über ihr Mißgeschick zu meditieren, verlieren dann aber den Faden über das, was sie sagen wollen. Neben all dem haben sie fast immer sehr kalte Füße. Überall ist es ihnen heiß; sie wollen nicht zuviel Nachtkleidung anhaben, können überhaupt nicht zuviel Kleidung vertragen und es geht ihnen meist an frischer Luft besser.

Sie haben alle Arten von Hautausschlägen auf der Kopfhaut, nicht nur allein Akne, sondern auch krustige Ekzeme oder Pickel und das Haar kann ihnen ausfallen.

Ein junger Mann kam mit einer ganz schrecklichen Akne zu mir. Sein Vater schämte sich wegen seines Aussehens und hatte ihn zu einem Hautspezialisten geschickt, der ihn mit tiefen Röntgenstrahlen und Hormonen behandelt hatte. Da ich einem seiner Freunde geholfen hatte, suchte er mich aus eigener Initiative auf und ich gab ihm *Calcium sulfuricum*. Einen Monat später erhielt ich einen Brief des Hautspezialisten, der mir schrieb: »Herr Soundso erzählte mir, daß er bei Ihnen in Behandlung war. Ich würde sehr gerne wissen, was Sie ihm gegeben haben, denn seine Haut ist soviel besser geworden.« So schrieb ich dem Kollegen, was ich gegeben hatte.
Der Witz aber war, daß der Hautspezialist darüber wütend war, daß Homöopathie das bewirkt hatte. Er suchte den Vater auf, der seinem Sohn verbot, mich wiederzusehen. So war das nächste, was ich von dem jungen Mann erhielt ein Brief: »Würden Sie mir bitte eine Schachtel mit den Pillen herausstellen, wenn ich vor Ihrem Haus stehe? Ich kann nicht zu Ihnen kommen, weil mein Vater und der Hautspezialist es mir verboten haben, und da mein Vater dafür zahlt, glaube ich nicht, daß ich zu Ihnen kommen kann.« Später schrieb er, daß es ihm ein Jahr lang besser gegangen sei und ob ich ihm wohl noch eine weitere Schachtel hinausstellen würde.
Die *Calcium sulfuricum*-Typen leiden sehr viel an periodischen Kopfschmerzen, oft morgens und nachmittags, die immer an frischer Luft besser werden. Oft haben sie Krusten um die Nase herum und niesen viel; auch das ist an frischer Luft besser. Sie haben rissige Lippen und starke Rötungen im Gesicht. Sonst sind sie eher blaß und kränklich, oft sehen sie wie eine Mischung von *Calcium* und *Sulfur* aus.
Manchmal findet man geschwollene Drüsen bei *Calcium sulfuricum*, wie auch bei allen anderen *Calcium*-Salzen. Der Patient bekommt Drüsenschwellungen in der Leiste, um den Hals und unter den Armen. Sie haben Geschwüre und Bläschen im Mund, ihre Hautbeschwerden sind durch Brennen, Jucken und oft durch Vereiterungen gekennzeichnet.

20. Cuprum metallicum

Mehrmals wöchentlich verwende ich dieses Mittel und halte es für sehr wertwoll. Ursprünglich war es ein Mittel bei Konvulsionen, die sich durch Heftigkeit auszeichnen, für Spasmen, Muskelkrämpfe, Durchfall und Husten. Ich fand es immer nützlich, diese vier Aspekte seiner Beschwerden im Gedächtnis zu behalten. Dem Aussehen nach sind *Cuprum*-Patienten blaß, sehen ziemlich erschöpft oder bläulich und extrem elend aus. Oft kommen sie mit starken Spasmen, Zuckungen und krampfenden Muskeln, die sehr leicht zu sehen sind. In geistiger Hinsicht zeigen sie verschiedene Bilder. Wenn sie sich ganz schlecht fühlen, reden sie zusammenhanglos vor sich hin und es ist schwer, sie zu unterbrechen. Wenn sie extrem krank sind, können sie deliriös werden und sich an keine ihrer Angelegenheiten erinnern. Ein seltsamer Umstand ist, daß *Cuprum*-Patienten sich zu Tode langweilen, wenn sie Muße haben, und das, obwohl sie eine Abneigung gegen Arbeit haben. Deshalb tun sie immer irgendetwas. Wenn sie sich nicht im Bett hin und her werfen, dann stehen sie auf und legen sich wieder hin oder gehen umher, aber sie sind nur zufrieden, wenn sie etwas tun. Sie sind ärgerlich, können einerseits in Tränen ausbrechen, andererseits aber wieder sehr amüsant sein und sich als eine Art Witzbold aufspielen. Oft leiden sie an Schwindel und erzählen, daß sie das Gefühl haben, nach vorwärts zu fallen oder, daß sich ihr Kopf anfühlt, als würde er nach vorwärts fallen. Es geht ihnen besser, wenn sie sich bewegen und wenn sie sich hinlegen. Sie haben alle möglichen Ängste, aber keine bestimmten.

Es ist interessant, zu wissen, daß Kupfer seit Generationen bekannt ist und verwendet wird. Vor hundert Jahren konnte man im Londoner East End wohl schwerlich einen Menschen finden, der nicht Kupfereinlagen als Schutz vor ansteckender Diarrhöe oder möglicherweise vor Cholera oder irgendeiner anderen Krankheit, die gerade umging, trug. Die meisten Menschen und besonders die Juden trugen damals Kupfereinlagen. Ein anderes Mal trugen sie Kupferscheiben an bestimmten Stellen des Rückens, wenn sie dort akute Schmerzen hatten. Als drittes gibt es noch das Kupferarmband. Ich halte durchaus nicht viel davon. Menschen, die jedoch erzählen, daß ihnen diese Dinge helfen und gut tun, haben oft viele Beschwerden, die in das *Cuprum*-Bild passen.

Fast immer klagt der *Cuprum*-Patient über einen metallischen Geschmack im Mund. Es gibt nur noch einen Kranken, der über einen beständigen metallischen Geschmack klagt und das ist *Rhus toxicodendron. Cuprum*-Patienten finden fast alle Erleichterung durch kaltes Wasser. Wenn Sie einen *Cuprum*-Patienten mit einem wirklich schrecklichen Husten dazubringen können, einige Schlückchen kaltes Wasser zu trinken, wird ihm das außerordentlich helfen. sie leiden unter vielen Augenbeschwerden, wie Gesichtstrübungen, Verdrehen der Augen und Augenjucken.

Ebenso leiden sie an einer Zusammenschnürung der Kehle sowie an einer Vielzahl von abdominellen Beschwerden, Koliken, heftigem Erbrechen und

akuten Schmerzen. Sie essen schnell, was ihre Schmerzen in der Regel verschlimmert. Sie bevorzugen kalte Speisen und haben großen Durst auf kaltes Wasser. Es sind gierige Patienten, die keinen rechten Appetit haben. Sie fangen zu essen an und wollen so schnell wie möglich damit fertig werden, so schlingen sie das Essen hinunter. Sie können auch Schwindel und bisweilen auch schweres Erbrechen bekommen, all das wird besser, wenn sie kaltes Wasser trinken. Wenn sie abdominelle Koliken haben, können sie auch Krämpfe und Erbrechen bekommen, auch das wird immer durch kaltes Wasser besser. Krämpfe und Koliken sind ganz allgemein verbreitet; bei Koliken ist der Bauch sehr berührungsempfindlich.
Atembeschwerden sind üblich. Diese Menschen bekommen einen krampfartigen Husten, der sie schrecklich plagen kann, zusammen mit behinderter Atmung und heftiger Dyspnoe, die schon aus einiger Entfernung zu hören ist. Ich denke immer an einen Patienten, den ich in der Wohnung über mir krampfartig husten hörte. Das ließ mich, obwohl ich ein Stockwerk tiefer war, ahnen, daß ich, wenn ich zu ihm hinaufginge, *Cuprum* brauchen würde.

Die folgenden vier Fälle stellen den Typus dar, bei dem *Cuprum* von Nutzen ist.
Der erste war ein Mann, den ich jahrelang behandelte. Er hatte im ersten Weltkrieg eine Gasvergiftung erlitten und daher nur noch eine halbe linke Lunge, die rechte Lunge war ziemlich normal. Er war sehr anfällig für Bronchitis. Wenn er einmal Bronchitis hatte, konnte er am Tag darauf schon eine Pneumonie haben, wenn ich nicht rechtzeitig bei ihm gewesen war. Erwischte ich die Sache rechtzeitig mit *Bryonia,* so konnte dies gewöhnlich der Erkrankung Einhalt gebieten. Dann ging er in der Regel zu *Natrium sulfuricum* über und nach drei oder vier Gaben, trat Besserung ein, wovon ich sehr angetan war.
Eines Nachts - ich war gerade nach Hause gekommen - wurde ich angerufen, daß ich sofort dringend zu ihm kommen sollte. Bei meiner Ankunft fand ich ihn in dem schrecklichsten, heftigsten Hustenanfall, denn ich je in meinem Leben gesehen hatte. Er saß auf einem Stuhl und die Hustenattacken waren so heftig, daß der Stuhl umkippte und er auf den Boden fiel. Dort lag er dann mit zusammengekrampften Händen und nach innen gezogenem Daumen. Er sah ganz und gar schrecklich aus und schien bewußtlos zu sein. Da er in einem Londoner Hotel lebte, rief ich nach dem Portier. Wir nahmen die Matratze aus seinem Bett und legten sie auf den Boden, da wir ihn nur schwer ins Bett heben konnten.
Dann entdeckte ich, mit ein wenig Blick, daß ich *Cuprum C 30* in meiner Tasche hatte. Ich zog seine Lippe herab und legte ein paar Kügelchen auf seine Zunge. Ich blieb eine Stunde lang bei ihm und gab ihm alle Viertelstunde eine neue Dosis auf die Zunge.
Danach ging es ihm, wie ich fand, etwas besser. Er war noch mit Unterbrechungen bewußtlos und wußte nicht, wo er war. Ich hielt eine Tasse an seine Lippe und er trank dankbar etwas kaltes Wasser, was ihm offensichtlich

Erleichterung brachte. Nach einer Stunde ging ich weg. Es war etwa halb zehn Uhr nachts und ich sagte, daß ich frühmorgens wiederkommen würde, um nach ihm zu sehen.
Als ich am nächsten Morgen zu ihm ging, war der einzige Mensch, der eine wirklich perfekte Nacht verbracht hatte, der Patient.
Seine Frau wachte die ganze Nacht. Der Portier, der ihn sehr mochte und seit Jahren kannte, war dreimal in dieser Nacht aus seinem Zimmer zu ihm heraufgekommen. Der Patient genas vollkommen, aber er ging für den Rest seines Lebens - und er lebte noch weitere zwölf Jahre - niemals ohne *Cuprum* aus dem Haus.

Ich hatte noch einen Patienten, der jedes Jahr zu seinem Regimentsdinner zu gehen pflegte. Dies war eine seiner großen Aufgaben und schon Wochen vorher sagte er zu mir: »Ich hoffe, daß es mir gut geht, damit ich hingehen kann. Zwei gute Freunde von mir sind dort und ich bin sehr aufgeregt. Denn bei den letzten beiden Malen hatte ich in der Mitte des Dinners einen Erstickungsanfall und mußte hinaus gehen. Können Sie da helfen?« Ich sagte: »Natürlich kann ich das, zweifeln Sie daran?« Ich gab ihm etwas *Cuprum C 30*, das er in seine Schnupftabaksdose tat, die er in seiner Westentasche bei sich trug. Er ging zu dem Dinner und als er fühlte, daß er einen Anfall bekommen würde und schon vor Schreck erstarrte, nahm er eine der Pillen und dachte den restlichen Abend überhaupt nicht mehr daran. Auch er trug sein weiteres Leben lang *Cuprum* bei sich, das seine Neigung zu Erstickungsanfallen beendete, ebenso seine Halskrämpfe und die darauffolgenden schrecklichen Hustenspasmen.
Einer meiner Patienten, der über achtzig Jahre alt war, rief um fünf Uhr morgens nach mir, da er vom Knöchel bis zum Knie einen schrecklichen Krampf hatte. Sein ganzes Bein war völlig verkrampft. Es war keine Frage, daß es gerade ein Krampf war, der aufhören würde. Er litt an quälenden Schmerzen und war ganz elend. Wegen der offensichtlichen Heftigkeit der Kontraktionen gab ich ihm sofort *Cuprum*, und zehn Minuten später war alles vorbei. Vor meiner Ankunft hatten die Krämpfe schon eine Stunde lang bestanden. Auch dieser Patient trug sein Leben lang *Cuprum* bei sich.

Ein anderer interessanter Fall war der einer Frau, die stets die seltsamsten Symptome bekam. Ihre Oberlider zogen sich zusammen und schlossen sich, so daß sie nichts mehr sehen konnte. Sie mußte die Lider hochhalten, um etwas zu sehen. Wenn sie die Lider losließ, zogen sie sich wieder zusammen. Das war sehr lästig für sie, da sie nie wußte, wann sie wieder damit zu rechnen hatte. Ich überwies sie zum Augenarzt und zu verschiedenen Leuten, um herauszufinden, was das sein könnte. Sie sagten alle, daß sie an einer akuten Kontraktion der Oberlider litt und, daß dies offensichtlich unangenehm für sie sei. Dieser Zustand verschwand unter *Cuprum*.

Der vierte Patient war eine junge Sängerin, die unter großer Anspannung lebte. Sie geriet vor dem Singen in Panik, weil ihr Bein steif wurde und sie nicht wußte, ob sie über die Bühne gehen konnte. Seltsamerweise hatte sie keine Schmerzen dabei, sondern nur einen akuten Krampf. Wenn man sie ansah und ihre Schilderung hörte, erwartete man, daß er schmerzhaft sein müßte. Aber sie verneinte das und sagte, es sei nur beängstigend. Sie hatte die letzten vier Monate lang *Cuprum* bei sich getragen. Eines Tages rief sie mich an, um zu fragen: »Ich gebe diese Woche drei Abende lang ein sehr wichtiges Konzert. Meinen Sie, daß ich die Medizin einnehmen kann, auch wenn ich keinen Krampf spüre?« Ich erwiderte: »Gewiß, nehmen Sie die Medizin vorher als ein Vorbeugungsmittel.« Sie tat es dann und hatte bis jetzt immer Erfolg damit.

21. Ferrum metallicum

Das hervorragendste Charakteristikum von *Ferrum* ist, daß der Patient immer eine reine Haut und meist eine labile Zirkulation hat. Sie können blaß werden oder erröten, wenn sie sich emotional erregen oder anstrengen. Das geschieht auch durch alle möglichen Stimulanzien, wie z.B. durch Essen oder Trinken. Der typische Patient hat eine helle Haut und ist, besonders um den Kiefer herum, blaß, meist mit blassen Schleimhäuten. Die Patienten sind definitiv anämisch, sehr leicht erschöpfbar und berichten ausnahmslos, daß sie atemlos werden, wenn sie sich beeilen wollen, oft in Ohnmacht fallen und schwindelig werden. Schwäche und Schwindel sind die Beschwerden, die sie alle haben.

Das andere beständige Symptom ist, daß sie leicht frieren. Sie reagieren sehr sensibel auf Kälte und haben gewöhnlich kalte Extremitäten. Verbunden damit bekommen sie beschwerliche Krämpfe in den Füßen. Das geschieht entweder nach Überanstrengung oder wenn sie ruhig sitzen. Ein anderer Punkt, den sie erzählen, ist, daß es ihnen, solange sie zu Hause sind, ganz hervorragend geht, in dem Moment aber, in dem sie nach draußen gehen und etwas schneller oder weiter gehen müssen, sind sie sofort erschöpft.

In geistiger Hinsicht ist *Ferrum* verzweifelt und weint leicht. In diesem Stadium können sie verwirrt sein und auf die Frage, was sie denn bekümmert, keine rechte Antwort wissen. Meist sind sie reizbar und was sie schneller als alles andere reizt, ist Lärm. Ich kenne eine typische *Ferrum*-Patientin, die wütend wurde und ganz außer Fassung geriet, wenn die Hausmädchen saubermachten und sich dabei unterhielten. Beinahe wäre sie hinausgerannt und hätte eine von ihnen die Treppe hinunter gestoßen. Man muß nur mit den Fingern auf die Tischplatte trommeln, und sie werden sich sofort aufsetzen und rufen: »Hören Sie um Himmelswillen auf damit!« Sie sind auch schmerzempfindlich. Ich denke da an einen Mann, der eine Typhusimpfung bekam. Ich stach die Nadel in seinen Arm und er fiel augenblicklich in Ohnmacht. Er sagte, daß er immer eine schreckliche Zeit beim Zahnarzt hätte.

Sie beeindrucken als sanfte, erfreuliche Menschen, ein bißchen aus dem seelischen Gleichgewicht, ein wenig depressiv, bei denen alles etwas langsamer läuft. Dennoch können sie keinen Widerspruch vertragen, das kann uns oft einen nützlichen Wink geben.

Ferrum- und *Pulsatilla*-Patienten sind sich in Aussehen und Temperament sehr ähnlich. Aber nie werden Sie diesen intensiven Widerstand, den *Ferrum* hat, von *Pulsatilla* verspüren. Sie reagieren auch verschieden auf Temperaturen. Ein anderer Punkt, den ich oft bei *Ferrum*-Patienten gefunden habe ist, daß sie oft eine schlechte Verdauung haben. Sie klagen immer darüber und sind viel depressiver, wenn sie verstopft sind.

Eine *10 M* kann heilen, aber eine *C 6* wird es ganz sicher tun.
Kleine, verfrorene Buben mit diesem Farbwechsel im Gesicht und viel zu wenig Hinweisen auf andere Indikationen, die keine bestimmte Vorliebe für Eier aber eine definitive Enuresis haben, werden Sie fast sicher mit *Ferrum* helfen können. Auch bei Erwachsenen wird eine gewisse Anzahl von Inkontinenz damit geheilt.

Ein anderer Punkt ist, daß *Ferrum* keinen sauren Wein vertragen kann, süßer Wein dagegen bekommt ihm ausgezeichnet. Nach saurem Wein bekommen sie Magenstörungen ohne Erbrechen, aber mit Diarrhöe.
Immer wenn Sie chronische Diarrhöe behandeln und vom Patienten bestätigt bekommen, daß sie auftritt, wenn er gerade ißt - und nicht nach dem Essen - kenne ich dafür als einziges Mittel *Ferrum.*
Ich habe erlebt, wie es einen sehr resistenten Fall, der schon neun Monate lang bestand, besserte. Der Stuhldrang entsteht in dem Moment, in dem sie etwas in ihren Mund nehmen. Ich habe auch gesehen, daß *Ferrum* die Sommerdurchfälle von Kleinkindern, die sofort beim Füttern Durchfall bekamen, heilte.

22. Graphites

Graphites und *Calcium carbonicum*-Patienten ähneln sich sehr und sind schwer von einander zu unterscheiden. Meiner Sicht nach ist das einzige Unterscheidungsmerkmal, daß *Graphites* ein leicht hellviolettes Kolorit hat. Ich gab einer Patientin mit einem schrecklichen Ausschlag im Gesicht *Graphites*. Sie trug einen Schleier, als sie hereinkam, und ihr Gesicht sah wirklich schlimm aus, mit allen möglichen Symptomen: Sie hatte Risse, aus denen eine gelbliche Absonderung sickerte, aber hinter all diesen Symptomen war dieses hellviolette Kolorit sichtbar. Nach einer Gabe von *Graphites 1o M* ging es ihr unglaublich gut, ist es doch eines der größten Heilmittel für die Haut! Ihre Haut heilte vollkommen zu und der Ausschlag kehrte nie wieder zurück.

Graphites-Patienten sehen schwerer aus und haben schwerfälligere Formen als *Calcium carbonicum*-Patienten, obwohl sie sich sonst sehr ähnlich sehen. Oft werden Sie einer Patientin gegenübersitzen und glauben, daß sie *Calcium carbonicum* braucht, während sie in Wirklichkeit *Graphites* benötigt. Beide Mittel tendieren dazu, blasse Schleimhäute zu haben, beide haben blasse Lippen und Hände. Aber nur eines von ihnen, nämlich *Calcium carbonicum* hat bläulich verfärbte Extremitäten, die bei *Graphites* nie zu finden sind, was ein sehr nützliches Unterscheidungsmerkmal ist.

Ein weiterer Punkt ist, daß *Calcium carbonicum* meist nervös ist, wenn es den Arzt aufsucht. Gelegentlich sehen Sie ein *Calcium carbonicum*-Kind von acht oder neun Jahren, mit erweiterten Pupillen, weil es in der Tat sehr nervös ist, wenn es in die Sprechstunde kommt. Es zeigt seine Nervosität nur auf diese Weise. Das findet sich bei *Graphites* nicht. Dieses hat aber ein anderes merkwürdiges Symptom, das ich dutzendmal gesehen habe, und zwar ein leichtes Hängen der Oberlider, so als ob man sie nicht aufhalten könnte. Das geschieht besonders dann, wenn es nervös ist oder wenn es sich entschlossen hat, eine andere Meinung zu haben. Es sieht so aus, als ob es einige Nächte nicht geschlafen hätte und ist wirklich übermüdet.
Graphites neigt auch zu Gerstenkörnern, was *Calcium carbonicum* nicht tut. Die Gerstenkörner sitzen am Unterlid. (Es ist nützlich, sich den Unterschied zu merken: *Pulsatilla* - Oberlid, *Graphites* - Unterlid.)
Graphites-Patienten haben oft noch ein anderes Symptom, nämlich, daß ihre Wimpern morgens, beim Erwachen, zusammenkleben.
Nachts sondern die Augen eine klebrige Absonderung ab. Mir fällt da ein elfjähriges Kind ein, das in meine Sprechstunde gebracht wurde, und dessen Geschichte ich aus seiner Mutter herauszubekommen versuchte. Ohne Ergebnis stellte ich Dutzende von Fragen und bekam keine richtige Antwort. Schließlich sagte ich: »Hat dieses Kind zusammengeklebte Wimpern?« Alles was die Mutter darauf sagte, war: »Hast du dir vielleicht dein

Gesicht nicht ordentlich gewaschen am Morgen?« , was nicht gerade das war, was ich hören wollte. Es waren keine Symptome herauszubekommen - außer, daß das Kind sehr verfroren war und so gab ich ihm *Graphites*.
Beim nächsten Mal kam das kleine Mädchen zusammen mit seinem Vater. Er sagte: »Diesmal komme ich mit, um Ihnen zu danken! Ich möchte nachfragen, ob Ihre Medizin ihr auch bei einem anderen Problem geholfen haben könnte.« Er erklärte mir nun, daß sie schon immer ein besonders unentschlossenes Kind gewesen sei. Wenn man sie fragte, ob sie zum Picknick mitkommen wollte, gut, dann mochte sie gehen. Wahrscheinlich würde sie fragen, ob sie auch in letzter Minute kommen könnte, weil sie vorher noch über alle Gründe - ob oder ob nicht - nachdenken müsse. Oder wenn sie z.B. den Bücherschrank in ihrem Zimmer einzurichten hätte, würde sie nicht wissen, welche Bücher sie hineintun sollte. Sollte sie die im Haus nehmen, die ihr gehörten oder lieber die, die sie sich geliehen hatte - sie war nicht in der Lage, sich zu entscheiden. Er sagte, daß sie jetzt ganz anders sei und daß gerade dieser Unterschied entscheidend für ihr Zusammenleben sei.

Die Patientin, deren schrecklichen Hautausschlag ich zuvor beschrieben hatte, litt am gleichen Problem: an der Unentschiedenheit von *Graphites*. Ihr Vater war ein berühmter Schriftsteller gewesen und nach seinem Tode mußte sie seine ganze Bibliothek durchsehen und in Regale einordnen. Alle Bücherregale waren da. Sie räumte sie täglich wieder um, bis ihre Familie dadurch mehr oder weniger verrückt wurde. Ihre zwei Söhne besuchten mich, um zu fragen, was sie tun sollten. Ich gab ihr dann, obwohl ich sie schon vor fünf oder sechs Jahren das erste Mal behandelt hatte, eine neue Dosis *Graphites 10 M*, um zu sehen, ob es wohl wirken würde. Es half großartig.

Graphites-Patienten sind zu einem gewissen Grad auch depressiv. Sie haben dann böse Vorahnungen und das Gefühl, daß etwas Schlimmes bevorsteht. Das geht Hand in Hand mit ihrer Unentschlossenheit und sie sind in der Tat niedergedrückt. Sie weinen selten - sie erzählen Ihnen nur davon - und in der Regel ziemlich drastisch.
Graphites ist eines der größten Mittel für die Haut.
Es hat nicht die feuchte, weiche Haut von *Calcium carbonicum*, es ist viel rauher. Wenn man die Haut eines *Graphites*-Typus berührt, dem es gut geht oder der sogar durch das Mittel geheilt wurde, so werden Sie immer noch eine Haut vorfinden, die rauh und trocken ist und sich grob anfühlt.
Graphites und *Calcium carbonicum* haben beide das Gefühl eines Blutandrangs zum Kopf, obwohl es einen Unterschied gibt. *Graphites* hat das Gefühl, als ob das Blut von den Füßen herauffließt, sie können auch sehr heftiges Nasenbluten haben. Bei *Calcium carbonicum* dagegen beginnt es im Bauch und wogt zum Hals hinauf und nicht in den Kopf.

Graphites-Patienten kommen nicht unbedingt gut mit dem *Calcium carbonicum*-Typus aus. Sie sind nämlich sehr kritisch und können ziemlich schlechter Laune sein. Beide lieben Musik. *Graphites* aber reagiert darauf besonders sensibel und kann beim Hören von Musik weinen, während es sonst nichts anderes zum Weinen bringt. *Calcium carbonicum* ist oft auch sehr musikalisch, reagiert aber nicht in dieser Weise. *Graphites*-Patienten haben ihre ganz speziellen Hautbeschwerden und diese können überall auftreten.

Die Haut bekommt Risse, schreckliche Risse an den Fingern und sondert ein leicht klebriges, honigartiges Sekret ab. Oft leiden sie an etwas, das ein guter Hinweis sein kann: fast immer haben sie hinter den Ohren einen Hautausschlag, mit Rissen und Absonderung; manchmal ist er auch seitlich der Nase, manchmal am Haaransatz, obwohl er fast überall auftreten kann. Wenn ich nicht sicher war, was ich geben sollte und einen rissigen Ausschlag hinter den Ohren fand, neigte ich dazu, *Graphites* zu geben, wenn es sonst paßte, da es so hilfreich bei Hautbeschwerden ist.

Graphites fühlt sich durch seine Verstopfung gestört, nicht so *Calcium carbonicum*. Es ist aufgebläht, hat unbestimmte Schmerzen und fühlt sich viel besser, wenn es regelmäßigen Stuhlgang hat. Es kann auch schwitzen. Der Schweiß ist manchmal abstoßend - jede Ausscheidung von *Graphites* kann abstoßend sein. Es beschwert sich, weil es schwitzt und kann das überhaupt nicht ausstehen.

Graphites hat noch ein anderes seltsames Symptom.

Wenn der Patient Rheuma in der Wirbelsäule oder anderswo hat, geht es ihm besser, wenn er auf dem Rücken und bis zum Hals zugedeckt in Zugluft liegt. Diese Menschen sind verfroren und fühlen sich aber trotzdem in Zugluft besser, wenn sie warm genug zugedeckt sind.

Bei Sonnenlicht leiden sie auch an extremer Photophobie. Manchmal haben sie ein eigentümliches Symptom, das man vielleicht einmal im Jahr hört und das nicht seltsamer, seltener und eigentümlicher sein könnte. Die Patienten haben das Gefühl, als ob ein Spinnengewebe auf ihrem Gesicht sei. Sie versuchen, diese schreckliche Empfindung eines Spinnengewebes über dem Gesicht zu entfernen und können es nicht.

Das Mittel ist auch bei Verdauungsbeschwerden wertvoll. Sie leiden viel an Magenschmerzen und es geht ihnen fast immer besser, wenn sie essen. Auch unmittelbar nach dem Essen geht es ihnen besser. Manchmal haben sie Magengeschwüre und sorgen dafür, daß sie auch nachts etwas zu essen haben, denn das erleichtert den Schmerz und bereitet ihnen ein behagliches Gefühl. Sie haben alle möglichen seltsamen Abneigungen gegen Speisen. Fast alle *Graphites*-Patienten haben eine ausgeprägte Abneigung gegen Fisch. Wenn es ihnen nicht gut geht und sie viele Magenbeschwerden haben, mögen sie kein Fleisch, kein Salz und keine Süßigkeiten mehr. Fast immer bessern sich ihre Schmerzen auf warme Milch. Deshalb gehen sie mit Biskuits und einer Thermoskanne warmer Milch zu Bett, damit sie die Milch, wenn möglich, nicht kalt trinken müssen. Wenn sie kalte Milch trinken, hilft es nur wenig, warme Milch aber hilft ihnen sehr viel mehr, und sie werden Ihnen erzählen, daß sie sich danach sehr wohl fühlen. Sie haben auch viele Flatulenzen, die durch Rülpsen erleichtert werden. Der *Graphites*-Patient kann auch an Winden leiden, die nicht abgehen und sehr schmerzhaft sein können, manchmal sind sie von extremer Empfindlichkeit begleitet.

Bei Hautleiden bekommen sie gelegentlich einen Juckreiz am ganzen Körper. Gelegentlich haben sie stark geschwollene Halsdrüsen, die ganz schmerzlos sind. Es kann nützlich sein, daran zu denken, wenn Sie nicht wissen, weshalb diese Drüsen hervortreten und sicher sind, daß es sich nicht um Drüsenfieber oder sonst etwas anderes handelt.

23. Kalium bichromicum

Alle *Kalium*-Salze ähneln sich in gewissen Punkten, aber sie haben auch ganz deutliche Unterscheidungsmerkmale. Die einzige Möglichkeit, sie miteinander zu vergleichen ist, sich die Mittel eines nach dem anderen vorzunehmen und die hervorragenden Charakteristika eines jeden und die Ähnlichkeiten der anderen zu erwähnen, wie ich es jetzt tun werde.

Ich stelle mir den *Kalium bichromicum*-Patienten als ein ausgeprägtes blondes, dickes, ziemlich träges Individuum vor. Männer wie Frauen haben einen Anflug von Gedunsenheit. Das Gesicht ist gedunsen und läßt die Haut ungesund erscheinen, die Mehrheit hat eine ausgeprägte Tendenz zur Akne. Als nächstes bemerkt man, daß diese Menschen trübe Augen haben - sie können eine deutlich gelbe Färbung der Bindehaut haben, mit Blepharitis; insgesamt machen sie den Eindruck ausgeprägter Augenschwäche. Das ist meiner Meinung das, was einem zuerst auffällt.
Den nächsten Eindruck bekommt man, wenn man mit ihnen spricht. Nehmen wir einmal an, daß Sie einen Mann vor sich haben. Er ist überdurchschnittlich groß, sieht stark und muskulös aus. Wenn Sie sich aber mit ihm unterhalten, bemerken Sie, daß er unverhältnismäßig erschöpft ist; und wenn er müde ist, will er sich in einem Sessel ausstrecken und sonst nichts tun.

Die Patienten fallen, was ihre Beschwerden betrifft, in drei Klassen. Das allgemeine *Kalium bichromicum* ist der typische katarrhalische Dyspeptiker. Es werden sich auch einige *Kalium bichromicum*-Patienten finden, deren Katarrh tiefer sitzt und die zu Bronchitis und Asthmaanfällen neigen. Die dritte Gruppe ist nicht so dick und schwer, ihre Wangen haben mehr Farbe, ihre Haut ist dunkler. Das sind die Menschen, die an ausgeprägtem Rheuma leiden.
Sie werden *Kalium bichromicum* auch noch bei einem anderen Leiden brauchen, und zwar bei Migräne. Der Patient paßt seinem Aussehen nach nicht in das typische Bild. Einige Migräne-Patienten werden aber auf kein anderes Mittel reagieren.
Bei der Reaktion auf Temperaturen gibt es scheinbare Widersprüche. Den meisten Patienten geht es im Sommer schlechter, sie leiden bei Hitze an Rheuma und bekommen zu dieser Zeit Hautreizungen und Akne. Beschwerden des Respirationstraktes, wie Bronchitis und Asthma werden eher im Frühling und im Herbst schlimmer. Sie werden auch feststellen, daß sie oft über Kältegefühle klagen, wenn sie gerade krank sind. Bei feucht-kaltem Wetter fühlen sie sich merklich schlechter, und wenn sie sich elend fühlen, beginnen sie zu frösteln.
Während der vierundzwanzig Stunden des Tages haben sie ein oder zwei ausgeprägte Zeitmodalitäten. Bei allen *Kalium*-Salzen findet sich eine ausgeprägte Morgenverschlimmerung, die zwischen zwei und fünf Uhr früh schwankt. Bei *Kalium bichromicum* ist sie meist früher.

Kalium bichromicum fühlt sich merklich elend beim Erwachen morgens, insbesondere sind dann die Atembeschwerden schlimmer. Es handelt sich dann nicht um die Morgenverschlimmerung, sondern um eine bestimmte Verschlimmerung zum gewöhnlichen Zeitpunkt des Erwachens.
Ein anderes Charakteristikum von *Kalium bichromicum*, das wert ist, aufgeführt zu werden ist, daß es eine ausgeprägte Verschlimmerung nach dem Essen hat; es fühlt sich dann unbehaglich, schwer und hat weniger Energie.

Ein nützlicher Hinweis ist, daß sie einen ausgeprägten Wechsel ihrer Beschwerden haben. Das Rheuma vergeht, es folgen aber Verdauungsprobleme oder Durchfall, die Migräne vergeht, aber es folgen Augenbeschwerden. Bei Rheuma kann zuerst ein Knie betroffen sein, wenn aber diese Beschwerden vergehen, schmerzt die Schulter, wenn diese dann besser ist, verlagert es sich auf den Knöchel, dann auf das andere Knie usw..
Wir wollen nun die verschiedenen Beschwerden, über die sie klagen, betrachten.
Der typische, katarrhalische Dyspeptiker klagt über Katarrh, der bei kaltem, feuchten Wetter sehr beschwerlich wird. Er erkältet sich so, daß Nase und Nebenhöhlen mit fadenziehendem, gelbem Schleim verstopft sind. Bei chronischen Beschwerden kann der Schleim weiß sein; je chronischer der Fall ist, desto weißer ist der Schleim, je akuter der Fall, desto gelber ist er. Alle Nebenhöhlen können betroffen sein und in allen besteht der typische, bohrende *Kalium bichromicum*-Schmerz, so als ob ein derber Pflock in das betroffene Gebiet gepreßt würde. Meist ist die Stirnhöhle von diesem Schmerz betroffen, oft mit allgemeinem, schlimmen Kopfweh, ähnliche Schmerzen können über der Kieferhöhle oder über den Augen auftreten, je nachdem welcher Sinus befallen ist.

Das Aussehen ihres Halses ist sehr beeindruckend. Die ganze Rückwand des Halses ist sehr stark kongestioniert, oft hängen Schleimfäden aus dem Nasenraum herab, die Tonsillen, das Zäpfchen und der weiche Gaumen sind geschwollen. So sieht der typische Hals aus; wenn man dies einmal gesehen hat, kann man es nicht mehr verwechseln.

Der katarrhalischen Konstitution folgend breiten sich die Beschwerden nach unten in die Lunge aus. Dort findet sich dann eine ausgeprägte, kapillare Bronchitis mit einem sehr anstrengenden Husten. Ein Umstand weist oft auf *Kalium bichromicum* hin, und das ist eine deutliche Neigung zu Erstickungsanfällen. Wenn die Bronchien gereizt sind, ersticken sie an fester Nahrung. Flüssigkeiten können sie trinken, aber feste Nahrung läßt sie husten oder gar erbrechen. Morgens husten sie und bringen Mengen von fadenziehendem, schmierigem, eitrigem Schleim heraus. Was ihre Atembeschwerden betrifft, fühlen sie sich an frischer Luft oft besser, vorausgesetzt, die Luft ist nicht zu feucht und zu kalt.

Die Patienten werden Ihnen erzählen, daß es die angenehmste Sache von der Welt sei, ins Bett zu gehen, um es dort so warm wie möglich zu haben. Oft klagen sie über ein Kältegefühl in der Brust. Eine ihrer Hauptbeschwerden ist ein Schmerz in der Brust, der vom Brustbein direkt durch den Rücken hindurch geht.
Nun zum Katarrh, der anstatt in die Lunge zu gehen, sich bis in den Magen erstreckt. Sie finden eine typische, akute Gastritis oder ein Magengeschwür vor. Der Patient klagt darüber, daß er keinen Appetit mehr hat, über Schwindelanfälle und sehr häufiges Erbrechen. Er leidet an starker Flatulenz und hat nach dem Essen das quälende Gefühl, als ob ein Gewicht im Magen läge.

Ihre Vorlieben und Abneigungen gegenüber Speisen sind sehr ausgeprägt. Diese Leute haben eine deutliche Abneigung gegen Fleisch, einen schlechten Geschmack im Mund, Wasser schmeckt besonders unangenehm. Gewöhnlich entwickeln sie während ihrer Erkrankung eine Abneigung gegen Fett. Oft verlangen sie nach sauren Sachen und haben eine deutliche Vorliebe für Bier - der chronische Biertrinker ist wahrscheinlich ein typisches *Kalium bichromicum*. Sie können eine merkliche Verschlimmerung durch Bier haben - es wird ihnen davon übel und ruft häufig akutes Erbrechen und Diarrhöe hervor. Was das Erbrechen betrifft, so erbrechen sie beinahe alles, aber ein wichtiger Punkt ist, daß das Erbrochene sauer ist. Es ist wäßrig, gelb und fadenziehend. Ab und zu erbrechen sie eine Mahlzeit. Doch wenn der Magen leer ist, würgen sie eine Menge eiweißartigen Schleim heraus, dagegen weniger häufig als gelben, eiweißartigen Schleim.
Bei Magenbeschwerden können Blutungen auftreten, frische oder gestockte; häufiger als ein Magengeschwür kommt aber akute Gastritis vor. Die Patienten neigen zu ziemlicher Leberstauung, sie haben das Gefühl eines Gewichtes und ein Schweregefühl in der Gegend unter dem rechten Rippenbogen. Mit diesen Beschwerden haben sie oft starken Durchfall mit tonfarbigen, gallelosen Stühlen.

Kalium bichromicum neigt besonders zu Blasenkatarrhen, die von fadenziehendem, gelblichweißem Schleim im Urin begleitet sind. Wenn bei dieser Erkrankung beim Wasserlassen ein besonderer Schmerz in der Gegend des Steißbeins auftritt, ist *Kalium bichromicum* besonders indiziert.
Die meisten Fälle, bei denen ich *Kalium bichromicum* angewandt habe, waren akute Rheumafälle, die alle zum Schwitzen neigten.
Die Hauptindikation sind die wandernden Schmerzen. Ein Gelenk entzündet sich und wird empfindlich, dann vergeht dies und fängt an anderer Stelle wieder an. Der nächste Punkt ist, daß die Schmerzen plötzlich kommen und schnell wieder vergehen. Der Patient liegt zum Beispiel bequem da und bekommt dann plötzlich einen akuten Schmerz, der aber nicht lange dauert. Obwohl das Rheuma im Sommer auftritt, bessert es sich merklich durch Hitze

und verschlimmert sich durch Kälte; es ist schlimmer bei Bewegung und besser bei Ruhe.

Bei *Kalium bichromicum* finden sich auch Ischiasschmerzen, die bei Bewegung deutlich erleichtert werden, obwohl sonst die Schmerzen in den anderen Körperregionen dadurch verschlimmert werden. Die Ischiasschmerzen treten bei heißem Wetter auf und bessern sich, wenn man etwas Warmes auflegt, aber nicht im selben Ausmaß wie bei Rheuma. Auch das Beugen der Beine bringt Erleichterung. Die Beschwerden reagieren sehr empfindlich auf Wetterwechsel.

Eine Anzahl der Patienten leidet an Migräne. Der Typus, der *Kalium bichromicum* braucht, wird vor dem Auftritt der Kopfschmerzen durch visuelle Störungen gewarnt. Die Sicht ist dann verschwommen, trüb oder unklar. Sie treten ganz plötzlich einige Zeit vor den Kopfschmerzen auf, meist verschwinden sie, bevor der Schmerz kommt, sie können aber auch während der Kopfschmerzen bestehen bleiben. Diese Kopfschmerzen sind deutlich einseitig, manchmal links, manchmal rechts, der Schmerz ist besonders heftig. Oft tritt er nur an einer kleinen Stelle an einer der beiden Schläfen auf; er bessert sich deutlich, wenn auf dieses Gebiet Druck ausgeübt wird. Er bessert sich durch warme oder heiße Auflagen. Diese Art des Kopfschmerzes neigt dazu, periodisch wiederzukehren. Er wird durch Bücken oder heftige Bewegungen verschlimmert. Er entwickelt sich oft über Nacht und ist morgens beim Erwachen besonders schlimm. Oft tritt zugleich mit dem Schmerz eine heftige Übelkeit auf, bei der der Patient den typischen weißen, fadenziehenden, eiweißartigen Schleim erbricht. So sieht der typische Migränekopfschmerz aus, er ist ganz verschieden von dem katarrhalischen Kopfschmerz, der an der Nasenwurzel beginnt und sich von dort über den Kopf ausbreitet.

24. Kalium bromatum

Es gibt wenige Erkrankungen, bei denen *Kalium bromatum* von besonderem Nutzen ist. Die Mehrheit der *Kalium bromatum*-Patienten neigt dazu, dick zu sein und *Kalium bromatum* ist meist ein dicker, blonder, ausgeprägt lethargischer Typ, der zu Depressionen neigt und schwer und dumpf aussieht. Obwohl er das Bild scheinbarer Dumpfheit abgibt, besteht doch einige Unruhe. So haben die *Kalium bromatum*-Patienten nervöse Hände und Füße und können die Tendenz zu Zuckungen haben. Oft klagen sie über Schläfrigkeit und schlafen ein, sobald sie sich hinsetzen. Sie klagen auch oft über Taubheitsgefühle an Händen, Beinen und Füßen. Wenn ihre Beine taub werden, fühlen sie sich unbehaglich und bekommen ein zittriges Gefühl. Diese Beschwerden lassen sie fürchten, den Verstand zu verlieren.

Ein Patiententyp, den ich immer schwer einordnen konnte, bevor ich auf *Kalium bromatum* kam, ist das Kind, das in der Schule nicht so mitkommt. Es ist stumpfsinnig und es mangelt ihm anscheinend an Verstand. Es ähnelt *Pulsatilla* sehr, hat aber eine zu grobe Haut für das Mittel. Was mich zuerst auf *Kalium bromatum* brachte, war, daß die Patienten alle zu Akne neigen. Wenn Sie bei einem Kind eine starke Akne vorfinden und es sonst keine anderen Anhaltspunkte gibt, wird man jederzeit mit *Kalium bromatum* zurückgehen. Ebenso ist es mit der Akne der Frauen während der Menses, wenn keine anderen Indikationen vorliegen. Gelegentlich treffen Sie auf einen Mädchentyp, der sehr lange Perioden hat, auch das ist eine deutliche Indikation für *Kalium bromatum*.

Kalium bromatum ist heißblütig, es geht ihm bei Hitze, im Sommer und in heißen Räumen schlechter. Während der Verschlimmerung in heißen Räumen leidet der Patient an einem allgemeinen Gefühl des Fröstelns. Es fühlt sich bei kühlem Wetter wohler und neigt, wie alle anderen *Kali*-Salze, zu Verschlimmerung am frühen Morgen, etwa um zwei Uhr.

Bei drei Erkrankungen habe ich stets die Indikation von *Kalium bromatum* in Erwägung gezogen.

Die erste ist die Entwicklung von choreatischen Symptomen, die sich nach Schreck oder Schock entwickelt haben.

Die zweite ist der semi-konvulsive Zustand, den man bei der Brigth'schen Krankheit vorfindet - der Patient scheint schwerfällig und schläfrig, er sieht benommen aus und hat bedrohliche Konvulsionen. Hier wird *Kalium bromatum* oft dazu verhelfen, aus diesem Zustand herauszukommen.

Die dritte ist eine schlimme Diarrhöe bei Kindern, wenn das Kind Zeichen einer meningialen Reizung entwickelt. Hier ist *Kalium bromatum* streng indiziert.

Einige Epilepsiefälle sprechen auf *Kalium bromatum* an. Bei Männern tritt die Epilepsie nicht immer mit Übererregbarkeit auf, und ohne diese Übererregbarkeit habe ich von *Kalium bromatum* keinerlei Hilfe erlebt, wie auch immer der männliche Typ gewesen sein mag.

Bei Frauen findet sich immer ein deutlicher Zusammenhang zwischen der Periode und den Anfällen. Sie treten entweder während der Periode oder um diese Zeit herum auf. Ohne diesen Bezug habe ich nie ein gutes Ergebnis mit *Kalium bromatum* gesehen. Bei Männern und Frauen besteht eine Tendenz zur Verschlimmerung bei Neumond. Bei allen Fällen, die *Kalium bromatum* brauchen, folgt auf den Anfall ein starker Kopfschmerz. Eine andere Indikation bei Epilepsie ist das Auragefühl vor dem Anfall. Es ist von einem Gefühl des Schwellens begleitet, manchmal haben sie das Gefühl, als ob der ganze Körper geschwollen wäre.

25. Kalium carbonicum

Der erste Eindruck den *Kalium carbonicum*-Patienten machen ist der, daß sie weich sind. Sie wirken nicht so wie sie im KENT dargestellt sind: reizbar, unter Hochspannung und nervös; diese Art habe ich nie angetroffen. Für mich sind sie auf gar keinen Fall straff und gespannt, sondern sanft, blaß, schlaff - jede Anstrengung ermüdet sie und wenn sie müde sind, bekommen sie immer Rückenschmerzen. Sie neigen stets zum Dicksein und haben oft Plattfüße. Ich habe das Bild einer ziemlich dicken dunkelhaarigen Frau vor mir, die eine blaßgelbe Gesichtsfarbe und Rückenschmerzen hat, wenn sie ins Sprechzimmer kommt.

Die *Kalium carbonicum*-Patienten erzählen alle, daß sie sehr müde sind und wenn ihr Rücken schmerzt, einfach gezwungen sind, sich hinzulegen. Ihr geistiges Stadium ist fast immer dasselbe: die leichteste gedankliche Anstrengung oder Aufregung ermüdet sie und geht in einen Zustand geistiger Verwirrung über.

Gewöhnlich beschreiben die Patienten ihren Zustand so: sie erwachen morgens und wissen, daß sie eine Menge Arbeit vor sich haben. Sie beginnen mit irgendetwas und sofort fällt ihnen noch etwas anders ein, das auch getan werden müßte, so lassen sie die erste Arbeit liegen und stürzen sich auf die zweite. Kaum, daß sie diese begonnen haben, lassen sie sie wegen einer dritten liegen und so entsteht ein völliges Durcheinander und letztendlich ist keine Sache fertig.

Sie berichten, daß sie andauernd ihre Sachen verlegen. Ein Mann wird erzählen, daß er nie seine Notizen im Büro findet, er legt sie wirklich sorgfältig beiseite, kann sich aber dann nicht mehr erinnern, wo er sie hingelegt hat. Sie befürchten auch, ihren Verstand zu verlieren. Ihre Unfähigkeit, Dinge zu erledigen quält sie, sie versprechen sich, lassen Worte aus und vergessen, ihren Satz zu beenden. Sie ärgern sich dann über sich selbst und werden verstört. Sie ärgern sich über die Umstände, werden eifersüchtig und mißtrauen den Menschen, mit denen sie arbeiten. In diesem Stadium ist es schwer, mit ihnen umzugehen, oft zeigen sie eine seltsame Rachsucht. Eine andere Sache, die sie berichten, ist die, daß sie bei der leichtesten körperlichen oder geistigen Anstrengung ermüden. Immer wenn sie Aufregungen haben, sind sie ganz erschöpft und müssen sich ins Bett legen. Sie brauchen ein oder zwei Tage, um darüber hinwegzukommen.

Kalium carbonicum-Patienten haben viele Ängste, Angst vor der Armut, Angst vor der Zukunft und dem Tod.

Zusammen mit ihrer Angst bekommen sie einen ausgeprägten Sammeltrieb. *Kalium carbonicum* ist extrem besitzgierig. Diese Menschen hängen an allem, sie hängen am Leben und haben Angst vor dem Sterben, auch wenn ihr Leben als wenig lebenswert erscheint. Sie hängen auch an ihren Ehemännern, auch wenn es so aussieht, als würden sie sie verabscheuen. Sie hängen an ihren Kindern, auch wenn ihre Kinder ihnen anscheinend nur

Kummer machen und sie nicht allzugut behandeln. Sie hängen an ihrem Geld und können durchaus geizig sein, was seinen Grund in ihrer Angst vor der Armut hat.
Auch das Gefühl, versagt zu haben, findet sich häufig. Sie werden ängstlich und können nicht für sich selber einstehen. Wenn sie irgendjemand eines Fehlers beschuldigt, besonders eines Fehlers, den sie nicht gemacht haben, dann unterwerfen sie sich einfach.
Ein anderer wichtiger Punkt bei *Kalium carbonicum*-Patienten ist, daß sie nicht berührt werden wollen, sie können es einfach nicht ertragen.
Gewöhnlich klagen sie über das Gefühl zusammenzubrechen. Sie haben eine allgemeine, katarrhalische Konstitution und erkälten sich sehr leicht, meist haben sie etliche Verdauungsstörungen.
Was die Reaktionen betrifft, ist *Kalium carbonicum* ein verfrorener Patient, so kalt wie kein anderes Mittel, das wir in der Pharmakologie haben. Die *Kalium carbonicum*-Typen reagieren nicht nur empfindlich auf Zugluft, sondern auch auf jegliche kühle Luft.
Als nächstes werden ihre Beschwerden durch jegliche Anstrengung verschlimmert, geistige oder körperliche, und sie sind sehr empfindlich gegen Feuchtigkeit. Ein anscheinender Widerspruch zu dieser Verschlimmerung durch Kälte und Besserung durch Wärme ist, daß sie durch warme Getränke eine Verschlimmerung erfahren. Was aber in Wirklichkeit geschieht, ist, daß sie durch ein heißes Getränk aufgewärmt werden und danach sofort wieder zu frieren beginnen.
Diese Verschlimmerung hat ihre Ursache im Frösteln und nicht im warmen Getränk. Gewöhnlich sind all ihre Beschwerden nach dem Essen schlimmer. *Kalium carbonicum* fühlt sich besonders elend und energielos, wenn es Zeit zum Aufstehen ist.
Der Schmerzcharakter von *Kalium carbonicum* ist allgemein. Wo auch immer die Patienten Schmerzen haben, sind sie von der gleichen Art, ob sie nun in den Beinen, dem Rücken, der Brust, den Gelenken sind oder von Atem-, Verdauungs- oder rheumatischen Störungen herkommen.
Die Schmerzen sind immer scharf und schneidend und wandern beständig von einem Ort zum anderen. Als nächstes werden sie immer durch Hitze besser, sind empfindlich gegen Kälte und erfahren meist durch Druck eine Verschlimmerung. Gelegentlich kommt der Schmerz, während sie ruhen und wird durch sanfte Bewegung leicht gebessert. Er verstärkt sich aber deutlich, wenn sich der Patient schnell bewegt.
Ich denke da an eine alte Dame mit einer typischen Trigeminus-Neuralgie, die eines der besten Beispiele von *Kalium carbonicum* war, welches ich je gesehen haben. Sie reagierte nicht nur empfindlich auf Zugluft, sondern spürte sogar jede Luftbewegung. Wenn man z.B. ein Taschentuch vor ihrem Gesicht hin und her wedelte, spürte sie buchstäblich in jedem Trigeminusast Schmerzen. Jede auch nur leichteste Bewegung verursachte Schmerzen, wie z.B. essen, sprechen, lachen, lächeln. Sie war so empfindlich gegen Berührung, daß sie es einfach nicht ertragen konnte, ihr Gesicht zu waschen.

Sie war eine typische verbrauchte, erschöpfte Frau in den mittleren Jahren, die Rückenschmerzen hatte.
Dies ähnelt sehr dem Bild von *Magnesium phosphoricum*, beide Mittel haben eine große Empfindlichkeit gegen Kälte. *Magnesium phosphoricum* findet aber Besserung durch Druck, wohingegen *Kalium carbonicum* dadurch eine Verschlimmerung erfährt.

Kalium carbonicum ist so katarrhalisch wie sonst kein Mittel, das wir haben. Die Patienten erkälten sich ständig und bekommen etliche Absonderungen aus der Nase, wenn sie sich überhitzt haben, weil sie sich entweder überanstrengten oder aus einem heißen Zimmer nach draußen gegangen sind und sich danach erkältet haben. Aus demselben Anlaß neigen sie auch dazu, heftiges Kopfweh zu bekommen. Meist ist es temporal, entweder ein- oder beidseitig und es ist so heftig, daß es Nausea verursacht.
Der Nasenkatarrh neigt dazu, sich schnell in den Hals auszubreiten. Sie haben ganz typische trockene, schmerzhafte, heiße Tonsillen mit sehr viel weißem, manchmal auch zähem, gelbem Schleim, der in die Kehle herabhängt. Die Mandeln vergrößern sich früh, sie schmerzen, sind empfindlich und reagieren deutlich auf kalte Luft. Das ist ein wertvolles Zeichen für die Diagnostik. Wenn dieser Zustand nicht sofort behoben wird, neigt der Patient dazu, schnell eine frühe Bronchitis zu entwickeln mit paroxysmalem, trockenem, hackendem Husten. Die Patienten sind nicht sehr verschleimt und schlucken den Schleim eher hinunter, als daß sie ihn ausspucken. Der Husten ist so heftig, daß er in Erbrechen übergehen kann. Zugleich damit tritt der typische heftig stechende *Kalium carbonicum*-Schmerz in der Brust auf. Bei einer Lungenentzündung werden Sie *Kalium carbonicum* schwerlich im Frühstadium brauchen, es kommt überhaupt erst in Frage, wenn sich der Zustand konsolidiert hat. Zeichen, die auf das Mittel hinweisen, sind die Verschlimmerung am frühen Morgen, der Schmerzcharakter, die Art des Sputums, der Charakter des Hustens und der Umstand, daß eine deutliche Besserung eintritt, wenn sie aufgestützt sitzen und sich nach vorne lehnen. Wenn sie auf der betroffenen Seite liegen, haben sie eine Verschlimmerung. In der Regel ist der rechte Lungenlappen in der Tiefe befallen. Oft leiden sie an ausgeprägter Dyspnoe. An Flüssigkeiten können sie nur nippen, weil sie den Atem nicht lange genug anhalten können, um einen ordentlichen Schluck zu nehmen. Feste Nahrung können sie überhaupt nicht zu sich nehmen, weil das einen Husten verursacht, der bis zur Übelkeit geht. Sie neigen stets dazu, ein blasses, leicht zyanotisches, aufgedunsenes Gesicht zu haben.
Die große Gefahr der *Kalium carbonicum*-Pneumonie ist, daß das Herz versagt. Sehr früh treten sehr gefährliche Beschwerden auf, die durch die toxische Affektion des Herzmuskels verursacht werden.
Am ehesten wird man *Kalium carbonicum* mit *Hepar sulfuris* verwechseln. Es hat nämlich dieselben Atembeschwerden, denselben Husten, dieselbe Empfindlichkeit gegen kalte Luft, dieselbe Beteiligung der Zervikaldrüsen,

nicht aber die Verschlimmerungszeit von 2 - 4 Uhr morgens. Seine Verschlimmerungszeit ist viel später, nämlich um 7, 8 oder 9 Uhr, es hat auch nicht das gedunsene Gesicht, sondern ist dünner, abgespannter und sieht ängstlicher aus.
Kalium carbonicum-Patienten klagen immer über ihre Neigung zu Verdauungsschwierigkeiten, ständiger Anlaß zur Klage ist ihre Neigung zu Blähungen, sie sind nach dem Essen vollständig aufgebläht. Dann haben sie die größten Schwierigkeiten, diese Blähungen wieder loszuwerden. Sie betreffen den ganzen Bauch und nicht nur den Magen. Sie leiden auch an einem Leeregefühl im Bauch, sie fühlen sich hungrig und suchen etwas zu essen, sind aber dann nicht satt, weil es sich nicht um einen echten Hunger handelt.

Meist haben sie Zahnbeschwerden, man trifft sie nur schwerlich mit einem gesunden Gebiß an. Gewöhnlich haben sie einen entzündeten Gaumen, eine ungesunde, übelriechende Mundhöhle und eine blasse, schlaffe Zunge. Sie werden die übliche *Kalium*-Zunge vorfinden: an der Wurzel hat sie einen dicken Belag, häufiger aber ist, daß sie blaß und geschwollen aussieht.

Ein anderes häufiges Symptom ist das Gefühl einer inneren Kälte im Bauch, bei Problemen im Respirationstrakt findet man ein ähnliches Kältegefühl in der Brust. Wegen ihrer starken Kälteempfindlichkeit haben diese Patienten oft etwas dagegen, untersucht zu werden.

Kalium carbonicum-Patienten bekommen leicht Koliken. Sie können vom Darm oder von der Leber her kommen, oft haben sie ein Völlegefühl und ein empfindliches Gefühl genau über der Leber. Es kann sogar in einen Galleanfall übergehen, wahrscheinlicher ist aber, daß Gallensteine drohen, als daß sie sich de facto entwickeln.

Tatsächlich leiden sie alle an Obstipation und haben eine ausgeprägte Neigung zu schmerzhaften Hämorrhoiden. Sie treten in großer Menge heraus und neigen zur Thrombose, gelegentlich bluten sie auch, aber charakteristisch ist ihre Schmerzhaftigkeit und Hyperästhesie - der Patient schreit einfach, wenn man sie berührt.

Die meisten *Kalium carbonicum*-Patienten sind durstig und haben ein ausgeprägtes Verlangen nach sauren Sachen. Wenn sie gerade krank sind, haben sie Verlangen nach Süßem, nach Schokolade oder Süßigkeiten oder ein wirkliches Verlangen nach Zucker. In der Regel haben sie eine deutliche Abneigung gegen Fleisch. Obwohl es nicht in der Literatur verzeichnet ist, finde ich jedoch, daß die meisten Patienten dazu neigen, übermäßig viel Stärke zu essen.

Ein anderer Punkt, der beständig bei allen *Kalium*-Salzen auftritt - und ich glaube, daß ihn *Kalium carbonicum* ausgeprägter als alle anderen mit

Ausnahme von *Kalium phosphonicum* hat - ist, daß sie alle eine deutliche Verschlimmerung nach Geschlechtsverkehr haben. Sie sind danach völlig erledigt. *Kalium carbonicum* neigt dazu, ungewöhnlich erregt zu sein und doch ist es anschließend so erschöpft. *Kalium phosphonicum* hat nicht denselben Grad der Reizbarkeit, aber seine Erschöpfung ist schlimmer.

Kalium carbonicum hat eine auffallende Tendenz zu Hämorrhagien, die Menses können zu häufig sein und sind fast immer zu stark. Oft bekommt man zu hören, daß die Periode so schlimm ist, daß immerzu Blut heraussikkert, manchmal wird die Patientin geradezu überflutet, dann verringert sich die Blutung, sie sickert nur noch, hört aber nie auf. Als pathologische Verhältnisse werden Sie dann wahrscheinlich einen Polyp oder ein Fibroid vorfinden.

Alle Lehrbücher wiederholen, daß *Kalium carbonicum* ein gefährliches Mittel ist; KENT warnt davor, es bei akuter Gicht zu verwenden. Die wenigen Gichtanfälle, die ich selbst gesehen habe, verlangten nie *Kalium carbonicum*. Dieses Mittel kann ganz sicher bei rheumatoider Arthritis verwendet werden. Ich habe viele Patienten gesehen, die deutliche Indikationen für das Mittel boten und sofort eine Hochpotenz *Kalium carbonicum* bekamen, was auch guttat.
Sehr oft habe ich es bei Pneumonie gegeben und nie ein gefährliches Ergebnis gehabt. Bei Tuberkulose jedoch ist es gefährlich, da es die miliare Verbreitung fördern kann. Man muß hierbei sehr vorsichtig mit der Wahl der Potenz sein, weil die Patienten die Reaktionen nicht gut durchstehen. Oft habe ich das Mittel auch bei Magenleiden gegeben und dabei nie ein schlechtes Ergebnis gesehen.
Bei einer Gallenkolik würde ich *Kalium carbonicum* nie einem *Kalium carbonicum*-Patienten geben, wie ich es auch vermeiden würde, *Lycopodium* bei einer hepatischen Kolik einem *Lycopodium*-Patienten zu geben. Wenn man dem Patienten sein eigenes Konstitutionsmittel gibt, kann er eine ausgesprochene Verschlimmerung bekommen. Wenn *Kalium carbonicum* bei einem *Kalium carbonicum*-Patienten mit Kolik indiziert ist und keine weitere Indikation vorliegt, würde ich es nur in einer Tiefpotenz geben. In der Regel kann es *Aconitum* leicht mit der Gallensteinkolik eines *Kalium carbonicum*-Patienten aufnehmen. Sie können die Beschwerden damit lindern und anschließend mit *Kalium carbonicum* nachfolgen, wenn die Schmerzen verschwunden sind.

26. Kalium jodatum

Als erstes gibt es akute Fälle, die Indikationen für *Kalium jodatum* bieten. Zweitens gibt es rheumatische Zustände, bei denen es indiziert ist, sie treten gleichzeitig mit Herzbeschwerden auf.
Der typische chronische *Kalium jodatum*-Patient neigt zu Blässe, er sieht empfindlich aus und sein vasomotorisches System ist deutlich labil. Diese Typen erröten sehr leicht. Gewöhnlich sind sie hellhäutig und sehr oft hellhaarig.
Der akute Typus, den es häufiger gibt, ist dicker als man erwarten würde, und stark gerötet, dunkler rot als der chronische Typ mit schwerfälligeren Formen, eher zyanotisch und mit schweren Lippen.
Es gibt ganz gewisse Züge, die alle Patienten, die *Kalium jodatum* brauchen, beständig aufweisen. Als erstes sind sie heißblütig und fühlen sich an frischer Luft deutlich besser.
Als nächstes sind sie depressive, leicht zu entmutigende Menschen, die oft eine sehr ausgeprägte Abscheu vor dem Leben haben. Sie sind schlechtgelaunt und reizbar, und wenn sie sich über etwas ärgern, fangen sie an zu schimpfen. Sie sind auch unruhig, was mehr auffällt, wenn sie erregt sind. Wenn man den Versuch macht, sie zu überprüfen, können sie in Tränen ausbrechen.
Wenn sie versuchen, einem etwas verständlich zu machen und es nicht in Worte fassen können, regen sie sich so auf, daß sie aus lauter Kummer über sich selbst in Tränen ausbrechen können.
Sie haben ganz bestimmte Verschlimmerungszeiten: die übliche *Kalium*-Verschlimmerung am frühen Morgen von 2 bis 3 Uhr und ebenso eine Verschlimmerung morgens beim Erwachen. Dann bekommen sie Kopfweh, einen trockenen Hals und eine allgemeine Depression. Sie reagieren empfindlich auf feuchtes Wetter. Kalte Speisen bringen sie durcheinander und kalte Milch verschlimmert deutlich. Sie neigen zu Urtikaria, die gewöhnlich am Meer schlechter ist. Sie können auch Asthma bekommen, das ebenfalls am Meer schlimmer wird. *Kalium jodatum*-Patienten sind auffallend hungrig, meist auch durstig und alle neigen zu Flatulenzen.

Kalium jodatum ist ein sehr nützliches Mittel bei Rheuma und Ischias, und hierbei hat es einen charakteristischen Zug. Es besteht eine Empfindlichkeit über dem Ischiasnerv und über einem diffusen Gebiet, das über das Nervengebiet hinausgeht. Dasselbe findet sich auch bei Rheuma, es gibt ein empfindliches Gelenk, aber über und unterhalb des Gelenks besteht eine diffuse Empfindlichkeit. Als nächstes besteht bei Rheuma und Ischias eine deutliche Hitzeverschlimmerung, der Patient hält die betroffenen Teile unbedeckt und wünscht kalte Anwendungen.
Er erfährt durch Bewegung eine deutliche Besserung, besonders durch längere Bewegung. Zu Beginn der Bewegung kann er noch Schmerzen

haben, aber sie werden weniger, je länger er sich bewegt. Was den Ischias betrifft, bekommt er eine auffallende Verschlimmerung, wenn er auf der betroffenen Seite liegt. Sitzen und Stehen verschlimmert, Bewegung bessert.

Wertvolle Indikationen sind Augen und Nasenbeschwerden, vor allem entzündliche Augenlider. Ich glaube, daß akute Konjunktivitis, besonders wenn sie heftig, intensiv und von Blepharospasmen begleitet ist, bei *Kalium jodatum* besonders häufig vorkommt. Man findet stets das typisch gerötete Gesicht, auffallende Ödeme der Augenlider, die ganze Außenseite der Lider ist rot, das ganze Gesicht ist rot, Röte und Schwellung breiten sich bis zur Stirn aus, so daß auch diese geschwollen und aufgedunsen wirkt. Es bestehen ausgeprägte Kopfschmerzen, eine starke Photophobie, die Bindehaut ist rot und ödematös. Die Augen scheiden eine dicke, grünlichgelbe Absonderung aus, und beim Öffnen der Augen strömen die Tränen nur so. Der Patient klagt über brennende Schmerzen, und in fast allen Fällen besteht schon früh eine Tendenz zur Ulzeration der Kornea. Dieser Zustand verschwindet meist mit *Kalium jodatum*, wenn dabei eine Verschlimmerung durch Wärme und eine Besserung durch Kälte vorkommt.
Es gibt noch eine weitere Erkrankung, nämlich den der akuten Entzündung der zusätzlichen Nasennebenhöhlen. Das Aussehen der aufgedunsenen Stirn, das sich bis zu den Augen hinab ausbreitet, erregt Aufmerksamkeit. Gleichzeitig besteht ein scharfer, wäßriger Schnupfen, mit brennenden Augen und intensivem Tränenfluß. Die Nase kann wund und roh werden, die Oberlippe schwillt an. Mit diesen Nasenbeschwerden treten noch sehr viele andere Störungen auf, meist kleine Geschwüre, die an der Zungenspitze sitzen. Ein oft bestätigtes Symptom ist ein intensiver Schmerz an der Zungenwurzel beim Versuch, die Zunge herauszustrecken.
Dieses Bild verlangt nach *Kalium jodatum* und wird unter *Kalium jodatum* verschwinden. Es spielt keine Rolle, ob es sich dabei um eine Konjunktivitis oder um eine Erkrankung der Neben-, Kiefer- oder Siebbeinhöhlen handelt, vorausgesetzt, es besteht eine Verschlimmerung durch Hitze.
Noch ein zusätzlicher klinischer Tip: Wenn Sie einen heißblütigen Patienten mit Ohrensausen vor sich haben, bei dem keine andern Indikationen vorliegen, geben sie *Kalium jodatum*. Bei einem kalt-blütigen Patienten wird dasselbe Leiden sehr oft mit einer Gabe *China* verschwinden.

27. Kalium phosphoricum

Zwischen *Kalium phosphoricum* und den anderen *Kalium*-Salzen gibt es einen bestimmten Unterschied. Diese anderen haben, im Gegensatz zu *Kalium phosphoricum*, die Tendenz zu übermäßigem Fettansatz.

Der durchschnittliche Patient ist ein dünner Mensch mit typisch blasser, wachsartiger Haut. Die meisten *Kalium phosphoricum*-Typen, die ich gesehen habe, waren dunkel und alle waren offensichtlich erschöpft. Diese Mischung von extremer Nervosität und körperlicher Erschöpfung ist ein seltsamer Zustand.

Sie gehen meist leicht gebückt, ihre Bewegungen sind unsicher und sie geraten leicht ins Schwanken. Manchmal ist dieses Schwanken auf Schwindelgefühle zurückzuführen, häufiger aber kommt es daher, daß ihre Glieder gerade schwach sind. Sie sind verzweifelt und ängstlich und gehören fast immer dem neurasthenischen Typ an.

Wenn sie z.B. von jemandem geärgert werden, macht sich ihre Gereiztheit in Krämpfen bemerkbar. Es ist die Reizbarkeit der Schwäche, der Verbitterung und der ihnen bewußten Unfähigkeit, mit dem Leben fertigzuwerden. Gewöhnlich geht diese in einen Zustand der Erschöpfung mit Tremor und Angstgefühlen über, diese Menschen haben dann das Gefühl, aufschreien zu müssen. Sie brauchen jemanden, an dem sie sich festhalten können, entweder damit ihr Verstand gerettet wird oder daß man ihnen hilft, sich wieder unter Kontrolle zu bringen.

Immer sind sie schüchtern und besonders nervös, wenn sie von zu Hause fort müssen. Man sagt deshalb, daß sie Heimweh haben, aber ich glaube eher, daß sie sich vor fremder Umgebung fürchten. Fremden gegenüber sind sie nicht nur schüchtern, sondern sie betrachten sie auch mit ausgeprägtem Mißtrauen.

Ein anderes Symptom, das bei den Prüfungen von *Kalium phosphoricum* gefunden wurde, ist die Furcht vor offenen Plätzen. Dieses Symptom ist oft schwierig in der Materia Medica unterzubringen. Trotz ihrer nervösen und körperlichen Schwäche werden sie oft unruhig. Sie reagieren auch sehr empfindlich auf Lärm und werden dadurch aufgeschreckt. Des weiteren haben sie trotz ihrer augenscheinlichen Schwäche, Angst und Erschöpfung einen eigenartigen Eigensinn. Er fällt besonders auf, wenn man versucht, sie dazu zu bringen, etwas für ihre Gesundheit zu tun - Sie werden dann feststellen, daß sie auffallend starrköpfig und schwer handzuhaben sind. Zusammen mit ihrem extremen Desinteresse findet sich ein ausgeprägter Widerwille gegen das Leben. Sie verabscheuen es, obwohl sie Angst vor dem Sterben haben und niemals zu den Leuten gehören, die Selbstmord begehen.

Diesen Zustand werden Sie oft nach langer, chronischer, schwächender Krankheit vorfinden. Sie sind stets blaß und offensichtlich krank, durch Streß oder Aufregung aber können sie eine hektische Wangenröte bekommen.

Nach dem Essen werden sie dadurch gestört, daß sie Hitzewellen bekommen und schwitzen. Besonders betroffen davon sind Gesicht und Kopf. Ich erwähne dies, weil es oft schwierig ist, zwischen *Kalium phosphoricum* und *Phosphorus* zu differenzieren - beide haben die Tendenz zum Erröten und heiß zu werden -, andererseits gibt es unzählige Unterschiede zwischen ihnen.

Kalium phosphoricum bekommt zugleich mit seiner Müdigkeit einen besonderen Schmerz über dem siebten Halswirbel, der die ganze Rückenregion miteinbezieht. Das ist eine ihrer Hauptbeschwerden und sie tritt immer dann auf, wenn der Patient ermüdet ist. Der Rückenschmerz wird deutlich schlimmer, wenn er sich hinlegt oder wenn er sitzt und etwas besser, wenn er sich langsam umherbewegt, dabei besteht ein Schwächegefühl über den ganzen Rücken hinweg.

Diese Menschen reagieren besonders empfindlich auf Kälte. In der Tat reagieren sie meist mit Verschlimmerungen, sie haben überhaupt sehr wenige Verbesserungen. Bei warmem Wetter geht es ihnen schlechter, Nahrung verschlimmert, meist geht es ihnen morgens beim Aufstehen und immer, wenn sie sich angestrengt haben, schlechter. Gelegentlich bringt langsame Bewegung eine leichte Besserung. Sie reagieren überempfindlich auf Lärm. Meist leiden sie am prämenstruellen Syndrom mit deutlicher Besserung zu Beginn der Blutung. In den frühen Morgenstunden fühlen sie sich gequälter, ängstlicher und müder als sonst.

Besonders empfindlich reagieren sie auf Berührung, jede emotionale Aufregung läßt sie zittern, so z.B. bei schlechten oder erschreckenden Nachrichten. Durch Streß und wenn sie sich unterhalten müssen, fühlen sie sich schlechter, besonders wenn sie zugleich mit mehreren zu sprechen haben. Trotzdem haben sie eine ausgeprägte Angst vor dem Alleinsein. Sie fürchten sich vor Menschenansammlungen. Wenn sie in einer Menge sind, fangen sie an zu zittern und bekommen Angst.

Mit anderen Worten, sie bieten das typische Bild eines Patienten mit »allgemeiner nervöser Erschöpfung«. Ihre Hauptklage ist ein Gefühl von allgemeiner Schwäche, das von verschiedenen Schmerzen und Störungen in Armen und Beinen begleitet ist. Man kann sogar eine deutliche Nervendegeneration vorfinden. Ich habe typische, disseminierte Sklerosen gesehen, die durch *Kalium phosphoricum* auffallend gebessert wurden. All diesen Patienten mit Taubheitsgefühl, Tremor und Schmerzen geht es bei Anstrengung schlechter, wohingegen langsame Bewegung anscheinend ihre Blutzirkulation aufrecht erhält, weshalb sie sich dann besser fühlen.

Fast alle leiden an Verdauungsstörungen mit charakteristischen Merkmalen. Was den Appetit betrifft, haben sie ein auffallendes, widersprüchliches Symptom. Oft haben sie nämlich ein Hungergefühl - eher wohl ein Gefühl der Leere -, das sofort verschwindet, wenn sie Nahrung zu sich nehmen. Wenn sie essen, fühlen sie sich augenblicklich so voll, als ob der ganze Bauch angeschwollen wäre. Auch wenn sie nur wenig essen, haben sie arge

Flatulenzen. Trotzdem bekommen sie wenige Minuten, nachdem sie zu essen aufgehört haben, wieder dieses Leeregefühl.
Sie geben das Bild des charakteristischen, nervösen Dyspeptikers, der ständig etwas nascht. Da fast alle eine Abneigung gegen Brot haben, nehmen sie ihre Zuflucht zu süßen Biskuits oder Schokolade.
Ein nützlicher diagnostischer Hinweis ist, daß sie dazu neigen, einen heftigen, nagenden Hungerschmerz zu bekommen, wenn sie morgens etwa gegen 5 Uhr erwachen. Meist haben sie deshalb eine Keksschachtel an ihrem Bett stehen. Sie leiden viel an Blähungen, die schwer abgehen; es handelt sich dabei um eine Art verklemmter Blähungen, aus denen eine Kolik entstehen kann. Oft haben sie zwischen der Nahrungsaufnahme und dem Beginn der Störung längere Zeitabstände, ebenso auch zwischen der Störung und dem deutlichen Hungerschmerz. Es läßt sich aber in der Regel kein Zwölffingerdarmgeschwür, noch die sofortige Schmerzerleichterung durch Essen, die beim Zwölffingerdarmgeschwür vorkommt, finden.
Ein anderer Punkt ist, daß der Patient bei Verdauungsbeschwerden einen auffallend ungesunden Mund hat, der Gaumen ist entzündet, empfindlich und blutet leicht. Wenn sie ihre Zähne nicht gut kontrollieren lassen, verfallen sie und machen Beschwerden. So wird z.B. die Zunge schlaff und bekommt einen angedeuteten senffarbigen Belag.
Oft verlangen die Patienten nach eiskaltem Wasser, was sonderbar ist, da sie über ein Kältegefühl im Bauch klagen. Sie lieben Süßigkeiten wie auch saure Sachen, manchmal haben sie Verlangen nach Essig.
Wenn immer ich eine erschöpfte Frau mit einer Vorliebe für Essig vor mir habe, denke ich als erstes an die zwei Mittel: *Sepia* und *Kalium phosphoricum*. Beide sind verfroren, erschöpft und reizbar. Beide sind blaß, beiden geht es bei Bewegung besser. Bei *Kalium phosphoricum* sitzt der Schmerz hauptsächlich in der Dorsalregion, bei *Sepia* in der Sakralregion. *Kalium phosphoricum* fühlt sich eher schlecht, wenn es sich hinlegt, während *Sepia* sich dabei besser fühlt. *Kalium phosphoricum* neigt zu Blässe, *Sepia* ist eher blaßgelblich. Die Augenringe bei *Sepia* sind braun, bei *Kalium phosphoricum* schwarz. Wie alle anderen *Kali*-Salze hat *Kalium phosphoricum* eine Aversion gegen Brot und Fleisch.

Fast alle diese nervösen, geschwächten Patienten leiden an Kopfschmerzen. Ein anderer Patiententyp, der eine deutliche Indikation für das Mittel bietet, ist der Student, der intensiv gelernt hat. Er bekommt die Art von Kopfschmerz, die während der Nacht entsteht, beim Erwachen sehr heftig ist, beim Aufstehen und durch Umhergehen leicht besser wird, um dann gegen Abend wieder schlimmer zu werden. Im allgemeinen verschlimmern Kälte und Lärm den Schmerz. *Kalium phosphoricum* ist eines der lärmempfindlichsten Mittel, das wir haben. Der Kopfschmerz ist intensiv, die Kopfhaut, ja sogar das Haar scheinen davon betroffen zu sein, der ganze Kopf wird berührungsempfindlich. Wenn der Patient ein wenig ißt, vermindert sich der Schmerz, er kehrt aber - ähnlich wie die Verdauungsbeschwerden -

zurück, wenn er hungrig wird. Es hilft dem Patienten, wenn er den Kopf einwickelt und warm hält. Jede Aufregung oder geistige Anstrengung verschlimmert stark.
Zusammen mit der allgemeinen zittrigen Schwäche tritt ein auffallendes Herzklopfen auf. Bei der körperlichen Untersuchung findet man ein schwach arbeitendes Herz und einen niedrigen Blutdruck. Gelegentlich trifft man auch auf einen Patienten mit echter Angina pectoris. Bei diesen Anfällen bleibt, wenn sich der akute, ausstrahlende Schmerz gelegt hat, ein Taubheitsgefühl zurück.

Fast alle Patienten leiden an Blasenbeschwerden, meist an typischem Blasenkatarrh. Bei älteren, erschöpften, geschwächten Patienten mit Inkontinenz wird *Kalium phosphoricum* diese Beschwerden zum Verschwinden bringen und die Sphinkterkontrolle wiederherstellen. Sie haben einen auffallend brennenden Schmerz beim Wasserlassen, wenn der Urin zu fließen beginnt. Er bleibt auch noch nach dem Urinieren bestehen und sitzt meist in der Blase und nicht in der Harnröhre.
Wenn Sie sich einen Patienten vorstellen, der Süßes mag, zittrig, erschöpft, hungrig, abgemagert und schwach ist, werden Sie sehen, daß *Kalium phosphoricum* sehr oft bei Diabetikern angezeigt ist.
Es besteht eine deutliche Verschlimmerung der Menses, die meist spärlich sind. Wenn diese Patientinnen Leukorrhoe bekommen, so kann sie stark gefärbt und wundmachend sein. Oft treten dabei auch Schmerzen in den Eierstöcken auf.
Es gibt noch zwei nützliche Hinweise, was *Kalium phosphoricum* betrifft. Abgesehen von ihrer Neigung, nach dem Essen oder vor Aufregung im Gesicht und am Kopf zu schwitzen, sind ihre Schweißdrüsen im allgemeinen inaktiv und die Patienten schwitzen nicht leicht. Sie haben meist einen unruhigen Schlaf und gewaltsame Träume und Alpträume.
Es ist ein ungeheuer wertvolles Mittel. Ich habe sehr viele Menschen gesehen, deren Erscheinung an ein Krebsgeschehen denken ließ, das nicht gefunden werden konnte, und die mit *Kalium phosphoricum* gesundeten.

28. Kalium sulfuricum

Meiner Meinung nach ist *Kalium sulfuricum* eine Kreuzung zwischen *Sulfur* und *Pulsatilla*. Seine typische Erscheinung ist schwerfällig und träge. Diese Menschen sind meist hochrot, eher dick, auffallend langsam in ihren Bewegungen und neigen zu grober Haut. Sie klagen immer, daß sie sich müde fühlen, was ich persönlich eher für Faulheit als für körperliche Erschöpfung halte. Sie haben eine deutliche Abneigung gegen Arbeit, körperliche und geistige, und sie bedauern meist sich selbst.
Sie sind ziemlich depressiv, haben oft kein Vertrauen mehr und können ängstlich sein. Oft geht mit der Depression das Gefühl, als ob ihr Gehirn nicht arbeiten würde einher. Trotz ihrer Ängstlichkeit sind sie oft ungeduldig und wechselhaft, in einem Augenblick noch lebhaft, im nächsten schon depressiv.
Wenn Sie ihr möglichstes tun, um sie aufzuheitern, werden sie darauf reagieren und sich zusammenreißen, aber in der nächsten Minute fallen sie wieder in sich zusammen. Sie können, was ihre eigene Person betrifft, ängstlich werden und sich für krank halten, besonders abends und während der Nacht. Morgens beim Erwachen sehen sie das Leben in düsteren Farben. Wenn man versucht, sie durch einen Spaß von ihrer ernsthaften Ansicht ihrer Krankheit wegzubringen, werden sie bissig. Eigensinnig sind sie immer. Sie klagen darüber, daß sie mit ihrer geistigen Verwirrung zugleich auch an Schwindelgefühlen leiden. Sie haben ein Völlegefühl im Kopf und ein heißes Gesicht. Ein anderer charakteristischer Punkt ist ihre gereizte Haut - sie werden stets von einem Juckreiz am ganzen Körper gequält. Dieser Juckreiz ist ein nützlicher Hinweis, an dem man die meisten ihrer anderen Beschwerden feststellen kann.
Sie sind immer katarrhalisch. Der Katarrh kann überall sein, meist aber im oberen Respirationstrakt. Bei Atembeschwerden haben die typischen Fälle ein rotes Gesicht. Bei Bronchialkatarrhen leiden sie an enormer Schleimsekretion, die ganz Brust blubbert und meist ist die rechte Brustseite stärker betroffen. Sie leiden an katarrhalischer Konjunktivitis mit gelblichen Krusten am Lidrand, bei welcher die Lider verkleben und jucken. Die Absonderungen sind gelb - wie auch alle anderen Körperausscheidungen, sie können die Haut reizen und jucken.

Es besteht ein intensiver Reizzustand der Nase, häufig mit Ulzerationen, immer verschlimmert durch ein heißes Zimmer und bei heißem Wetter. Dieser Zug geht durch ganz *Kalium sulfuricum* - es ist z.B. eines der angezeigtesten Mittel bei chronischer Mittelohrentzündung. Die Patienten können auch Hämorrhoiden bekommen, auch hier findet sich ein intensiver Juckreiz.

Alles ist schlimmer im Hause. Bei Wärme geht es ihnen ganz allgemein schlechter, sie fühlen sich immer an frischer Luft besser. Meist geht es ihnen abends und durch Anstrengung, die sie überhitzt, schlechter. Sie schwitzen daraufhin und erkälten sich dann. Wenn sie ruhen, stagnieren sie und es geht ihnen besser, wenn sie sich langsam umherbewegen. Morgens beim Erwachen geht es ihnen schlechter, da sie sich dann oft sehr benommen fühlen und meist auch Kopfschmerzen haben. Auch nach dem Essen geht es ihnen schlechter. Ein eigentümliches Symptom, das sich wider Erwarten bei trägen Patienten findet, ist, daß sie eine intensive Verschlimmerung durch Lärm erfahren. Nach dem Baden erkälten sie sich leicht, egal ob es sich um ein heißes oder kaltes Bad gehandelt hat.

Sie sind immer geneigt, Kopfschmerzen zu bekommen. Sie haben einen vollen, kongestiven Kopfschmerz mit intensivem Hitze- und Schweregefühl im Kopf. Meist beginnt das Kopfweh über den Augen, ist dann dort und in der Stirn stärker, breitet sich über den ganzen Kopf aus und ist deutlicher an der rechten Kopfseite zu spüren. Anders wie die meisten kongestiven Kopfschmerzen werden sie durch Druck und Niederlegen gelindert.

Des weiteren leiden sie an Husten, der beim Essen schlimmer ist und durch kalte Getränke und kalte Luft gebessert wird. Der Patient hat tief unten in der Trachea das Gefühl einer Reizung. Er hat große Schwierigkeiten, das Sputum herauszubringen und hat einen typischen gelblichen Auswurf. Auch die Mundhöhle sieht typisch aus. Sie ist schleimig und hat einen gelblichen Belag. Der Patient klagt stets über einen unangenehmen, faden Geschmack, insbesondere klagt er darüber, daß Wasser schlecht schmeckt. Vielleicht können Sie sich ein leicht säuerliches Getränk vorstellen, das statt klar und erfrischend zu sein, schal ist. Ich glaube, dieses Bild drückt die Idee der Störung aus. Dazu werden Sie noch die üblichen Vorlieben für Süßigkeiten, saure Sachen und kalte Speisen finden.

Auch akutes Rheuma kann *Kalium sulfuricum* erfordern. Der Patient hat das typische Aussehen, allgemeine Hitzeverschlimmerung, Linderung der Schmerzen durch Umhergehen und Aufenthalt an der frischen Luft.
Dazu gehört noch eine trockene Haut, die meist fleckig ist und juckt, auch Urtikaria kann vorkommen. Die Schmerzen wandern umher, beginnen in einem Gelenk und gehen dann auf ein anderes über, verlassen dieses wieder, um auf ein drittes überzugehen. Wenn sie rheumatische Schmerzen haben, klagen sie oft über sehr kalte Hände und Füße, was *Sulfur* sofort ausschließt.
Im Schlaf haben sie besonders bei fiebrigen Zuständen, erschreckende Träume von Gespenstern, Tod, Räubern, Mord, usw., die alle heftig kämpfen, und sie wachen mit Todesangst auf. In dieser und auch in anderer Hinsicht ähnelt *Kalium sulfuricum* einem heißblütigen *Rhus toxicodendron*.

29. Lachesis

Einst behandelte ich eine Patientin, die mich sehr beeindruckte, da sie für mich fast vollkommen die Essenz von *Lachesis* verkörperte. Sie war in mittlerem Alter mit rötlichbraunem Haar und stark gerötet. Die Besonderheit ihrer Gesichtsfarbe war durch das Heraustreten der Venen bestimmt - kleine Venen traten an ihren Wangen und an ihrer Nase hervor, Nase und Ohren sahen auffallend bläulich aus. Ihre Augen strahlten, sie waren klar und sehr aufgeweckt. Was mich als erstes beeindruckte, war nicht so sehr die gespannte Aufmerksamkeit, mit der sie meinen Worten folgte, sondern, daß sie sich im ganzen Zimmer umsah, um nicht irgendetwas, das vor sich ging, zu verpassen. Als nächstes überraschten mich ihre ziemlich gestauten Hände - sie waren rot, leicht verschwollen und zittrig. Der nächste Punkt war, daß sie sehr unruhig war.
Dann begann ich mich mit ihr zu unterhalten und machte eine Erfahrung, die für *Lachesis* absolut typisch ist: Wenn die Patienten sprechen, ist es entsetzlich schwierig, sie am Thema zu halten. Es kommt nicht daher, daß sie Dinge verschweigen wollen, sondern daher, daß sie nicht auf das achten, was man sie fragt. Oft haben sie den Sinn der Frage nicht verstanden und es kommt etwas anderes bei ihnen an. Dann sagen sie, was sie wollen und antworten nicht auf ihre Fragen. An Worten fehlt es ihnen nicht - sie strömen immer aus ihnen heraus. Meine Patientin erzählte völlig freimütig ihre Geschichte und stellte ihre Symptome gut dar.

Ich begann sie über ihr Leben und ihre Umstände auszufragen und der hervorragendste Punkt war ihre Eifersucht auf die Familienmitglieder, denen es gut ging. Ihr Ehemann war ein starker, gesunder Mann, der täglich seinen Geschäften nachging und am Wochenende Golf spielte. Sie neidete ihm seine Gesundheit, wo sie doch im Bett liegen mußte. Ihre Tochter war verheiratet und hatte vier gesunde Kinder, und diese alte Dame neidete ihnen die Gesundheit, wo doch ihre eigenen Töchter immer elend gewesen waren und ihr Kummer gemacht hatten, als sie noch Kinder waren. Eines Morgens, als ich gerade mit meinem Besuch fertig war, drehte sie sich um und sagte: »Möchten Sie nicht etwas Tee haben? Es ist gerade Teezeit.« Sie verwechselte immer die Tageszeiten und dies weist sehr auf *Lachesis* hin. Ein anderes Symptom war ein offensichtliches Selbstbewußtsein und eine sonderbare Einbildung, die mich interessierte, weil sie mit einem anderen typischen *Lachesis*-Symptom, einer engstirnigen, religiösen Auffassung vermischt war. Sie gehörte einer kleinen Sekte an und war völlig überzeugt, daß es die einzig richtige Sekte auf der Welt war. Sie verbrachte den ganzen Tag damit, jeden, den sie traf, dazu zu bringen, in sie einzutreten. Wiederholt erzählte sie sogar, wieviel Geld sie dafür spendete und die Selbstbefriedigung, die sie dadurch empfand, war augenscheinlich. Im nächsten Augenblick sagte sie dann, daß sie ein sehr armes Sektenmitglied sei und ohne

Nutzen für die Organisation; und mit dem nächsten Atemzug, daß sie - hätte sie nur die gute Gesundheit ihres Mannes - so viel mehr tun könnte.
Eine andere Sache, die sie noch herausbrachte, war, daß alle Menschen, denen sie half, sie heruntermachten. Ihr Mann erzählte mir, daß sie seit zwei Jahren ein höchst erschreckendes Mißtrauen an den Tag legte, und zwar gerade gegen Menschen, die sie schon jahrelang kannte. Er sagte, das Leben sei schrecklich schwierig: »Ich will meine Frau nicht beleidigen, weil es ihr im Moment nicht gut geht, aber eines der Dinge, die sie nicht leiden kann, ist, wenn ich Alkohol trinke. Ich bin kein streng religiöser Mensch, aber sie will, daß ich mich nach ihren Maßstäben richte. Ich spiele Golf und möchte gelegentlich einen Drink zu mir nehmen. Fast immer ist die erste Frage, die ich bei meiner Heimkehr gestellt bekomme, die : »Hast du getrunken?« Sie will immer wissen, wo ich gewesen bin und ob ich etwas gegen ihre persönlichen, religiösen Ansichten getan habe.«
Eine andere Frau, die ich kenne, hat das *Lachesis*-Mißtrauen noch ausgeprägter. Sie lebt in einem kleinen Dorf auf dem Land und hat immer Ärger, weil sie ihre Nachbarn verdächtigt, Beleidigungen und Kränkungen herausfordert und den argwöhnischen Verdacht hat, daß die Leute sie ausrichten. Das ist nur eine Seite des *Lachesis*-Bildes. Es gibt noch andere, die ich aber nur in Verbindung mit einem chronischen Alkoholiker angetroffen habe. In diesem Fall treffen sie auf eine kongestioniertere Erscheinung. Es besteht die gleiche Tendenz zur venösen Stase, zu erweiterten Venen im Gesicht, Nase usw. Man wird hier aber keine Lebhaftigkeit oder geistige Schärfe finden - alles wirkt etwas abgestumpft. Man findet die gleiche Tendenz, abzuschweifen, ein Thema nicht zu beenden und zum nächsten überzugehen. Man findet denselben Tremor, vielleicht sogar deutlicher, und eine eher verstärkte Reizbarkeit, obwohl der gewöhnliche *Lachesis*-Patient ein sehr umgängliches Wesen hat. Diese Alkoholiker scheinen die schlimmste Seite des Mittels zu entwickeln - sie sind auch bösartiger in ihren Aussagen über andere Menschen.

Bei den *Lachesis*-Alkoholikern kommt noch hinzu, daß sie eine auffallende Verschlimmerung durch Essen erfahren. Sie sind schläfriger, schwerfälliger, verwirrter, können ein kongestionierteres Gesicht haben und sind schrecklich schwer zu behandeln. Ich erinnere mich an einen Patienten, dem diese Medizin ohne sein Wissen gegeben wurde, weil er sie sonst nicht genommen hätte. Er war sehr mißtrauisch und glaubte, daß er vergiftet würde - ein ganz beständiger Zug der *Lachesis*-Alkoholiker. Eine andere, übliche Reaktion der Alkoholiker ist, daß sie sich voll bewußt sind, daß sie selbst für ihren Zustand verantwortlich sind. Darüber werden sie ganz melancholisch und haben keine Hoffnung mehr, daß man ihnen überhaupt helfen kann.

Alle *Lachesis*-Patienten haben die typische *Lachesis*-Verschlimmerung nach dem Schlaf und alle reagieren empfindlich auf Hitze. Ein Patient, der so unter Stauungszuständen leidet, kann nichts Enges um sich herum vertra-

gen - enge Kragen, enge Gürtel oder sonst etwas Enges. Wenn sie irgendwelche Herzschwierigkeiten haben, werden sie sehr kurzatmig und wollen alle Zudecken wegstoßen und die Fenster öffnen.
Ich habe schon blasse *Lachesis*-Patienten gesehen, aber nie einen ohne Pigmentation.

30. Vergleich der Natrium-Salze

Natrium muriaticum (= Natrium chloratum)

Das weit und breit Üblichste ist *Natrium muriaticum*. So ist es am besten, wenn ich mit diesem beginne und es dann mit den anderen vergleiche.

Ich halte die gewöhnliche Beschreibung von *Natrium muriaticum* in den Lehrbüchern für irreführend. Sie geben an, daß die *Natrium muriaticum*-Patienten eine blasse, wachsartige Haut haben, was in den meisten Fällen nicht so ist. Sie neigen eher dazu, eine fettige Haut zu haben, aber bekommen nicht diese wachsartige Blässe, die Dr. KENT so nachdrücklich betont. Sehr viel wahrscheinlicher werden Sie einen Patienten mit ziemlicher Gesichtsfarbe und sehr oft auch mit der Tendenz, rot zu werden, sehen. Wenn man mit ihnen spricht oder wenn sie verwirrt sind, neigen sie dazu, eine hochrote, unregelmäßige Färbung zu bekommen. Ihr Zirkulationssystem ist labil, sie geraten schnell in Verwirrung, der Puls beschleunigt sich sehr schnell und das ist dann der Moment, in dem ihre Haut anfängt, fettig auszusehen. Die moderne Frau kommt nicht mit einer fettigen Nase ins Sprechzimmer, aber bevor sie behandelt wird, kann sie eine fettige Stirn haben. Sie neigen auch dazu, kleine Bläschen an den Mundwinkeln und entlang des Haaransatzes und der Ohren zu bekommen. Es ist manchmal hilfreich, den Haaransatz zu betrachten, die Ohren sind ja heutzutage meist vom Haar verdeckt.

In den Lehrbüchern wird auch die extreme Abmagerung von *Natrium muriaticum* betont, aber sicher ist es in den industrialisierten Ländern eine Ausnahme, eine so extreme Abmagerung zu sehen. Oftmals haben sie einen dünnen Hals, müssen aber am übrigen Körper nicht dünn sein. Ich glaube nicht, daß es einen Unterschied macht, ob sie dunkelhäutig oder hellhäutig sind. Ziemlich beständig weisen sie eine gewisse Gelbtönung der Haut auf. Man bemerkt es nicht, wenn sie erröten, aber dann, wenn die Rötung zu verschwinden beginnt.

Man stellt fest, daß der Patient leicht verlegen und wenig selbstbewußt ist. Meist haben sich die *Natrium muriaticum*-Typen selbst einen Ruck gegeben, um in die Sprechstunde zu kommen. Dennoch wollen sie nicht, daß man bemerkt, wie anstrengend sie es finden. Oft kommen sie mit anscheinender Selbstsicherheit herein - manchmal fast feindlich.

Sie sind ganz und gar nicht die freundlichsten Patienten, die in Ihr Sprechzimmer kommen! Sie scheinen ganz deutlich auf der Hut zu sein. Sie beantworten die Fragen meist kurz, oft abrupt und wollen bei Beginn der Befragung nichts von sich geben. Wenn man aber einmal ihr Vertrauen erlangt hat, sprudeln sie nur so damit heraus.

Natrium arsenicosum

Der *Natrium arsenicosum*-Patient errötet nicht in der gleichen Art wie *Natrium muriaticum.* Er ist ein blasser Patient und viel eher bläulich-blaß als der blaß-gelbe *Natrium muriaticum*-Typ. Oft fallen blaue Ringe um die Augen auf, die Lippen können blaß sein. Anstelle der Hautausschläge von *Natrium muriaticum* bekommen sie trockene, rissige Lippen. Als nächstes sind sie nervöser und nehmen nicht soviel übel. Hände und Finger sind unruhig, und wenn man mit ihnen spricht, besteht oft ein leichtes Zucken der Schulter, der Arme oder der Gesichtsmuskeln. Sie können ins Schwitzen geraten, sehen dann aber nicht so fettig aus. Wenn sie hereinkommen, sind sie offensichtlich müde: *Natrium muriaticum* hat einen festen Schritt, *Natrium arsenicosum* tritt eher schüchtern herein. *Natrium arsenicosum* ist das einzige *Natrium-Salz*, das nach sexuellem Verkehr erschöpft ist.

Natrium carbonicum

Bei all diesen Patienten besteht eine allgemeine *Natrium*-Ähnlichkeit und ich will daran gehen, die Unterschiede herauszuarbeiten. Hier haben wir statt des gespannten *Natrium muriaticum*-Typs eine viel fleischigere Person. Man hat den Eindruck einer blassen, teigigen Person mit unbestimmten Zügen. Diese Menschen sind plumper als der *Natrium muriaticum*-Patient und können dick sein. Die meisten *Natrium carbonicum*-Patienten haben eine gewisse Schwellung um ihre Knöchel herum. Sie können einen sehr ordentlichen, gepflegten *Natrium muriaticum*-Patienten treffen, aber Sie werden sich schwertun, einen *Natrium carbonicum*-Patienten zu finden, der nicht ziemlich dicke Knöchel hat. Wenn man mit ihm spricht, wird er etwas wie *Natrium muriaticum* leicht rot, aber es ist eine viel fleckigere Röte.
Die Patienten haben nicht den gleichen Grad der Bestimmtheit in ihrem Charakter. Sie sind müde und watscheln eher, als daß sie wie *Natrium muriaticum* mit stampfendem Schritt daherkommen. Wenn sie auf einem Stuhl sitzen, können sie erschlaffen, während *Natrium muriaticum* aufrecht dasitzt und Ihnen in die Augen blickt. Es gibt einen ausschlaggebenden Punkt, wenn Sie daran zweifeln, ob *Natrium carbonicum* richtig ist: Wenn Sie ein großes Buch auf Ihrem Schreibtisch haben und es mit einem Knall hinunterfallen lassen, wird man Sie ordentlich verfluchen. Bekommen Sie auf plötzlichen Lärm keine derartige Reaktion, so ist es nicht *Natrium carbonicum.*
Die Patienten sind immer akut reizbar. Wenn Sie nervös mit Ihren Papieren auf Ihrem Schreibtisch herumhantieren, werden sie immer aufgeregter, um schließlich zu sagen: »Ich wünschte, Sie würden damit aufhören.« Auch *Natrium muriaticum*-Patienten lieben dies nicht, aber nicht im selben Ausmaß. Zwar können diese Sie ärgerlich anschauen, aber sie werden Sie nicht anfauchen, wenn sie es nicht mehr länger ertragen können. Alle *Natrium*-

Salze haben eine Verschlimmerung durch Donner, *Natrium carbonicum* aber hat sie ausgeprägter als alle anderen.
Um 5 Uhr früh erfährt *Natrium carbonicum* eine allgemeine Verschlimmerung, besonders wenn Magenbeschwerden vorliegen. Oft erwachen sie mit einem schrecklichen Hungergefühl und deutlichen Magenschmerzen, sie finden dann einzig Linderung darin, aufzustehen und etwas zu essen. Durch Hitze erfahren sie eine deutliche Besserung, vorausgesetzt, sie übertreiben nicht damit. Um 5 Uhr nachmittags haben sie eine zweite Verschlimmerung, sie zeigt sich aber allgemein und nicht nur speziell am Magen.

Natrium phosphoricum

Der *Natrium phosphoricum*-Patient ist der dünnste von allen *Natrium*-Salzen. Ich habe nie einen getroffen, der nicht deutlich untergewichtig war. Oft sind sie groß und dürr. Sie sind beinahe immer blaß, erröten aber bei Belastung. Meist bekommen sie dann eine hektische Röte - einen leuchtenden Fleck auf der Wange, meist auf beiden Wangen.
Die Haut von *Natrium phosphoricum* ist nicht so ölig, wie die von *Natrium muriaticum*, aber sie tendiert auch dazu. Die meisten *Natrium phosphoricum*-Patienten, die ich gesehen habe, waren über die Lebensmitte hinaus und die meisten überraschten mich damit, daß sie sich selbst herunterkommen ließen. Sie sind nicht so gepflegt und ordentlich, wie man es von ihrer allgemeinen Aufmachung und ihrer Art zu sprechen erwarten würde; sie haben eher ihren Eifer verloren. Wenn man versucht, ihre Geschichte aufzunehmen, finden sie das anstrengend, sich genau an das, was sie plagt, zu erinnern. Sie sind sehr hilfsbereit, aber entweder können sie sich nicht erinnern, oder sie können sich aus irgendeinem Grund nicht äußern. Ein anderer Punkt ist, daß sie wegen ihres Zustandes ohne Hoffnung sind. Sie glauben nicht, daß man ihnen viel Gutes antun könne und sind meist nur unter Zwang in ihre Sprechstunde gekommen - irgend jemand hat ihnen lange genug zugesetzt.

Natrium sulfuricum

Natrium sulfuricum hat ein ganz bestimmtes Wesen. Fast alle Patienten sind dick und eher unterdurchschnittlich groß. Meist sind sie von hochroter Gesichtsfarbe und können blühend aussehen, aber allem zugrunde liegt eine gelbliche Tönung. Bei akuten Beschwerden gehören sie zu den Menschen, die häufig eine Leberstauung entwickeln und Gelbsucht bekommen können. Sie neigen mehr als *Natrium muriaticum* zu Hautausschlägen und haben eine leicht fettige Haut.
Der Haupteindruck, den man von ihnen bekommt, ist der, daß sie eher unzufriedene und schlechtgelaunte Menschen sind - obwohl man auch

welche treffen kann, die keine schlechte Laune, sondern nur die Anzeichen von Depression und Hoffnungslosigkeit zeigen. Ich glaube, sie zeigen das vollkommene Bild eines typischen Leber-Patienten - sie sehen genau so aus wie jemand, von dem man ganz allgemein sagt, daß er eine Prise Salz braucht.

Gelegentlich werden Sie einen weniger typischen *Natrium sulfuricum*-Patienten treffen, auch er hat ein stark rotes, fettiges Gesicht, jedoch kein exzessives Übergewicht. Alle haben sie dicke Hälse und neigen dazu, plump zu sein. Die einzigen Beispiele dieses Typs, die ich gesehen habe, waren Menschen mit ausgeprägtem Exophthalmus und Schilddrüsenbeschwerden. Wenn sie beginnen, mager zu werden, haben sie sich wahrscheinlich auch vom *Natrium sulfuricum*-Bild entfernt.

Das sind mehr oder weniger die Punkte, mit denen mich die *Natrium*-Salze, wenn sie erstmals in mein Sprechzimmer kommen, beeindrucken. Wenn man beginnt, sie auszufragen und tiefer in ihren Fall eindringt, werden gewisse Unterschiede in der Mentalität deutlich.

Mentalität

Ausnahmslos alle *Natrium*-Salze sind überempfindlich - gegenüber Lärm, Umgebung, Musik, Donner und Menschen.
Ihnen allen fehlt die Balance, und der *Natrium muriaticum*-Patient verfällt sehr oft in die Extreme. Sie können teils übermäßig gewissenhaft sein oder alles Interesse an dem, was sie tun sollten, verlieren. Sie können überzärtlich sein, oder kein Interesse an den Menschen, die sie umgeben, zeigen. Einerseits können sie Angst vor allem Möglichen haben oder aber andererseits in einen Zustand kommen, in dem sie, wie sie selbst sagen, »verdammt sein wollen, wenn sie sich vor etwas fürchten sollten.« Derselbe Patient kann von einem dieser Zustände in den anderen verfallen. An einem Tag nehmen sie alles in Angriff, am nächsten haben sie ihr ganzes Selbstvertrauen verloren.
Der *Natrium muriaticum*-Patient wird als Mensch dargestellt, der Trost absolut nicht ausstehen kann. In Wirklichkeit sehnt er sich aber nach Trost von der richtigen Person und wenn er ihn bekommt, wird er gänzlich überwältigt. Wenn es Ihnen gelungen ist, bei einem *Natrium muriaticum*-Patienten den richtigen Ton zu treffen, wird er Sie damit beeindrucken, daß er sich als völlig anderer Mensch gibt. Sie sehnen sich nach Verständnis und Wertschätzung und hassen das, was man »abspeisen« nennt. Sie lieben es nicht, wenn sie berührt werden, und ihre Schmerzen werden im allgemeinen durch Berührung verschlimmert.
Sie sind immer aufgeregt und unruhig. Sie bewegen die Füße oder nesteln an ihren Taschen herum. Sie klagen beständig darüber, daß sie plötzliche Muskelkrämpfe bekommen, wann immer sie versuchen, sich zu entspannen. Wenn man diesen Punkt der Mentalität mit der von *Natrium muriaticum* vergleicht, findet man, daß *Natrium arsenicosum* ängstlicher ist und Angst vor allem Möglichen hat - vor Krankheit, bevorstehendem Übel, davor, daß etwas passiert.

Meist sind sie auch über-gewissenhaft. In diesem Punkt kommt der typische *Natrium*-Charakter heraus - sie nehmen Dinge auf sich, die schrecklich anstrengend sind. Wenn sie etwas in Angriff nehmen und auf Widerstand stoßen, werden sie schnell wütend, und Ärger macht sie einfach erschöpft. Wenn sie sich geärgert haben, fangen sie zu zittern an, ihre Hände und Füße zittern.
Jede geistige Arbeit strengt sie an. Stets haben sie das Gefühl, gehetzt zu werden und gegen die Zeit ankämpfen zu müssen, was dann ein schreckliches Gefühl körperlicher und geistiger Erschöpfung erzeugt. Dieser Patiententyp wird Ihnen erzählen, daß er sich nach derartigen Dingen einfach hinlegen muß.
Die *Natrium carbonicum*-Mentalität hat einen engeren Bezug zu *Natrium muriaticum* als zu den anderen *Natrium*-Salzen. Die Überempfindlichkeit,

besonders gegen Lärm, Musik, Donner und Menschen ist bei *Natrium carbonicum* viel ausgeprägter. Sie reagieren alle mit Reizbarkeit oder sogar mit Herzklopfen. Musik wühlt *Natrium muriaticum* emotional auf, es muß dabei weinen. Im allgemeinen ist dies bei *Natrium carbonicum*-Patienten genauso, obwohl es auch welche gibt, die ein ganzes Orchesterspiel nicht ausstehen, aber weniger laute Musik vertragen können.
In ihren Reaktionen auf Sympathie und in sozialen Bezügen weisen sie Unterschiede auf. *Natrium muriaticum* möchte angesehen sein und in gutem Ruf stehen. *Natrium carbonicum* hat das Gefühl, daß seine Freunde ihn nicht verstehen. Dieses Gefühl der Abgeschnittenheit führt oft zu Abneigung und Kritik an den Verwandten. Von beiden Mitteln ist *Natrium carbonicum* sensibler gegenüber menschlichen Stimmungen als *Natrium muriaticum*. Völlig grundlos haben sie eine ausgeprägte Abneigung gegen Menschen, besonders gegen Fremde. *Natrium muriaticum* dagegen wird von plötzlicher Leidenschaft für jemanden erfaßt.
Wie ich immer feststellen konnte, ist die Mentalität von *Natrium phosphoricum* müde, entmutigt und etwas unzufrieden. In diesem Zustand befinden sie sich meist, aber wenn sie gestört werden, reagieren sie gereizt und oft auch ungeduldig auf einen freundlichen Ratschlag - und nicht auf Kritik, wie die anderen *Natrium*-Salze. Trotz ihrer Schwäche schieben sie den Besuch beim Arzt auf die lange Bank, oft aus Furcht vor Krankheit. In der Regel sind sie trotz ihrer Schwäche unruhig und nervös und erzählen Ihnen, daß ihre Nerven ganz in Aufruhr sind. Jegliches Bemühen um Konzentration ruft diesen nervlichen Zustand hervor. Der *Natrium phosphoricum*-Patient zeigt die kritische Seite, die bei den meisten *Natrium*-Salzen herauskommt, aber es ist eher eine Kritik an einer abwesenden Person, als jene plötzliche, unangenehme Reaktion der anderen *Natrium*-Salze auf eine anwesende Person. Sie grämen sich meist wegen etwas.

Natrium sulfuricum-Patienten sind fast immer depressiv, ihre Depression kann zu definitiven Suizidgedanken führen. In diesem Zustand haben sie einen Widerwillen gegen Menschen; sie wollen keine Menschen sehen oder mit ihnen sprechen. Sie nehmen Ihre Fragen übel und sind ziemlich argwöhnisch gegenüber dem, was Sie vorhaben. Das sind ihre Hauptzüge, aber unter diesem verdrossenen Äußeren liegt immer eine Art Besorgnis und zwar nicht ganz dieselbe, wie bei den anderen *Natrium*-Salzen. Ihr Unbehagen und ihre Ängstlichkeit scheinen ausgeprägter zu sein, wenn Menschen um sie herum sind. Sie haben deutlich Angst vor Menschenansammlungen. Oft meiden sie die Menschen - ich bin mir nie so ganz sicher, ob aus Angst oder aus Widerwillen. Sie haben große Angst vor dem Bösen. Sie wissen nicht, in welcher Form es auftritt, sie fürchten nur, daß da irgendetwas für sie Feindliches ist.

Temperaturreaktionen

Die *Natrium*-Patienten zeigen Temperaturreaktionen, die einem sehr helfen können, zwischen diesen zu unterscheiden. Der *Natrium muriatium*-Typ ist so, wie seine Mentalität - ein typisch heißblütiger Patient. Er verträgt im allgemeinen keine Hitze und man muß genau herausfinden, wie sich diese auf ihn auswirkt. Stickige Räume können diese Typen nicht vertragen, eher noch Wärme. Ein stickiges Zimmer mit vielen Menschen stört sie gänzlich, obwohl sie empfindlich gegen Kälte und Zugluft sind. Es ist am besten, wenn man sich daran erinnert, daß sie unter Streß ein fettiges Gesicht bekommen und in dem Moment, in dem sie fettig aussehen, fühlen sie sich auch unbehaglich.

Der *Natrium arsenicosum*-Patient steht im Kontrast dazu. Er ist verfroren und liebt es, so warm wie möglich zu haben, fühlt aber an frischer Luft eine leichte, geistige Besserung. Wenn sich diese Personen emotional aufgeregt haben, fühlen sie sich wiederum an frischer Luft besser.
Im Winter geht es ihnen immer schlechter, sie reagieren sehr empfindlich auf Feuchtigkeit - feuchte Kälte stört sie sehr. Anstrengung verschlimmert, sowohl geistige als auch körperliche, und nach dem Essen fühlen sie sich schlechter.
Natrium muriaticum hat meist am Vormittag zwischen 10.30 und 11.30 Uhr eine Verschlimmerung all seiner Symptome. Es kann eine Verschlimmerung durch Sonne haben, die mittags zunimmt und gegen Sonnenuntergang abnimmt. *Natrium arsenicosum* hat eine ausgeprägte Verschlimmerung beim Erwachen und eine weitere um die Zeit gegen Mitternacht.

Der *Natrium carbonicum*-Typ ist verfroren. Er erfährt eine starke Verschlimmerung durch Kälte und eine Besserung durch Hitze, aber mit einer Ausnahme - er kann keine heiße Sonne auf seinem Kopf vertragen; es kommt dabei immer zu Kopfschmerzen.

Natrium phosphoricum ist verfrorener als alle anderen Salze, vielleicht mit Ausnahme von *Natrium arsenicosum*. Es reagiert auch empfindlicher auf Zugluft als alle anderen. Die Patienten reagieren empfindlich auf Kälte, fühlen sich im Winter elend und spüren jeden Wetterwechsel. Durch Feuchtigkeit erfahren sie eine Verschlimmerung, und es geht ihnen häufig nach einem Bad schlechter. Gewöhnlich wird ihr Brustraum dadurch beeinträchtigt - mit Husten und Erkältung. Sie leiden auch an etlichen Verdauungsstörungen, die ebenfalls nach dem Baden schlimmer sind.

Natrium sulfuricum ist ein heißblütiges Mittel. Es geht ihm sehr viel schlechter bei warmem Wetter. Auf Luftmangel reagiert es extrem empfindlich, ebenso in einem warmen, stickigen Zimmer oder in einem Raum voller

Menschen. Die Patienten reagieren empfindlich auf feuchtes, nasses Wetter - schwülheiße Tage laugen sie völlig aus. Es ist sonderbar, daß sie trotz der Verschlimmerung durch Hitze höchst empfindlich auf Nachtluft reagieren, besonders, wenn sie etwas neblig ist. Es ist ein gebräuchliches Asthmamittel - Menschen die nachts anfangen zu keuchen, brauchen im allgemeinen *Natrium sulfuricum*. Die meisten ihrer Beschwerden erfahren im Frühjahr eine Verschlimmerung, meines Erachtens wegen des milderen, feuchteren Frühlingswetters. Es geht ihnen besser, wenn sie sich bewegen; wenn sie sich ruhig halten, neigen sie zu einer Verschlimmerung. *Natrium sulfuricum* kann morgens, beim Erwachen, seine schlechteste Zeit haben. Vor dem Frühstück sind sie sonderbar unangenehm, anschließend sind sie erträglich, aber vor dem Frühstück läßt man sie am besten alleine. Sie berichten oft, daß sie nach dem Stuhlgang eine bessere Laune haben.

Nahrungsmittelwirkungen

Bei den *Natrium*-Salzen kommen konstante Züge vor. Ein hervorragender Zug ist ihre Verschlimmerung durch Milch - alle haben sie, einige mehr als die anderen. Bei *Natrium carbonicum* ist dies am meisten ausgeprägt. Alle haben eine Verschlimmerung von schwerem Essen, besonders von fettem. Außerdem leiden sie beständig an einer Verschlimmerung durch stärkehaltige Speisen, bei *Natrium carbonicum* ist dies viel weniger ausgeprägt.

Über diese Allgemeinsymptome hinaus, haben sie noch gewisse, für jedes von ihnen eigentümliche Verschlimmerungen. *Natrium arsenicosum* hat z.B. eine absolute Unverträglichkeit von Obst, *Natrium muriaticum* nicht. Die anderen drei - *Natrium carbonicum, Natrium phosphoricum* und *Natrium sulfuricum* - haben sie. Die nach *Natrium arsenicosum* zweitschlimmste Reaktion auf Obst hat *Natrium sulfuricum*.
Natrium phosphoricum hat eine deutliche Verschlimmerung bei Verzehr von sauren Sachen. Es hat auch eine Verschlimmerung von Obst, es müssen aber unbedingt saure Früchte sein. *Natrium arsenicosum* und *Natrium phosphoricum* haben eine Verschlimmerung nach Alkohol.
Natrium carbonicum hat eine Verschlimmerung von Süßigkeiten. *Natrium sulfuricum* hat eine Verschlimmerung von jeglichem Gemüse, besonders von grünem, und *Natrium sulfuricum* hat eine Verschlimmerung von Kaffee.
Natrium-Patienten zeigen gewisse Widersprüchlichkeiten zwischen ihrem Verlangen und ihren Verschlimmerungen beim Essen. Obwohl sie von Brot und Stärke eine deutliche Verschlimmerung erfahren, haben viele von ihnen ein Verlangen nach Brot. *Natrium muriaticum* hat dies weniger als die anderen, es kommt bei *Natrium carbonicum* aber ebenso wie auch bei *Natrium arsenicosum* vor.

Die meisten *Natrium*-Salze vertragen keinen Alkohol und doch haben sie ein deutliches Verlangen nach Bier oder sauren Drinks. Alle haben eine Verschlimmerung von Milch, trotzdem hat gelegentlich ein *Natrium-muriaticum*-Patient ein ausgesprochenes Verlangen danach.
Manchmal finden sich Widersprüche: Verlangen und gleichzeitig Abscheu bei derselben Speise. Verlangen und Widerwillen treten nicht zur gleichen Zeit bei einem Patienten auf, sondern bei verschiedenen Menschen, die aber das gleiche Mittel brauchen. So können z.B. *Natrium-muriaticum*-Patienten deutliches Verlangen nach Süßem oder aber auch deutlichen Widerwillen gegen Süßes haben. Man findet einige *Natrium*-muriaticum-Patienten, die ein ausgeprägtes Verlangen nach Fleisch haben, während die Mehrheit eine ausgeprägte Abneigung dagegen hat. Einige *Natrium-muriatlcum*-Patienten haben ausgeprägtes Verlangen nach Salz, einige verabscheuen es. Einige haben starkes Verlangen nach Wein oder Bier, andere wiederum einen deutlichen Widerwillen dagegen - das ist ausgeprägter bei Wein als bei

Bier. Eine selten berichtete Eigenheit ist, daß *Natrium-muriaticum*-Patienten ein deutliches Verlangen nach Suppe haben.
Ein anderer beständiger Zug ist, daß alle dazu neigen, durstig zu sein, fast alle verlangen nach kalten Getränken, obgleich einige eine Verschlimmerung von kalten Speisen erfahren. *Natrium arsenicosum* und *Natrium phosphoricum* haben eine Verschlimmerung von kalten Speisen, obwohl sie danach verlangen. *Natrium arsenicosum* verlangt mehr als die meisten anderen nach Süßigkeiten, mit Ausnahme von *Natrium carbonicum*, das dieses Verlangen ganz beständig hat. Bei *Natrium muriaticum* ist es mäßig, bei *Natrium arsenicosum* wenig ausgeprägt.
Natrium-arsenicosum-Patienten haben oft Verlangen nach Brot und fast immer nach saftigen Dingen. Sie haben einen deutlichen Widerwillen gegen Fett. *Natrium carbonicum* hat fast alle Vorlieben, so wie *Natrium-arsenicosum*-Typen, besonders die für Süßes. Sie verlangen auch nach allen Arten von unbekömmlichen schweren, stärkehaltigen, mehligen Speisen. Meist mögen sie keinen Kaffee und kein Fett und haben einen ausgeprägten Widerwillen gegen Milch.

Es gibt ein oder zwei Besonderheiten bei *Natrium phosphoricum*. Oft verlangen diese Typen nach Eiern, was sich bei den anderen *Natrium*-Salzen nicht findet, ebenso haben sie auch Verlangen nach Fisch - besonders nach gebratenem Fisch - und allen möglichen stark gewürzten Speisen. Was den Ekel vor Milch betrifft, findet man bei *Natrium sulfuricum* manchmal eine Ausnahme. Sie mögen eher gekochte Milch und haben oft ein ausgeprägtes Verlangen nach Eiskrem.
Ich glaube nicht, daß es sich dabei um Ausnahmen von den *Natrium*-Aversionen handelt, aber bei *Natrium muriaticum* kommen ein oder zwei Punkte heraus, die bei den anderen nicht so beständig zu finden sind. *Natrium muriaticum* hat z.B. eine Aversion gegen Tabak. Ich glaube, daß die Abneigung gegen Salz bei *Natrium muriaticum* häufiger als bei den andern *Natrium*-Salzen vorkommt. Die Abneigung gegen Kaffee haben *Natrium carbonicum* und *Natrium muriaticum* gemeinsam.

Absonderungen

Bei diesen fünf Mitteln bestehen verschiedene Unterschiede in der Art der Absonderungen. Die typische *Natrium-muriaticum*-Absonderung ist weiß, sie ähnelt stark einem Eiweiß und kann an jeder Schleimhaut auftreten. Häufig ist sie weniger transparent als das rohe Eiweiß, der allgemeine Eindruck ist aber weiß. Zusammen mit dieser Absonderung klagt der Patient stets, daß sich die betroffene Schleimhaut trocken anfühlt. Bei Pharyngitis hat man diese Absonderungen an der ganzen Rückwand der Kehle, trotzdem hat der Patient das Gefühl, daß die Schleimhaut trocken ist - so trocken,

daß er Schwierigkeiten beim Sprechen hat, obwohl überall dieses eiweißartige Zeug herunter hängt. Die anderen *Natrium*-Salze klagen mit Ausnahme von *Natrium arsenicosum* nicht so über Trockenheit. Sie können ein brennendes Gefühl haben, klagen aber nicht über Trockenheit. Die typischen *Natrium-arsenicosum*-Absonderungen sind meist gelb, ziemlich wäßrig, ziemlich klebrig und deutlich gelb. Sie sind fast immer abstoßend.
Fast immer finden sich bei *Natrium carbonicum* abstoßende Absonderungen, sie können auch bei *Natrium sulfuricum* auftreten, sind aber bei *Natrium arsenicosum* am abstoßendsten. *Natrium-carbonicum*-Patienten können zwei Arten von Absonderungen haben. Sie können weiß, aber nicht so dünn sein, eher klumpig und in Stücken, meist zäher und fadenziehender als bei *Natrium muriaticum*. Die andere Art sind eher dicke, gelbe, abstoßende Absonderungen.
Die *Natrium-phosphoricum*-Absonderungen sind gelb, aber eitriger als die der anderen. Die Farbe der Absonderungen schwankt zwischen creme und deutlichem gelb, das unterscheidende Merkmal zu den anderen ist, daß sie scharf und wundmachend sind, oft haben sie einen eigentümlich sauren Geruch. Die Absonderungen von *Natrium sulfuricum* sind gewöhnlich dicker und eher grün-gelblich als gelb, sie sind ausgesprochen eitrig und gewöhnlich ziemlich reichlich.

Zunge

Die Zungen der fünf *Natrium*-Salze sind ziemlich beeindruckend. Der *Natrium-muriaticum*-Patient klagt, daß sich sein ganzer Mund trocken anfühlt. Seine Zunge ist entweder glänzend rot oder glänzt insgesamt rot, unterbrochen von Flecken mit weißem Exsudat. Das ist die typische *Natrium-muriaticum*-»Landkartenzunge.« *Bei Natrium arsenicosum* sind Zunge und Mund im allgemeinen eher schlaff und spannungslos. Was einem sofort auffällt, ist die Menge zähflüssigen Schleims, der im Mund herumhängt. Die Zunge ähnelt immer etwas der typischen *Mercurius*-Zunge - sie ist groß, schlaff und blaß, aber ohne die typischen Absonderungen, die sich im Mund von *Mercurius* finden. Bei *Natrium carbonicum* ist die Zunge charakteristischerweise empfindlich, leicht entzündet, sie neigt dazu, kleine Blasen entlang der Ränder zu bilden. Sie ist mäßig belegt, hat aber meist eine strahlend rote Spitze, die auch empfindlich auf Berührung reagiert.
Die *Natrium-phosphoricum*-Zunge hat gewöhnlich einen Belag, sie kann an der Basis gelb sein. Es muß kein ausgesprochenes Gelb sein - es kann auch weiß sein, aber immer besteht ein dicker Belag.
Die *Natrium sulfuricum*-Zunge neigt dazu, schmutzig zu sein. Sie hat einen dicken Belag, der hellfarbig bis braun ist. Immer findet sich auch eine ordentliche Menge von Schleim. Gelegentlich treten auch Blasen auf, aber eher an der Innenseite der Wangen oder an den Lippen, als auf der Zunge selbst.

Natrium muriaticum hat einen typischen, salzigen Geschmack, *Natrium arsenicosum* einen bitteren. Die *Natrium-carbonicum*-Patienten klagen mehr über ein brennendes Gefühl im Mund, als über einen besonderen Geschmack, obwohl sie bei Magenbeschwerden einen gewissen Grad von Übersäuerung haben. Die *Natrium-phosphoricum*-Patienten klagen über einen sauren Geschmack im Mund, *Natrium-sulfuricum*-Patienten dagegen meist über Geschmacksverlust und über ein Ekelgefühl, weil die Zunge so schleimig ist.

Verdauungstrakt

Der *Natrium-muriaticum*-Magen neigt zu Trägheit und Säure. Der Patient erzählt immer, daß er sich nach dem Essen unbehaglich fühlt und, daß es schrecklich lange dauert, bis er alles verdaut hat. Währenddessen hat er oft ein Brennen und ein Säuregefühl im Magen.

Viele von ihnen leiden an hartnäckiger Obstipation, obwohl man *Natrium muriaticum* gelegentlich auch bei chronisch andauernder Diarrhöe verschreiben muß, besonders wenn der Patient eine glänzend rote Zunge hat. Alle Verdauungsbeschwerden von *Natrium muriaticum* werden durch Essen verschlimmert. Wenn die Patienten an einem sauren Magen leiden, können sie extrem durstig werden. *Natrium muriaticum* wird hauptsächlich bei Magenschmerzen durstig.

Wenn es durstig ist, verlangt es nach kalten Getränken, und diese erleichtern oftmals die Magenbeschwerden für einige Zeit. Bei abdominellen Störungen entwickeln sich Blähungen und eine Unverträglichkeit gegenüber jeglichem Druck. *Natrium muriaticum* und *Natrium carbonicum* können beide Hungergefühle haben. KENT sagt, daß *Natrium muriaticum* gegen 11 Uhr vormittags Hungergefühle hat und *Natrium carbonicum* zwischen 10 und 11 Uhr vormittags. Meiner Meinung nach hat sie *Natrium muriaticum* später - zwischen 11 und 12 Uhr. Ich glaube auch, daß die typische *Natrium-carbonicum*-Zeit nicht um 11 Uhr ist, sondern früher, etwa um 5 Uhr morgens und es gibt eine zweite Verschlimmerungszeit gegen 11 Uhr vormittags.

Natrium-arsenicosum-Patienten haben eher akute Verdauungsbeschwerden mit brennendem Schmerz, der meist im Magen sitzt, und mit Erbrechen, als daß sie eine akute Gastritis oder ein Magengeschwür entwickeln. Ein eigenartiges Symptom von *Natrium arsenicosum* ist, daß man ein Leeregefühl bekommt, ohne ein Hungergefühl zu haben, besonders wenn es um Magenbeschwerden geht. Wenn *Natrium-arsenicosum*-Patienten etwas essen, entsteht sofort ein Gefühl der Übelkeit. Meist haben sie als nächstes bei Magenbeschwerden auch Durst, sie wollen dann sehr oft kleine Mengen trinken; gerade wenn sie keine Schmerzen haben, reagieren sie überempfindlich auf heiße Getränke, die immer ein brennendes Gefühl im Epigastrium erzeugen. Der *Natrium-arsenicosum*-Typ hat eher ein saures Gefühl im

Magen als ein Gefühl von Übersäuerung. Diese Typen neigen eher zu anfallsartigem Durchfall, der gewöhnlich schmerzhaft und von Tenesmen begleitet ist. Oft bekommen sie nach dem Abendessen Durchfall, der Anfall wird häufig durch eine Erkältung verursacht. Der Stuhl ist gewöhnlich hellgelb.

Das auffallendste Charakteristikum der *Natrium-carbonicum*-Beschwerden im Verdauungstrakt sind die Blähungen. Alle *Natrium-carbonicum*-Patienten leiden an Flatulenzen und alle neigen dazu, häufig laut und geräuschvoll aufzustoßen. Sehr oft leidet der Patient an lästigem Aufschlucken von Wasser und die meisten abdominellen Beschwerden werden deutlich durch Essen gebessert. Die Patienten wollen alle zwei Stunden etwas essen und haben am frühen Morgen und am späten Abend eine spezielle Hungerzeit. Wenn man ihnen bei einer akuten Magenstörung Milch verordnet, wird es ihnen übel und sie werden so sauer als nur eben möglich. Besteht man dennoch auf dieser Verordnung, werden sie fast mit Sicherheit eine heftige Diarrhöe bekommen.

Die meisten *Natrium-carbonicum*-Patienten sind durstig und lieben kalte, aber nicht zu kalte Getränke. Abgesehen von ihrer aktuten Diarrhöe sind sie verstopft - fast genauso verstopft wie jedes Mittel in der MATERIA MEDICA - und wenn man sieht, welche Speisen sie lieben, wundert man sich nicht mehr über ihre Verstopfung und Flatulenz.

Bei *Natrium phosphoricum* gibt es ein oder zwei Ungereimtheiten. Diese Patienten haben den Hunger der *Natrium*-Salze, aber die Umstände sind eigentümlich. Sie haben ein Leeregefühl, das nach dem Essen schlimmer ist. Diese Verschlimmerung erfahren sie auch, wenn sie Stuhlgang gehabt haben, und dieses Leeregefühl wird nicht durch Essen erleichtert. Abgesehen davon, findet sich ein Völlegefühl nach dem Essen und ein Aufstoßen, das deutlich saurer ist als das der anderen Salze.

Natrium phosphoricum hat eine ansehnliche Menge abdomineller Störungen und eine recht auffallende Anfälligkeit für Diarrhöe. Die Diarrhöe ist von einer ganz bestimmten Art, sie ist meist grünlich, wäßrig und von Flatulenz begleitet, so daß es leicht ist, die Diagnose zu stellen. Zuvor besteht immer ein auffallender Stuhldrang und ein Schwächegefühl im Rektum, möglicherweise auch Stuhlinkontinenz.

Natrium sulfuricum ist der typische, träge Leberpatient, der sich so fühlt, als ob er seinen Magen verdorben hätte. Er ist unbehaglich voll, oft empfindlich, mit Völle und Schweregefühl unter dem rechten Rippenrand. Oft spürt er ein ziehendes Gefühl in der Leber; die sich schwer und gestaut anfühlt. Wenn der Patient auf der linken Seite liegt, hat er das Gefühl, als ob die Leber über den Bauch gezogen würde. Zusätzlich leidet er viel an Übelkeit, die sich nach dem Frühstück entwickelt. Am frühen Morgen tritt sie noch nicht auf, sondern erst unmittelbar, nachdem er Essen zu sich genommen hat, dazu bekommt er noch einen schleimigen Geschmack im Mund.

Im tieferliegenden Verdauungstrakt besteht die Neigung zu einem gestauten, stagnierenden Kolon, es findet sich auch eine hartnäckig, träge Tätigkeit

in der Gegend des Zökum. Oft haben die Patienten ein Gewichtsgefühl, das bei der Untersuchung empfindlich und voll ist. Sie können auch einen chronischen Blinddarm haben. Die ganze Blinddarmregion ist verdickt und der Blinddarmschmerz verschlimmert sich beim Liegen auf der rechten Seite. Sie können Gelbsucht haben.
Bei ihrem trägen Darm bekommen sie oft Stuhldrang. Es fühlt sich so an, als ob sie Stuhlgang haben würden, dann können sie aber nur etwas Wind ablassen. Die Verschlimmerungszeit ist 16 bis 20 Uhr bei Bauchbeschwerden, besonders bei Blinddarmreizung und Gallenblasenentzündung.
Ein anderer Punkt bezüglich des Unterbauches ist, daß sie zu Morgendiarrhöe neigen, die nicht unähnlich der von *Sulfur* ist. Denken Sie daran, daß die *Sulfur*-Diarrhöe kommt, bevor der Patient das Bett verläßt, während die *Natrium-sulfuricum*-Diarrhöe erst nach dem Aufstehen entsteht.
Natrium-sulfuricum-Patienten können Hämorrhoiden bekommen, die meist gestaut sind und bluten, aber nicht sehr schmerzhaft sind.

31. Plumbum metallicum

Plumbum-Patienten sind in der Regel blaß und haben eine »schmutzige« Farbe, wie ich immer sage. Nie haben sie einen guten, frischen, hellen Teint. Oft haben sie gelbe oder blaßgelbe Skleren und fast immer einen ängstlichen Gesichtsausdruck. Manchmal sind ihre Pupillen stark erweitert. Geistig können sie aktiv und intelligent sein und ganz in ihrer Arbeit aufgehen, häufiger aber sind sie träge und haben keine Lust zu arbeiten und sind eher melancholisch und von langsamer Auffassungsgabe. Sie antworten langsam, gebrauchen falsche Namen und Worte und sind im allgemeinen eher apathisch.

Sie sind unruhige Schläfer und neigen zu Schlaflosigkeit. Bei einer akuten Erkrankung, besonders bei heftiger Kolik, können sie Schreikrämpfe bekommen, weil der Schmerz so entsetzlich scharf ist. Sie wissen dann nicht, wer sie sind oder wohin sie gehen. Oft führen sie Selbstgespräche. Sie glauben, daß sie von jemand vergiftet werden.

Ich hatte viele *Plumbum*-Patienten, habe aber nie einen gewalttätigen gesehen, obwohl er in den Büchern so beschrieben wird.

Der *Plumbum*-Typ ist oft ein Schwindler und Betrüger. Ich erinnere mich an ein Mädchen, das mir von ihrem Bruder, dem ich dieses Mittel mit sehr gutem Erfolg gegeben hatte, erzählte: »Immer mogelt er beim Spielen. Wir sind so eine ehrliche Familie, aber er schwindelt immer und gibt vor, dafür einen Grund zu haben, daß er dies oder jenes tut. Wir anderen wundern uns sehr darüber.«

Eine Patientin kam in meine Sprechstunde, sie sah erschöpft, blaß und ängstlich aus. Ihre Hauptklage war, daß sich ihre Sicht trübte und daß sie eine Entzündung an der Nase hatte, die auffällig zu sehen war und sie ganz unglücklich machte. Die Nase war ganz rot und entzündet und ich wunderte mich nicht, daß sie deshalb bekümmert war. Dann erzählte sie mir von ihren Schwierigkeiten. Sie sagte, daß ihr Mann, ihr Sohn und ihre Tochter alle einige Schwierigkeiten hätten und, daß sie alles mit ihr falsch machten. Sie haderte so weiter und als sie damit geendet hatte, empfand ich starkes Mitleid mit ihr. Ich gab ihr *Natrium muriaticum*, weil ich glaubte, es könne ihr helfen, unter einem solchen Druck weiterleben zu können. Das nächste halbe Jahr sah ich sie einmal pro Monat, aber es trat keine Änderung ein. *Natrium muriaticum* hatte nichts in Bewegung gebracht und ich fühlte irgendwie, daß diese Frau dringend Hilfe brauchte.

So nahm ich ihren Fall erneut auf. Ich sagte zu ihr: »Ich werde Sie jetzt so behandeln, als ob ich Sie vorher noch nie gesehen hätte und Sie erzählen mir so, als ob Sie mich noch nie zuvor gesehen hätten.« Als erstes erzählte sie von ihrem intensiven, quälenden Durst, den sie zuvor überhaupt nie erwähnt hatte. Sie hatte auch einen süßlichen Geschmack. Sie litt an Erbrechen und Würgen mit Enge- und Druckgefühl im Bauch; an Schmerzen in der Leiste und an Schmerzen, die die Beine hinunterliefen. Sie erzählte mir alle möglichen Sachen, die sie zuvor nie erwähnt hatte. Sie war anfallsweise verstopft. Sie schied sehr kleinen Schafkot aus, wozu meiner Meinung nach alle Metalle neigen. (Es sind alles sehr verstopfte Mittel.) Manchmal hatte sie Schwierigkeiten beim Wasserlassen und sie litt an Vaginismus. Ich repertorisierte ihren Fall, was sehr interessant war. Ich nahm die zwölf Symptome, die sie erwähnt hatte und bei jedem Symptom kam *Plumbum* im schwächsten Druck vor. Ich fand nicht eines, bei dem es im Fettdruck vorkam. Ich gab ihr *Plumbum 10 M* und nach einem Monat war sie ein anderer Mensch.

Eine Frau, die ich gesellschaftlich kannte, die aber nie meine Patientin gewesen war, verlor plötzlich ihre Stimme. Sie wurde zu verschiedenen Ärzten gebracht, die alle glaubten, sie habe zerebrale Störungen. Sie fragte mich, ob ich sie untersuchen würde und als sie hereinkam, war es ihr unmöglich, zu sprechen. Sie konnte nicht deutlich artikulieren und ich gab ihr auf ihre Geschichte hin *Opium 10 M*, da ich es für möglich hielt, daß ein Zerebralgeschehen vorlag. Es zeigte sich überhaupt keine Wirkung. Nach einer Woche versuchte ich von ihrem Mann mehr Einzelheiten zu erfahren. Er erzählte mir von ihrem exzessiven Durst, der mir völlig neu war. Einige Zeit lang habe sie auch ein Engegefühl in der Kehle gehabt, ihre Stimme hatte einige Wochen lang nasal geklungen und sie hatte manchmal über ein Taubheitsgefühl in Armen und Beinen, besonders aber in den Oberschenkeln geklagt. Sie hatte auch das Gefühl eines straffen Bandes um den Oberschenkel. Aufgrund dieser Symptome repertorisierte ich *Plumbum* und verordnete ihr für 14 Tage die *C 12* und es ging ihr fortschreitend besser. Später traf ich sie wieder und sie erzählte mir, daß sie nie wieder irgendein Problem mit dem Sprechen gehabt hätte.

Kurz danach hatte ich eine Patientin, die mich wegen dauernder Gliederschmerzen aufsuchte und deren Fall mich ungeheuer interessierte. Sie konnte nicht gut schlafen und fand auf keine Art und Weise Bequemlichkeit. Sie hatte eine dumpfe Gesichtsfarbe und sah armselig und ängstlich aus. Ihre Hauptbeschwerde war, daß sie das Gefühl hatte, als ob ein straffes Band um ihren Oberschenkel herumgezogen wäre. Als ich fragte, was sie zu ihrer Erholung täte, ob sie eine Musikliebhaberin sei oder ob sie lieber fernsehe, antwortete sie: »Wissen Sie, ich spiele Bridge.« Ich sagte: »So, sind Sie eine gute Bridgespielerin?« »Ja, ich bin gut. Meine Familie behauptet immer, daß ich mogle.« Diese Äußerung war ein Geschenk für mich und ich gab ihr *Plumbum*.

Ein anderer Patient klagt über Husten. Ich hatte einen Patienten, dessen Auswurf schnell eitrig wurde. Innerhalb von zwei Tagen hatte er einen kurzen, trockenen, fast nervös wirkenden Husten. Es war ein wirklich scheußlicher Husten mit viel Schleim, der sogar Blut enthielt. Er klagte über Erschöpfung und über ein Engigkeits- und Druckgefühl. Er sah wirklich sehr krank aus und seufzte andauernd. Ich fragte einen Arzt im Lehrhospital, ob er schon einmal einen derartigen Husten angetroffen hätte und er antwortete: »Oh ja, und ich will Ihnen sagen, was dann passiert. Es ist ein epidemischer Husten. Es beginnt mit einem ziemlich lächerlichen Husten.

Das Sputum ist etwa so, wie Sie es beschreiben und Sie werden feststellen, daß die meisten einen Lungenabszeß bekommen.« Ich gab meinem Patienten wegen seiner Brustsymptome, seines plötzlichen und exzessiven Durstes, seiner Apathie, und da er außer Schlaflosigkeit keine geistigen Symptome hatte, *Plumbum C 30*. Er bekam keinen Lungenabszeß und es ging ihm bald sehr gut. Er wurde ziemlich alt und seine Frau sagte, daß er nie zuvor einen solchen Durst gehabt hätte.

32. Pulsatilla nigricans

Pulsatilla ist eines der meist gebräuchlichen Mittel. Es wird aus der Wiesenanemone, der Windblume (dt. Kuhschelle) gemacht. Sie blüht im Frühling und der Patient, der sie braucht, ist wie ein Apriltag.

Das beste Bild des Mittels in seiner Gesamtheit zeigt sich vielleicht im Teenagermädchen. Es ist hellhäutig und gut gepolstert. Es ist gefällig, liebevoll und muß Aufhebens von sich machen, um Aufmerksamkeit zu bekommen. Der Patient wird oft als ein Mensch beschrieben, der alles nimmt, aber nichts gibt. Ich stimme ganz und gar nicht mit dieser Ansicht überein, da einige der feinsten Charaktere, die ich gekannt habe, typische *Pulsatilla*-Patienten waren, wenn es ihnen nicht gut ging. Wie auch immer, ich erinnere mich an eine sehr nette, sechsköpfige Familie, die einen außerordentlich hübschen Teenager unter den Schwestern hatte. Mir fiel auf, daß alle Brüder und Schwestern sie bedienten. Aufgrund meiner langen Erfahrung glaube ich, daß der *Pulsatilla*-Patient in der Regel ein reizendes Naturell hat, nachgiebig und sehr liebevoll ist. Diese Patientin wird unter Belastung, sei es durch geistige, körperliche oder durch einen Infekt, wie ein Apriltag - alles an ihr ist veränderlich. Sie lächelt und scheint sehr glücklich und im nächsten Augenblick beginnt sie zu weinen. Diese Tränen sind vielleicht das charakteristischste an *Pulsatilla.* Sie ist leicht niedergedrückt, besonders gegen Abend und haßt das Alleinsein. Wenn jemand schlechter Laune und böse hereinkommt, wird sie in Tränen ausbrechen. Aber es braucht nur ein wenig Zuwendung und das Gefühl, daß man ihr helfen will - und schon sind ihre Tränen getrocknet.

Die *Pulsatilla*-Patientin spürt die Hitze, sie verwelkt gleichsam in einem heißen Sommer und kann niemals in der Sonne sitzen; auch ein Baby, das in der Sonne gelassen wird, wird stark durcheinandergebracht und elend. Die Patientin kommt in einem heißen, ungelüfteten Zimmer ganz durcheinander, es geht ihr besser, wenn sie sich langsam an der frischen Luft bewegt. Ihre Zunge ist zwar feucht, fühlt sich aber trocken an und die Patientin ist meist durstlos. sie haßt Fett oder fettes Essen, weil es sie stört und Übelkeit, Schwindel und Kopfweh verursacht. Der Kopfschmerz wird beim Bücken oder durch Druck schlechter und wird in kühler Luft und durch sanfte Bewegung gebessert. Sie schläft in einer charakteristischen Lage auf dem Rücken mit den Armen über dem Kopf. Oft kann sie nur langsam einschlafen, und wenn ihr irgendetwas im Kopf herumgeht, wird sie wieder und wieder darüber nachdenken, wenn sie aber einmal schläft, kann es für sie schwierig sein, morgens wach zu werden. Sie klagt, daß sie überall Schmerzen hat, die aber - wie auch ihre gesamte Persönlichkeit - wechselhaft sind und von einer Stelle zur anderen wandern. Der Schmerz entsteht plötzlich und vergeht allmähllich; oft ist auch dieses eine Gelenk, besonders das Knie, geschwollen, schmerzhaft und besorgniserregend. Das Gelenk verträgt das Bandagieren nicht, weil es Hitze und ein Druckgefühl erzeugt, das sie auf

keinen Fall ausstehen kann; wiederum werden die Schmerzen durch sanfte Bewegung gebessert.
Bei Kälte beginnt die Nase solcher Patienten zu laufen, im warmen Zimmer ist sie ganz verstopft. Jede Absonderung ist meist dick und gelb, aber nicht wundmachend, auch die Leukorrhöe, bei der *Pulsatilla* helfen kann. Das Mittel hilft bei Menstruationsbeschwerden dieses Patiententypus, es kann auch ausgezeichnet bei Hitzewallungen und Morgenübelkeit sein.
Es ist auch ein großes Mittel für Gerstenkörner. Ich denke da immer an den Portier, der mich zum 4. Stock hinaufbegleitete, wenn ich einen Patienten in einem Hotel in Eastborne besuchte. Er hatte eines der schlimmsten Gerstenkörner, das ich je gesehen habe. Als wir die Etage erreicht hatten, holte ich eine Flasche *Pulsatilla* aus meinem Koffer und fragte ihn, ob ich ihm ein ganz sicher wirkendes Pulver, das ihm schnell helfen würde, geben dürfte. Von dieser Geschichte erzählte ich meiner Patientin nichts, da sie eine sehr schwierige Person war, und war daher sehr erstaunt, als ich drei Tage später einen Brief von ihr erhielt, in dem sie darum bat, noch etwas von diesem Pulver geschickt zu bekommen. In zwei Stunden war das Gerstenkorn des Portiers aufgegangen und er fühlte sich sehr viel besser. Nun brauchte auch der Ober und ein anderer Portier das Mittel, da auch sie Gerstenkörner hatten. So schickte ich jedem drei Gaben *Pulsatilla 10 M*, die am Abend, am nächsten Morgen und am darauffolgenden Abend genommen werden sollten.
Ich möchte nicht den Eindruck erwecken, daß *Pulsatilla* nur ein Mittel für Frauen oder Mädchen ist. Ich kenne auch männliche Patienten, auf die es perfekt paßte und habe es auch Männern sehr oft verabreicht.

33. Die Mittel aus dem Meer

Die Mittel aus dem Meer sind sehr hilfreich, alle von ihnen liegen zwischen den Bildern von *Sepia* und *Natrium muriaticum.*

Medusa

Medusa ist eine Kreuzung zwischen *Sepia* und *Natrium muriaticum*. Aber alles ist leichter. Die Patienten haben nur leicht fettige Haare und Haut, nie sind die Haare so auffallend fett, wie bei *Natrium muriaticum*. Haut und Gesicht haben das bräunliche Aussehen von *Sepia*, aber in geringerem Grade. Oft haben sie sehr dunkle Ringe unter den Augen und gelbliche, leicht bräunliche Gesichter. Das ist nicht so ausgeprägt wie bei *Sepia*, mit der Ausnahme, daß sie meist sehr erschöpft aussehen.

Es gibt zwei *Sepia*-Typen. Da ist die eher strahlende *Sepia*, die auf die leichteste Provokation hin schwermütig wird und die übertrieben reizbar ist. Der andere *Sepia*-Typ ist eher stupid, aber *Medusa* ist keines von beiden. Es liegt genau dazwischen. Das ist wichtig, wenn man der Geschichte des Patienten lauscht und ihn betrachtet und dabei denkt, er müßte *Natrium muriaticum* brauchen oder, er müßte *Sepia* brauchen - und er braucht es nicht.

Sie kennen den Gang von *Natrium muriaticum*. Man kann hinter ihm auf der Straße entlang gehen. Wenn man eine Minute lang hinter ihm gegangen ist, wird man ganz genau wissen, daß er *Natrium muriaticum* braucht - der wohlüberlegte Gang eines Menschen, »der bewußt irgendwohin geht.«

Dieses Charakteristikum kommt immer bei *Natrium muriaticum* vor, bei den *Medusa*-Fällen ist es nicht so auffallend. Auch der Händedruck von *Medusa* ist nicht so bewußt, wie der von *Natrium muriaticum*. Man denkt, daß es nicht ganz *Natrium muriaticum* sein kann, aber was kann es sonst sein? - wahrscheinlich ist es dann *Medusa. Medusa* wird auch nicht so rot oder blaß und fettig wie *Natrium muriaticum.*

Im Laufe der Jahre habe ich festgestellt, daß es ein sehr wertvolles Mittel ist, besonders für Jugendliche, die ihr Leben für ziemlich schwierig halten. Die folgenden drei Fälle sind absolut typisch.

Eines Tages wurde eine junge Frau von 25 Jahren von ihrem Chef zu mir geschickt. Er rief mich an und sagte, daß es ihr gar nicht gut ginge. »Sie ist ein sehr kluges Mädchen. Es gibt nichts, was sie nicht könnte, aber sie fühlt sich eben erschöpft und kann nichts in Angriff nehmen. Würden Sie bitte nachsehen, was mit ihr nicht stimmt?« Ich sah sie drei Wochen lang, dann rief er wieder an und sagte: »Können Sie sie nicht in ein Krankenhaus legen und einige Untersuchungen machen lassen, um sicher zu sehen, ob etwas mit ihr nicht stimmt. Sie ist nämlich unschätzbar, wenn es ihr gut geht und zu nichts zu gebrauchen, wenn sie sich nicht in der Lage fühlt zu arbeiten.«

So brachte ich sie ins Krankenhaus. Da ich zu dieser Zeit einen schwerkranken Patienten auf der Station hatte, pflegte ich sie täglich zu sehen. Jedesmal unterbrach sie mich beim Sprechen und sagte: »Frau Doktor, es gibt noch etwas, das ich Ihnen noch nicht erzählt habe.« Das ist ganz typisch für *Medusa*-Patienten. Sie geben ihre Krankengeschichte nie an einem Stück. Immer glauben sie, daß etwas anderes eine starke Wirkung auf sie ausüben könnte und sie passen Sie ab und erzählen davon, wenn es möglich ist. Sie erzählte, daß sie gut arbeiten könnte und dann plötzlich fühlte, daß sie nur noch eine Stunde und nicht mehr länger weitermachen könnte. Das war es, was ihren Chef, der sie ja den ganzen Tag brauchte, zur Verzweiflung brachte.
Ich unternahm jede nur mögliche Untersuchung und fand absolut nichts, was physisch nicht in Ordnung war. Sie erzählte mir eine interessante Geschichte aus ihrer Schulzeit. Wenn ein Examen bevorstand, hatte sie immer alles gelernt, wenn aber die Prüfung selbst kam, war sie nicht in der Lage, sie zu machen. Das war der Grund weshalb sie in fast allem, was sie in ihrem Leben getan hatte, Mißerfolg gehabt hatte. Sie war ganz glücklich, einen so verständnisvollen Chef gefunden zu haben.
Sie hatte noch eine Zwillingsschwester. Sie erzählte, daß ihre Schwester eine gute Stellung hatte und daß es ihr ausgezeichnet ging, wohingegen sie selbst im Krankenhaus sein mußte und es ihr gar nicht gut ging: Ihre Arbeit sei zu schwer für sie und immer wurde ihr ein Strich durch die Rechnung gemacht. Sie ärgerte sich auch, wenn es ihren Freunden gut ging, sogar ihrer Zwillingsschwester nahm sie übel, daß es ihr soviel besser ging.
Medusa-Patienten sind voller Ressentiments gegenüber ihren Altersgenossen, denen es gut geht und die sich ihres Lebens erfreuen, während sie sich selbst doch ganz miserabel fühlen. Ich erinnere mich, daß die Patientin von der Zwillingsschwester besucht wurde. Es war ein sehr interessantes Faktum, daß sie von Tag zu Tag unordentlicher wurde, obwohl wir nichts an ihr finden konnten. Ihre Schwester kam herein und sagte: »Du siehst ja schrecklich aus! Warum kämmst du dich denn nicht und richtest dein Gesicht her, damit du anständig aussiehst?« Das verärgerte sie enorm, aber seitdem sah sie ganz anders aus, wenn wir Visite machten. Als sie sich gekämmt hatte und nun viel besser aussah, sagte ich zu ihr: »Wie hübsch Sie sind!« »Oh, meine Zwillingsschwester besuchte mich gestern und sagte mir, ich würde ganz schrecklich aussehen. Das ist ja ein Teil meines Kummers. Manchmal komme ich in einen solchen Zustand, daß ich mich weder um mein Aussehen, noch um sonst irgendetwas kümmern kann.« Das war ein weiterer wichtiger Hinweis in ihrer Geschichte, und ich gab ihr vier Dosen von *Medusa C 200*. Ich habe immer *Medusa C 200* verwendet. Es ging ihr bald ganz ausgezeichnet, sie ging wieder zur Arbeit und wurde befördert.
Ein Jahr danach rief mich ihr Chef an, um zu sagen: »Sie ist perfekt. Ich könnte nicht ohne sie sein, sie ist meine rechte Hand. Ich glaube, es kommt daher, daß sie damals im Krankenhaus war und Medizin bekam, die ihr offensichtlich paßte. Können Sie mir übrigens sagen, was für eine Medizin das

war?« Ich wußte nicht, ob ich es sagen sollte. Ich antwortete jedoch: »Die Medizin heißt *Medusa* und wird aus Quallen gemacht.«, was ihn sehr belustigte.

Die *Medusa*-Patienten können sehr still sein. Sie wollen sich nicht unterhalten und manchmal auch keine Fragen beantworten und das, obwohl sie von Ihnen auf der Station aufgehalten werden können, um die letzte Neuigkeit zu erzählen. Fast immer haben sie starkes Kopfweh, ziemlich ähnlich dem von *Sepia*, aber nicht so stark, wie das viel heftigere Kopfweh von *Natrium muriaticum*.

In der Regel schlafen sie nicht gut. Ein Mädchen erzählte mir, daß sie acht oder neun Stunden Schlaf bräuchte, damit es ihr gut ginge. Auch *Sepia*-Patienten geht es viel besser durch Schlaf.

Sepia wird durch drei Dinge gebessert. *Medusa* wird durch dieselben drei Dinge gebessert, aber in geringerem Ausmaß: durch Schlaf, Bewegung und Essen. Es ist sehr nützlilch, wenn ein Patient sagt: »Nach dem Essen fühle ich mich eine Stunde lang besser. Es baut mich ganz deutlich auf.« Einem *Sepia*-Typus geht es besser, wenn er spazieren geht und wenn er gelegentlich zum Tanzen geht, fühlt er sich absolut großartig. Es ist sehr hilfreich, diese drei Charakteristika bei *Medusa* zu wissen, aber sie kommen in geringerem Grad vor als bei *Sepia*.

Gelegentlich braucht man *Medusa* bei Patienten, die jünger als dieses Mädchen sind. Ich hatte noch einen anderen typischen Fall, einen Jungen, den ich behandelte, als er sieben Jahre alt war und Asthma bekommen hatte. Zwei oder drei Jahre lang dämpfte die Homöopathie seine akuten Anfälle und er versäumte nur selten die Schule, auch hörten seine nächtlichen Anfälle auf. Das ging so weiter bis er dreizehn Jahre alt war, dann wechselte er auf eine andere Schule über, die in der Nähe seiner Wohnung lag.

Seit er in diese Schule ging, wurde er immer stiller. Sein Schulleiter und sein Klassenlehrer beklagten sich, sie riefen seinen Vater an, um ihm zu sagen, daß er ganz uninteressiert an seiner Arbeit sei, und daß es ihm nicht gut ginge. Obwohl er nie einen akuten Asthmaanfall hatte, bekam er gelegentlich eine keuchende Atmung. Er erzählte mir, daß er nicht mithalten könnte und, daß er immer Kopfweh bekam, wenn er gedrängt wurde.

In anderer Hinsicht war er ein sehr intelligenter Junge, und ich erinnere mich stets an das Gespräch mit seinen Eltern. Seine Mutter war die schwierigste Frau, die ich je befragt habe. Bei seinem Vater ging es sehr viel leichter. Ich sagte: »Ich glaube nicht, daß er in eine reguläre Schule gehen sollte. Er wird nicht fertig damit. Sieben Jahre war er durch sein Asthma geschwächt, es wurde morgens, mittags und abends nach ihm gesehen, ich glaube, daß er auf gar keinen Fall in einer normalen Schule mithalten kann. Ich meine, daß er anfängt, diese Einstellung beizubehalten und an seiner Arbeit nicht interessiert sein wird. Deshalb schlug ich vor, ihn zu einem Nachhilfelehrer zu schicken.« Zu dieser Zeit kannte ich einen Lehrer, der sechs Buben hatte und noch einen siebten aufnehmen konnte, daher sagte ich all dies ziemlich kühn und schließlich schickten sie ihn zu diesem Lehrer.

Bevor er ging, gab ich ihm *Medusa C 200.* Das war gegen Ende der Schulzeit und er blieb dann sechs Wochen zu Hause, bevor er zu diesem Lehrer ging. Er wurde ein anderer Junge. Er wurde ein sehr berühmter Maler und trug seitdem stets *Medusa* bei sich, um es zu nehmen, wenn er Kopfweh hatte. Immer, wenn er fand, daß er an seiner Arbeit ein wenig uninteressiert war, oder, daß ihn etwas sehr anstrengte oder, wenn er beim Portraitmalen solange leistungsfähig sein mußte, wie sein Modell vor ihm saß, nahm er gelegentlich eine Dosis *Medusa.*

Dann gab es den Fall eines noch jüngeren Patienten. Glücklicherweise kommen derartige Dinge nicht oft vor. Es war ein kleiner Junge aus meiner Praxis, der mit nichts zurechtkam. Wenn sich in der Familie oder in der Alltagsroutine auch nur das Geringste änderte, ging es ihm sehr schlecht. Sein Vater bekam eine bessere Stelle angeboten und die ganze Familie zog plötzlich um. Er fand sich selbst an einer anderen Schule, mit anderen Freunden, er tat alle möglichen neuen Dinge und noch dazu in völlig anderer Umgebung.
Es ist schwer zu beschreiben, wie verwirrt er war. Er wollte weder sprechen noch antworten und war sehr schwierig. Er sagte, das sei so, weil alles anders geworden sei.
Medusa schätzt keine großen Veränderungen und zieht es vor, in angenehmer Routine zu leben. Diesem neun- oder zehnjährigen Jungen ging es eine Zeitlang sehr schlecht. Dann schickte ich ihm *Medusa*, obwohl ich es noch keinem so jungen Menschen gegeben hatte und es mehr oder weniger für ein Adoleszenten-Mittel hielt. Von diesem Zeitpunkt an wurde er von Tag zu Tag liebenswürdiger und es ging ihm sehr gut.

Squid

Squid ist ein anderes Mittel, das ich für außerordentlich nützlich halte. Es ist nicht identisch mit *Sepia* und wird oft in der Menopause bei den normalsten Patientinnen, die Sie sich vorstellen können, gebraucht. Es sind helle, schnelle, energische Frauen, die feststellen, daß ihre Regel vielleicht spärlicher und etwas unregelmäßig geworden ist. Vor der Periode bekommen sie Mastopathie, die sie schon seit Jahren nicht mehr hatten. Sie fangen an, ihre Arbeit anstrengend zu finden, aber glauben nicht, daß andere wissen, daß sie es anstrengend finden.
Der beste *Squid*-Fall, den ich je hatte, arbeitete in einem Büro und eine andere Patientin von mir arbeitete unter ihr. Sie wußte nicht, daß die letztere auch meine Patientin war. Eines Tages erwähnte ich sie der zweiten Patientin gegenüber und diese sagte: »Wissen Sie, es gibt Zeiten, da müssen wir uns in die Arbeit hineinknien. Das kommt nur gelegentlich an wenigen Tagen vor, aber sie treibt uns heftig an und wir alle passen sehr auf, daß wir alles am richtigen Platz haben und nichts ungetan bleibt." Sie hatte nicht bemerkt,

daß sie in der Menopause war und ich erwähnte es nicht. Diese Dinge geschahen, wenn sie gerade vor der Periode war oder vielleicht auch am ersten Tag der Periode, die zu spät und etwas unregelmäßig war.
Die *Squid*-Patientin ist in einem guten Gesundheitszustand und scheint absolut normal. Wenn ihre Periode aber unregelmäßig wird und sie fühlt, daß die Arbeit gerade in dieser Woche sie anstrengt, dann ist sie leicht ungeduldig und hetzt jedermann. Sie sind nicht so selbstzentriert wie die *Sepia*-Typen - sie sind wirklich die am wenigsten selbstzentrierten aus der Gruppe der Mittel aus dem Meer.
Insgesamt ist diese Gruppe nicht besonders an anderen Menschen interessiert. Die Frau, die ich gerade beschrieben habe, konnte immer drei oder vier Nächte vor ihrer Periode nicht schlafen und litt auch an Mastopathie. Sie war extrem verfroren und während dieser Woche, in der sie nicht ganz sie selbst war, fror sie mehr als sonst und beklagte sich bitterlich darüber. Wenn man sie in ihrer Depression trifft und wenn sie etwas niedergeschlagen sind, kann man an *Sepia* denken. Die *Squid*-Patientin hat weder diesen gewissen Grad von Rückenschmerzen, noch diesen gewissen Grad einer sehr ausgeprägten Reizbarkeit. *Squid* verwendete ich immer in der 30. Potenz.

Sting ray (Rochen, Anm. d. Ü.)

Sting ray ist das einzige Mittel dieser Gruppe, das sowohl für Männer als auch für Frauen nützlich ist. Ich hatte verschiedene männliche Patienten, die es brauchten und denen es gut tat. Sie sind blaßgelb, meist dunkelhaarig und haben ziemlich dunkle Ringe unter den Augen. Sie sehen müde aus und sind verfroren, trotzdem können sie es manchmal nicht in einem stickigen Zimmer aushalten. Sie reagieren empfindlich auf jeden Wetterwechsel, aber in der Regel können sie es vertragen, wenn es wirklich heiß ist. Auch sie erzählen Ihnen, daß sie Schlaf brauchen, wie viele Stunden sie brauchen, wie sehr sie ihn brauchen, da es ihnen sonst gar nicht gut geht.
Wie *Medusa* bekommen auch sie leichte Kopfschmerzen, ähnlich wie der *Sepia*-Kopfschmerz, nur noch dumpfer. Meist beginnt der Kopfschmerz morgens und wird seltsamerweise gegen Abend besser. Lärm oder Mißtöne verschlimmern, ziemlich so wie bei *Sepia*, nur in geringerem Grade.
Einer dieser Patienten, der beste Fall, den ich je gesehen habe, war ein dunkler, großer, ziemlich erschöpft aussehender Mann, der in Ohnmacht fiel, wenn er zu lange stand. Er empfand es als demütigend, daß er auf zwei Cocktailparties, wo er lange stehen mußte, in Ohnmacht gefallen war. Er litt an Kopfschmerzen und sagte, daß wenn er diese hätte, sie mehr oder weniger den ganzen Tag daseien, aber gegen Abend immer besser würden. Diese Patienten können auch etwas rauchempfindlich sein, ich glaube, daß dieser Mann deshalb in Ohnmacht fiel.
In einem Jahr, gerade, nachdem ich *Sting ray* das erste Mal verwendet hatte, behandelte ich zwei Soldaten, die kontinuierlich in Ohnmacht fielen, beson-

ders, wenn sie im Stehen eine Injektion bekommen sollten. Alle beide waren innerhalb der letzten Wochen ein halbes dutzendmal in Ohnmacht gefallen. Sie hatten viele Injektionen bekommen und mußten ziemlich lange stehen. Einer von ihnen nahm an der Parade zum Geburtstag der Königin teil und war in Ohnmacht gefallen. Er wurde von zwei anderen Soldaten gestützt, die ihn auf den Füßen hielten, bis er wieder zu sich kam, aber er fühlte sich schrecklich. Diesen beiden Männern tat *Sting ray* gut und keiner von ihnen fiel jemals wieder in Ohnmacht.

Männern gebe ich niemals im Stehen eine Injektion. Obwohl ich alle Frauen im Stehen spritzen kann, kann ich an einen Mann geraten, der dabei in Ohnmacht fällt und ich halte es für sicherer, wenn sie sich setzen.

Bei Frauen glauben Sie, daß die Patientin ein *Sepia*-Typ sein muß. Sie kommen sehr müde herein, sehen blaß aus und so, als ob sie viele Medikamente eingenommen hätten, sie haben ziemlich dunkle Augenringe. Sie glauben, daß sie *Sepia* brauchen, aber ihre Hauptbeschwerden sind Kreuzschmerzen und allmählich erzählen sie - (*Sepia* erzählt das natürlich auch) - daß es ihnen immer gut tut, wenn sie langsam umhergehen. *Sepia*-Rückenschmerzen vergehen, wenn die Patientin umhergeht. Der einzige Unterschied zu *Sting ray* ist, daß die Schmerzen nicht wieder kommen, bei *Sepia* dagegen kehren die Schmerzen immer zurück, wenn sie sitzen.

Dieser Patienten-Typ hat auch viel Herzklopfen, Männer wie Frauen. Wenn Männer die Neigung haben, in Ohnmacht zu fallen, glauben sie, daß ihr Herzklopfen etwas damit zu tun hat.

Frauen haben viel Herzklopfen, vergessen es aber wieder, wenn sie umhergehen.

Diese Geschichte ist typisch: Eine Patientin hatte einmal ein schlimmes Herzklopfen, als sie wegen allerhand Besorgungen aus dem Haus mußte. Als sie dann vom Einkaufen zurück kam, hatte sie kein Herzklopfen mehr, was sie sehr überraschte, was aber ein gutes Symptom ist.

Es sind ziemlich erschöpfte Patienten, aber keinesfalls so verstört wie *Sepia* und auch nicht solche Märtyrer wie *Sepia*. *Sepia*-Patienten können richtige Märtyrer sein, wenn sie, obwohl sie erschöpft sind, weitermachen, und sie haben viel, worüber sie sich beklagen, besonders wenn sie sich um verschiedene Familienmitglieder kümmern müssen und keine Hilfe, die ihnen angeboten wird, annehmen. *Sting ray*-Patienten sind viel weniger so, aber sie geraten in eine ziemliche Hoffnungslosigkeit hinein.

34. Lilium tigrinum, Natrium muriaticum und Sepia im Vergleich

Es ist eine gute Sache, diese Mittel, die gewisse auffallende Ähnlichkeiten miteinander haben, zu vergleichen. Am seltensten von allen dreien wird *Lilium tigrinum* gebraucht, aber alle drei Mittel sind sehr nützlich.

Lilium tigrinum

Es ist schwer *Lilium tigrinum* zu erklären. Man kann nicht sagen: »Sie sehen so aus ...« weil es keine festen Regeln gibt. Es sind ziemlich kompakte Menschen von starkem Körperbau, wahrscheinlich vollblütig, eher dick als dünn, und eher hellhäutig als dunkelhäutig. Die meisten von ihnen sind ganz bestimmte Persönlichkeiten und von ihrer eigenen Wichtigkeit überzeugt. Es sind weder sanfte, nachgiebige Typen, noch sind sie übermäßig aggressiv, wie es *Natrium muriaticum* sein kann, und sie unterscheiden sich auch von der ärgerlichen Laune *Sepias*. So findet man bei *Lilium tigrinum* eine ganz andere Persönlichkeit vor. Ein Vorgang, der immer geschieht, wenn diese Patienten in die Sprechstunde kommen, ist, daß sie dort sitzen und ihre Jacke oder sonst etwas ablegen, weil es ihnen zu heiß ist.
Sie haben eine schlechte Farbe und meist ziemlich blaue Lippen. Im allgemeinen können sie etwas zyanotisch sein und sie haben volle Lippen. Diese drei Mittel haben einen hilfreichen Punkt gemeinsam, sie können nämlich alle schlechter Laune sein. Sie haben alle möglichen seltsamen Vorstellungen im Kopf, besonders die, daß Menschen etwas getan haben, was sie nicht tun sollten, und daß sie gegen diese sind. Wenn man versucht, ihnen etwas zu erklären, fassen sie es vorsätzlich falsch auf, und wenn man auf seiner Erklärung beharrt, können sie wirklich ärgerlich werden.
Lilium tigrinum hat deutliche geistige Symptome. Manchmal haben sie ein verrücktes Gefühl im Kopf und wissen nicht, wie sie die Dinge erklären sollen, was zu tun ist und wofür sie sich entscheiden sollen. sie werden depressiv, niedergeschlagen und manchmal sehr weinerlich, obwohl ich finde, daß sie nicht so oft weinen, wie es in den Büchern beschrieben ist. Sie haben immer das Gefühl, - und das ist charakteristisch für sie - daß sie etwas höchst Wichtiges und Dringliches zu tun haben, wofür sie verantwortlich sind, was kein anderer Mensch erledigen kann und, daß sie diejenigen sind, denen das zu tun bleibt. Oft sind sie ihrer Familie gegenüber gleichgültig, können sich aber wegen ihrer eigenen Zukunft quälen, wegen ihres Seelenheils, wegen allem, was mit ihrem eigenen Leben zu tun hat. Sie sind immer gehetzt. Alle sind sie in nervöser Unruhe; sie haben keine Zeit, die Angelegenheiten zu erklären und sind charakteristischerweise voller Hetze - eine quälende Hetze, die sie loswerden müssen.

Ihnen ist heiß. Wenn Sie jemanden kennen, dem es sehr heiß ist und sich ziemlich darüber wundern, weil sonst *Sepia* gepaßt hätte, denken Sie an *Lilium tigrinum*. Es gehört zur selben Gruppe und ähnelt ihr in vielen charakteristischen Punkten, ausgenommen dem, daß der Patient sehr heiß ist. Sie sind bissig, rechthaberisch und man kann ihnen nichts recht machen. Das folgende Beispiel gibt ein perfektes Bild von *Lilium tigrinum*.
Als ich die Patientin zum erstenmal sah, war sie etwa achtundvierzig. Sie hatte eine ältliche Mutter und eine ältere Halbschwester, die glücklicherweise Schullehrerin in Gibraltar und einen Großteil des Jahres weit weg war. Aber welch ein Theater gab es, wenn sie nach Hause kam! Die Patientin hatte Schauspielerei gelernt und jede Gelegenheit dazu wahrgenommen. Schließlich spielte sie ihre erste Rolle und mit großer Nachhilfe einer führenden Schauspielerin wurde ihr eine Hauptrolle gegeben.
Sie ging zur Premiere und es war ein absoluter Mißerfolg. Sie glaubte, eine wunderbare Karriere vor sich zu haben und mußte plötzlich sehen, daß nichts davon zutraf. Von diesem Zeitpunkt an beschloß sie, auf andere Weise der Mittelpunkt der Bühne zu sein. Sie legte sich ins Bett und verbrachte dort den Rest ihres Lebens. Das einzige, was sie jemals dazu brachte, aufzustehen, war ein Luftangriff. Ihre Mutter bediente sie die ganze Zeit und ebenso auch ihre Schwester, wenn sie in den Ferien nach Hause kam. Sie hielt sich immer für den Dreh- und Angelpunkt der Familie. Die anderen könnten nichts tun ohne sie und müßten wegen allem ihren Rat einholen. Sie regelte alle ihre Angelegenheiten. Sie glaubte auch, eine schreckliche Krankheit zu haben, die die Ärzte übersehen hätten. Ich dachte mir immer wieder einen neuen Weg aus, um sie vom Gegenteil zu überzeugen, aber es half nicht viel.
Die Familie war ziemlich beunruhigt wegen ihr - sie konnte ihnen gegenüber so ekelhaft sein - und schlug vor, daß ich einen Psychiater zu Rate ziehen sollte. Obwohl ich es nicht so gerne tat, machte ich es doch, aber er empfahl nichts, was von Nutzen war. So bat ich Dr. BORLAND, nach ihr zu sehen. Er besuchte sie - man kann es nicht in Worte fassen, wie freundlich er war! Sie erzählte ihm, daß sie einen Psychiater hätte konsultieren sollen und wie gedemütigt sie sich dadurch fühlte. Er war überhaupt nicht erstaunt und sagte ihr die richtigen Dinge.
Sie erzählte ihm von a l l ihren Verantwortlichkeiten, von a l l e m, was sie zu tun hätte und von a l l e m, was sie zu entscheiden hätte. Beim Hinausgehen sagte er zu mir: »Sie schreit nach *Lilium tigrinum*.«
So gab ich ihr *Lilium tigrinum*, und ich bin verpflichtet zu sagen, was immer es alles nicht bewirkt hat - es brachte sie nicht dazu, aufzustehen - aber es machte sie viel angenehmer für ihre Familie und die Menschen, mit denen sie zu tun hatte.

Natrium muriaticum

Natrium muriaticum hat nicht so sehr eine bestimmte Persönlichkeit, vielmehr einen bestimmten Charakter. Es hat viel mehr Charakter als *Lilium tigrinum*. In der Regel sind sie eckig und gut gebaut, mit Ausnahme der Kinder. Die Kinder sind sehr dünn - manchmal bekommt man eine Reihe *Natrium-muriaticum*-Kinder zu sehen, die alle dünn und mager sind. Sie haben keine besondere Farbe - sie sind sandfarben bis dunkel und nicht immer schwarzhaarig. Ihre Haut ist fast immer ziemlich blaßgelb, aber sie haben einen irreführenden Zug. Wenn sie aufgeregt oder zufrieden sind oder sich sehr über etwas freuen, können sie ganz strahlend hereinkommen, so daß man für einen Augenblick glaubt, es handele sich um *Phosporus*; nach einigen Minuten sieht man ganz überrascht, daß sie ganz blaßgelb geworden sind. Die Röte kommt nur durch die Aufregung.

Diese Kinder haben eine ganz bestimmte Gangart - meist setzen sie die Fersen zuerst auf - und bestimmte Bewegungen. Wenn sie in die Sprechstunde kommen und aus dem Wartezimmer abgeholt werden, geben sie Ihnen bedachtsam die Hand. Wenn Sie sie nicht abholen, kommen sie mit wohlüberlegten Schritten herein, so als ob sie glaubten, je eher die Konsultation vorüber wäre, desto besser wäre es. »Bitte beeilen Sie sich«, ist ihre ganze Haltung. Sie sitzen mit einer gewissen Anspannung da, was belustigend ist, da sie ja so bewußt wirken. Gewöhnlich legt *Natrium muriaticum* seine Päckchen mit einem leichten Tremor nieder. Es ist keinesfalls ein permanenter Tremor, sondern er tritt nur dann auf, wenn sie Päckchen niederlegen oder vom Tisch aufheben - ein Zeichen der Anspannung, unter der sie stehen, wenn sie zum Arzt gehen.

Wenn sich diese Patienten erkältet haben, oder wenn es ihnen nicht gut geht, können sie um die Lippen herum Herpes haben, wahrscheinlich haben sie auch einen Riß in der Unterlippe, besonders im Winter. In einem Winter hatte ich eine Reihe von Patienten, die entweder einen Furunkel in der Nase hatten, die auf einer Seite stark geschwollen und schrecklich schmerzhaft war oder eine Art schmerzhaften Fleck unter der Nase oder am Kinn.

Die Lehrbücher sagen, daß *Natrium muriaticum* keine roten Lippen hat. Ich glaube nicht, daß das wahr ist - ich glaube, daß fast alle *Natrium-muriatic*um-Patienten rote Lippen haben. Wenn sie depressiv sind, erfahren sie eine starke Verschlimmerung durch Trost. Sie lieben es sehr, getröstet zu werden, wenn sie sich elend fühlen oder Kopfweh haben, woraufhin sie dann zusammenbrechen und weinen. Wenn sie wirklich krank sind, möchten sie nur alleine sein. Sie haben nicht die gleiche Reizbarkeit und Ärgerlichkeit wie *Lilium tigrinum*.

Zweifellos hat *Natrium muriaticum* eine labile Stimmung. Dies ist eines seiner Charakteristika. Sie sind in der Tat sehr nette Menschen. Sie können in absoluter Bestform sein und lachen oder sie können in zwei Minuten einen Tiefpunkt haben, aber sie haben keinerlei Sinn für Humor, der ihnen hilft, die spaßige Seite einer Sache zu sehen. Wenn man sie besser kennt, wird man feststellen, daß sie voller Widersprüche sind. Sie geben vor, keine Aufmerksamkeit zu wollen, aber sie grollen, wenn sie diese nicht bekommen. Wie Dr. BORLAND immer sagte - es ist sehr nett, sie zu kennen, aber nicht so nett, mit ihnen zu leben.

Natrium muriaticum ist auch eines der ungeduldigsten Mittel. Wenn sie jemanden bitten, etwas zu tun und es wird nicht schnell genug getan, sind sie in der Lage, diesen Menschen völlig niederzumachen. Sie leiden an Herzklopfen und reagieren sehr empfindlich auf plötzlichen Lärm.
Ich denke da an eine Patientin, die wirklich ein ganz perfekter *Natrium-muriatium*-Typ war. Sie hatte eine vergrößerte Schilddrüse und es wurde ihr zur Operation geraten. *Natrium muriaticum* verkleinerte ihre Schilddrüse und sie hatte keine Beschwerden mehr damit. Eines Tages sagte sie mir: »Ich kann keinen Lärm ertragen.« Ich fragte, wie er auf sie wirkte. »Nun, letzte Nacht las ich in einem Buch und meine Schwester ließ etwas hinter mir fallen und ich drehte mich um und schlug ihr mit dem Buch auf den Kopf!«
Eine andere Sache, die ich oft angetroffen habe, ist, daß *Natrium-muriaticum*-Typen sehr empfänglich gegenüber Musik sind, obwohl sie in keiner Weise musikalisch sind. Sie können die trivialste und sentimentalste Musik, die man sich nur vorstellen kann, anhören und sind fähig, deshalb zu weinen.

Ein anderer nützlicher Punkt bei *Natrium muriaticum* ist, daß es das größte aller Mittel für seelischen Schock ist. Wenn man sonst nichts anderes hat, was man geben könnte, gibt man *Natrium muriaticum.*
Ich hatte ein Mädchen in der Ambulanz, das einen enormen Kropf bekam, nachdem ihre Eltern und ihr Bruder bei einem Luftangriff ums Leben gekommen waren. Sie war die einzige Überlebende im Haus. Sie wurde von ihrer Tante aufgenommen, die dachte, daß sie ein nützliches Mädchen von vierzehn Jahren sei, das sich mehr oder weniger um die Familie kümmern könnte. So wurde dem Mädchen die halbe Arbeit aufgehalst und sie wurde sehr schlecht behandelt. Die Tante brachte sie ins Krankenhaus, weil sie eine Schwellung in der Halsgegend bekam. Ihre Augen standen hervor und sie hatte einen leichten Tremor. Ich führte das alles auf den Schock zurück, da sie ja ihre Eltern und ihren Bruder verloren hatte, aber auch auf die nachfolgende schlechte Behandlung durch die Tante, die sie aufgenommen hatte. Ich gab ihr *Natrium muriaticum*, was ihr ganz ungeheuer gut tat. Ich nahm sie weg von ihrer Tante und gab sie schließlich in die Krankenpflege, wofür sie sich außerordentlich gut eignete.
Auch behalten diese Patienten für den Rest ihres Lebens in Erinnerung, wenn sie irgendetwas, das ihnen im Leben widerfuhr, für ungerecht hielten. Sie können nicht davon loskommen, sind empfindlich und leicht beleidigt.
Sie sind sehr wechselhaft. In dieser Woche haben sie einen dicken Freund und in der nächsten stehen sie mit derselben Person nicht mehr gut.

Sepia

Sepia neigt eher dazu, hellhäutig zu sein und eher mausgraues Haar als dunkles zu haben, obwohl ich in der Tat auch viele mit dunklem Teint gesehen habe.

Wenn sie in die Sprechstunde gebracht werden, reagieren sie oft mit Ärger, weil sie zum Doktor gebracht wurden. Sie haben nicht das mindeste Bedürfnis, einen zu sehen. Sie sagen »Guten Morgen«, ohne jegliche Höflichkeit oder ein Lächeln. Im Kontrast zu *Natrium muriaticum* können sie so müde aussehen, daß sie schon fast dumm wirken. Bei *Sepia* scheint es manchmal fast so, als ob sie nicht auf direkte Fragen antworten könnten.

Sepia-Patienten scheinen dicker, als man erwartet und zwar, weil sie eher ein dickes Gesicht, als einen dicken Körper haben. Sie haben ziemlich rundliche, volle Gesichter, sind aber sonst dünn und groß und sie haben eine blaßgelbe Gesichtsfarbe, die man bei keinem anderen Mittel findet. Die Schatten unter ihren Augen liegen halbwegs auf ihren Wangen und sie haben sehr oft, wenn auch nicht immer, einen Sattel über der Nase. Wenn sie ihn haben, erstreckt er sich über Nase, Wangenknochen und hinauf bis zu den Schatten unter ihren Augen. Meist haben sie warzenartige Auswüchse am Hals, manchmal sogar bis ins Gesicht hinauf. In der Regel haben sie blasse Lippen und wirken absolut erschöpft so, als ob sie zu schwach zum Arbeiten wären. Sie haben fast alle einen langen Rücken und sehen so aus, als ob sie ihn möglicherweise nicht aufrecht halten könnten.

In geistiger Hinsicht haben sie allgemeine Ressentiments gegen ihr Schicksal und sie glauben, daß sie wenig vom Leben gehabt haben. Wenn man versucht, sie zu trösten, wenden sie sich oft gegen einen, empfinden noch mehr Ressentiments als sonst und können in Tränen ausbrechen. In der Regel weinen sie nur, wenn man alle Widerstände, die sie aufgebaut haben, durchbrechen konnten. Wenn sie geweint haben, fühlen sie sich anschließend viel besser und heiterer.

Sie sind ebenso lärmempfindlich, wie *Natrium-muriaticum*-Patienten, aber ihre Mentalität ist anders. Es ist die wirklich erschöpfte Patientin, geistig, körperlich und nervlich, sie macht den deutlichen Eindruck, daß sie eher stumpfsinnig ist. Manchmal ist sie bis zu einem verzweifelten Grad hin stumpfsinnig. Diese Patienten erzählen dann, daß sie einfach nicht fit genug sind, um weiterzumachen, daß sie sich nur hinsetzen müssen und keine Anstrengung mehr auf sich nehmen können. Wenn man versucht, sie aufzuheitern, wechseln sie in eine eigensinnige Stimmung über und halten sich für echte Märtyrer. Es ist sehr schwer, ihnen zu helfen - sie wollen eben nicht, daß es ihnen gut geht.

Immer haben sie Angst, daß sich etwas Schreckliches ereignet. Wenn ihr Ehemann krank ist, ist es schrecklich. Sie könnten mittellos werden, weil er nicht wieder arbeiten kann, und hier sind die Kinder, um die man sich kümmern muß, und sie werden kein Geld haben und was sollen sie tun? Sie haben schreckliche Angst vor der Armut. Sie erzählen Ihnen, daß sie immer unabhängig gewesen sind und niemals jemanden um Hilfe gebeten hätten und damit wollten sie auch jetzt nicht anfangen. Wenn Sie noch einen Patienten haben, der in der Nähe einer *Sepia* wohnt, wird er Ihnen bald erzählen, daß er dieser Frau wirklich helfen wollte, aber da sie ihn jedesmal dabei vor den Kopf gestoßen hätte, wüßte er nicht, wie er das anstellen sollte.

Diese Mittel sind alle in stickiger Hitze empfindlich, besonders *Natrium muriaticum.* Meist bekommen sie Kopfweh davon. Allen geht es gleichermaßen besser, wenn es kühl ist, obwohl sie Zugluft und extreme Kälte stören kann. *Sepia* beklagt sich von den dreien am meisten über die Kälte. Sie alle haben oft klamme, kalte Extremitäten.

Alle drei Mittel haben schlimme Kopfschmerzen. Der *Lilium-tigrinum*-Kopfschmerz ist immer mit seelischer Anspannung verbunden. Sie werden verwirrt und können dann nicht mehr denken.

Sie leiden an gewissen Augenstörungen. Wenn es ganz schlimm ist, können sie sogar schielen. Wenn ihr Kopfweh sehr stark ist, erstreckt es sich bis zum Nacken, es sitzt dann am oberen Ende des Rückens. Fast immer bekommen sie mit ihren Kopfschmerzen auch Bauchbeschwerden.

Natrium muriaticum ist eines unserer Hauptmittel bei Kopfschmerzen und es ist ein wunderbares Migränemittel. Es hat starkes Kopfweh. Fast immer wacht der Patient damit auf - er hat eine Art dumpfes Gefühl im Kopf, fast so, als ob er platzen wolle -. Das üble Kopfweh kann einen ganzen Morgen lang andauern. Sehr oft haben sie gewisse Veränderungen vor den Augen, wie Zickzacklinien. Sie können dann gewiß nicht lesen und ihre Augen sehen schwer und dumpf aus, manchmal ist der Kopfschmerz so heftig, daß sie nicht einmal die Augenlider heben können.

Ich habe schon Patienten mit dieser starken Migräne gesehen, die diese Charakteristika hatten und die *Natrium muriaticum* wieder auf die Beine brachte. Das Kopfweh beginnt am Morgen und dauert bis zur zweiten Nacht an, am folgenden Morgen kann es dann verschwunden sein. Wenn der Kopfschmerz andauert, ist er wahrscheinlich anschließend weniger stark. Diese Kopfschmerzen stehen im Zusammenhang mit der Periode, meist vorher oder nachher und nicht während der Periode selbst.

Ein anderer seltsamer Kopfschmerz von *Natrium muriaticum* ist viel eher ein Sommerkopfschmerz. Er tritt zwischen 10 und 11 Uhr vormittags auf und bleibt heftig bis 14 oder 16 Uhr bestehen, dann wird er schwächer.

Sepia hat »allgemeine« Kopfschmerzen. Sie neigen dazu, bis zum frühen Abend schlimmer zu werden, wenn es dem Patienten dann übel wird, vergehen sie. Meist ist es nach einer Wärme-Anwendung besser. (*Natrium muriaticum* wird nie durch Wärmeanwendungen besser.) *Sepia* geht es auch besser, wenn sie den Kopf einhüllt. Beiden geht es durch Licht, Lärm, Geräusche und in einem sehr heißen Raum schlechter.

Alle drei können hungrige Mittel sein. *Lilium tigrinum* hat wahrscheinlich den größten Appetit. Sie erfahren beim Essen keine richtige Befriedigung und können nach einer guten Mahlzeit hungrig sein. *Natrium muriaticum* hat keinen wirklichen Hunger wie *Lilium tigrinum*, es hat mehr ein Leerheitsgefühl. Die *Sepia*-Typen haben ein deutliches Verlangen nach Salz. Sie mögen Bier, Fisch und gelegentlich Milch. Sie haben einen Widerwillen gegen Fleisch, Kaffee, zu fettes Essen und einen starken Widerwillen gegen sauren Wein, weil er sie völlig durcheinanderbringt. Der Widerwille gegen Fleisch ist bei *Lilium tigrinum* wirklich stark. *Sepia*-Patienten haben ein deutliches Verlangen nach Essig.

Das Mittel mit der größten Unverträglichkeit von Tabak ist *Sepia. Natrium muriaticum* hat dann und wann einen wirklichen Widerwillen gegen Tabakrauch und sagt, daß er seine Verdauung durcheinanderbringt. Man muß daran denken, daß sie alle überempfindlich auf den Geruch von Speisen oder anderen Dingen reagieren. Sie mögen scharf gewürzte Speisen und verlangen nach Stimulantien wie Wein.

Noch zwei andere Dinge sind bei allen dreien üblich, aber auf verschiedene Art und Weise. Die *Lilium-tigrinum*-Patientin bekommt ein gewisses Völlegefühl im Bauch, besonders wenn sie älter wird oder in die Menopause kommt. Sie hat das Gefühl, als ob das Innere ihres Bauches herausfallen würde. *Lilium tigrinum* klagt darüber sehr deutlich. Manchmal ist dieses Gefühl so stark, daß sie eine Stütze für das Perineum brauchen, damit nichts herausfallen kann. Gleichzeitig sind sie sehr empfindlich am Epigastrium, so daß man ihnen keinen Gürtel geben kann, weil sie den Druck nicht aushalten, sie werden dadurch ganz unleidlich. Sie haben das Gefühl eines Klumpens im unteren Bauch. Manchmal bekommen sie zusammen mit diesem Gewichtsgefühl einen starken Stuhldrang, den sie aber unterdrücken können, wenn sie sehr beschäftigt sind.
Natrium muriaticum hat das nicht im selben Ausmaß. Sie haben eine unregelmäßige Periode und eine allgemeine Verschlimmerung entweder während oder nach der Periode. Zusammen damit leiden sie an Rückenschmerzen, die morgens am schlimmsten sind, sich aber bessern, wenn sie aufstehen und umhergehen. Berührung kann ihnen Schmerzen bereiten. Manchmal finden Sie einen *Natrium-muriaticum*-Patienten, der auf dem Fußboden liegt und ein Kissen unter dem Rücken geschoben hat.
Sepia hat fast das gleiche Gewichtsgefühl wie *Lilium tigrinum*, aber nicht im gleichen Ausmaß. Sie haben nicht das Gefühl, daß alles aus ihrem Bauch herausfällt - sie haben nur das Gefühl, als ob die Organe des kleines Beckens herausfallen würden. Oft haben sie einen retrovertierten Uterus, einen Prolaps und das Gefühl, als ob sich etwas in das Rektum hineindrücken würde. Aber es unterscheidet sich ziemlich von der *Lilium-tigrinum*-Geschichte.
Lilium tigrinum hat das Gefühl, als sei ein großer Klumpen da und als ob alles herausfallen würde.
Sepia hat das Gefühl, als ob etwas in das Rektum hineindrücken würde und, daß es deshalb herausfallen würde. *Sepia* hat immer das Gefühl, als ob es dort unten ziemlich voll wäre, obwohl weder Stuhldrang noch Tenesmen bestehen; sie bekommen aber akute Dysmenorrhöe und akute Beckenschmerzen, die im Rücken beginnen und sich über die Seiten hin ausbreiten, ihre Rückenschmerzen bessern sich immer, wenn sie sich umherbewegen. In der Tat werden alle *Sepia*-Beschwerden durch Umhergehen gebessert. Wenn eine *Sepia*-Patientin jeden Abend tanzen würde, würde es ihr ganz gut gehen. *Sepia* erfährt durch drei Dinge eine Verbesserung, durch Bewegung, Schlaf und Essen.

Alle drei haben viel Herzklopfen und sind sehr gute Mittel bei diesen Beschwerden. *Lilium tigrinum* hat die ausgeprägtesten Beschwerden. Sie haben, wie *Cactus*, das Gefühl, als ob das Herz gepackt würde, dieses Gefühl verschwindet allmählich - das geschieht bei einer *Lilium-tigrinum*-Patientin mit allen anderen allgemeinen Charakteristika, oder auch nur mit einigen. Sie fühlen, daß sie sich, um das Herzklopfen zu erleichtern, vornüber beugen müssen, umgekehrt wie bei *Spigelia*.
Auch dann, wenn sie an Herzklopfen leiden, sind sie im Stande, von ihren dringenden Pflichten und Verantwortlichkeiten, die sie haben, zu erzählen, und daß alle Dinge von ihnen abhängen...
Sepia hat nur eben ein mildes Herzklopfen. Manchmal haben sie das Gefühl, als ob sich das Herz seinen Weg durch die Brust stoßen würde, aber ich habe nicht feststellen könne, daß *Sepia*-Patienten viel Herzbeschwerden oder Herzklopfen haben.
Ich würde sagen, daß *Natrium muriaticum* eines der besten Mittel bei Herzklopfen und Blutdruckbeschwerden ist, die es gibt. Es ist von Nutzen, wenn man sich daran erinnert, was diese Mittel pathologisch bewirken, obwohl es mir lieber ist, wenn Sie an ganzheitliche Mittelbilder denken.
Ein anderer Punkt, den man nicht vergessen sollte, ist, daß *Sepia* außerordentlich wirksam bei Sterilität ist. Die Anzahl der Fälle, die ich in meiner Praxis gehabt habe, ist außergewöhnlich. Ich gab gerade nur eine *Sepia 10 M* und schon wurden sie schwanger.

35. Vergleich von Lycopodium, Silicea und Phosphorus

Diese drei Mittel eignen sich gut für einen Vergleich. Sie haben ähnliche Symptome, obwohl sie in anderer Hinsicht entgegengesetzte Pole repräsentieren.

Lycopodium

Sie sind immer magere, blaßgelbe, faltige Menschen, auch schon als kleine Babys. Ein *Lycopodium*-Baby, das sehr krank ist, hat nichts wie Falten im Gesicht, eine runzlige Stirn, eine elende Farbe und wahrscheinlich einige Zeit des Tages Bauchweh. Wenn sie älter werden, kann man feststellen, daß sie überdurchschnittlich groß werden und fast immer eine leichte Tendenz zu einem krummen Rücken haben - ein langer, schmaler Patient, der aufsteht und dann aussieht, als ob er keine Taille hätte. Sie haben immer einen besorgten Gesichtsausdruck und es ist schwer, aus ihnen Symptome herauszubekommen, und zwar einfach deshalb, weil sie bei der Befragung nervös sind und mit nichts herausrücken wollen, nicht einmal gegenüber ihrem besten Freund. Sie schenken nur halbwegs ihr Vertrauen und wollen immer etwas in der Hinterhand zurückbehalten. Aus diesem Grund hält man sie für hochmütig und eingebildet, aber diese beiden Ausdrücke verbergen die Tatsache, daß der *Lycopodium*-Patient sehr mißtrauisch und unsicher ist. Ich glaube nicht, daß Sie einen mitteilsamen *Lycopodium*-Typ treffen werden. Man kann die Symptome aus ihnen herausziehen und feststellen, daß sie Süßigkeiten sehr lieben und alle Süßigkeiten im Haus aufessen, wenn man sie damit alleine läßt.
Sie können auch sehr unfreundlich wirken. Mehr als einmal hörte ich eine Mutter sagen: »Sie bittet nie um etwas, sie will nie eine Party geben oder zum Spielen hinausgehen. Sie möchte drinnen bleiben und ein Buch lesen.« Wenn die Mutter protestiert, sagt das Kind: »Ich sehe meine Kameraden jeden Tag in der Schule und ich will sie jetzt nicht schon wieder sehen.« Dann kann es sich um einen typischen *Lycopodium*-Buben handeln, der sich fürchtet, in die Schule zu gehen, der sein Frühstück nicht essen kann und der an die Hand seiner Mutter geklammert zum Schultor geht und dann überredet werden muß, daß wirklich alles in Ordnung ist, und daß er bestimmt seine Freude daran haben wird. Schließlich geht er und nach fünf Minuten hat er vergessen, daß er jemals etwas dagegen hatte, in die Schule zu gehen.

Fast alle haben Verdauungsschwierigkeiten. Dr. BORLAND pflegte sie, die mageren Leberpatienten zu nennen. Ich habe zwei Männer in meiner Praxis, beides Geschäftsleute, jeder mit vier anderen Direktoren im Büro, und sie achten immer darauf, daß sie ihr Mittagessen zur rechten Zeit haben. Wenn die Besprechung den anderen um 12 Uhr zusagen würde, so findet für sie

das Treffen um 11.30 Uhr statt, so daß sie um 13 Uhr ihr Mittagessen haben können, denn andernfalls fühlen sie sich schwach und müssen sich hinsetzen und das ist erniedrigend. Es sind wirklich sehr nette Menschen, aber wenn es ihnen nicht gut geht, sind sie verdrießlich, reizbar, wollen nur herumsitzen, gar nichts tun und nicht gestört werden. Eigenartig ist, daß sie, wenn man sie eine Zeitlang alleine zu Hause läßt, umherwandern und sich überlegen, wie sie mit jemanden in Kontakt treten könnten.
Unter meinen ambulanten Patienten hatte ich einen kleinen Jungen, dessen Mutter ihn zu mir brachte, weil er eine Plage war. Im Bett rezitierte er alle Gedichte, die er in der Schule gelernt hatte, alle Könige, Daten und andere Dinge, an die er dachte, mit lauter Stimme. Er wollte aber nie schlafen gehen, wenn nicht seine fünfzehnjährige Schwester zur gleichen Zeit mitging. Nicht, daß er etwa mit ihr sprechen wollte, er liebte es nur, wenn noch jemand auf demselben Stockwerk war. Ich gab ihm *Lycopodium*, das ihm sehr guttat. Es war ein magerer, dünner Junge mit krummem Rücken. Etwa drei Jahre später kam er noch einmal in meine Sprechstunde, und ich fragte ihn: »Habe ich dich nicht schon früher gesehen?« Er antwortete: »Ja, Sie haben mich schon einmal gesehen.« Und ich sagte: »Ich erinnere mich auch noch daran, was ich dir gegeben habe.« Seine Mutter hatte gebeten, ich solle ihm ganz genau dieselbe Medizin wie damals geben, was ich auch tat. Ich sah keinen Grund für einen Wechsel des Mittels. Er steckte gerade im Examen und schrie alle Fakten im Haus herum. Diese Menschen sind sehr besorgt, wenn sie etwas Außergewöhnliches tun müssen.

Der *Lycopodium*-Patient hat keine große Ausdauer. Sie ermüden leicht; sie kommen von der Arbeit nach Hause und sind völlig zerschlagen, dann wollen sie nur dasitzen und mit niemandem sprechen oder von niemandem gestört werden. Es ist eines der größten Mittel bei geistiger Erschöpfung, es ist auch eines der größten Mittel bei Schlaflosigkeit.
Ich hatte einen etwa fünfunddreißigjährigen Patienten, der zu mir sagte: »Mein Bruder will, daß ich mit ihm Squash spiele. Ich habe Spiele immer gehaßt, aber weil ich spüre, daß es gut für mich ist, gehe ich hinaus und spiele Squash. Ich fühle mich anschließend wie zum Sterben.« Er war eine genaue und perfekte *Lycopodium*-Erscheinung, er sah sorgenvoll aus, war sehr groß, in der Mitte gebückt, mit Verdauungsbeschwerden, zeitweilig verdrießlich und mit allem anderen, was man noch erwartet, und es ging ihm nach seiner Abendmahlzeit viel besser. Wenn er sich nach dem Spielen so schrecklich fühlte, war es zwischen 17 und 19 Uhr. Er sagte: »Ich habe einen Heißhunger auf mein Abendessen, aber ich esse nur ein klein wenig. Wenn ich mehr zu mir nehme, bekomme ich Verdauungsbeschwerden und so stoße ich meinen Teller schon mitten in einem großen Essen von mir weg.« Sie haben zwischen 16 und 20 Uhr eine beständige Verschlimmerungszeit - was ein sehr nützlicher Hinweis ist. Denken Sie daran, daß sie gelegentlich eine Verschlimmerung zwischen 4 und 8 Uhr morgens erfahren, was auch ein nützlicher Hinweis ist und bei *Lycopodium* vorkommt. Sie fühlen sich

ausgelaugt und niedergedrückt am Morgen, so als ob die Arbeit des Tages zuviel für sie wäre, besonders bei Geschäftsleuten. Nach dem Frühstück sehen die Dinge nicht mehr so schlimm aus.
Ich hatte einen anderen interessanten Mann, der nach einem Unfall ins Homöopathische Krankenhaus kam. Es ging ihm ausgezeichnet und er sagte: »Wissen Sie, ich habe noch viele Symptome, die ich Ihnen nicht gesagt habe.« Ich sagte: »Sie sollten sie mir lieber sagen.« So gingen wir einer endlosen Liste von Symptomen auf den Grund und ich verordnete ihm *Lycopodium 10 M.* Bei der nächsten Visite sagte er: »Ich habe nie gedacht, daß ich *Lycopodium* bräuchte.« Er hatte sich ein Buch geliehen und darin gelesen, daß alle *Lycopodium*-Patienten die Neigung hätten, knickerig zu sein. »Ich glaube, ich könnte ein Geizhals sein, denn in einer Schreibtischschublade habe ich immer zwei oder drei Riegel Schokolade und wenn sie zur Neige gehen, passe ich auf, daß ich, bevor ich das letzte Stück aufgegessen habe, vier oder fünf neue darin habe!« Sie passen im allgemeinen auf ihr Geld auf. Sie glauben, daß sie nicht mehr weitermachen können oder, daß es keinen Wert hat weiterzumachen. Einige geben ihre Stellung auf. Andere können sich mit Hilfe von *Lycopodium* zusammenraffen, und für solche Angelegenheiten ist es sehr nützlich. Dann beginnen sie hart zu sparen.
Einer meiner größten *Lycopodium*-Fälle, ein fünfjähriger, kleiner Bub, war ganz typisch. Seine Mutter sagte zu ihm: »Jan, wofür sparst du dein Geld?« Und er sagte: »Stell dir mal vor, daß irgendetwas mit Papa geschähe und wir würden nichts mehr zum Leben haben.« Einmal im Jahr brachte *Lycopodium* ihn und alles, was mit ihm nicht in Ordnung war, wieder auf die Beine.

Silicea

Silicea ist anders. Kein Mittel sieht genauso aus, wie es in den Büchern beschrieben wird. Man muß die Symptome wieder erkennen und versuchen, das ganze Bild zu sehen. *Silicea* ist typisch unterdurchschnittlich groß, sie haben sehr kleine Hände und Füße. In der Regel haben sie eine reine Haut und eine sehr gute Gesichtsfarbe oder ihre Gesichter können totenblaß sein. Sie können entzündete Flecken um die Augen herum oder sonst irgendwo in dieser Region haben. Oder sie haben wiederum eingerissene Mundwinkel, was Sie schnell auf *Silicea* bringen wird - als eines der Dinge, die Sie bemerken, bevor der Patient zu sprechen beginnt. Manchmal haben sie einen Riß in der Nase und sie haben viel Nasenkatarrh. Sie haben dünne Knochen und sehr feines Haar, machen aber nie einen so hochmütigen Eindruck wie *Lycopodium.*
Sie sind meist angenehme, nachgiebige, sanfte Menschen, die den Eindruck machen, daß sie leicht aufgeben, aber dieser Eindruck ist völlig falsch. In den Lehrbüchern steht, daß *Silicea*-Patienten keinen Mut haben. BORLAND, WHEELER und CLARKE sagten alle, daß sie Menschen mit enormer

Courage und enormen Fähigkeiten seien, aber eine körperliche Schwäche hätten, die sie dazubrächte, etwas aufzugeben.
In der Regel sind sie sanft und höflich - wenn man sie aber über diesen Punkt hinausdrängt, werden sie so eigensinnig und so schwierig, wie sie tatsächlich sein können. Wenn sie etwas fest in ihrem Kopf haben, ist es sehr schwer, es wieder herauszubekommen. Es ist manchmal schwer festzustellen, wie die Vorstellung entstand, daß *Silicea*-Leute Schwächlinge sind, die jede Arbeitsstelle aufgeben würden und keine Ausdauer hätten. Der Grund dafür ist, daß sie in Wirklichkeit in Panik über einen möglichen Mißerfolg geraten, wenn sie eine Stelle angeboten bekommen. Wenn man sie dazu überreden kann, die Stelle anzunehmen, arbeiten sie außergewöhnlich gut und setzen all ihre Fähigkeiten ein.

Das *Silicea*-Kind ist eines der unterhaltsamsten Kinder, die man haben kann, wenn man es richtig behandelt. Normalerweise sind sie lebhaft und freundlich, wenn sie aber schlecht geführt sind, werden sie schrecklich. Ich denke immer an ein süßes, kleines Mädchen, das mit den Nachbarskindern gespielt hatte. Eines von ihnen warf einen Ziegelstein nach ihr und traf sie an der Stirne. Sie wurde zu mir hereingebracht und zwar mit einem schrecklichen Wutanfall, sie wurde mit lautem Gekreisch in mein Sprechzimmer hereingeschleift. Ich bat die Mutter, im Wartezimmer zu warten. Wenn Kinder, wie dieses, Schwierigkeiten machen, untersuche ich sie alleine. In fünf Minuten ging es ihr viel besser, sie erzählte mir alles über den Ziegelstein, daß er sie am Kopf getroffen hätte und über die Buben von nebenan, die schrecklich seien, wenn sie solche Spiele spielten. Ich gab ihr etwas *Silicea* und es ging ihr ziemlich gut. Andererseits können sie auch ganz elende Kinder sein - empfindlich und kalt. Ihre Füße sind immer kalt und können nicht warm werden. Sie können nicht einschlafen und schwitzen stark am Kopf. Ihre Kopfkissen sind durchnäßt und auch ihre Füße sind meist naß von kaltem, stinkendem Schweiß.

Ich hatte zwei sehr interessante *Silicea*-Fälle in einer Woche. Der erste war ein Mädchen, das eine gute Stelle als Sekretärin im Büro hatte. Sie schwitzte so stark, daß es durch das Löschpapier durchging. Sie trug eine Wachstuchschürze, sonst hätte der Schweiß ihren Rock durchnäßt. Sie stellte eine Hand auf und die Tropfen fielen von ihr herunter. Ich behandelte sie aufgrund ihrer Familiengeschichte mit drei Mitteln. Sie halfen ihr nicht. Wegen ihrer Neigung, an unbedeckten Körperteilen zu schwitzen, gab ich ihr *Thuja*, was ihr auch nicht half. Danach gab ich ihr etwas *Silicea* und innerhalb einer Woche trocknete alles. Sie zog dann nach Hongkong, um dort zu leben und schrieb von dort, daß sie sogar bei diesem Klima nie wieder einen Rückfall gehabt hätte.
Dann hatte ich einen Buben im letzten Schuljahr. Er hatte eine schlimme Akne, aber seine Hauptbeschwerde war, daß er auch die schrecklichsten Schweißfüße hatte. Nach einer gewissen Zeit im Laufe des Tages wollten

seine Klassenkameraden nicht mehr in seiner Nähe sein. er wechselte zweimal seine Socken, aber selbst das war nicht genug. Ich gab ihm *Silicea*. Es heilte nicht nur sehr schnell sein Schwitzen, sondern auch seine Akne. (*Silicea* ist kein Mittel, das ich als solches bei Akne gebrauchen würde, aber der Patient paßte in das Mittelbild. Er war mager, hatte Risse und viele *Silicea*-Symptome.)

Phosphorus

Es gibt zwei *Phosphorus*-Typen. Der eine ist dunkelhaarig und der andere hellhaarig mit einem Glitzern in den Haaren. Auch Dunkelhaarige haben manchmal dieses Glitzern. Sie sind meist wohlproportioniert und haben immer eine feine Haut, wechseln aber sehr schnell die Farbe. Der *Phosphor*-Patient kommt stark gerötet und etwas nervös herein, aber das dauert nur wenige Minuten. Sie schwitzen nur, wenn ein Grund dafür besteht. Mit anderen Worten, sie schwitzen dann, wenn sie sich körperlich angestrengt haben oder sehr schnell gelaufen sind. Wenn sie schwitzen, dann an der Oberlippe und gerade ein wenig an der Stirn. Was sie noch zum Schwitzen bringt, ist geistige Anstrengung oder Nervosität. Sie sind intelligent, heiter und in der Regel nette Menschen.

Phosphorus-Patienten haben viele geistige Symptome. Sie haben die Tendenz, in Gefühlsausbrüche zu verfallen. Das dauert nur ein oder zwei Minuten und anschließend schämen sie sich deshalb sehr. Sie sind nie nachtragend, wie manchmal *Silicea* oder *Natrium muriaticum*. Sie sind allen äußeren Eindrücken gegenüber empfindlich. Wie *Sepia* geht es ihnen nach dem Schlaf besser. (Es ist der *Phosphorus*-Patient, der in seinem Armsessel sitzend einschlafen und nach zehn Minuten völlig erfrischt aufwachen kann.) Reiben bessert ihre Beschwerden. Manchmal, wenn es ihnen nicht gut geht, haben sie das Gefühl, als ob sie sich im Bett »nicht mehr zusammen sammeln« könnten. Dieses Symptom hat gewöhnlich *Baptisia*, aber auch *Phosphorus* hat es. Sie haben echte Angst vor der Dunkelheit, vor dem Alleinsein, vor Donner und dem Sterben. Sie fürchten, daß sich etwas Schreckliches ereignen wird und sind für jede Stimmung empfänglich. Auch während der Dämmerung haben sie ein wenig Angst. Die andere Sache mit ihnen ist, daß sie normalerweise sehr nette Menschen sind, aber bei einer Erkrankung werden sie manchmal völlig gleichgültig gegenüber ihrer Familie.

Wenn sie übermüdet sind und zu hart gearbeitet haben, bekommen die *Phosphorus*-Patienten manchmal verschiedenartige geistige Symptome - sie geraten in einen Zustand geistiger Besorgnis. Sie machen sich dann viele Sorgen über die Art der Erkrankung, die sie möglicherweise haben könnten, auch über Familienangelegenheiten und andere Dinge. Ich erinnere mich an einen Jungen, der sich einbildete, er hätte irgendwo einen Gashahn offen gelassen. Ich rief an, um mich nach ihm zu erkundigen. Es ging ihm nach

einigen Gaben *Phosphorus* außerordentlich gut.
Die andere Sache über *Silicea* ist, daß sie nach geistiger Anspannung und körperlicher Anstrengung ganz schlaflos werden. Wenn sie zu Bett gehen, schlafen sie vorübergehend etwa zwei Stunden. Danach gehen ihnen all die Dinge, die sie zu tun haben, im Kopf herum und sie versuchen, sie alle auszuarbeiten. Schließlich schlafen sie gegen Morgen wieder für eine Stunde. Sie weinen ziemlich leicht, wenn sie sehr erledigt sind, aber es geht ihnen nie besser danach, wohingegen es *Lycopodium* durch Mitgefühl und Weinen besser geht, wenn es niedergeschlagen ist. Beide sind kälteempfindlich.
Lycopodium kann in einem stickigen Raum Lufthunger und gelegentlich ein schlimmes, rechtsseitiges Kopfweh bekommen.
Silicea hat wiederkehrende Kopfschmerzen, die im Hinterkopf beginnen. Der *Silicea*-Kopfschmerz ist ein Migränekopfschmerz. Es sind wiederkehrende Kopfschmerzen, die fast immer von Übelkeit begleitet sind. Sie beginnen im Nacken und können die Wirbelsäule hinunter gehen, aber meist erstrecken sie sich den Kopf hinauf und zur rechten Schläfe hin. Dann setzen sie sich mit einem hartnäckigen Schmerz über dem rechten Auge fest, an der äußeren Augenseite; Wärme bessert stark. Manchmal kann man einen *Silicea*-Patienten sehen, der eine Wärmflasche an seinen Nacken hält. Sie können keinen kalten Luftzug vertragen. Sie wollen sich nicht bewegen und Druck verschlechtert, sogar der eines engen Hutes. Dieses Kopfweh geht fast immer in Erbrechen über und entsteht fast immer durch langdauernde, geistige Anstrengung und nicht durch plötzliche Überarbeitung. Es geht ihnen auch nach Anstrengung viel schlechter.

Silicea hat noch andere Kopfschmerzarten, die durch geistige Konzentration entstehen, nämlich Stirnkopfschmerzen. Sie haben die gleichen Modalitäten, wie die anderen Kopfschmerzen und sind besser durch Wärme und schlechter durch Kälte, Anstrengung und Druck, sie entstehen manchmal, wenn sie sich der Kälte aussetzen. In der Regel betreffen sie keine Seite mehr als die andere. Sie können von einer Seite zur anderen gehen.
Ich erinnere mich oft, daß ich einmal beim Nachhausegehen eine Kollegin antraf, die etwas mit ihrem Hut machte. Ich kam nicht dahinter, was sie da machte, als sie sagte: »Ich nähe gerade ein Futter in meinen Hut, ich kann die Kälte draußen nicht ertragen.« Sie trug diesen Hut während des ganzen Winters und hatte keine Kopfschmerzen.
Der *Silicea*-Kopfschmerz entsteht manchmal, wenn man bei einer Bahnfahrt seinen Sitz über einem Rad hat, wodurch Lärm entsteht. Ein anderes wichtiges Symptom ist, daß *Silicea* an den Fingerspitzen entzündete Risse entlang der Nägel bekommen kann. Es ist unangenehm, sie anzufassen, und selbst dem *Silicea*-Patienten ist eine Berührung nicht angenehm. Diese Risse werden septisch und besonders schlimm, wenn sie im Wasser arbeiten, sie bekommen dann auch Risse an den Daumen. Sie haben ziemlich kleine Hände.

Silicea und *Phosphorus* haben beide die Neigung zu kalten, abgestorbenen Fingern. Wenn ein *Phosphorus*-Typ seine Hände in Wasser hält, wird es ihm in wenigen Minuten übel, wohingegen ein *Silicea*-Typ, der die Hände in heißes Wasser steckt, in einer Minute warme und behagliche Hände hat. Das ist ein sehr nützlicher Punkt, denn es ist etwas, das der Patient von sich aus tut.

Der *Phosphorus*-Patient hat Durst auf kalte Getränke und liebt Eiskrem. Im ganzen gesehen mögen sie gerne Salziges, aber Süßigkeiten nicht so sehr. *Phosphorus* ist eines der durstigsten Mittel - sie trinken mehr als üblich, und wenn sie krank sind, trinken sie manchmal in langen Zügen sehr kaltes Wasser. Wenn es dann im Magen warm geworden ist, erbrechen sie es. Eine andere Sache bei *Phosphorus*, besonders bei Kindern, ist, daß man sie nicht aus den Augen lassen darf. Ich denke da immer an ein siebzehnjähriges Mädchen, das eine sehr schlimme Lungenentzündung hatte und auf der King Edward Station lag. Ich machte mit Dr. BORLAND Visite und sie war hocherfreut, daß man sie besuchte und ihr versicherte, daß sie nicht zu sterben bräuchte. Auf unserem ganzen Weg durch die Station sah sie uns unentwegt an. Wenn ich in ihre Nähe kam, nahm sie verstohlen meine Hand, gerade nur als eine zusätzliche Beruhigung. Sie war starr vor Angst. Sie ist gut genesen.

Silicea mag lieber keine heißen Speisen. Das ist manchmal ein nützlicher Tip. Desgleichen mag *Lycopodium* keine kalten Speisen und ist der Ansicht, daß ein Sonntagabendessen genug ist, um jemanden umzubringen.

Phosphorus ist eines der größten Pneumonie-Mittel. Der Patient will nicht auf der befallenen Seite liegen, aber er zieht eine Position vor, in der er, auf Kissen gestützt, aufsitzt und den Kopf etwas zurückhält. Auf diese Art saß das Mädchen, sie hatte einen Wasserkrug neben sich. Die *Phosphorus*-Typen neigen dazu, eine heftige Pneumonie mit enger Brust zu bekommen und es geht ihnen viel schlechter, wenn die Zimmer kalt oder die Fenster geöffnet sind.

Auf der anderen Seite bekommt *Silicea* ein Rasseln in der Brust. Es hat verlängerten Husten und Katarrh. Aufgrund vieler Erfahrungen würde ich sagen, daß *Silicea* eines der besten Mittel bei einer Pneumonie ist, die sich nicht gelöst hat, oder einer Lunge, die nicht in Ordnung gekommen ist.

Silicea geht es bei kaltem gewittrigem Wetter schlechter, aber sonst ist es nicht so sehr vom Wetter beeinflußt. *Phosphorus* und *Silicea* haben beide ein seltsames Allgemeinsymptom. Sie unterhalten sich nicht gerne. Wenn man zu ihnen sagt: »Komm und sprich mit diesen Leuten«, so erschreckt das den *Phosphorus*-Patienten.

Der *Phosphorus*-Patient ängstigt sich auch in einem überfüllten Raum so, daß ihm nichts einfällt, worüber er sprechen könnte. Der *Silicea*-Patient will nicht mit vielen Leuten zusammenstehen und hat nicht das leiseste Verlangen, sich mit ihnen zu unterhalten. Das kommt im allgemeinen daher, weil *Silicea* eher etwas gegen Menschen, als gegen eine Unterhaltung hat.

Lycopodium kann keine engen Kleidungsstücke vertragen. Man kann feststellen, daß diese Typen den Gürtel lose tragen. Sie mögen kein lauwarmes oder kaltes Essen, sondern nur wirklich heiße Speisen.

Im ganzen gesehen, ziehen sie auch heiße Getränke den kalten vor. Sie reagieren empfindlich auf Lärm und Gerüche und haben trockene, heiße Hände und ebensolche Fußsohlen. Meiner Erfahrung nach sagt ein *Lycopodium*-Typ niemals »danke«. Wenn sie zur Tür gehen, liegt ihr ganzer Dank im Händedruck. Sie ergreifen Ihre Hand und schütteln sie mit aller Kraft. Ich habe zwei männliche *Lycopodium*-Patienten und ich begleite sie nur den halben Weg zur Eingangstür, dann übergebe ich sie jemand anderem, der sie hinausbegleitet! Denken Sie aber daran, daß *Lycopodium* ein sehr treuer Patient ist.

36. Tuberculinum bovinum

(Zur Beachtung: Wenn in der folgenden Abhandlung von *Tuberculinum* gesprochen wird, so ist *Tuberculinum bovinum* gemeint.)

Es ist sehr schwierig, ein wirkliches Bild von *Tuberculinum* darzustellen. Es gibt bestimmte Charakteristika, die mehr oder weniger ständig wiederkehren, aber es ist nicht möglich, ein wirkliches Mittelbild, wie z.B. das von *Arsen* wiederzugeben. Es ist kein wiederkehrendes Konstitutionsmittel. Wenn man *Tuberculinum* braucht, braucht man es ein einziges Mal und man wird es dann vielleicht noch einmal wiederholen, aber erst nach sechs Monaten. Ein hervorragender Zug ist, daß die Patienten ziemlich konstant blaue Skleren haben.
Sie haben noch zwei andere Dinge, nämlich lange Wimpern, wie man es ja erwartet, und einen behaarten Rücken. Sehr oft besteht ihre Fallgeschichte nicht darin, daß sie zart sind, sondern darin, daß sie einmal in der Vergangenheit eine auffallende Familiengeschichte von Tbc hatten. Wie auch die *Arsen*-Patienten, haben sie eine besondere geistige Unruhe. Sie besteht nicht so sehr darin, daß sie aufstehen und herumlaufen, sie können nämlich sitzen wie ein Klotz, und so aussehen, als ob sie nicht mit einer Unterhaltung belästigt werden möchten. Es ist mehr ein Zustand der Unzufriedenheit - mit ihrer Umgebung, mit dem was sie tun, mit allen möglichen Umständen, in denen sie sich gerade befinden. Sie sehnen sich nach Bewegung, es ist aber in Wirklichkeit mehr ein allgemeines Verlangen nach Veränderung, wie bei einem Kind oder einem Jugendlichen, die aufstehen und im Zimmer umhergehen, nicht etwa weil sie besonders unruhig wären, sondern weil sie Veränderung wünschen.
Sie möchten etwas anderes tun, als das, was sie gerade jetzt machen. Sie werden immer bereit sein zu verreisen, wie auch immer die Umstände sein mögen. Sie wollen in Urlaub fahren und dann mittendrin wieder woandershin fahren. Ich erinnere mich immer an eine junge Frau, die ich besuchte. Sie war verheiratet und hatte ein Kind. Sie saß auf ihrem Sofa, so als ob sie unter keinen Umständen wieder aufstehen könnte. Ich fragte sie: »Fühlen Sie sich wirklich so müde, wie Sie aussehen?« Und sie antwortete: »Ich fühle mich wie zum Sterben.«, was meiner Meinung nach eine gute Beschreibung ihres Aussehens war. In diesem Augenblick kam ihr Mann herein und sagte: »Möchtest du nach Paris fahren?« »Ob ich nach Paris fahren möchte?!« Im nächsten Augenblick stand sie auf, packte ihre Koffer, und sah völlig und absolut anders aus.
Das ist typisch *Tuberculinum bovinum*, besonders wenn der Patient etwas über das Adoleszentenalter hinaus ist.
Worüber auch immer diese Menschen klagen, durch Bewegung wird es gebessert. Wenn man sie dazu bringt, sich zu bewegen, geht es ihnen besser. Sehr oft waren diese *Tuberculin*-Fälle einst Kinder mit angenehmem

Temperament, die sich vollständig zu widersprüchlichen, leicht verstörten Jugendlichen entwickelten. Die Mutter wird Ihnen erzählen, daß sie so leicht zu haben waren, als sie noch klein und so lustig waren. Und jetzt seien sie richtig unangenehm, ganz anders und sehr leicht aus der Fassung zu bringen. Das zeigt sich fast immer darin, daß sie beständig in Tränen ausbrechen oder sehr ärgerlich werden.

Diese Patienten haben oft eine große Abneigung gegen geistige Arbeit. Einst waren sie strahlende Kinder, denen es gut ging, dann fühlten sie plötzlich, daß sie nicht arbeiten können oder wollen. Sie wollen sich nicht auf ihre Arbeit einlassen und sagen, daß sie dadurch müde werden. Sie haben die Neigung zu Kopfschmerzen und machen alles zu einem Entschuldigungsgrund dafür, daß sie nicht arbeiten.

Andererseits ist ihre körperliche Arbeitskraft gut. Sie können in den Garten gehen und eine Stunde lang nützliche Gartenarbeit verrichten, ohne über Ermüdung oder sonst etwas zu klagen. Aber wenn sie sich hinsetzen sollen, um ihre Hausaufgaben zu machen, werden sie nicht fertig.

Ein anderes beständiges Zeichen ist, daß sie eine ganz schreckliche Abneigung gegen Menschen erfaßt, vielleicht sogar gegenüber Freunden oder einem Menschen, den sie gemocht haben und der im gleichen Haus lebt. Manchmal bewirkt *Tuberculinum* eine interessante Veränderung ihres Temperaments.

In der frühen Jugend ist es oft ein gutes Kopfschmerzmittel. Es wird fast immer bei einem strahlenden, aufgeweckten Kind gebraucht, das reizbar wird, bei Gewitter und Sturm nervös ist, das feuchtigkeitsempfindlich ist, vom Arbeiten Kopfschmerzen bekommt und deshalb sein Interesse am Studium verliert. Der Jugendliche glaubt nicht, daß er sein Interesse verliert, sondern sagt, daß er infolge seiner Arbeit Kopfschmerzen bekommt. Das ist ein Entschuldigungsgrund, weil er seine Arbeit nicht machen will. In einem solchen Fall, wenn auch noch Haß oder Furcht gegenüber Hunden besteht, würde ich *Tuberculinum* geben.

Diese Patienten sind fast immer musikalisch und können in Tränen ausbrechen und von Musik ganz aufgewühlt werden. Sie haben auch ein eigenartiges Rheuma, an das man denken sollte, weil es ziemlich charakteristisch ist. Es ist bei feuchter Kälte schlechter. Auch bei feuchter Hitze ist es schlimmer, und ich glaube sogar, etwas stärker. Bei einem Wechsel von heiß zu kalt und auch bei einem Wechsel von kalt zu heiß, ist es schlimmer. Es gibt kein anderes Mittel, bei dem sich dieses Symptom so auffallend findet.

Man wird Ihnen erzählen: »Wenn ich in ein kaltes Zimmer gehe, so quält mich das wirklich. Wenn ich in der Sonne sitze oder in ein sehr heißes Zimmer komme, kann genau das gleiche geschehen.«

Tuberculinum fühlt sich noch durch etwas anderes sehr schlecht und zwar durch Stehen. Von allen Mitteln, vielleicht mit Ausnahme von *Sulfur*, fühlt sich der *Tuberculinum*-Patient durch Stehen am schlechtesten.

Ich erinnere mich an ein sehr hübsches, achtzehnjähriges Mädchen, das nichts mehr liebte, als auf Parties zu gehen, jedesmal mit einem anderen jungen Mann. Aber mitten in der Party fiel sie ihn Ohnmacht. So kam sie zu mir und sagte: »Das ist kein Spaß. Ich glaube, es kommt vom Stehen. Ich glaube, daß es nicht passieren würde, wenn ich mich bewegen könnte.« Ihre Mutter machte sich solche Sorgen um die Tochter, daß sie mich fragte, ob sie einen Herzspezialisten aufsuchen sollte. Ich glaubte nicht, daß dafür der geringste Anlaß bestand, aber ich brachte sie trotzdem zu einem, der berichtete, daß Herz, Blutdruck und alles andere vollkommen in Ordnung seien. Manchmal trifft man dieses Symptom auch bei jungen Männern an, was sie sehr verlegen macht. Viel häufiger kommt es bei Mädchen vor. Ich gab diesem Mädchen *Tuberculinum bovinum 10 M* und sie hatte nie wieder dieses Problem.

Symptomatische Verordnungen

37. Verletzungsmittel

Rißwunden

Bei Rißwunden würde ich als erstes, bevor ich überhaupt nachdenken würde, *Calendula* geben, und zwar innerlich wie äußerlich. Ich würde die *C 200* alle zwei Stunden für den Rest des Tages oder vierundzwanzig Stunden lang geben, und zur lokalen Behandlung 10 Tropfen auf eine Tasse Wasser als Kompresse. Sie können sich nicht vorstellen, wie gut es wirkt, wenn Sie es noch nicht versucht haben. (Dr. TYLER nahm bei Verbrennungen nichts anderes und fand es immer gut.)

Empfindliche Gewebeverletzungen

Wenn sehr empfindliches Gewebe verletzt ist, wie z.B. bei einem ausgerissenen Nagel, einem Hundebiß oder wenn man die Finger in der Tür eingeklemmt hat, glaube ich nicht, daß man etwas Besseres tun kann, als *Hypericum* innerlich und äußerlich zu geben. Ich möchte noch einen Ratschlag hinzufügen: Wenden Sie es nicht zusammen mit *Calendula* als Kompresse an - es hilft nicht annähernd so gut, wie eine *Hypericum*-Kompresse alleine. Es ist auch bei Splitterbrüchen sehr nützlich, wenn viele Knochensplitter vorhanden sind, die vielleicht auf empfindliche Stellen drücken oder, wenn der Bruch bis in die Gelenke reicht. Es lindert eine Verletzung im Steißbeingebiet und solche, die nach einer schweren Entbindung durch Instrumente entstehen können.
Zu HAHNEMANNS Zeiten wurde es bei Menschen, die mit Erde arbeiteten, als Prophylaktikum für Tetanus gegeben.
Man gab wenige Gaben von *Hypericum* und es half sehr gut. Man sollte bei Personen, die dauernd in Kontakt mit Erde sind und die vielleicht noch Risse in der Haut haben, an *Hypericum* denken. Im allgemeinen verwende ich es in der *C 30* oder in der *C 200*.

Penetrierende Wunden

Ein Patient tritt auf einen Nagel oder einen Reißnagel. Die Wunde erscheint anfänglich minimal, aber am nächsten Tag entsteht eine Sepsis. Dann müssen Sie *Ledum* geben - geben Sie es nicht zu früh. Ich würde einem Patienten am ersten Tag viel eher *Arnica* geben und dann abwarten, was geschieht und erst dann *Ledum* geben.

Ein wiederkehrendes Symptom ist, daß der Fuß oder das Bein auf der verletzten Seite sehr kalt sind, obgleich es der Patient nicht ertragen kann, wenn man etwas Heißes darauf legt.
Lokal sind sie viel zu heiß, aber bei Berührung fühlen sie sich kalt an. Sie haben auch viele Muskelzuckungen rund um die Wunde und können es nicht vertragen, wenn sie berührt wird.

Quetschungen

Es gibt Verwundungen ohne Verletzung der Hautoberfläche und hier wirkt *Arnica* hervorragend. Ein Mensch, der die Homöopathie prüfen möchte, kann nichts Besseres tun, als alleine mit diesem Mittel zu beginnen. Es ist für alle Arten von Quetschungen. Wenn Sie hinfallen und sich den Kopf anstoßen, werden Sie in wenigen Minuten eine riesige Beule am Kopf bekommen. Nehmen sie *Arnica* ein und nach zwei Stunden wird sich die Beule merklich verkleinert haben.

Drüsengewebe

Ich finde es für wirklich fabelhaft, wie sich Verletzungen von Drüsengeweben unter *Conium* bessern. Das andere Mittel, das ich bei ernsten Brustverletzungen für sehr gut halte - wenn jemand in einen scharfen Gegenstand gerannt ist oder sich damit verletzt hat - ist *Bellis perennis*. Die Brust fühlt sich meist überall dick an. In solchen Fällen gebe ich immer *Bellis* als Prophylaktikum.

Kopfverletzungen

Kopfverletzungen können ein jedes der verschiedenen Mittel brauchen. Wenn der Patient eine schwere Kopfverletzung hat und dumpfsinnig und durcheinander erscheint, würde ich zu Beginn jederzeit *Arnica* geben. Wenn in zwölf Stunden keine Besserung eintritt und der Patient noch benebelter aussieht, würde ich mit *Opium* folgen. Wenn *Opium* keine Wirkung zeigt und Sie Angst um den Patienten bekommen, geben Sie *Helleborus*.
Helleborus ist ein seltenes Mittel, aber es wirkt gut bei Kopfverletzungen, die sich nicht erholen und in der Genesung leicht verzögert sind.
Wenn der Patient drei oder vier Tage lang, wie es manchmal geschieht, keine offensichtliche Verletzung zeigt - er ist vielleicht nicht ganz so helle, aber er klagt tatsächlich über gar nichts - und dann am dritten oder vierten Tag etwas Blut aus den Ohren kommt, dann müssen Sie *Hypericum* geben. Einige empfindliche Gewebe sind wahrscheinlich betroffen und können leicht infektiös werden.

Dr. TYLER liebte es, *Calendula C 200* innerlich und äußerlich zu geben, wenn eine Wunde in der Kopfhaut sich gut entwickelte. Wenn auch dies versagt und die Wunde noch schlimmer wird und Sie sich deshalb sorgen, vergessen Sie nicht an *Pyrogenium* zu denken.
Es gibt noch zwei andere Mittel bei Kopfverletzungen, die vielleicht nicht so häufig sind, aber von unschätzbarem Wert sein können. Es sind dies *Cicuta* und *Natrium sulfuricum*. Diese Mittel sind für das, was ich »entferntere Folgen« von Kopfverletzungen nenne.
Der *Cicuta*-Patient ist gereizt und schlechter Laune, er kann sich nicht still halten. Der *Natrium sulfuricum*-Patient ist deprimiert und hat schreckliche Kopfschmerzen, wie er Ihnen berichtet. Er kann es nicht ertragen, in der Sonne zu sitzen oder wenn es zu heiß ist.
Es gibt viele Temperamentsunterschiede zwischen diesen beiden Mitteln, aber andererseits sieht der Zustand der Kopfverletzung bei beiden genau gleich aus.

Augenverletzungen

Wenn Sie eine akute Entzündung, möglicherweise mit einem Fremdkörper im Auge, mit Tränenfluß und Schmerzen vorfinden, sollten Sie *Aconit* nicht vergessen.
Wenn definitiv ein Fremdkörper vorhanden ist, der sich, während Sie beim Patienten sind, entfernt hat oder der entfernt werden muß, müssen Sie in jedem Fall *Coccus cacti* geben. (Dieses Mittel kommt mir hier immer seltsam vor, weil ich es mit Husten in Verbindung bringe.)
Bei einem akuten Schlag auf das Auge, der eine Hämorrhagie der Bindehaut verursacht, geben Sie *Arnica*.
Wenn die Verletzung mehr in der Umgebung des Auges, als am Auge selbst ist und das ganze Auge entzündet und bläulich aussieht, als ob es verletzt worden wäre, geben Sie *Ruta*. Wenn trotz Ruta mehr Schmerz im Augapfel besteht, geben sie *Symphytum*.

Verstauchungen und Brüche

Die meisten Verstauchungen und Brüche brauchen *Arnica*. Sie sind geschwollen und mögen keine Bewegung. Denken Sie daran, daß *Arnica* auch ein wundervolles Mittel nach Amputationen ist. Es ist auch gut bei der Entfernung eines schlechten Weisheitszahnes. *Hypericum* kann da auch nützlich sein, wenn dabei viel Narbengewebe vorhanden ist, das nun schmerzt. Wenn es dem Patienten durch Bewegung besser geht, würde ich *Rhus toxicodendron* geben.

Wenn verstauchte oder gebrochene Glieder eine beständige Schwäche haben, geben Sie *Calcium carbonicum*. *Calcium carbonicum* ist das chronische *Rhus toxicodendron* - es hat all diese Knochensachen und wird die Schwäche der Beine ganz außergewöhnlich stärken. Wenn Sie sich bei Gelegenheit entscheiden, einem Patienten *Rhus toxicodendron geben* und es ihm dann überhaupt nicht hilft, dann geben Sie ihm sein Konstitutionsmittel, besonders, wenn es sich um einen *Pulsatilla*-Patienten handelt. (Manchmal werden Sie damit einen Patienten wunderbar wieder aufrichten, wenn Sie ihm sein Konstitutionsmittel geben, nachdem die ersten Beschwerden vergangen sind.

Arnica ist eher bei einem akuten Geschehen, wie einem schweren Bruch unschätzbar. Ich war an einem Freitag nachts alleine und wurde während einer schlimmen Grippeepidemie um 10 Uhr nachts zu einem Patienten gerufen, den ich viel kränker vorfand als erwartet. Da ich das erforderliche Mittel nicht bei mir hatte, fuhr ich nach Hause und eilte die acht Stufen zu meiner Eingangstür hinauf. Meinen Koffer ließ ich auf der obersten Stufe stehen und holte das Mittel. Als ich aber herauskam, machte ich einen Purzelbaum über meinen Koffer und brach mir den rechten Arm.
In zwei Minuten hatte ich *Arnica 10 M* genommen und wurde von einem Freund sehr straff verbunden. Bis zum folgenden Nachmittag hatte ich nicht einmal Zeit zum Röntgen. Ich kann nur sagen, daß ich nach einer halben Stunde, die für mich quälend schmerzhaft war, überhaupt keine Schmerzen mehr hatte.
Eine andere Sache mit *Arnica* ist, daß es viele andersartige Beschwerden abdeckt. Es ist für Menschen, die übermüdet sind und zu wenig Schlaf gehabt haben und die dadurch in verschiedener Weise betroffen werden. Da ist der Patient, der nicht gut verreisen kann, dem es im Zug schlecht wird, der es nicht verträgt, wenn er durchgerüttelt wird und der sich beim Fliegen schrecklich fühlt. Solche Menschen werden feststellen, daß *Arnica* von großem Nutzen ist. Es ist ein sehr gutes Mittel bei allgemeiner Erschöpfung, auch wenn man nicht auf Reisen ist.

Verletzungen der Gelenke

Strontium carbonicum ist ein wenig gebräuchliches Mittel. Es ähnelt *Calcium carbonicum*, das nicht so viele Schmerzen und nicht ganz so viel Schwäche hat. *Strontium* ist für ein schmerzverletztes Gelenk, das nicht ohne große Schmerzen bewegt werden kann. Mann kann es nicht drehen oder bewegen und es ist schwach und steif.
Wenn Sie einem Patienten mit schlimmen Rückenschmerzen infolge von Erschöpfung oder nach einer Verletzung schon alles Mögliche gegeben haben und glauben, daß es ihm nach dem nächsten Mittel wirklich besser

gehen müßte, dann vergessen Sie *Bryonia* nicht, denn *Bryonia* kann den Fall völlig in Ordnung bringen.

Sepsis

Die Frage ist, was man bei Sepsis tun soll.
Furunkel heilen meist mit dem Konstitutionsmittel des Patienten, wenn das jedoch nicht geht, gibt es sieben Mittel, an die Sie denken müssen: *Hepar sulfuris*, *Calcium sulfuricum*, *Sulfur*, *Silicea*, *Kalium bichromicum*, *Pyrogenium* und *Tuberculinum* - Sie können ein jedes dieser Mittel benötigen. Dann gibt es die Furunkel, die nicht heilen wollen. Sie sind gerade nur da und nichts geschieht. Es scheint kein Leben in ihnen zu sein und sie sehen die ganze Zeit über gleich aus. Sie können eine geringe eitrige Absonderung haben, aber sie scheint nie zu Ende zu kommen. Wenn Sie dann eine Hochpotenz *Silicea* geben, wird entweder nichts geschehen oder sie werden abheilen.
Kalium bichromicum ist ein sehr gutes Mittel für Furunkel. Sie befinden sich fast immer über der Tibia. Nehmen Sie aber, wenn möglich, das Konstitutionsmittel des Patienten, weil gerade das eine solche Besserung bringt, die nicht mit Worten auszudrücken ist.
Ein Karbunkel ist manchmal schwer zu behandeln, obwohl ich festgestellt habe, daß *Anthracinum* sehr wirksam ist. Bei seinen Prüfungen erzeugt es derartige Dinge. Eines der besten Dinge bei Karbunkeln ist, einfach blankes *Castor*-Öl - aber geben Sie es auf etwas Leinen. Niemand wird Sie das je lehren.
Es gibt noch andere Mittel, an die man denken kann und das sind *Tarantula*, *Arsenicum*, und *Rhus toxicodendron*, sie alle können von sehr großem Nutzen sein.
Bei einer Phlegmone sind Sie immer gezwungen entweder Schlangengifte oder *Pyrogenium* zu verwenden. Eine sehr heftige Entzündung oder Schwellung um den After herum oder am Perineum bessert sich gut mit *Rhus toxicodendron*.

Ulzerationen

Geben Sie *Calendula* bei einem schrecklichen Geschwür, das am Schienbein oder am Knöchel auftritt. Auch *Kalium bichromicum* ist bei Geschwüren nützlich, die träge sind, scharfumrissene Ränder haben und eine schmutzig weiße Absonderung, die fast immer darauf eingetrocknet ist.
Wenn das Geschwür höher sitzt, etwa unter dem Knie, würde ich an *Lycopodium* denken. Es ist egal, welches Bein betroffen ist. Vergessen Sie nicht *Mercurius solubilis, wenn* es eher schmutzig ist, möglicherweise etwas abstoßend und aus der Mitte heraussickert und schrecklich aussieht.

Vergessen Sie nie bei Magengeschwüren, bei variköser Dermatitis oder Ulzerationen an *Carbo vegetabilis* zu denken. Das beste Venenmittel ist *Carbo vegetabilis*, wenn es nur als Venenmittel genommen wird.

Prä- und post-operative Mittel

Vor einer Operation kann man alle möglichen Reaktionen bei einem Patienten antreffe. Die eine davon ist, daß er Angst vor der Operation und deren Ausgang hat.
Aconitum wird ihn in ein, zwei Minuten beruhigen. Ich verwende *Ignatia* nicht oft - ich war nie in der Lage einen *Ignatia*-Patienten korrekt zu diagnostizieren, aber wenn ich einen elenden, klagenden Patienten vor mir habe, gebe ich ihm häufig *Ignatia 10 M* am Tag vor der Operation.
Das dritte Mittel ist für den Patienten, der ängstlich hereinkommt - nicht so schlimm wie *Aconitum* - er ist nur gerade etwas ängstlich. Dieser Mensch wird gut auf *Argentum nitricum 10 M* reagieren.

Geben Sie *Arnica*, wenn der Patient eine Mandeloperation vor sich hat. In der Regel brauchen Sie sonst nichts anderes, aber wenn Sie ihn am nächsten Tag besuchen, weil Sie gesehen haben, daß er am Abend zuvor ein reichliches Abendessen hatte, stellen Sie fest, daß er sich nicht so wohl fühlt und über einen sehr steifen Hals klagt. *Rhus toxicodendron* wird das in ein oder zwei Stunden wieder zum Verschwinden bringen. Wenn Sie ihn dann am nächsten Tag besuchen und feststellen, daß er ziemlich aufgekratzt ist, aber über einen schmutzigen Mund und über eine belegte Zunge klagt, wird *Mercurius* das in Ordnung bringen. Im allgemeinen braucht der Patient, der zuerst *Aconitum* bekommen hat, selten *Mercurius*.
Geben Sie bei einer Submukosa-Resektion an erster Stelle *Arnica*. Wenn der Pfropfen heraus ist und der Patient das Gefühl hat, völlig verstopft zu sein und niemals wieder atmen zu können, wird *Kalium bichromicum* Hilfe bringen.
Heutzutage sehen wir selten eine Mastoidinfektion.
Ich erinnere mich, zu einem kleinen sechsjährigen Mädchen gerufen worden zu sein, das vierzig Grad Fieber und eine ganz enorme, leuchtendrote Schwellung hinter dem rechten Ohr hatte, die quälend schmerzte. Sie hatte ein rotes Gesicht, was ganz ungewöhnlich war, denn ich kannte dieses Kind. Ich rief den Chirurgen an und bestellte vorsorglich ein Bett, weil ich eine Operation für unvermeidbar hielt. Er war ein guter Homöopath, der zwei Jahre lang unter Dr. KENT gearbeitet hatte.
Obwohl ihr Gesicht rot und heiß aussah, fühlte es sich bei Berührung kalt an und ich gab ihr alle Stunde *Capsicum 10 M*. Als der Chirurg kam, sagte er: »Ich werde das nicht operieren. Es geht wunderbar zurück - was haben Sie ihr gegeben?« Ich erwähnte *Capsicum 10 M*. »Oh,« sagte er, »das wird es ausheilen.«, was auch geschah.

Bei einem Empyem geben Sie, sobald sich alles entleert hat, *Pyrogenium*, weil es all das Zeug herausschafft, das andernfalls absorbiert würde.

Wenn man bei einer Gastrostomie oder Gastroenterostomie einen paralytischen Ileus hat, der zu Aufblähung und unbehaglichen Gefühlen neigt, dann bringt *Carbo vegetabilis C 200*, alle zwei Stunden gegeben, meist Linderung und man benötigt wahrscheinlich sonst nichts anderes. Geben Sie *Phosphorus* bei einer Gallenblase in jeglichem Stadium. Bei einem Blinddarm gibt man, wenn Sie den Chirurgen alarmiert haben und wenn sich der Patient ruhig halten kann und nicht unruhig ist, *Arnica 10 M*. Wenn er unruhig ist und es ihm schwerfällt, sich ruhig zu halten, gibt man *Rhus toxicodendron 10 M*. Wenn es sich um einen Blinddarmdurchbruch handelt und es dem Patienten sehr schlecht geht, werden Sie mit ziemlicher Wahrscheinlichkeit eines der Schlangengifte brauchen. *Crotalus* ist eines der üblichsten.

Schock

Drei Mittel kommen mir da sofort in den Sinn.
Das erste ist *Aconitum* bei heftigem Schock oder Angst. Ich erinnere mich an einen kleinen Jungen, der fast von einem Lieferwagen überfahren wurde. Er war an einer Ecke über die Straße gerannt, änderte dann seine Absicht und versuchte zurückzulaufen und der Lastwagen verfehlte ihn um Zentimeter. Er wurde ins Krankenhaus gebracht und war so erschüttert, daß er nicht gehen konnte, er hatte ein rotes Gesicht, das schnell blaß und blasser wurde. An was ich mich immer erinnere, war sein außerordentlich erschrecktes Aussehen. Ich gab ihm alle paar Minuten *Aconitum C 30* und nach einer Stunde sagte er, daß er wieder nach Hause gehen wollte.
Seit Jahren habe ich festgestellt, daß *Natrium muriaticum* eines der besten Mittel bei emotionalem Schock ist. Sehr oft ist es das einzige, was man braucht, um den Patienten wieder hochzubringen.
Das dritte Mittel ist *Opium*. Es wird unbedingt bei zerebrovaskulären Zwischenfällen benötigt und kann außerordentlich wirken.

38. Depressionen

Arsenicum album

Wie alle *Arsenicum*-Patienten sind sie nie mit etwas zufrieden. Wenn sie depressiv sind, sind sie unruhiger, als Sie sich je vorstellen können. Bei einer Depression sind sie in einem heftigen Zustand und können gewalttätig werden. Sie klagen sich selber an, sind angewidert von ihrer Depression und fühlen sich durch ihre Depression belästigt wie auch durch alles und jeden. Gewöhnlich werden sie von einem Ort zum anderen getrieben. Nachts drehen und werfen sie sich die ganze Nacht im Bett herum. Oft ist die Depression zwischen Mitternacht und 1 Uhr morgens am schlimmsten.

Gelegentlich werden sie durch einen plötzlichen Impuls suizid. Normalerweise halte ich sie nicht für suizid, aber es besteht fast immer die Möglichkeit, daß die Depression zu stark wird und sie sich aus dem Fenster stürzen. Sie haben große Angst vor dem Tod und wollen in Wirklichkeit keinen Selbstmord begehen.

Ich erinnere mich an einen Arzt, der zu den Übungskursen in Homöopathie kam. Als der Kurs zu Ende war, hatte er sich sehr eifrig mit Homöopathie beschäftigt und ging mit dem Entschluß zurück, diese auszuprobieren. Etwa drei Wochen später rief er mich an und sagte: »Gerade habe ich einen Mann in meinem Zimmer, seine Frau sitzt neben ihm, sonst würde ich es nicht wagen, ihn alleine zu lassen. Er stürmte dreimal zum Fenster, um sich hinauszustürzen. Er will nicht eine einzige Sekunde still sitzen. In meinem Leben habe ich noch keinen so heftig Depressiven gesehen. Was soll ich ihm geben?«

Ich antwortete: Das einzige, was mir einfällt, ist *Arsenicum*. Wenn Sie ihm *Arsenicum 10 M* geben, werden Sie meiner Meinung nach feststellen, daß es ihm hilft. Aber geben Sie die ersten drei Dosen im Abstand von zehn Minuten, um das Risiko einer Verschlimmerung zu vermeiden.« Als er am nächsten Tag wieder hinging, fand er den Patienten vollkommen in Ordnung. Es war das heftige *Arsenicum* und es paßte gerade völlig, was eine große Genugtuung war.

Aurum

Aurum ist das häufigste und deutlichste aller Depressions-Mittel. Bei einer akuten Depression brütet der Patient vor sich hin und ist melancholisch; er sitzt nur da, starrt vor sich hin und will nicht sprechen. Sie sehen extrem depressiv aus und haben alle möglichen seltsamen Vorstellungen. Sie glauben, die Zuneigung ihrer Freunde und ihrer Familie verloren oder etwas Schreckliches getan zu haben. Und dieses Gefühl haben sie deshalb, weil sie daran schuld seien. Sie beschuldigen sich selbst wegen allem Möglichen und bekommen einen wirklichen Ekel vor allem Leben. Diese Patienten können suizid werden.

Ich hatte eine interessante Patientin mit Depressionen. Sie war vierundzwanzig Jahre alt und in zwei Anstalten gewesen. Die Hauptsache bei ihr war, daß sie sich selbst furchtbar beschuldigte wegen einer Tragödie, die sich in ihrer Familie ereignet hatte. Ihr Bruder war an Leukämie gestorben und aus irgendeinem Grund fühlte sie sich verantwortlich dafür, und man konnte es nicht aus ihrem Kopf herausbringen.

Sie brauchte beständige Beruhigung. Sie weinte nie, obwohl gelegentlich Tränen herabtropften, aber sie war überhaupt kein Typ, der weint. *Aurum* fällt es sehr schwer zu weinen.

Ich gab ihr *Aurum 10 M* und sie wurde dadurch ziemlich aufgerichtet. Es ging ihr aus ihrer sehr schlechten Verfassung heraus schrittweise besser. In den Zwischenzeiten gab ich ihr *Natrium muriaticum C 6*, weil es ihr Konstitutionsmittel gewesen wäre, wenn sie es gebraucht hätte. Ihre Depression war aber tiefer als die von *Natrium muriaticum* und wurde mit *Aurum* abgedeckt.

Sie ist jetzt glücklich verheiratet, hat zwei Kinder und kommt zu mir, wenn eines der Kinder krank ist, sonst geht es ihr vollkommen gut. Das einzige, was ihr Mann schwierig findet, ist, daß es sehr schwer ist, mit ihr in die Ferien zu gehen, weil sie sich nie hinsetzen und lesen will. Während er sich an den Strand setzen und vielleicht lesen und sich vergnügen möchte, würde sie das nie so machen. Im allgemeinen will sich der *Aurum*-Patient nie zum Lesen hinsetzen. Diese Personen möchten immer unterhalten werden oder sonst etwas tun, und das ist eines ihrer Charakteristika.

Sie haben eine eher düstere Farbe. Es gibt noch ein anderes Charakteristikum: Es ist extrem schwer, einen *Aurum*-Patienten zu ermuntern, etwas für sich selbst zu tun. Wenn Sie ihn ermuntern und dazu bringen können, an der frischen Luft spazieren zu gehen, wird es ihm viel besser gehen. Es hallt seine Depression beträchtlich auf. In den Büchern steht, daß es denselben Effekt hat, wenn der *Aurum*-Patient seinen Hals in sehr kaltem Wasser badet, aber ich habe noch nie einen *Aurum*-Patienten dazugebracht, dies auch nur in Erwägung zu ziehen.

Sie können auch Schwindelanfälle bekommen, oft gleichzeitig mit der Depression, und gehen dann herum, als ob sie betrunken wären. Sie schwanken oft von einer Seite auf die andere und sehen aus, als würden sie umkippen. Sie können hinfallen und dabei fast immer auf die linke Seite. Manchmal ist es so schlimm, daß sie sich hinlegen müssen und sogar dann dauert es sehr lange, bis es vergeht.

Beim Liegen bekommen sie Kopfschmerzen und haben das Gefühl, als ob die Knochen des Kopfes wund wären und daher wollen sie nicht mehr darauf liegen. Manchmal haben sie Augensymptome - verklebte Augen am Morgen, das Gefühl von Sand im Auge und ihre Augen tränen meist reichlich.

Aurum-Patienten entwickeln sich gut unter Behandlung, aber man darf nicht vergessen, daß sie suizid werden können, wenn ihre Depression nicht behandelt wird. Als ich dieses Mädchen zum ersten Mal sah, war es sehr

wahrscheinlich entschlossen, Selbstmord zu begehen. Deshalb besuchte ich sie auch so oft. Oft rief sie mich an, um zu fragen, ob sie gerade hereinkommen könnte, wenn sie vorbei ging und ich ermutigte sie dazu, dies zu tun, und hatte dabei eher die Vorstellung, sie vom Suizid abzuhalten. Ich gab ihr eine *10 M* in mehreren Dosen. Wenn Sie ein tiefwirkendes Mittel verwenden, geben Sie es in Hochpotenz. Im Falle einer Verschlimmerung sollten die Verwandten gebeten werden, den Patienten zu beaufsichtigen. Es gibt noch einen anderen, ganz üblichen *Aurum*-Typ. Nämlich die Person, die mit einer mäßigen Depression hereinkommt. Ich erinnere mich an eine etwa fünfundvierzigjährige Frau, die in Begleitung ihrer Schwester hereinkam. ihre Schwester hatte sie dazu veranlaßt und erzählte mir auch mehr oder weniger die Geschichte. Sie sagte, daß die Patientin sehr depressiv war. Ihr jüngerer Sohn hatte immer bei ihr gelebt, aber er wollte sich jetzt verheiraten. Und nicht nur das, er war daran, mit seiner Arbeit umzuziehen, dreißig oder vierzig Meilen weit weg, so daß sie ihn nicht besuchen konnte, und das hatte sie schrecklich niedergedrückt.
Die Patientin saß völlig schweigend da und sagte kein einziges Wort. Ich hatte sie schon vorher in einem andren Depressionsstadium gesehen, als ihr Mann starb und so kannte ich sie in dieser Stimmung. Damals hatte ich ihr *Aurum C 6* gegeben. Ich gab ihr wieder *Aurum C 6* und sie ging weg. Etwa einen Monat später kam sie wieder, sie unterhielt sich und war völlig anders. Sie erzählte mir von der Hochzeit ihres Sohnes und sagte, es sei nicht so schlecht wie vermutet, weil sie ihn jedes dritte Wochenende besuchen würde oder sie sich jedes dritte Wochenende treffen würden, und so würde sie den Kontakt nicht verlieren. Diese Patientin war sehr typisch für einen bestimmten Typ, der in depressiver Stimmung hereinkommt, wahrscheinlich hat er gerade eine schlechte Phase, die wunderbar durch eine Tiefpotenz von *Aurum* aufgerichtet wird. Ich finde diese Patienten sehr interessant und gebe *Aurum* oft in Tiefpotenz.

Calcium carbonicum

Das ist das Mittel, das *Aurum* am ähnlichsten ist. Es hat eine sehr akute Depression und ist schwer von *Aurum* zu unterscheiden. Wenn der *Calcium carbonicum*-Patient depressiv ist, sitzt er da und starrt vor sich hin mit dem melancholischsten Ausdruck, den man sich nur vorstellen kann. Sie sehen schwerfällig und dumpf aus. Sie fühlen sich nicht in der Lage, irgendeine geistige Anstrengung zu unternehmen und haben große Abneigung gegen jede Arbeit - der *Aurum*-Patient kann wahrscheinlich dazu gebracht werden, eine gewisse Arbeitsmenge zu erledigen. *Calcium carbonicum* kann das nicht und ist verzweifelt und melancholisch. Sie kennen die Beschreibungen in den Büchern, daß *Calcium carbonicum* »dasitzt und Nadeln verbiegt«. So sehen diese Patienten in der Tat aus, wenn sie sehr depressiv sind. Sie werden eine dumme, verrückte, klein Sache tun - das letzte akute *Calcium*,

das ich sah, öffnete und schloß die ganze Zeit, die sie bei mir war, ihre Tasche, was mich beinahe verrückt machte.
Der große Gegensatz zu *Aurum* ist, daß es möglich ist, *Calcium carbonicum* kurzfristig zu ermuntern. Man kann sie sogar dazu bringen, daß sie sich selbst helfen wollen und für ein oder zwei Tage ein mehr oder weniger normales Leben führen. Wenn man ihnen kein *Calcium carbonicum* gibt, werden sie anschließend wieder in dasselbe Stadium zurücksinken. Will man sie aus dieser Depression herausbringen, so muß man eine Hochpotenz des Mittels geben.
Der *Calcium carbonicum*-Patient kann ziemlich von irgendeiner Persönlichkeit dominiert werden. Er brütet auch über alle möglichen dummen Kleinigkeiten nach, während die *Aurum*-Patienten wahrscheinlich über eine Sünde nachdenken, die sie begangen haben oder über eine schreckliche Sache brüten, für die sie verantwortlich sind, und leiden unter dem Gefühl ihres Unwertes.
Ein anderer Unterschied ist, daß *Aurum* viel Mut hat, wohingegen man nicht das Gefühl hat, daß ein *Calcium carbonicum*-Patient, besonders wenn er depressiv ist, einen Funken von Mut hat. Die Menschen dieses Typs haben kein Rückgrat und es ist sehr schwer, sie dazuzubringen, irgendetwas Vernünftiges zu tun. Ich glaube auch nicht, daß *Calcium carbonicum*-Patienten jemals Selbstmord begehen - sie haben es nicht in sich. Sie haben große Angst - diese große Angst läuft durch ganz *Calcium carbonicum* - wahnsinnig zu werden. Sie hassen es hinauszugehen, wenn sie eine Depression haben, weil die Leute sonst sehen könnten, daß sie nicht sie selbst seien und darüber sprechen würden, und das könnten sie nicht ertragen.
Calcium carbonicum ist im ganzen gesehen eine weniger gewalttätige Persönlichkeit als *Aurum*. Sie drehen nicht durch, wenn sie elend und deprimiert sind, wohingegen *Aurum* das tatsächlich tun kann, wenn man ihm widerspricht. *Calcium carbonicum* hat, auch als Kind, schon immer die Angst, daß ihm oder seinen Freunden oder jemand, der auf der gleichen Straße lebt, etwas passiert.
Bei allen *Calcium*-Patienten tropfen die Tränen leise. Die Tränen strömen herab, obwohl sie nicht sichtlich schluchzen und sie bekommen diese schreckliche Unruhe. Wenn sie deprimiert sind, können sie auch verdrießlich werden, gewöhnlich besteht dafür kein sichtbarer Grund.
Oft haben sie ein typisches Schwitzen. Eine frühere Patientin mit einer *Calcium carbonicum*-Depression schwitzte stark in einem sehr kalten Zimmer. Sie sagte: »Es ist ganz seltsam, in Ihrem warmen Zimmer schwitze ich nicht, aber in Ihrem kalten Flur fange ich plötzlich damit an.«
Diese Patienten können sehr starken Schwindel haben, der immer, wenn sie den Kopf plötzlich drehen, schlechter wird. Sie sagen, daß sich alles um sie dreht, wenn sie den Kopf drehen. Sie haben auch die Schwierigkeit, daß sie sich nicht ausdrücken können. Sie sind nicht in der Lage, einem zu erzählen, was sie gerade getan oder gerade gelesen haben und können ganz und gar stupide aussehen, was sie manchmal tatsächlich sind.

Natürlich haben sie die Allgemeinsymptome von *Calcium carbonicum*, denken Sie aber daran, daß der jugendliche *Calcium carbonicum*-Typ ziemlich dünn sein kann. Sie können so, dünn und erschöpft aussehen, daß man in ihnen nicht das blasse *Calcium carbonicum* mit seinem dicken Gesicht erkennt. Die Patientin, die so Angst hatte, daß irgendjemand bemerken könnte, daß sie etwas verschroben war, war sehr dünn und mager. Als ich ihren Fall aufnahm, dauerte es einige Zeit, bis ich erkannte, daß sie ein perfektes *Calcium carbonicum* war, und daß es ihr sehr gut tun würde.

Chelidonium

Diese Mittel veranschaulicht die Depression, die durch eine Leberstörung verursacht wird, und es ist ja wohlbekannt, wie depressiv ein echter Leberpatient werden kann. Die *Chelidonium*-Typen sind verzagt und ganz hilflos, neigen zum Weinen und sind mehr hoffnungslos als melancholisch. Sie leiden unter dem schrecklichen Gefühl, daß sie nicht mehr mit dem Leben fertig werden können und sind voller Angst, daß irgendetwas passieren könnte. Wenn es irgendetwas gibt, worüber sie sich sorgen, machen sie es zum Mittelpunkt ihrer Depression und brüten darüber. Manchmal kommen sie darauf zurück und brüten noch darüber, wenn es schon lange vorbei ist und nichts mehr da ist, was ihnen Sorgen macht.
Sie ertragen es nicht, gestört zu werden. Sie wollen alleine gelassen werden und mögen es nicht, wenn jemand herein kommt, um sie aufzuheitern. Sie können kein Wort aus ihnen herausbringen, auch nicht aus einem Patienten, der gekommen ist, weil Sie ihm helfen sollen. Es ist sehr schwierig, eine ordentliche Geschichte oder das, worüber sie grübeln, von ihnen zu erfahren. Der einzige Lichtblick ist, wenn sie erzählen, daß sie einige Schmerzen über der Leber-Gallenregion haben oder, daß dieses Gebiet extrem schmerzempfindlich bei Berührung ist. Das ist der *Chelidonium*-Schmerz und Sie werden finden, daß alles andere paßt.

China

Der *China*-Patient ist ein zusammengebrochener Mensch, der entweder an einer langen Krankheit oder an langem Kummer gelitten hat, oder der einige Zeitlang schlechten Lebensbedingungen ausgesetzt war. Der Patient kann einen starken Verlust von Körpersäften gehabt haben, wie z.B. starke Hämorrhagie, oder er kann lange Zeit einen Kranken gepflegt haben und danach in eine akute Depression verfallen. In der Depression werden diese Personen auffallend hyperästhetisch. Sie können keinen Lärm und keine Belastung mehr ertragen, und sie ertragen es nicht, auch nur von einem anderen Menschen zu hören, der dieselben Schwierigkeiten hat.

Ich erinnere mich an den Fall einer Pflegerin, die viel zu lange gearbeitet hatte und nun erschöpft war. Sie konnte es nicht einmal mehr ertragen, wenn man ihr erzählte, wie es einem Patienten ging. Diese Depression ist in der Tat auf eine körperliche Erschöpfung zurückzuführen. Die *China*-Typen haben Angst vor geistiger Arbeit oder davor, daß sie sich anstrengen müssen, und wollen wirklich gar nichts tun. Es ist sehr gut für sie, wenn sie eine Zeitlang gar nichts zu tun haben. Sie werden immer depressiver, weil sie spüren, daß sie nichts mehr in Angriff nehmen können und haben die schreckliche Angewohnheit, daß sie glauben, von einer anderen Person gequält oder behindert zu werden. So flüchten sie sich in nichts anderes als in eine erschöpfte, oberflächliche Stimmung. Sie sind beinahe zu erschöpft, um es zu zeigen und das ist typisch für den *China*-Patienten.
China ist ein wunderbares Mittel für diesen Patienten. Wenn man ihn zusätzlich noch dazu ermuntern könnte, ein paar Tage lang zu schlafen, ist er etwa am dritten Tag wieder ein anderer Mensch.

Ferrum metallicum

Ferrum ist ziemlich so wie *Pulsatilla.* Es hat die nutzlose Verzweiflung von *Pulsatilla* und ähnlich wie dieses keinen wirklichen Grund für seine Depression. *Ferrum*-Patienten sind müde und depressiv, sie können durch jeden Widerstand, ja sogar durch einen Ratschlag aufgebracht werden. Sie weinen und sind so müde, daß sie sich niedersetzen müssen - es geht ihnen sehr schlecht, wenn sie stehen.
Ferrum ist in der Regel immer blaß. Sie können leicht erröten, besonders, wenn sie Temperatur haben, aber in Ruhe und besonders in der Depression sind sie sehr blaß, während *Pulsatilla* bei Ruhe immer Farbe hat. Das ist einer der Züge, in denen sie sich unterscheiden. Wenn sie aufgeregt sind, können sie immer eine ganz leuchtend rote Farbe bekommen. Wenn sie irgendeinen Widerstand gesetzt bekommen, können sie extrem reizbar sein und dadurch leuchtend rot werden.

Ich erinnere mich immer an eine Familie mit mehreren Kindern. Die Mutter war so lärmempfindlich, daß keines der Kinder daran dachte, im gleichen Raum einen Apfel zu essen, weil es sonst hinausgeworfen worden wäre. Die Frau konnte leise Geräusche nicht ertragen. Niemand konnte dasitzen und mit einer Zeitung rascheln, sogar das Geräusch, das beim Umwenden der Seiten eines Buches entsteht, reizte sie. Ich glaube, daß dies für den *Ferrum*-Patienten ganz typisch ist. Sie machen sich nichts daraus, wenn draußen Knallgeräusche sind und es von der Straße her schrecklich lärmt.
Sie sind extrem kälteempfindlich, was ein anderes Unterscheidungsmerkmal zu *Pulsatilla* ist. *Ferrum* ist ein müder, reizbarer und sehr kalter Patient.

Graphites

Man denkt an *Graphites* nicht als an ein Depressionsmittel, aber es kann eines sein. Sie sind vielleicht mehr traurig als depressiv, wenn man den Unterschied sehen kann. Die *Graphites*-Patienten sitzen da und sind nur traurig. Sie sitzen und denken eher daran, wie schnell sie ihre Krankheit wohl umbringen wird, als daß sie melancholisch und düster sind. Dann machen sie sich Sorgen, ob sie in den Himmel kommen, wenn sie einmal sterben. Wenn *Graphites* depressiv ist, hat es ein auffallendes Charakteristikum, es kann sich nämlich nicht entscheiden. *Graphites* fällt es immer schwer, sich zu entschließen, aber wenn Sie ein depressives Graphites vor sich haben, werden Sie wirklich wissen, wie das ist.

Ich erinnere mich immer an eine depressive *Graphites*-Patientin, die ich hatte, und an ihre zwei Söhne, die zu mir kamen, um mir zu erzählen, wie stark ihre Depression sei. Ihr Vater war ein berühmter Schriftsteller gewesen und hatte ihr all seine Bücher hinterlassen. Die Söhne sagten: »Wir haben eine schreckliche Zeit, weil wir die hochinteressanten Bücher unseres Großvaters ordnen wollen, aber unsere Mutter kann sich nicht entschließen, wo sie die Bücher haben will. Wir verbringen den ganzen Tag damit, einige herauszunehmen und wieder zurückzustellen.« Das sieht *Graphites* ganz ähnlich! Sie verschieben ihre Entscheidungen und werden langsam, depressiv und glauben, daß sie etwas Positives tun sollten. Ihre Verwandten versuchen, sie zu etwas zu bringen und sie wissen nicht, was zu tun ist.

Graphites-Patienten fühlen sich am Abend besser. In der Regel heitern sie dann auf, wenn sie sonst depressiv sind. Manchmal kann man sie abends zum Arbeiten veranlassen, und meistens schlafen sie sehr gut. Morgens erwachen sie so schlecht wie immer, aber man kann sie allmählich vorwärts treiben. Es geht ihnen besser, wenn es warm ist und viel besser, wenn sie essen. Besonders wenn sie depressiv sind, können sie - seltsam genug - frieren und gleichzeitig Lufthunger haben. Das einzige, worüber sie des Nachts klagen, ist, daß es ihnen im Bett ungemütlich heiß ist. Sie überhitzen sich leicht bei Anstrengung. Ihre Depression wird durch Musik sehr stark verschlimmert.

Lilium tigrinum

Bei diesem Mittel ist charakteristisch, daß die Depression stets gegen Abend und nachts schlimmer wird, wie auch immer der geistige Zustand der Patienten sein mag. Die Depression kann eine Art religiöser Melancholie sein. Sie gleicht keinesfalls der von Aurum - die Patientin sitzt nie da und starrt mit melancholischem Ausdruck vor sich hin oder tut sonst etwas Ähnliches .

Lilium tigrinum tadelt jeden in seiner Umgebung, die *Lilium tigrinum*-Typen haben ein großes Verantwortungsgefühl und glauben, daß sie diejenigen sein müssen, die Ratschläge geben. Sie haben schon immer ihnen naheste-

hende Menschen beraten und lieben das Gefühl, daß auf sie Verlaß ist. Wenn dieses Gefühl nicht stark genug ist, werden sie ganz depressiv. Oft treffen mit diesem Zustand auch körperliche Störungen zusammen, die ebenfalls nachts schlimmer sind. Jeder Versuch, sie zu trösten, verärgert sie extrem und läßt sie beinahe gewalttätig werden.
Ein anderes Charakteristikum ist, daß sie in einem Zimmer, das eine als angenehm empfundene Temperatur hat, ihre Jacken ablegen. Sie machen sich immer etwas frei, weil es ihnen zu heiß ist. Während ihrer Depression zeigen sie diese Verschlimmerung durch Hitze und sie mögen viel frische Luft. Gelegentlich kommt man auf den Gedanken, daß sie *Pulsatilla* sein könnten, aber sie sind es nicht, weil sie bestimmtere Charakterzüge haben und viel schlechterer Laune sind. Ich glaube, *Lilium tigrinum* ist die schwierigste Patientin, die Sie haben können.
Zusammen mit ihrer Depression oder jeder anderen Beschwerde haben sie das Gefühl, als ob ihre Beckenorgane herausdrängten. Manchmal haben sie das Gefühl, als ob alles aus dem Becken herausfallen würde.

Die Natrium-Salze

Alle *Natrium*-Salze haben eine gewisse mentale Labilität. Sie sind entweder oben oder unten und selten im Gleichgewicht. Sie lachen leicht und im nächsten Augenblick sind sie schon wieder ganz unten.
Diese Menschen haben keinerlei Humor. Aber wenn sie einen haben, ist er verdreht und sie können bisweilen scharfe, unangenehme Bemerkungen machen. Sie reagieren intensiv auf alles Traurige und können in tiefe Verzweiflung geraten, wenn sie etwas Derartiges gehört haben. Sie alle haben das Charakteristikum, daß sie alles, was sie je aufgeregt hat, wieder ausgraben, darüber nachbrüten und es niemals vergessen. In ihrer Depression kommen ihnen alle Beleidigungen, die ihnen je angetan wurden, wieder hoch. Ich habe *Natrium muriaticum* als einen Menschentyp kennengelernt, der wenn er keinen bestimmten Grund für seine Depression hat, richtig umherjagt, um einen zu finden.
Ein anderes, auffallendes Symptom ist, daß es keines der *Natrium*-Salze liebt, wenn man seine Depression ignoriert. Sie mögen Ihnen zwar erzählen, daß sie weder Gesellschaft noch Aufmerksamkeit wollen, aber glauben Sie das nicht! Sie machen sich zum Mittelpunkt der Aufmerksamkeit.
Sie wollen nicht unbedingt, daß Leute kommen, um mit ihnen zu sprechen, aber sie hassen es, nicht beachtet zu werden.
Ich war im Krankenhaus für einen solchen Patienten verantwortlich. Jeden Tag beklagte er sich bitterlich über seinen Morgenkaffee. Entweder war etwas davon in die Untertasse verschüttet worden oder er hatte nicht genug Zucker bekommen oder man hatte den Zucker ganz vergessen. Immer war irgendetwas falsch, so daß eine der Schwestern sagte: »Ich kann es nur schwer ertragen, ihm seinen Morgenkaffee zu bringen.« Ich sagte: »Warten

Sie damit, bis ich wieder komme. Ich werde die Verantwortung dafür übernehmen. Bringen Sie ihm die beiden nächsten Tage keinen Kaffee.« Ich kann gar nicht beschreiben, was für ein Aufheben war, als ich ankam, weil er seinen Kaffee nicht bekommen hatte. »Aber ich glaubte, daß Sie ihn nicht gemocht haben«, sagte ich. »Ich dachte, er sei immer falsch gewesen und Sie würden es wirklich vorziehen, keinen zu bekommen! Selbstverständlich will ich ihn haben. Ich mag es überhaupt nicht, wenn ich ausgelassen werde. Ich war nie dieser Meinung und ich will ihn haben!«!

Das Ergebnis war, daß die arme Schwester, der ich zu helfen glaubte, ihm jeden Morgen beim Kaffeeausteilen noch etwas Aufmerksamkeit zusätzlich schenken mußte. Das ist exakt *Natrium muriaticum* - sie fordern zusätzliche Aufmerksamkeit, weil sie das Gefühl haben, vernachlässigt worden zu sein. Sie dürfen einen *Natrium muriaticum*-Patienten nicht vernachlässigen, wie schlecht seine Laune auch immer sein mag. Betrachten wir einen typischen Fall: Die Verwandten nehmen es auf sich, ihn zu besuchen, dazusitzen und den ganzen Nachmittag mit ihm zu sprechen. Dann gehen sie mit dem Gedanken - Gottseidank, geht es Ivy besser - weg. Wenn Sie aber Ivy das nächste Mal sehen, beklagt sie sich bitterlich darüber, daß ihre Verwandten nicht wirklich herausgefunden haben, was nicht in Ordnung war! Sie können darüber sehr verärgert sein und wollen, daß es wieder ausgegraben wird. Wenn *Natrium muriaticum* einen guten Freund verloren hat, wird es sich in eine Muschelschale zurückziehen. Diese Menschen wollen kein Mitleid entgegengebracht bekommen, aber wenn man es gänzlich ausläßt und nicht fragt oder schreibt, wie es ihnen geht, nehmen sie das sehr übel und fühlen sich schwer ausgenutzt. Sie haben es z.B. abgelehnt, mit Freunden, die sie mitnehmen wollten, um sie aufzuheitern, mitzugehen und das ein dutzendmal. Anschließend nehmen sie es dann den Freunden übel, daß sie nicht mehr anrufen und nach ihnen fragen.

Im Gegensatz dazu wird Ihnen *Pulsatilla* alles weinend erzählen und dankbar für Mitgefühl sein und sich daran aufrichten. Ihre Tränen können einen langweilen, aber es ist sehr viel leichter mit ihnen auszukommen.

Natrium muriaticum und *Natrium carbonicum* reagieren sensibler auf Musik als die anderen *Natrium*-Salze, obwohl keines von ihnen wirklich musikalisch ist. Sie lieben hübsche Unterhaltungsmusik und manchmal staunt man darüber, was ein *Natrium*-Patient sich anhört.

Natrium arsenicosum ist das besorgteste von allen. Alle *Natrium*-Patienten sind nervlich ziemlich auf der Kippe. Es ist eine interessante Erfahrung, daß man *Natrium muriaticum*-Patienten eher nach einem seelischen Schock antrifft, wie ich festgestellt habe. Aus diesem Grund sage ich immer, daß es eines der größten Schockmittel ist. *Sepia*-Patienten dagegen trifft man nach jahrelanger Überarbeitung.

Das ist einer der nützlichen, kleinen Unterschiede zwischen den beiden.

Platinum

Platin ist kein häufig gebrauchtes Mittel, aber manchmal wird nichts anderes für den Patienten passen.
Die beste Art eine *Platin*-Depression darzustellen, ist, eine Fallgeschichte zu erzählen. Ich kannte die Familie des Patienten, seine Frau und alle Kinder. Eines Tages baten mich alle, daß ich nach ihm sehen sollte, da er schwer depressiv sei.
Ich habe noch nie einen Menschen mit einer so arroganten Miene hereinkommen sehen. Ich konnte nicht glauben, daß dies der Vater dieser ziemlich netten Familie war, denn er war unangenehm arrogant.
Exzessive Selbsteinschätzung ist das Hauptcharakteristikum von *Platin.* Sie werden völlig verdreht und widmen den dümmsten und närrischsten Kleinigkeiten ihre Aufmerksamkeit, wenn sie deprimiert und ziemlich unten sind. Wenn sie kleinere Meinungsverschiedenheiten haben, vergrößern sie diese und brüten darüber. Dieser Mann sagte seltsamerweise: »Wissen Sie, meine Familie macht mir großen Kummer«, was ich schwerlich glauben konnte, da er eine äußerst nette Familie hatte. »Sie behandeln mich nicht respektvoll genug.« Dies und die Art und Weise, wie er hereinkam, ließen mich augenblicklich an *Platin* denken. Er konnte es nicht aus seinem Kopf herauskriegen und erzählte mir, daß seine Familie versuchte, mit ihm zu streiten. Ich stelle mir eher vor, daß sie mit ihm diskutieren wollten, aber er faßte es als Streit auf und mißachtete alles, was sie sagten, völlig.
Ich gab ihm *Platinum 10 M* und er wurde ein viel glücklicherer und ausgeglichenerer Mensch. Später erzählte er mir, daß das, worüber er sich geärgert hätte, nur ganz dumme Dinge gewesen wären und wirklich nicht wert, sich darüber zu streiten.
Es sind unruhige Patienten, die nie still sitzen und die ganze Zeit umhergehen. Dieser Mann hatte mir erzählt, daß er leicht bis zu einem Gefühl der Erregung hochgebracht würde, und daß er sich anschließend wie taub fühlte und nicht mehr richtig denken konnte. Er sagte, daß seine Beine, Hände oder andere Körperteile eine Zeitlang taub würden, wenn er sich sehr aufregte. Mit ihrer auffallenden Selbsteinschätzung haben die *Platin*-Patienten auch eine schreckliche Angst vor dem Versagen. Mr. Dombie in »Dombie und Sohn« war ein perfektes *Platin.*
Fast immer glauben sie, relativ bald sterben zu müssen und davor haben sie ziemlich Angst.

Psorinum

Psorinum ist ein weiteres Depressionsmittel. Es können die unrasiertesten, elendsten Tramps sein, die man je gesehen hat, voll von Ängsten, sehr melancholisch und ganz ohne Hoffnung. Die *Psorinum*-Typen haben keine

Selbstachtung, oder behaupten das wenigstens, und keine Energie. Sie grollen, weil niemand fair mit ihnen umgeht.
Sie sind sehr reizbar und können ziemlich zutreffend als völlig freudlose Menschen beschrieben werden. Darüber hinaus sind sie, auch in dieser verzweifelten Stimmung, immer hungrig.

Pulsatilla

Das übliche Bild der *Pulsatilla,* lachend in der einen Minute, weinend in der anderen, leicht aufzuheitern, sehr wechselhaft - die Windblume. Aber wenn die Patienten eine echte Depression haben, sind sie anders. Sie haben immer das Gefühl, unter jemandem zu stehen, was sie nicht besonders lieben, und daß es für sie ganz unmöglich ist, auf eigenen Füßen zu stehen. Sie weinen sehr leicht. Sie glauben, daß sie keine Chance haben, weil dies und das und alles andere im Leben gegen sie sei, und sie bringen alle möglichen Sachen vor, die wirklich keinen Bezug zu dem, was sie tun, haben. Nachts werden sie sehr ängstlich, besonders, wenn es heiß ist. Manchmal ist ihre nächtliche Angst so groß, daß sie davon erwachen. Sie gehen mit einer Art Angstgefühl im Hinterkopf zu Bett und erwachen dann nach ein oder zwei Stunden.
Wenn sie ängstlich ist, zittert die *Pulsatilla*-Patientin oft erheblich und ist dann mit allem und jedem über Kreuz.
Wenn sie depressiv ist, kann sie - auffälliger als eine gewöhnliche *Pulsatilla,* wie man sie jederzeit zu sehen bekommt - in plötzliches, stürmisches Weinen ausbrechen, besonders, wenn man sie unterbricht.
Die *Pulsatilla*-Patienten können extrem schlecht gelaunt sein, viel schlechter, als Sie es bei *Pulsatilla* erwarten würden und oft haben sie überhaupt keinen Grund dafür. Wenn jemand eine Bemerkung macht, so können sie diese als Beleidigung auffassen oder glauben, daß die Bemerkung gegen sie gerichtet ist. In der Depression klagen die Patienten auch, daß sie sich auf nichts konzentrieren können, und daß ihre Gedanken wandern.

Sepia

Die *Sepia*-Depression ist wichtig. Es gibt zwei Typen von *Sepia*-Patienten. Der eine kommt herein, plumpst auf einen Stuhl und sieht vollkommen depressiv aus, ohne Interesse am Leben und verzweifelt.
In der Regel sind die *Sepia*-Typen groß und haben einen langen Rücken. Der andere Typ kommt herein und hat ein dickeres Gesicht, als man gewöhnlich erwartet und scheint schrecklich stupide zu sein. Tatsächlich sind sie nicht unbedingt immer stupide - sie können einfach nur so übermüdet sein, daß ihr Gehirn langsam arbeitet und dann können sie sich an nichts mehr erinnern oder irgendeine Entscheidung treffen.
Diejenige, die depressiv aussieht, ist eine nachtragende *Sepia.* Die *Sepia*-

Patienten kommen nicht freiwillig zum Arzt. Sie sind gezwungen worden, und das mögen sie überhaupt nicht, weil sie das Gefühl haben, es bestehe kein Grund zum Arzt zu gehen. Sie kommen mit einem feierlichen Gesichtsausdruck herein und antworten in der Regel nicht freundlich auf Ihren Gruß.
Eine der großen Ängste der *Sepia*-Depression ist die, daß etwas ganz Schlimmes geschehen könnte. Vielleicht ist eines der Kinder krank oder es geht ihm in der Schule nicht gut. Sie glauben dann, daß auch der Ehemann krank wird, daß sie deshalb im Armenhaus landen werden. Sie haben große Angst vor der Armut. (Das andere Mittel, das große Angst vor der Armut hat, ist *Psorinum*). Wenn sie niedergeschlagen und depressiv sind, erzählen sie Ihnen: »Ich kann die Leute nicht ertragen, die ihre Hilfe anbieten und dann im Weg herumstehen und Aufhebens oder etwas Derartiges machen.« Sie beneiden andere Menschen, die nicht ihre Schwierigkeiten und ein erfreuliches Leben haben und können dann sehr gehässig werden.
Ein oder zwei andere Symptome sind sehr oft bei ihrer Depression anzutreffen. Diese Typen können extreme Wutanfälle bekommen. Wenn sie depressiv sind, können sie geradezu bissig werden, oder auch richtige Zornesausbrüche bekommen. Wenn das der Fall ist, werden Sie feststellen, daß sie meist wegen früherer Zeiten wütend sind, in denen sie viel Bedrängnis hatten und sich plagen mußten und dies, das und jenes tun mußten. Dieser Zorn wird meist von Herzklopfen begleitet, mit Schweiß am ganzen Körper. Sie können auch vom geringsten Lärm aufgeregt und nervös werden. Ich glaube, den *Sepia*-Patienten mißfällt Lärm mehr als irgendetwas anderes.
Sie haben noch eine andere Art der Depression, die sie so traurig und unzufrieden macht, daß sie das Leben nicht mehr für lebenswert halten und eher wünschen, daß es schon vorüber wäre und, was würde das schon ausmachen...
Dieses Bild unterscheidet sich leicht von der üblichen weinerlichen Depression. Hier weinen sie beinahe über alles und neigen zugleich dazu, fast immer Kopfweh zu bekommen. All diese Symptome sind sehr deutlich und kommen nicht bei jedem Patienten im gleichen Grade vor. Es ist auch nicht ungewöhnlich, daß Ihnen eine *Sepia*-Patientin erzählt, sie habe das Gefühl, schreien und sich an etwas festhalten zu müssen.

Kopfschmerzen

39. Akute Kopfschmerzen

Apis

Apis hat starke Kopfschmerzen, die fast immer von einer unregelmäßigen oder unterdrückten Periode herrühren. Zuerst beginnen sie mit einem stechenden Schmerz morgens beim Aufstehen, dann geht der Schmerz in ein Klopfen über. Der Patient klagt darüber, daß sich sein Kopf gespannt anfühlt und berührungsempfindlich ist. Sie sehen aus wie *Apis* - aufgedunsen, etwas geschwollen und ziemlich kongestioniert. Die Augen strahlen, die Bindehäute sind leicht kongestioniert. Immer wenn ich bei Kopfschmerzen *Apis* gegeben habe, war der Patient um den Kopf herum und an der Stirne feucht.
Der Schmerz wird durch Druck gebessert. Obwohl es *Apis*-Patienten bei Druck besser geht, wollen sie den Kopf nicht bandagiert haben, weil sie, wie alle *Apis*-Patienten durch Hitze eine Verschlimmerung und eine gewisse Erregung und *Hyperästhesie* erfahren. Jede Bewegung verschlimmert und der Schmerz kann von einer Seite zur anderen schießen. Wenn *Apis* nicht zu passen scheint, sollte man noch vier andere Mittel, bei denen Druck ebenso bessert in Betracht ziehen: *Argentum nitricum, Glonoinum, Lac defloratum* und *Pulsatilla.*

Belladonna

Belladonna ist ein wunderbares Akutmittel bei Kopfschmerzen, nachdem man sich der Sonne oder der Kälte ausgesetzt hatte. Sie können auch aus emotionalem Anlaß, aufgrund von Schock oder sonst etwas entstehen, oft sind die Kopfschmerzen periodisch.
Der Schmerz klopft und pulsiert, jede Bewegung und Bücken verschlimmert. Wenn ein *Belladonna*-Patient, der gerade *Belladonna*-Kopfschmerzen hat, in Ihr Sprechzimmer kommt, werden Sie feststellen, daß er sich im Stuhl zurücksetzt und wenn möglich, den Kopf nach hinten legt, weil Zurücklehnen sehr stark bessert.
Der Schmerz ist schlimmer beim Bewegen der Augen und wenn der Kopf niedrig liegt. Er ist auch schlimmer, wenn sie fest zugedeckt sind, was bezeichnend ist, weil ein *Belladonna*-Patient andererseits sehr verfroren sein kann. Der Schmerz beginnt nachmittags und dauert die ganze Nacht an. Ich habe wenigstens dreißig Patienten, die *Belladonna C 30* bei sich haben, wenn sie zum Friseur gehen. Einer der Hauptgründe für den *Belladonna*-Kopfschmerz ist, unter einer Trockenhaube zu sitzen und dann beim Hinaus-

gehen in einen kalten Wind zu kommen. Innerhalb von einer halben Stunde bekommen sie schreckliche Kopfschmerzen.

Bryonia

Bryonia ist ein nützliches Kopfschmerzmittel, das manchmal übersehen wird. Der Kopfschmerz ist von akutem Schnupfen begleitet, er entsteht morgens und bleibt den ganzen Tag über bestehen. Manchmal entsteht er, weil sich der Patient am Abend zuvor übergessen hat, obwohl das sonst keine häufige Ursache ist.
Es ist ein dumpfes, schmerzendes Stirnkopfweh, das in der Stirn beginnt und sich dann über den Hinterkopf ausbreitet. Manchmal ist es neuralgisch, und wenn das so ist, sitzt es meist auf der linken Seite. In der Regel betrifft es den ganzen Kopf. Manchmal bestehen im Kopf Hitze und Kongestion, in den Extremitäten aber ein Kältegefühl, was für *Bryonia* ziemlich ungewöhnlich ist. Obwohl *Bryonia* an Hitzeverschlimmerung leidet, kann man oft feststellen, daß die Patienten nach einer Decke verlangen, um sich ziemlich zuzudecken, wenn sie krank sind. (Wenn sie sonst an eine warme Zudecke oder etwas Ähnliches denken, fühlen sie sich normalerweise ganz krank.) Die übliche Augenschwere von *Bryonia* verschlimmert sich stark, und beim Öffnen der Augen entstehen stechende Schmerzen. Gleichzeitig haben sie eine oberflächliche Empfindlichkeit des ganzen Kopfes, besonders der Stirn, wobei Druck und kalte Anwendungen bessern, Bewegung aber verschlechtert.

Chininum sulfuricum

Chininum sulfuricum hat akute Verdauungs-Kopfschmerzen. (*Cinchona officinalis,* das gewöhnliche *China* hat mehr chronische Kopfschmerzen - aber bei beiden sind sie anfangs vom Verdauungssystem abhängig.)
Der Schmerz beginnt im Nacken, breitet sich bis zur Stirn aus und kann sehr heftig sein. Auf dem Kopf besteht eine gewisse Feuchtigkeit.
Immer wird der Patient berichten, daß er gewaltige Blähungen hat, weil das eines der Dinge ist, die ihn stört. Die Patienten versuchen immer, kleine Mengen Wind abzulassen.
Wenn sie dasitzen und von ihrem Kopfschmerz erzählen, versuchen sie während der ganzen Zeit des Gesprächs etwas Wind abzulassen - man kann es beobachten, und sie sehen dabei aus, als ob es ihnen übel würde. All meine akuten *China*-Patienten haben immer so ausgesehen, als ob es ihnen in der nächsten Minute übel würde.

Ich erinnere mich immer an eine Patientin, die vom Stuhl aufstand und ihren Kopf gegen die kalte Wand meines Zimmers drückte. Ich fragte sie: »Hilft Ihnen der Druck?« »Nein,« sagte sie, »Nicht der Druck, sondern die Kälte hilft.

Es hilft wirklich, ihn an eine kalte Wand zu drücken.« Ich hatte eine andere Patientin, die einen Glasbecher nahm und ihn an ihren Kopf drückte, um etwas Kühles daran zu halten, während sie dasaß und mit mir sprach. Diesen Patienten geht es schlechter, wenn sie den Kopf viel drehen und die Augen gebrauchen müssen, ebenso wenn sie sich an der frischen Luft bewegen müssen.

Der Schmerz ist oft neuralgisch und kann sehr heftig sein. Einer der besten Fälle, die ich je sah, war von einer Trigeminusneuralgie begleitet und es war *Chininum sulfuricum*, was ihn besserte.

Cocculus

Cocculus-Patienten haben immer ein völlig sicheres Symptom. Sie haben eine Menge nervöser Anspannungen hinter sich und sind oft überarbeitet. Die typische Patientin hat einen schwerkranken Mann. Sie geht erst nach Mitternacht schlafen und wird wenigstens viermal pro Nacht gestört. In den ersten Stunden der Nacht kann sie nur zeitweise schlafen und das ist alles, was sie an Schlaf bekommt. Vor lauter Übermüdung und Überarbeitung hat sie schreckliche Kopfschmerzen. Sie verkörpert eine klare Beschreibung von *Cocculus* - sie klagt über das Gefühl, daß ihr Kopf zuerst wie leer ist und dann zu platzen scheint. Sie klagt auch über etwas, das oft von Patienten berichtet wird, und das man nirgendwohin einordnen kann, nämlich über das Gefühl, daß sich ihr Hinterkopf öffnet und schließt.

Es geht ihnen mehr oder weniger durch alles schlechter. Man fühlt sich schlechter nach Schlaf, schlechter bei jeder heftigen Bewegung, wie z.B. in einem rüttelnden Auto. Es geht ihnen schlechter, wenn sie die Augen gebrauchen und Stimulantien nehmen. Es geht ihnen schlechter, wenn sie Kaffee trinken, und sie können Tabakrauch oder, wenn irgendjemand neben ihnen raucht, nicht vertragen. Durch den Geruch von Fett, Essen, Kochen oder sonst etwas fühlen sie sich ganz elend. Es geht ihnen in einem warmen Zimmer schlechter und schlechter, wenn sie auf dem Rücken liegen, weil der Hinterkopf, wie sie sagen, sehr empfindlich ist. Diese Symptome sind bei einem *Cocculus*-Patienten ganz konstant zu finden.

Gelsemium

Gelsemium-Patienten können Kopfschmerzen der schlimmsten Art haben. Diese entstehen fast immer bei einer Grippe oder während einer akuten Erkrankung, oft sind es wiederkehrende und häufig auch periodische Kopfschmerzen - alle paar Tage, vielleicht alle vierzehn Tage. Die *Gelsemium*-Patienten haben das leicht gerötete, schwerfällige Aussehen, das *Gelsemium* immer hat. Sie haben alle Arten von Augenstörungen und klagen manchmal darüber, daß sie fast blind sind. Vor dem Anfall können sie Doppelbilder

haben. (Andere Mittel, die Doppelbilder oder Augensymptome vor Kopfschmerzen haben, sind *Kalium bichromicum, Iris, Lac defloratum* und *Silicea.*) Sie haben einen bohrenden Schmerz über dem rechten Auge und klagen fast immer über Kälte am Hinterkopf, mit einem Schaudern, das die Wirbelsäule hinunterläuft und die sonstigen *Gelsemium*-Symptome. Sie fühlen sich ziemlich schwach und schrecklich schläfrig.
Bewegung und Licht verschlechtern, Schlaf und Erbrechen bessern stark. Wenn ihnen übel ist, vergeht der Kopfschmerz wahrscheinlich sofort. Meist entsteht er früh am Tag oder während des Tages und vergeht erst, wenn sie zu Bett gehen.
Etwas anderes, das sehr oft bei *Gelsemium*-Patienten vorkommt, ist, daß der Kopfschmerz, wenn sie zuerst flach liegen, fast unerträglich ist. Sie wissen nicht, wie sie sich hinlegen sollen. Sie fragen sich, was sie tun sollen und finden dann plötzlich, daß es etwas besser geworden ist. Wenn sich der Kopfschmerz gelegt hat, muß der Patient eine Riesenmenge Urin lassen, was eine große Erleichterung für ihn ist.

Glonoinum

Der *Glonoinum*-Kopfschmerz wird fast immer durch Aufenthalt an der Sonne verursacht. Er ist dem von *Belladonna* sehr ähnlich, aber viel intensiver. Das Gesicht ist intensiv dunkelrot, mit Hitzegefühl im Kopf und einer Menge Schweiß auf dem Gesicht.
Es besteht eine leichte Störung des Sehvermögens, die aber nicht so ausgeprägt, wie bei den oben genannten Mitteln ist.
Die Hauptstörungen des *Glonoinum*-Patienten besteht nicht im Verlust des Sehvermögens oder darin, daß er nur halbe Bilder sieht, sondern darin, daß er Farben sieht, wenn er etwas anschaut. Sie haben das Gefühl, als ob ihr Kopf größer wird und platzen wollte. Bei hellem Licht fühlen sie sich viel schlechter.
Kalte Luft und kalte Anwendungen bessern. Oft kann man den *Glonoinum*-Patienten im Stuhl sitzen und den Kopf so halten sehen, daß er sich keinesfalls bewegt, und das ist eine typische Haltung für ihn.
Wenn der Kopfschmerz einseitig ist, kann man die Blutgefäße auf dieser Seite pulsieren sehen und auf der anderen nicht.

Iris

Iris verwendet man nicht oft. Es finden sich zuvor Augenstörungen, der Kopfschmerz ist immer rechtsseitig. Wie bei anderen Migränen geht er in Erbrechen über. Für das Erbrechen von *Iris* ist typisch, daß es den Kopfschmerz sofort erleichtert. Es ist viel schlimmer, wenn der Patient Süßigkei-

ten ißt, die er ziemlich liebt und glaubt, diese haben zu müssen. Es ist schlimmer, wenn er sich ganz still hält. Die *Iris*-Typen wollen ganz sanft in der frischen Luft spazierengehen - außer es ist zu kalt oder windig, denn das macht den Schmerz nur noch schlimmer.
Ich verwende das Mittel nur in Hochpotenzen.

Magnesium phosphoricum

Magnesium phosphoricum hat entweder neuralgische Kopfschmerzen oder andernfalls ein tiefsitzendes Kopfweh, das im Hinterkopf beginnt und sich über den ganzen Kopf verbreitet. Es entsteht fast immer, wenn man sich der Kälte aussetzt oder durch allgemeinen Nervenstreß. Es kann auch durch Übererregung entstehen. Es reagiert sehr empfindlich auf leichte Berührung, während fester Druck bessert. Es ist schlimmer durch Kälte und um einiges besser durch Wärme.
Es gibt ein anderes seltsames und charakteristisches Symptom. Jeder *Magnesium phosphoricum*-Patient hatte das gleiche: Das Kopfweh war von 9-11 Uhr besonders stark. Dann hatte jeder das Gefühl, es würde sich bessern, war sehr erfreut darüber und glaubte, daß es vorüber sei. Aber keinesfalls, um 16 Uhr kehrte es sogar stärker zurück und blieb bis 20 Uhr bestehen, erst dann verging es.

Nux vomica

Der *Nux vomica*-Kopfschmerz ist fast immer alkoholbedingt, wenn der Betreffende am Abend zuvor zuviel des Guten getan hat. Es ist das Kopfweh vom »Morgen danach«. Der Patient erwacht und fühlt sich sehr krank, jede geistige Aufregung verschlechtert. Es geht ihm sogar schlechter, wenn jemand hereinkommt, um zu fragen, ob er eine Tasse Tee oder frühstücken will - die *Nux vomica*-Typen sind wegen allem Möglichen, das sie stört, verärgert und auch dann, wenn man sie zu einer Antwort nötigt. Es geht ihnen schlechter, wenn sie arbeiten müssen. Sie haben ein fröstelndes Schweregefühl im Kopf und sind fast immer verstopft, und nun ist ihre Verstopfung für einige Tage noch schlimmer.
Einer meiner Kollegen war in einem Hotel in Liverpool, wo ein Mann, der viel Alkohol getrunken hatte, mit schrecklichen Kopfschmerzen erwacht war. Er gab ihm *Nux vomica 10 M* und erhielt später einen Brief von ihm, in dem stand: »Bitte schicken Sie mir noch etwas von dieser Medizin, es war die wunderbarste Sache, die ich je hatte. Es ging mir nach einer Stunde gut.«

Sanguinaria

Sanguinaria hat den schlimmsten Kopfschmerz, den man nur bekommen kann. Es ähnelt *Gelsemium* sehr und sieht ihm ziemlich ähnlich.
Es gibt sehr wenige Unterscheidungsmodalitäten mit der Ausnahme, daß sie sich ziemlich elend und vielleicht etwas schwindelig fühlen. Ich verwende die *C 200*.

Chronische Kopfschmerzen

Aluminium metallicum

Der typische *Aluminium*-Kopfschmerz tritt häufig bei Patienten auf, die, wie ich glaube, empfindlich auf *Aluminium* reagieren. Es ist ein wiederkehrender Kopfschmerz, schwer und klopfend, er wird von Verstopfung begleitet. Wenn man sie fragt, wo der Schmerz sitzt, legen sie immer die Hand oben auf den Kopf.
Patienten, denen *Alumina* sehr gut tut, können eine Neigung zum Nasenbluten haben, was ein nützlicher Hinweis ist, wenn man darauf kommt.
Der Kopfschmerz hat besondere Modalitäten, die denen anderer Mittel gar nicht gleichen. Er bessert sich unter eiskalten Anwendungen. Er bessert sich durch Druck, durch Gehen an der frischen Luft, besonders, wenn man keinen Hut aufhat, und beim Hinlegen. Sie haben das seltsame Symptom, daß sich der Schmerz bessert, wenn sie kaltes Wasser trinken, obwohl sie keinen Durst haben.

Argentum nitricum

Dieser Kopfschmerz entsteht durch Aufregung oder Überarbeitung. Er kann auch nach einer Reise oder nach dem Genuß von zuviel Süßigkeiten entstehen. Man soll daran denken, daß *Argentum nitricum* Süßigkeiten liebt. Der charakteristische Schmerz entsteht allmählich und ist plötzlich verschwunden. Er beginnt mit einem Gefühl von Spannung, Steife und Wundheit im rückwärtigen Teil des Halses. Manchmal klagen sie darüber, daß der Kopf durch den Schmerz beinahe zurückgezogen würde. Er greift dann über und lokalisiert sich in der linken Schläfe. Die Patienten werden einem bisweilen erzählen, daß sie das Gefühl haben, als ob der Schmerz vom Gehirn her komme, und daß etwas mit ihrem Gehirn nicht stimme, tief in ihrem Kopf drin. Gelegentlich haben sie ein Gefühl von Übelkeit, obwohl es ihnen nur sehr selten schlecht wird. Sie haben eine oberflächliche Empfindlichkeit am Kopf, obwohl sie wollen, daß er fest gedrückt wird. Anstrengung, jede Art der Bewegung, besonders das Bücken verschlechtern. Sie glauben, daß sie sich gerne mit jemanden unterhalten wollen, aber wenn dann jemand dasitzt und mit ihnen spricht, stellen sie fest, daß sogar die Anstrengung beim Sprechen den Kopfschmerz stark verschlimmert. Wie allen *Argentum nitricum*-Typen geht es ihnen an frischer Luft besser. Im ganzen gesehen sind sie heiß.

Arsenicum album

Der *Arsenicum album*-Kopfschmerz ist immer von Erbrechen begleitet und hat oft eine auffallende Periodizität.
Der Patient kann sagen: »Jeden dritten Samstag bekomme ich fürchterliche Kopfschmerzen und kann nichts dagegen tun.« So oder ähnlich wird einem mitgeteilt.
Der Schmerz ist sehr intensiv, mit Klopfen und dem für *Arsen* üblichen Brenngefühl. Er beginnt fast immer an der Nasenwurzel, verbreitet sich dann bis zur Stirn und von dort über den ganzen Kopf. Der Kopf ist ziemlich empfindlich, Berührung und Druck verschlimmern.
Ein *Arsenicum*-Patient, der Kopfschmerzen hat, reagiert sehr empfindlich auf Gerüche von Speisen, Tabak oder Küchengerüche. Diese Typen neigen oft zu der Ansicht: »Jetzt wird mir eine Mahlzeit guttun und so werde ich etwas essen!« Sie haben kaum ihr Mittagessen beendet, und schon ist der Kopfschmerz wieder zurück gekommen - sie sollten besser mit dem Essen warten, bis die Kopfschmerzen vorüber sind. Häufig haben sie die Gemüts-Symptome von *Arsenicum* - sie sind ängstlich, nervös und unruhig.
Bei ihren Kopfschmerzen gibt es einen Widerspruch. Wenn sie früh genug dazukommen, geht es ihnen seltsamerweise durch kalte Anwendungen besser. Ich besuchte eine *Arsenicum*-Patientin, die ganz schreckliche Kopfschmerzen hatte, die etwa eine halbe Stunde vorher entstanden waren. Sie lehnte den Kopf zum Fenster hinaus und hatte einen sehr kalten Waschlappen auf den Hinterkopf gelegt. Ich konnte das schwerlich glauben, weil ihre brennenden *Arsen-Schmerzen* sonst immer durch Hitze besser wurden. Sie sagte: »O, ich erwischte den Schmerz noch rechtzeitig. Wenn ich eine Stunde länger gewartet hätte, würde es mir nach diesen kalten Anwendungen schlechter gehen.«

Aurum

Aurum-Kopfschmerzen entstehen manchmal von der Sonne, viel häufiger aber durch einen Wutanfall - dies ist eines der Hauptsymptome. Sie haben viele Augen-Symptome, die Sicht ist verzerrt und das obere Gesichtsfeld fehlt. Die Patienten sind rot angelaufen, dumpf und wollen nicht gestört werden. Sie sehen düster aus, sitzen da wie ein Klotz und sind sehr empfindlich. Sie können keinen Lärm, keine Berührung, keine Gerüche oder lustige Klänge um sich herum vertragen, wofür sie selbst keine Erklärung finden. In der Regel entsteht der Aurum-Kopfschmerz nur, wenn der Patient Verstopfung hat.

Calcium carbonicum

Der *Calcium carbonicum*-Kopfschmerz entsteht von zuvielem Essen und Trinken, meist aber durch Hitze und Kälte.
Mit den Schmerzen sind gastrische Störungen verbunden, mit leerem Aufstoßen, was sehr lästig ist. Die Augen werden kongestioniert, besonders das rechte, der Kopf fühlt sich bei Berührung ziemlich kalt und feucht an. Der Schmerz sitzt fast immer in der rechten Schläfe. Wenn z.B. der *Calcium carbonicum*-Patient seinen Kopfschmerz auch nur beschreibt, sitzt er mit geschlossenen Augen da. Licht verschlimmert, Niederlegen bessert, und Schlaf bessert stark. Jede Art der Bewegung verschlimmert, besonders Bücken oder langes Gehen an der frischen Luft, Alkohol verschlimmert. Nicht immer denkt man an *Calcium carbonicum* als an ein Kopfschmerzmittel, aber es kann dabei sehr von Nutzen sein.

Cedron

Diese Fälle sind sehr selten. Aber die wenigen Male, die ich dieses Mittel brauchte, benötigte ich es dringend und hatte immer guten Erfolg. Die *Cedron*-Kopfschmerzen kehren regelmäßig wieder, alle zwei oder drei Wochen, mit vielen Augenstörungen vorher. Der Patient leidet an einer Trübung der Sicht. Alles, was sie sehen, erscheint gelb, meist ist dies von Schwindel und Ohrensausen begleitet, manchmal auch - hilfreich zu wissen - von Schwindel beim Stehen. Der Schmerz beginnt in der Regel um 11 Uhr, dauert dann den ganzen Tag, die Nacht und die folgende Nacht an und wird gegen Ende eines jeden Tages schlimmer. Der Patient hat starke Schmerzen in der Stirn, die sich wie vergrößert anfühlt, und der Schmerz schießt von einer Schläfe zur anderen.

Kalium bichromicum

Kalium bichromicum ist eines der nützlichsten aller Kopfschmerzmittel. Auch hier können vor den Kopfschmerzen Gesichtstrübungen, ja sogar Gesichtsverlust auftreten. Aber zwischen dem Gesichtsverlust und dem Beginn der Kopfschmerzen ist ein Zeitraum, in dem gar nichts ist - es kann nur 15-20 Minuten dauern. In der Regel entsteht der Schmerz morgens, wird während des Tages schlimmer und hört gegen Abend auf. Meist ist er linksseitig, aber das ist nicht notwendigerweise so, Licht und Lärm verschlechtern.

Der *Kalium bichromicum*-Patient verträgt nicht, wenn er sich bückt. In der Regel geht es dem Patienten besser, wenn er sich hinlegt, aber einem *Kalium bichromicum*-Patienten geht es immer schlechter, wenn er auf der schmerzenden Seite liegt. Sonst bessert Druck. Das klingt fast wie ein Widerspruch, aber es ist keiner, weil der Druck, der durch die Finger ausgelöst wird, viel stärker ist als der, der entsteht, wenn man auf einem Kissen liegt.
Der Schmerz ist an frischer Luft besser. Sie haben auch ein seltsames Symptom: diese Patienten sagen, daß es ihnen nach heißen Getränken, besonders nach heißer Suppe, besser geht.

Lachesis

Lachesis ist ein Mittel bei Kopfschmerzen in der Menopause und zu jeder Zeit der Periode. Wenn man sich Hitze jeder Art aussetzt, durch Sitzen in einem heißen Zimmer oder neben einem heißen Ofen, manchmal durch ganz grelles Licht, so kann all dies *Lachesis*-Kopfschmerzen verursachen. Die Patienten haben das typische geschwollene Aussehen von *Lachesis*, mit klopfenden, pulsierenden Schmerzen über den ganzen Kopf, schlimmer durch Bewegung, schlimmer durch Bücken. Während des Kopfschmerzes werden die Extremitäten sehr kalt. Sie genießen es, etwas zu essen und sagen, daß sie sich dadurch besser fühlen. Nach dem Schlaf geht es ihnen immer schlechter. Verwerfen Sie *Lachesis* nicht, wenn Ihr Patient einen rechtsseitigen Kopfschmerz hat, denn auch das kann vorkommen.

Lac defloratum

Hier finden sich immer Augen-Symptome - ein vollständiger Gesichtsverlust vor den Schmerzen. Der Schmerz beginnt in der Stirn und erstreckt sich dann bis zum Okziput. Er klopft schmerzhaft und ist mit intensiver Übelkeit verbunden. Die Patienten mögen es gern, wenn ihr Kopf gedrückt wird, so daß sie den Kopf mit einem Schal umwickeln. Der Schmerz wird durch Licht, Lärm und Bewegung verschlimmert, oft ist er auch während der Periode schlimmer. Während der Schmerzen wird vermehrt sehr blasser Urin ausgeschieden, aber - im Kontrast zu *Gelsemium* - ohne eine Erleichterung der Schmerzen.

Natrium muriaticum

Sie haben fast immer prämenstruelle Kopfschmerzen und das Mittel wird hauptsächlich vor der Periode benötigt. Die Schmerzen können aber auch nach einer Bahnreise, einem Theaterbesuch, einer Augenanstrengung, nach jeder geistigen Anstrengung oder Aufregung oder vom Aufenthalt in der

Sonne, entstehen. Die Schmerzen beginnen im Hinterkopf und breiten sich dann über den ganzen Kopf aus. Oft entstehen kurz zuvor, oder gerade bei Beginn der rasenden Kopfschmerzen Zickzacklinien vor den Augen. An der linken Seite ist es deutlich schlechter. Wärme, Bewegung und der Gebrauch der Augen verschlimmern, zugleich besteht auch eine intensive Photophobie und Lärmempfindlichkeit. Die Schmerzen verschlimmern sich, wenn der Kopf niedrig liegt und bessern sich etwas an der frischen Luft. Die Kopfhaut ist empfindlich, und die Patienten wollen ganz entschieden nicht, daß ihre Haare berührt oder gebürstet werden. Manchmal schwitzen sie, kurz bevor der Schmerz vergeht, stark am ganzen Gesicht.

Psorinum

Psorinum gilt in der Tat nicht als Kopfschmerzmittel, und doch kann es sehr nützlich sein. Es ist immer mit Augenstörungen verknüpft, mit Gesichtstrübungen, Flimmern oder Flecken vor den Augen. Es hat ein nützliches Symptom - intensiven Hunger vor dem Beginn der Kopfschmerzen, dieser Hunger besteht auch während der Schmerzen weiter. Man findet einen allgemeinen Stauungszustand vor, mit schmerzhaften Stichen, die durch den Kopf gehen.
Der Schmerz wird durch Kälte und frische Luft verschlimmert und der Patient will seinen Kopf warm einhüllen. Es ist so wie bei *Natrium muriaticum*, wenn der Kopf zu schwitzen beginnt, bedeutet dies, daß der Schmerz vergeht.

Pulsatilla

Der *Pulsatilla*-Kopfschmerz entsteht bei Verdauungsstörungen und bei Nachlässigkeit in der Diät.
Es bestehen Schläfenschmerzen und überall klopfende Kopfschmerzen mit ausgeprägter Photophobie. Im allgemeinen ist es auf einer Seite stärker als auf der anderen, und man kann feststellen, besonders beim Erwachsenen, daß eine Wange rot ist und zwar auf der Seite, auf der die Kopfschmerzen sind. Der Schmerz ist in geschlossener, stickiger Atmosphäre schlimmer, besser beim Gehen an frischer Luft, schlimmer beim Niederlegen, schlimmer beim Bücken, besser durch Druck und schlimmer abends.
Wenn ein Patient *Pulsatilla* für seinen Kopfschmerz braucht, wird man fast immer feststellen, daß er eine *Pulsatilla*-Konstitution hat.

Sepia

Der *Sepia*-Kopfschmerz beginnt im Hinterkopf und verbreitet sich dann über den Kopf. Der Schmerz ist intensiv, er steht - wie der von *Natrium muriaticum*

- mit der Periode in Verbindung. Aber er entsteht auch durch Erschöpfung, z.B. nach Einkaufen oder langem Bügeln. Sie müssen dann, auch wenn Sie ganz sicher sind, daß es ein *Sepia*-Patient ist, *Bryonia* geben, weil *Bryonia* für die Kopfschmerzen eines erschöpften *Sepia*-Patienten ist.

40. Augenkrankheiten

Aconitum

Hier sehen die Augen allgemein kongestioniert aus und haben eine wäßrige, heiße Absonderung, so daß sich die Tränen, die das Gesicht herunterrinnen, heiß anfühlen. Die Pupillen sind in der Regel stark geweitet - irgendwie wirkt das unerwartet, aber man lasse sich dadurch nicht davon abbringen.
Diese Patienten reagieren empfindlich auf Zugluft, wie auch auf das Hinausgehen in kalte Luft, sie fühlen sich dadurch extrem unbehaglich. Gelegentlich haben sie ein knirschendes Gefühl, als ob Sand in den Augen sei, häufiger jedoch haben sie das Gefühl, als ob die Augen rot und heiß seien, zusammen damit haben sie viele, allgemeine Aconitum-Symptome. Sie werden nervös und können ganz verstört sein.

Ich erinnere mich immer daran, wie ich mit einem Freund aufs Land fuhr. Wir gingen hinaus, um eine ganz besondere Pflanze zu suchen. Als ich durch eine Hecke ging, schnellte ein kleiner, sehr dünner Ast zurück und traf mich am Auge. Nach einer halben Stunde konnte ich mein Auge nicht mehr öffnen, es schmerzte intensiv und sonderte viel Wasser ab. Ich hatte gerade erst mit der Homöopathie begonnen und war der Meinung, daß ich bei einem so intensiven Tränenanfall *Aconitum* nehmen müßte. Zehn Minuten später hatte ich Erleichterung.

Allium cepa

Dieses Mittel wird nicht oft gebraucht, mit Ausnahme bei gewissen Patienten, die eine akute, lokalisierte Konjunktivitis haben. Sie leiden an Augenbrennen, schmerzhaften Augenirritationen, besonders über den Lidern. Sie haben einen starken Tränenfluß, der jedoch mild ist, was einen leicht etwas täuschen kann.
Ich erwähne das deshalb, weil ich eine Patientin hatte, die hellrot unter den Augen war, nicht wegen der Tränen, sondern weil sie sich immer die Augen wischte. Die Augen reagieren empfindlich auf Licht, das einen verstärkten Tränenfluß hervorruft. Es geht ihnen, wie bei allen *Allium cepa*-Beschwerden, an der frischen Luft besser und bei Hitze schlechter. Wenn sie eine besondere Beschwerde haben, so ist es die, daß sie das Gefühl haben, als ob die Augen herausgerissen würden, und das ist ein schreckliches Gefühl. Gelegentlich bekommen sie rote Lidränder mit einer sehr geringen Schwellung. In der Regel ist die Iris nicht in das Geschehen verwickelt - es besteht eben nur eine Konjunktivitis. Sie entsteht manchmal mit Heuschnupfen.

Apis

Bei *Apis* findet man einen plötzlichen Schmerzanfall und eine akute Entzündung vor. Die Augenlider sind geschwollen und können sogar ödematös sein. Sie bekommen eine ödematöse Stelle unter den Augen und manchmal schwellen die Oberlider in einem derartigen Ausmaß an, daß sie leicht ektropioniert sein können. Die Schleimhäute können geschwollen sein und fast wie rohes Fleisch aussehen. Die Blutgefäße in den Augen sind intensiv kongestioniert, die Adern sind groß und strahlend rot.
Wie immer bei *Apis*, sind die Patienten sehr hitzeempfindlich. Was sie wirklich gerne tun, ist, daß sie über eine Schüssel gebeugt dasitzen und die Augen in kaltem Wasser baden.
Ich habe festgestellt, daß es bei allen mit dem rechten Auge beginnt und dann auf das linke übergeht. Es besteht auch ein profuser Tränenfluß und die Tränen brennen. Es ist nicht nur so, als ob nur brennende Tränen die Wangen herunterrinnen - sondern sie haben das Gefühl, als ob sie über eine brennende Oberfläche herablaufen würden.
Sie bekommen plötzliche, stechende Schmerzen und ihre Augäpfel sind sehr berührungsempfindlich. Gelegentlich finden sich entlang der Lider eitrige Stellen oder Gerstenkörner, aber üblicher ist eine allgemeine Konjunktivitis. Diese kann auch in ein Hornhautgeschwür übergehen, wobei die Ränder und das ganze Lid zu Ulzerationen neigen.

Argentum nitricum

Der Patient hat eitrige Affektionen der Augen mit Photophobie, beides wird durch jegliche Art von Wärme verschlimmert. die Bindehaut kann intensiv kongestioniert sein und zwar besonders auffallend an der inneren Augenseite. Es sieht so aus, als ob im inneren Augenwinkel ein Ausschlag entstünde und dieser bei Berührung bluten könnte. Manchmal entstehen auch einige Hornhautulzerationen, aber sie sind nicht so tief.
Alle Beschwerden bessern sich, wenn die Augen kühl gehalten werden, so daß sich der Patient draußen an der frischen Luft viel besser fühlt, solange nur die Augen vor Licht geschützt sind.
Wenn diese Krankheit anhält, bekommt der Patient Verdickungen und Ödeme an den Lidern.

Belladonna

Belladonna kommt bei allen akuten Erkrankungen mit ins Spiel, ebenso auch bei Augenbeschwerden mit Photophobie, obwohl nicht ganz so heftig, wie man es erwarten würden. Es hat ein Symptom, das ich bei keinem anderen Augenmittel gefunden haben - die Augen sind heiß und der Schmerz ist

heftig, er geht von den Augen aus und erstreckt sich in den Kopf hinein. Der Patient hat auch intensive, klopfende Kopfschmerzen, die beim Niederlegen schlimmer werden.
Bei Augenbeschwerden sind die Pupillen des *Belladonna*-Patienten meist kontrahiert. es ist der einzige Zustand, bei dem *Belladonna* kontrahierte Pupillen hat. Sie klagen nicht nur darüber, daß die Augen brennend heiß sind, sondern auch darüber, daß sie trocken und schmerzhaft sind und, daß sie nach einer Periode der Trockenheit einen plötzlichen Guß von heißen, salzigen Tränen bekommen. Es besteht eine auffallende Photophobie und eine intensive Verschlimmerung durch Bewegung, wie es beim *Belladonna*-Patienten üblich ist. Bei einer heftigen Erkrankung können Lider und Augen ziemlich geschwollen sein und der Patient kann an Iritis, Neuritis, Konjunktivitis und all derartigem leiden.

Chamomilla

Chamomilla hat immer bei Kindern eine gelbliche Eiterabsonderung beim Öffnen der Augen. Sie haben auch genau das *Chamomilla*-Temperament, nur, daß sie nicht so verdrießlich wie sonst sind.
Sie wissen nicht, was sie wollen, nichts ist ihnen recht und sie werfen alles wieder vor einen hin. Es ist schwer, sich *Chamomilla* als ein Augenmittel vorzustellen, aber es kann dennoch sehr von Nutzen sein.

Croton tiglium

Es findet sich eine intensive Reizung, die Lider sind geschwollen und ödematisch, um die ganzen Lider herum findet sich eine Reihe kleiner Bläschen - diesmal sind es Bläschen und keine Pickel.
Wenn dies nicht schnell genug behandelt wird, verbreiten sie sich bis zu den Wangen. In der Regel gehen sie nicht auf die Wagen über. Meist ist dieser Zustand linksseitig, wohingegen die meisten Augenbeschwerden, wenn sie sich nur auf die Augen beschränken, rechtsseitig sind. Es besteht eine frühe Tendenz zu Hornhautgeschwüren.

Euphrasia

Euphrasia ist ein Mittel bei Augenbeschwerden, die mit Heuschnupfen einhergehen. Es kann eine akute, katarrhalische Konjunktivitis und eine starke Entzündung bestehen, beide Augen sind in der Regel hellrot mit reichlichem, wundmachendem Tränenfluß.
Die Lidränder sind stark entzündet und sehen wund aus. Wenn man versucht, das Lid hochzuheben oder herunterzuziehen, um zu sehen, wie das Auge aussieht, blutet es.

Der Patient sagt: »Meine Augen sind so gereizt, daß ich sie reiben muß. Ich habe das Gefühl, als ob Pfeffer hineingestreut wäre.« Damit machen sie einen schrecklichen Fehler, weil die Augen dann bluten. Dann sitzen sie da, verdrehen die Augen, machen ein entsetztes Gesicht und versuchen, diesen furchtbaren Juckreiz zum Stillstand zu bringen. Um die Augenlider herum bekommen sie eine Vielzahl winziger, eitriger Flecken - Pickel, kleine Bläschen - die sich gelegentlich bis zu den Wangen ausbreiten können. Sie haben ein Trockenheitsgefühl und einen scharfen, schneidenden Schmerz hinter den Augen und im Kopf, obwohl das lange nicht so häufig wie bei *Belladonna*-Patienten vorkommt.
Beim Untersuchen der Augen werden Sie feststellen, daß die Gefäße so kongestioniert sind, daß sie dunkel erscheinen und der Druck auf die Augen sehr schmerzhaft ist.

Hepar sulfuris

Der *Hepar sulfuris*-Patient kommt herein und läßt sich in einen Stuhl plumpsen. Alles ist falsch mit ihm - sie leben am falschen Ort, sie haben die falschen Freunde usw. Genauso sind sie eben, und sie sind es umsomehr bei Augenbeschwerden. Sie können intensiv schmerzhafte Augenbeschwerden mit frühen Hornhautgeschwüren und früher Eiterbildung haben. Sie haben auch ein echtes *Hepar*-Symptom, das darin besteht, daß sie das Gefühl haben, als ob die Augen hineingedrückt würden. (Vergleichbar mit der Art des *Hepar*-Gefühls, als ob ein stumpfer Pflock in die Kehle gedrückt würde.) Auch die restlichen Beschwerden des Patienten passen ganz schnell in das *Hepar*-Bild. Sie sind stark licht- und kälteempfindlich und bekommen starke Schmerzen, wenn man versucht, die Augen und besonders auch die Lidränder zu untersuchen; wenn Sie das Lid herabziehen, können Sie feststellen, daß innen eine kleine, rote Linie verläuft.
Die ganze Bindehaut ist aufgedunsen und ödematisch, mit schmutziger Hornhaut und tiefen Ulzerationen. Gelegentlich berichten sie, daß sich ihre Augen so anfühlen, als ob sie jemand mit einer Schnur in den Kopf zurückziehen würde.

Kalium bichromicum

Kalium bichromicum ist eines der nützlichsten Augenmittel, die es gibt. Es hat tiefe Hornhautgeschwüre mit Neigung zu Perforationen, die scharfe, klar umrissene Ränder haben. Das Auge sieht so aus, als ob es sehr wehtun würde, aber der Patient sagt, daß er überhaupt keine Schmerzen hat. Daraufhin sollte man ihm dieses Mittel geben.

Kalium jodatum

Das ist eines der heftigsten Augenmittel. Der Patient leidet an einer heftigen, eitrigen Augenentzündung. Die Gewebe inner - und außerhalb der Augen sind geschwollen und rot, dabei ist das Oberlid stärker betroffen. Wenn das Auge berührt wird, kann der Patient vor Schmerzen aufschreien. Ein anderer Umstand ist, daß ein Tränenguß entsteht, der von einer sehr unangenehm aussehenden Absonderung gefolgt wird, wie sanft Sie auch immer das Lid bei der Untersuchung herabziehen.

Der *Kalium*-Patient hat sehr empfindliche Augenknochen - über dem Auge, auf den Wangen, überall rund um das Auge herum und besonders an der äußeren Seite.

Wenn nur eine Seite betroffen ist, so ist es immer die rechte, obwohl ich meist feststellen konnte, daß beide Augen in einigem Ausmaß betroffen sind, eines schlimmer als das andere. Die Patienten klagen, ihre Augen fühlten sich an, als ob sie die ganze Zeit gedrückt würden oder als ob ein viel zu enger Schal um die Augen gewickelt wäre. Sie zeigen eine Photophobie und man kann alles von einer Iritis bis zu einem Hornhautgeschwür und einer eitrigen Hornhautentzündung finden. Etwas kann ihnen leichte, lokale Linderung bringen, und das ist ein Augenbad in lauwarmem Wasser.

Mercurius solubilis

Ich fand es nach einer Verbrennung, die ganz in Augennähe lag, von Nutzen. Die Entzündung folgt, wenn das Auge anschließend der Kälte ausgesetzt wird, und sie ist heftig. Oft entsteht dies bei einer rheumatischen Disposition. Die Augenbeschwerden verschlechtern sich bei jeder Wärmeanwendung und sie blinzeln andauernd, weil sie das Gefühl einer Augenreizung haben. Die Tränen reizen und machen das Gesicht ganz wund. Es bestehen grüne, eitrige Absonderungen aus dem Auge, mit hochakutem Brennschmerz überall. Die Patienten schwitzen häufig und zeigen andere *Mercurius*-Symptome. Es geht ihnen abends sehr viel schlechter.

Pulsatilla

Die Patienten haben eine heftige, katarrhalische Konjunktivitis, fast immer sind in der Vorgeschichte wiederholt Gerstenkörner vorgekommen. Sie sind deutlich empfindlich, ihre Augen tränen schrecklich und sie bekommen eine Art pustulöser Reizung an den Lidern und reichlich gelben oder gelblichen Ausfluß, der ganz mild ist, auch wenn er so aussieht, als ob er sie sehr quälen würde.

Ein widersprüchliches Symptom von *Pulsatilla* ist, daß der Patient Erleichterung findet, wenn er die Augen in heißem Wasser badet. Sie kratzen viel an den Augen. Das Ergebnis davon ist eine verstärkte Tendenz zu Gerstenkörnern.

Rhus toxicodendron

Die Augen sind schmerzhaft entzündet und ödematös, die Lider haben eine dunkelrote Färbung. Die Patienten klagen meist, daß sich die Augen wie gequetscht anfühlen, wund sind und, daß das Öffnen, ebenso wie Bewegungen und Kopfdrehungen verschlechtern. Das kann Sie von *Rhus toxicodendron* ablenken, aber man darf es nicht verwerfen, weil man der Meinung ist, daß hier Bewegung bessern müßte. Es bestehen starke, meist dicke, gelbe Absonderungen.
Bei *Rhus toxicodendron* besteht die Gefahr, daß die Augenerkrankung schnell auf die Wangen übergreift. Die Lider sind wund und roh. Man findet an jedem Augenwinkel oder auch nur an einem herpesartige Ausschläge, so daß die Augen mit herausschießenden, brennenden Tränen völlig geschlossen sein können und sehr schmerzen.
Wenn sie die Augen öffnen, sehen sie völlig verschwollen aus und treten fast heraus. Sie haben eine intensive Photophobie und sind äußerst kälteempfindlich.

41. Halsentzündung und Grippe

Aconitum

Bei Halsentzündungen habe ich *Aconitum* selten gebraucht, weil ich die Patienten selten früh genug zu sehen bekam. Der Patient hat im kalten Wind gestanden und kommt nach einer halben bis einer Stunde mit einem schmerzhaft kongestionierten Hals herein. Er kann geschwollen und rot, manchmal dunkelrot, sein. Die Patientin hat heftige, brennende Schmerzen, die bei jeder Bewegung schlimmer werden, wie z.B. wenn sie schlucken oder sich umdrehen. Der Hals ist immer berührungsempfindlich. Sie bekommen einen kurzen, trockenen Husten, weil sie das Gefühl haben, als ob die Kehle zu wäre und fühlen sich sehr unbehaglich. Sie fühlen sich schwach und sind blaß, wenn sie sich aufsetzen.
Ihre Haut ist heiß, brennend und trocken. Sie können jede Art von Fieber bekommen, oft hohes Fieber mit intensivem Durst, und die Zunge ist dabei trocken und rot. Es besteht eine unruhige Ängstlichkeit, die eines der Allgemeinsymptome von *Aconitum* ist; zugleich mit dieser unruhigen Ängstlichkeit sind sie sehr verstört - *Aconitum* ist so verstört, wie sonst kein anderes Mittel.

Apis

Apis wird weniger häufig verwendet, aber es ist ein unschätzbares Mittel. Es besteht eine akute Entzündung und die Kehle schmerzt. *Apis*- und *Aconitum*-Kehlen sind beide hellrot und glänzen ziemlich, aber *Apis* glänzt mehr als *Aconitum*. Oft besteht auch ein Zäpfchenödem. Kehle und Mund brennen und sind trocken. Bei jedem Schluckversuch bekommen sie einen scharfen, stechenden Schmerz im Hals. Fast immer haben sie auch viele, geschwollene Drüsen, die hochempfindlich auf Berührung sind. Sie können nichts Enges um den Hals herum vertragen. Der Schmerz verschlimmert sich durch heiße Anwendungen und heiße Getränke. Die Zunge ist geschwollen, rot, wie verbrüht und sieht roh aus. Zusammen mit dem *Apis*-Bild findet man häufig ziemlich geschwollene Lippen.
Es besteht auch eine ziemlich unerwartete Verschlimmerungszeit in der Mitte des Nachmittags. Es geht ihnen nicht nur durch lokale Hitze schlechter, sondern auch in einem heißen Zimmer, vor einem heißen Feuer, nach dem Schlaf und viel schlechter nach festen Speisen, die sie einfach wegen der stechenden Schmerzen, die dabei auftreten, nicht zu sich nehmen können.
Es gibt zwei Dinge bei den *Apis*-Halsschmerzen. Eines davon ist eine ausgeprägte Urtikaria. wenn ich bei Halsschmerzen eine Urtikaria vorgefunden habe, denke ich augenblicklich an zwei Mittel. Das erste davon ist *Apis*.

(Das zweite ist *Dulcamara.*) Die andere Sache bei ihren Halsschmerzen ist, daß sie gleichzeitig in den Gelenken und sonst überall eine generalisierte Entzündung bekommen. Während einer Attacke haben sie erstaunlicherweise gar keinen Durst und sehen verfroren aus. Sie frösteln und zittern ziemlich, so daß man sie in warme Decken einhüllen will, aber wenige Minuten später geht es ihnen viel schlechter. Sie fühlen sich ganz krank und werfen die Decken von sich weg. In der Regel ist das Gesicht entweder geschwollen und rot oder geschwollen und blaß, gelegentlich ist es ödematös.

Sehr häufig sind die Mandeln geschwürig und zeigen eine hellrote Linie entlang der Ränder. Das ist charakteristisch für *Apis* - ich kenne kein anderes Mittel, bei dem dies vorkommt. Die Patienten sind im allgemeinen sehr geplagt.

Baptisia

Baptisia ist ein Mittel, das man unmöglich auslassen kann. Die Patienten sind meistens schwerkrank. Sie haben eine ziemlich abstoßende Mundhöhle, wie sie *Baptisia* bei jeder Erkrankung haben kann, und das ist bei einer Erkältung deutlich angezeigt. Sie haben eine typische Zunge mit weißem Belag, durch den rote Papillen durchschauen. Diese Zunge wird dann schnell trocken und bekommt einen roten Streifen in der Mitte. Noch später wird sie trocken und rissig, und kann dann leicht bluten. Die *Baptisia*-Patienten haben einen schlimmen Hals, von dem man annehmen kann, daß er schmerzt. Aber überraschenderweise erzählen sie einem, daß es nicht schmerzt. Sie können auch eine dunkelrote, fast purpurfarbene Kehle haben, die meist schmerzhaft ist.

Sie können nur mit großen Schwierigkeiten Flüssigkeiten schlucken und haben das Gefühl, als ob die Kehle gehalten und von außen zusammengedrückt würde. Sie neigen zu Drüsenvergrößerungen, aber nicht so stark wie *Barium carbonicum*. Sie haben offensichtlich keinen Durst. Andererseits werden sie, wenn etwas zu trinken da ist, es gerne austrinken. Ein Patient mit einer *Baptisia*-Halsentzündung hat viele Schmerzen und zwar immer in den Körperteilen, auf denen er liegt. Sie können im Bett keine Bequemlichkeit finden und müssen sich die ganze Zeit bewegen.

Wie bei allen *Baptisia*-Beschwerden haben sie oft das Gefühl, als ob ein Körperteil fehle oder vielleicht, daß die Beine getrennt anderswo im Bett lägen, und sie regen sich sehr darüber auf.

Barium carbonicum

Barium carbonicum kommt viel häufiger vor und ich halte es für eines der größten Hals- und Grippemittel. Es hat starke wiederkehrende Halsschmerzen. In jedem Fall berichten die Patienten einem oft, daß sie draußen spazieren gegangen sind und dabei nasse Füße bekommen haben. *Barium carbonicum* ist sehr empfindlich, wenn es nasse Füße bekommt und vielleicht mit nassen Schuhen dasitzen muß. Sie erzählen einem oft: »Davon bekomme ich jedesmal eine Halsentzündung.« Beim Versuch zu schlucken haben sie ein rauhes, kratzendes Gefühl. Sie haben das Gefühl, als ob ein Pflock in der Kehle wäre, über den sie ohne heftigen Schmerz nicht hinwegschlucken könnten. Ferner ist dies beim leeren Schlucken schlimmer, obwohl sie auch nichts Festes schlucken wollen. Das einzige, wovon *Barium carbonicum* leben kann, ist, ziemlich häufig kleine Flüssigkeitsmengen zu sich zu nehmen. Die Stimme wird meist heiser und der Patient bekommt viele Blasen auf der Zunge und einen starken Speichelfluß.

Ich habe noch nie einen Patienten gesehen, der *Barium carbonicum* brauchte und keine Drüsenschwellungen am Hals hatte. Sie haben immer geschwollene Drüsen und oft chronisch vergrößerte Mandeln. Wenn man sich ihre Mandeln ansieht, wenn sie sich augenscheinlich ganz gut fühlen, findet man die Mandeln dennoch chronisch vergrößert.
Es sind verfrorene Patienten, die zugedeckt werden wollen. In den Büchern werden sie als schlaffe, sanfte, aufgedunsene Menschen ohne viel Ausdauer beschrieben, obwohl sie nicht notwendigerweise immer so sind. Ein anderes Symptom, das ich oftmals gesehen habe, ist eine geschwollene Oberlippe.

Barium carbonicum-Patienten haben einen aufdringlichen Fußschweiß. Dieses Symptom kann ein Geschenk sein, das gerade dieses Mittel bestätigt. Sie haben viele Risse in den Ohren und eine Art von klatschendem Ohrgeräusch und unangenehme Empfindungen, die immer beim Kauen oder Essen schlimmer sind und sich beim Niederlegen bessern. Sie können auch um die Ohren herum Ausschläge haben - keine generalisierte Urtikaria. Gelegentlich haben sie eine Entzündung der Parotis. Sie kommt und geht und besteht nicht die ganze Zeit hindurch.
Manchmal kommen *Barium carbonicum*-Patienten, nachdem sie *Barium carbonicum 10 M* bekommen und sich damit gut entwickelt haben, sechs Wochen später wieder mit einer neuen Halsentzündung. Sie sind niedergeschlagen und Sie wissen nicht, was Sie tun sollen. So wiederholen Sie *Barium carbonicum* in dem Glauben, daß seine Wirkungsdauer vorbei ist, aber diesmal hat es keine Wirkung. In diesem Fall muß man einige Gaben von *Psorinum 10 M* dazwischenschalten. Das kann bei wiederkehrenden *Barium carbonicum* - Halsentzündungen von größtem Wert sein, die plötzlich nicht mehr reagieren.

Barium muriaticum

Barium muriaticum wird selten für Halsentzündungen gebraucht, obwohl es ein wirksames Mittel ist. Es hat rechtsseitige Halsbeschwerden, die sehr schmerzhaft sind und das Gefühl eines Klumpens im Hals haben. Meist findet sich eine große Mandel, besonders auf der betroffenen Seite. Der Patient ist durstig, er hat trockene Lippen, einen üblen Mundgeruch, einige geschwollene Drüsen und eine auffallende Abneigung gegen alle Speisen. Sie fühlen sich elend und wissen überhaupt nicht, was sie essen sollen. Der Schmerz ist beim Schlucken viel schlimmer, vor allem, da der Hals besonders trocken ist. Mit Ausnahme von Wasser bleibt alles, was sie zu schlukken versuchen, im Hals stecken.

In der Regel werden sie *Barium muriaticum* nicht brauchen, aber manchmal kann man einen Patienten haben, der viele Halsbeschwerden und geschwollene Drüsen hat und denkt an Barium carbonicum, aber es paßt nicht richtig - fünfzig Prozent brauchen *Barium muriaticum*.

Belladonna

Belladonna ist eines der Mittel, das man Müttern nennen kann, die anrufen, um zu berichten, daß ihr Kind eine Halsentzündung hat, sich nicht wohlfühlt, ein leuchtend rotes Gesicht, hohes Fieber und ähnliches hat.

Es hat ein eigenartiges Symptom und zwar einen stark entzündeten Hals mit schmerzhaften Muskelkrämpfen. Die Krämpfe gehen bis zum Nacken und zum Kopf hin. Der Patient kann keine Erschütterung ertragen und bekommt richtige Halskrämpfe, wenn er versucht zu schlucken. Es ist fast so, als ob jemand seinen Hals gepackt hätte. Dieses schreckliche Gefühl entsteht auch, wenn sie ganz stilliegen. Es dauert nur wenige Senkungen und vergeht dann wieder. Zur gleichen Zeit haben sie seltsamerweise ein beständiges Verlangen zu schlucken - es ist egal was geschieht, sie wollen trotz dieser würgenden Spasmen schlucken und sie werden noch röter, wenn sie es versuchen. Oft haben sie erweiterte Pupillen und sind auch durstig, obwohl man feststellen kann, daß sie Wasser nicht so gerne mögen - was sie wirklich gerne trinken, ist Zitronensaft. Gelegentlich findet sich auf dem vorderen Teil der Zunge ein belegtes Zentrum und rundherum alles rot.

Manchmal findet sich eine Erdbeerzunge, was zu erwarten ist, denn *Belladonna* ist das Prophylaktikum bei Scharlach, das HAHNEMANN entdeckte. Der Hals ist berührungsempfindlich und Sprechen verschlimmert den Schmerz. Man kann sehen, wie der Patient zusammenzuckt, wenn er mit einem spricht.

Calcium sulfuricum

Man denkt an *Calcium sulfuricum* als an ein Aknemittel oder Hautmittel oder als an ein Mittel bei Verhaltensstörungen oder sonst etwas, aber es ist auch ein großes Halsmittel. Sein Charakteristikum ist, daß es eine Infektion heraustreibt. der ganze Mund ist trocken. In der Regel sieht der Mund vorne ganz klar und sauber aus. Aber wenn man ihn etwas weiter öffnen läßt, ist der ganze hintere Teil gelb belegt mit einer Menge gelber Absonderungen, die man nicht loswerden kann. Die Patienten haben Schmerzen beim Schlukken und neigen zu Mandelgeschwüren, die Halsdrüsen sind schnell am Geschehen beteiligt.
Auch hier ist wieder ein Gefühl der Völle und des Würgens, sehr häufig eine Art Lufthunger und Durst nach kalten Getränken oder Früchten. Es sind keine einfachen Patienten im Umgang - weil sie nicht gefragt werden wollen - sie wollen keinerlei Störung. Sie sind dick, blaß und sanft wie *Calcium carbonicum*, aber gleichzeitig haben sie fast immer eine ziemlich rauhe, rote Haut wie *Sulfur*. Sie sind in der Tat eine Mischung von *Calcium carbonicum und Sulfur*.
Ich glaubte immer, es gäbe heutzutage keine Mandelabszesse mehr zu sehen, aber einmal wurde ich um die Weihnachtszeit von ihnen verfolgt. Jedermann, den ich traf war entweder dabei, einen Mandelabszeß zu entwickeln oder hatte einen Mandelabszeß, der gerade an diesem Morgen aufging, oder hatte einen Mandelabszeß gehabt, der nicht richtig absondern konnte und schreckliche Beschwerden machte. *Calcium sulfuricum* war das Mittel, das ich verwendete. Es brachte den Eiter zum Fließen und man mußte nicht ewig warten, bis er von selbst anfing. Der einzige Patient, der ein Antibiotikum nahm, fühlte sich viel schlechter als die anderen. Wenn man es als Aknemittel im Gedächtnis hat, sollte man es auch nicht als Halsmittel vergessen - hier gilt es einiges herauszutreiben und dies ist das Mittel, das es bewirkt.

Causticum

Normalerweise denke ich nicht an *Causticum* als ein Mittel bei Halsentzündungen, obgleich ich Fälle gesehen habe, die es dringend brauchten. Alle beginnen mit einem Trockenheitsgefühl im hinteren Hals, einem kratzenden Gefühl das in Roheit übergeht, mit kitzelndem, trockenem Reizhusten. Die Patienten hatten anfallsweise Husten und am Ende nur wenig Auswurf, aber sie konnten den Schleim nicht herausbringen. Er saß irgendwo hinten und nachdem sie sich sehr angestrengt hatten, mußten sie ihn schließlich hinunterschlucken. Dieses Symptom kommt bei *Causticum* sehr oft vor. Alle Fälle waren von Heiserkeit begleitet, die sich beim Sprechen verschlimmerte, einer von ihnen hatte einen vollkommenen Stimmverlust.

Einige dieser Fälle mußten bei diesen Halsbeschwerden häufiger wasserlassen, einer von ihnen hatte eine leichte Inkontinenz beim Husten oder Niesen, besonders bei einem Hustenanfall - was ein sehr gutes *Causticum*-Symptom ist. Zu dieser Zeit war es sehr kalt, was ihnen allen nicht gut tat. Wenn es aber am nächsten Tag regnete, stellte ich überrascht fest, daß es allen besser ging. (*Causticum* ist ein Mittel, dem es bei Regen besser geht, im geringeren Ausmaß trifft das auch auf *Hepar sulfuris* zu.)

Chininum arsenicosum

Chininum arsenicosum hat die schlimmsten Halsentzündungen, die es gibt, sie grenzen schon fast an Diphtherie. Man meint, daß diese in Gangrän übergeht, noch bevor man sich umgedreht hat. Der hintere Teil des Halses ist entzündet, mit einem schrecklichen eitrigen Geruch und sie haben das Gefühl als ob er in Flammen stünde. In der Regel findet sich ein dunkles, bräunliches Exsudat.
Die Zunge ist charakteristisch. Wenn man sie früh genug sieht, findet man einen dicken, gelb- schleimigen, glänzenden Belag. Dann wird sie trocken und neigt zu Rissen. Es besteht fast immer eine Schwellung des Gaumens, manchmal sogar eine Ulzeration, er blutet und sieht furchtbar aus. Man sollte glauben, daß der Patient in diesem Zustand einen schlechten Mundgeschmack und Geruch haben müßte, aber das ist nicht der Fall. Sie haben einen bitteren Geschmack - sie schmecken den Eiter nicht. Sie versuchen immer den Hals freizubekommen - es klebt so viel Schleim an der Rückwand, daß sie versuchen ihn wegzubekommen. Das bereitet ihnen Qualen, obwohl sie den Hals wahrscheinlich nicht frei bekommen. Die Lippen sind bläulich und aufgerissen, der Patient hat Durst auf kalte Getränke.
Es sind sehr verfrorene Patienten, die sehr empfindlich auf Zugluft reagieren. Sie haben die ganze Ängstlichkeit von *Arsenicum album*. So hat *Chininum arsenicosum* das Temperament von *Arsen* und die Hals-Symptome beider Mittel. Sie sind unruhig, reizbar und schwach. Sie sind sehr krank und fühlen wirklich, daß sie nichts tun können. Sie haben die Tendenz, bei ihrer Schwäche auch einen ganz auffallenden Tremor zu entwickeln. Sie haben eine allgemeine Verschlimmerung nach dem Schlaf. Fast immer verändert sich der Puls - er ist unregelmäßig oder schnell, meist beides, wie bei einem heftigen septischen Zustand.

Crotalus horridus

Es wird nicht oft gebraucht, aber man muß daran denken, wenn man einen eitrigen Hals sieht. Der Patient sieht bläulich und krank aus. Er hat purpurfarbene Lippen, die häufig sehr stark schmerzen. Oft werden sie berichten, daß sich ihre Lippen taub anfühlen. Sie bekommen eine gelbliche Zunge und neigen überall zu Zyanose.

Crotalus horridus-Patienten sind die ganze Zeit über benommen, weil sie so schrecklich krank sind. Eine meiner Patientinnen hatte das Gefühl, als ob sie gegen ihren Willen irgendwo eingesperrt wäre und ihr Leben mit Fluchtversuchen verbringen müßte, was ein Zug im Verhalten von *Crotalus* horridus ist. Sie bekommen früh Nasenbluten - ein Sickern dunkelflüssigen Blutes, das nicht gerinnt, und ihre Zunge leuchtet feuerrot, als ob sie poliert wäre. Sie haben viel Speichelfluß, der fast immer blutig gefärbt ist. Sie haben auch einen moderartigen, süßlichen Geruch. Sogar beim Öffnen des Mundes haben sie das Gefühl, als ob sie jede Minute einen Halskrampf bekommen könnten, und sie haben sehr viel Angst.
Nach dem Schlaf geht es ihnen, wie allen Schlangengiften, schlechter, und sie erwachen mit einem Erstickungsgefühl. Während dieser Halsbeschwerden träumen sie oft von Toten. Wenn ein *Crotalus horridus*-Patient eine Halsentzündung hat, so hat er fast immer auch Verdauungsbeschwerden. Ihr Magen kommt durcheinander und sie können eine stinkende Diarrhöe mit dunklem, wäßrigem Stuhl haben. Der Patient selbst ist schwach, zittert und sieht krank aus, seine Extremitäten sind aufgedunsen. Sie haben auch die Tendenz zur Purpurea.

Dulcamara

Bei einer *Dulcamara*-Halsentzündung hört man fast immer in der Vorgeschichte von einem chronischen, post-nasalen Katarrh und man stellt eine typische, rheumatische Halsentzündung bei naßkaltem Wetter fest.
Die *Dulcamara*-Typen gehen nach draußen, erkälten sich und bekommen dann Halsschmerzen. Sie sind besonders empfindlich, wenn sie vom Warmen ins Kalte kommen, was häufig zu einer Erkältung führt. Sie haben Herpes um den Mund herum, eine trockene, rauhe Zunge und verlangen viel nach kalten Getränken. Oft haben sie bei ihren Halsbeschwerden einen steifen Hals und es entwickelt sich bald eine Urtikaria. Ich glaube nicht, daß ich jemals eine *Dulcamara*-Halsentzündung ohne Urtikaria gesehen habe - ich würde dieses Mittel nicht ohne Urtikaria geben.
Es geht ihnen besser, wenn sie sich etwas bewegen - sie sagen, daß dadurch ihr Hals weniger steif wird und, daß es auch ihrer Haut gut tut. Bei einer Tonsillitis sind sie sehr früh heiser und bekommen ein zähes, gelblich, schaumiges Exsudat an der Rachenrückwand. Es sieht immer wie Seife aus. Fast alle haben bei Halsbeschwerden auch etwas Lumbago.
Der *Dulcamara*-Patient kann untypisch konfus werden - er ist verwirrt oder versteht das falsche Wort. Wenn Sie ihn schon vorher gekannt haben, erstaunt Sie das sehr. Sie bekommen öfter Ohrenschmerzen bei einer Halsentzündung und klagen über eiskalte Füße bei allgemeiner, brennender Hitze. Ich habe *Dulcamara* immer als ein rotgesichtiges *Calcium carbonicum* im Gedächtnis.

Gelsemium

Die *Gelsemium*-Halsentzündung hat ein oder zwei auffallende Charakteristika. Sie haben einen dumpfen, leicht bläulichen, schwerfällig wirkenden Patienten vor sich, der abwechselnd Hitze- und Kältewellen verspürt. Sie klagen darüber, daß sie völlig erschöpft sind und sich manchmal ganz schwindelig fühlen, mit den allgemeinen Schmerzen einer akuten *Gelsemium*-Erkrankung. Wenn man das Gesicht eines *Gelsemium*-Patienten berührt, ist es ganz feucht. Wenn die *Gelsemium*-Patienten eine Halsentzündung haben, so haben sie auch Angst - sie sind ängstlicher bei einer Halsentzündung, als bei jeder anderen *Gelsemium*-Beschwerde. Manchmal entwickeln sie eine akute Todesangst, die ich immer nur bei Halsentzündungen festgestellt habe.

Sie bekommen einen schrecklichen Mundgeschmack und die Zunge fühlt sich taub an. Wenn man sie darum bittet, die Zunge herauszustrecken, so ist sie ganz zittrig und hat einen dicken, gelben Belag. Obwohl ihre Mandeln schrecklich aussehen und sie ganz offensichtlich eine Tonsillitis haben, klagen sie eher über Schmerzen in Hals und Ohren als an den Tonsillen. Schlucken verschlimmert und heiße Getränke verschlimmern stark. Bei all diesen Beschwerden sind sie ganz durstlos.

42. Pneumonie

Lycopodium

Viele von uns denken an *Lycopodium* als an ein chronisches Mittel, was es im ganzen gesehen auch ist. Es gibt jedoch Virusinfektionen, die ganz dringend *Lycopodium* brauchen, jedoch nicht vor dem dritten Tag. Wenn man den Infekt bis zum dritten Tag nicht mit einem akuten Mittel heilen konnte, ist *Lycopodium* sehr gut zu gebrauchen.
Diese Patienten werden meist nicht rot. Das Gesicht ist blaß, fast gelb, sie sehen gequält, faltig und sehr krank aus.
Wenn man noch bemerkt, ist, daß sie die Nase zusammenkneifen, oft auch, daß die Nasenflügel flattern, aber nicht synchron mit dem Herzschlag oder mit der Atmung. Das muß nicht immer der Fall sein, aber ausnahmslos besteht ein Zucken der Gesichtsmuskeln, häufiger um das Auge herum als anderswo.
Ein schwerkranker *Lycopodium*-Patient ist schwer zu pflegen. Nichts paßt ihm - diese Patienten wollen alles auf ihre eigene Weise und nehmen es übel, wenn sie es nicht so bekommen. Je kränker sie sind, desto schwächer sind sie und auch desto reizbarer und verdrießlicher. Sie haben eine ziemlich charakteristisch entzündete Zunge. Oft berichten sie, daß die Zunge steif sei, wenn sie sie herausstrecken. Die Zunge ist sehr wund und hat oft schmerzhafte Bläschen, die auf die Lippen übergehen.
Der Patient will alleine gelassen werden, obwohl er jemand in der Nähe wissen will. Er will nicht angesprochen werden, verträgt keinen Widerspruch und ist sehr lärmempfindlich.
Ihr Husten ist charakteristisch. Es ist ein kurzer, trockener Husten mit wenig Auswurf, wenn aber etwas hochkommt, schmeckt es salzig oder bitter und der Patient klagt sehr darüber. Das Sputum sieht gewöhnlich eitrig oder blutstreifig, gelegentlich wie rostig aus. Die Krankheit beginnt meist rechts, aber sie kann auch von jeder anderen Seite her kommen.
Bei Husten haben die *Lycopodium*-Typen oft Magenstörungen - Spannung, Unbehaglichkeit und einen schrecklichen Mundgeschmack. Die Verschlimmerungszeit ist meist zwischen 16 und 20 Uhr. Bei einem Virusinfekt tritt sie auch zwischen 4 und 8 Uhr auf. Sie haben eine ziemlich auffallende Durstlosigkeit. Wenn sie etwas trinken wollen, so sind es heiße Getränke und keine kalten, denn durch etwas Kaltes fühlen sie sich schrecklich. Auch bei einem Virusinfekt schwitzen sie sehr wenig; wenn sie krank sind, schwitzen sie mehr als sonst.
Meist nimmt man grobe Rasselgeräusche im gesamten Brustgebiet wahr. Sie erzählen Ihnen, daß ihre entzündete Zunge sich nach hinten vergrößert und ein Kitzeln im Schlund verursacht, so daß sie husten müssen. Ihr Husten ist kein echter Paroxysmus, es ist eher ein kurzer, trockener Husten. Morgens sind sie reizbarer, im Verlauf des Tages werden sie ruhiger und

angenehmer. *Lycopodium*-Patienten wollen im allgemeinen erhöht liegen. Sie haben einen unruhigen Schlaf und wachen so erschreckt auf, wie man es nicht von ihnen erwarten würde. Fast immer träumen sie. Sie erzählen Ihnen, daß sie eine furchtbare Nacht gehabt haben und von einem schrecklichen Unfall geträumt hätten, obwohl sie sich nicht verletzt hätten, wären sie darin verwickelt gewesen. Beim Abhören finden Sie kleine lokale Zuckungen auf der Brust, die Sie nicht bemerken würden, wenn Sie die Patienten nicht gerade berühren würden.

Mercurius solubilis

Es gibt zwei Mittel bei den Pneumonien der Alkoholiker.
Mercurius ist eines davon. (Das andere ist *Rhus toxicodendron.)* Der Patient ist todkrank und man glaubt nicht, daß man ihn durchbringen kann.
Diese Patienten sind von Schweiß durchnäßt. Sie haben einen allgemeinen Tremor, der an den Händen mehr auffällt und sie fühlen sich schlecht, es ist ihnen entweder zu heiß oder zu kalt. Der *Mercurius solubilis*-Alkoholiker wirft seine Decken aus dem Bett, weil es ihm zu heiß ist. Ein paar Minuten später zieht er sie wieder bis zum Hals hinauf, weil es ihm zu kalt ist.
Auch der Mund ist typisch. In der Regel ist die Zunge blaß und geschwollen, sie hat Zahneindrücke und fühlt sich schmierig an. Es ist zwar unangenehm, sie zu berühren, aber sehr hilfreich. Obwohl sie fast immer weißlich ist, kann sie auch braun und wund sein und entzündet aussehen. Es besteht ein starker Speichelfluß.
Sie werden nie einen *Mercurius solubilis*-Patienten antreffen, der auf der rechten Seite liegt, ohne Rücksicht darauf, wo die Störung ist. Sie liegen auf der linken Seite und das Kissen ist naß von ihrem Speichel. Vielleicht haben sie infolge dessen heftigen Durst und wollen Unmengen von kaltem Wasser trinken. Sie haben auch Hustenanfälle, die nicht eher aufhören, als bis eine kleine Menge übelriechenden Sputums herausgebracht wird. Der ganze Mund eines *Mercurius solubilis*-Patienten riecht übel.
Meist haben sie wechselnde Temperaturen und sind sehr zittrig und unruhig. Oft sind sie krank, um klagen zu können, aber wenn sie es tun, werden sie Ihnen erzählen, daß sie das Gefühl haben, als ob ihre Brust platzen würde. Sie haben auch einen auffallenden metallischen Mundgeschmack, wie man es bei *Mercurius* ja erwartet. Nachts geht es ihnen in jeder Hinsicht schlechter und im Delirium sprechen sie unaufhörlich und schnell.
Es ist wichtig, dieses Mittel mit *Baptisia* und *Lachesis* zu vergleichen. Der *Lachesis*-Patient redet meist in einem fort, aber er hat ein Thema. Der *Baptisia*-Patient murmelt und murmelt, aber über nichts. Der *Mercurius*-Patient aber plaudert in erschreckendem Ausmaß soviel er kann, und das ist sehr charakteristisch für ihn.

Phosphorus

Phosphorus ist eines der größten Brustmittel. Sie brauchen es früh, in den ersten zwölf Stunden.
Wenn der Patient eine Attacke hat, atmet er kurz ein und ringt nach Luft, die Einatmung ist sehr schmerzhaft. Diese Personen haben eine helle Haut mit rötlicher Färbung, sie ist trocken, heiß und gelegentlich verschwitzt. Auch wenn sie krank sind, sehen sie wie *Phosphorus* aus, munter und intelligent, gewöhnlich beantworten sie Ihre Fragen, wie schlecht sie sich auch fühlen mögen. Sie sind steif vor Angst - sie glauben, daß sie sterben müssen und sind Ihnen dankbar, wenn Sie einige Minuten bei ihnen stehenbleiben und vielleicht ihre Hand halten, gerade nur, um sie zu beruhigen, daß sie nicht sterben müssen. Sie sind nicht so sehr geängstigt wie *Arsenicum,* aber fast so. Sie fürchten die Einsamkeit, den Tod und alle möglichen Dinge, einschließlich des Donners. In der Dämmerung müssen sie ein Licht anhaben. Ihre Zunge ist meist trocken und hat nur einen ganz leichten Belag, auch die Lippen sind trocken und sie beschweren sich darüber. Sie haben einen trockenen, kurzen, hackenden Husten, der so klingt, als ob er Schmerzen bereiten würde, aber er bereitet weniger Schmerzen als das Gefühl eines Gewichtes auf der Brust, das ihnen sehr unangenehm ist und das bei jedem Husten schlimmer wird. Es wird gesagt, daß die Beschwerden häufiger rechtsseitig seien, es kann aber auch die andere Seite betroffen sein. Der Schmerz befindet sich immer im betroffenen Gebiet und kann sehr quälend sein. In frühen Stadien können sie ein hellrotes Sputum hochbringen und viel Schmerzen beim Einatmen haben.
Sie haben eine allgemeine Verschlimmerung beim Liegen auf der linken Seite, obwohl sie bequemer auf der gesunden Seite liegen. Auch der *Phosphorus*-Patient liebt es in der Regel, erhöht zu liegen. In dieser typischen Position liegt er mit dem Kopf erhöht und leicht zurück ins Kissen gedrückt, Patienten mit Brustbeschwerden nehmen fast immer diese Stellung ein. Gelegentlich bekommen sie gleichzeitig eine Rippenfellentzündung.

Pulsatilla

Es gibt keinen Grund, weshalb ein Virusinfekt nicht *Pulsatilla* benötigen sollte. Man sieht die *Pulsatilla*-Pneumonien mehr im Spätherbst oder im Frühling und es sind typische *Pulsatilla*-Patienten, die mild, sanft und nachgiebig sind und das tun, worum man sie bittet.
Obwohl *Pulsatilla* auch sonst kongestioniert aussehen kann, ist hier sein übliches Aussehen noch verstärkt. Die Patienten haben eine auffallende, allgemeine Hitzeverschlimmerung, wie alle *Pulsatilla*-Fälle.
Sie haben ein Gefühl von Spannung und ein rohes, heißes Gefühl in der Brust, sie fühlen sich gar nicht wohl. Bei Sonnenuntergang und nachts geht

es ihnen schlechter und auch, wenn sie liegen - sie wollen ein wenig erhöht liegen, wie *Lycopodium*, weil sie beim Flachliegen in ihrer Atmung behindert werden. Sie haben einen ausgeprägten Lufthunger. Die wenigen *Pulsatilla*-Pneumonien, die ich gesehen habe, saßen alle an den Lungenspitzen und waren ernst.
Sie haben einen trockenen, quälenden Reizhusten mit Schleim, der schwer hochzubringen ist, meist bekommen sie ihn durch »Würgen« hoch. Sie erbrechen sich viel häufiger als normale Fälle von Brustinfekten, um das Sputum herauszubringen. Wenn das Sputum heraufkommt, ist es in der Regel zäh, gelb und blutgestreift. Es ähnelt ziemlich dem typischen *Pulsatilla*-Katarrh - eines der Dinge, die einen an *Pulsatilla* denken läßt, ist die gelbe Farbe des Sputums.
Sie haben einen intensiv trockenen Mund und wollen an einem Stückchen Zitrone oder sonst etwas Saurem lutschen. Sie trinken sehr wenig, da ein kaltes Getränk einen Hustenkrampf verursacht, vermeiden sie es. Sie haben viel Schmerzen in der Brust - typische *Pulsatilla*-Schmerzen, die von Ort zu Ort wandern. Der Schmerz kann sehr scharf sein und der Patient beklagt sich deshalb bitterlich. Es geht ihnen besser, wenn sie auf der gesunden Seite liegen. Sie haben einen weißen Zungenbelag und häufig einen ziemlich unangenehmen Mund, der trocken und heiß ist. Sogar bei ihrer Durstlosigkeit glaubt man, daß sie mit einem solch trockenen Mund doch Durst haben müßten, aber sie bestehen darauf, daß dies nicht so ist.
Denken Sie daran, *Pulsatilla* mit *Ipecacuanha* und *Antimonium tartaricum* zu vergleichen. *Ipecacuanha* hat mehr Übelkeit, aber sie alle können ziemlich ähnliche Würgegefühle haben.
All diesen Patienten geht es sehr viel schlechter, wenn es ihnen zu heiß wird, aber ich glaube, es ist wirklich nur der *Pulsatilla*-Patient, bei dem eine Virus-Pneumonie diese Folgen hat.

Rhus toxicodendron

Bei einer akuten Virus-Infektion denkt man oft nicht an *Rhus toxicodendron*, aber es kann sehr nützlich sein. Es gibt nichts sehr Typisches im Aussehen eines akuten *Rhus toxicodendron*.
Der Patient ist sehr krank. Er ist leidend, unruhig und voll von allen möglichen Ängsten. Auffallend ist, daß er durch Bewegung eine deutliche Erleichterung all seiner Beschwerden erfährt, sogar wenn er sich im Bett bewegt.
Die Patienten haben auch einen unangenehmen, metallischen Geschmack, wie der *Mercurius*-Patient. Dieser Geschmack ist eines der Dinge, das einen auf *Rhus toxicodendron* bringt, weil der Fall nicht in das *Mercurius*-Bild paßt. Sie schwitzen nicht, sie haben keinen Tremor und keine Zuckungen, aber sie haben diese Besserung durch Bewegung.
Sie haben auch die typische, akute *Rhus toxicodendron*-Zunge, die meist belegt ist und zwei rote Streifen entlang der Seiten hat, die Zungenspitze ist

feuerrot. Manchmal sieht man nicht viel von den roten Streifen, aber man sieht die feuerrote Spitze. Im anderen Fall ist die ganze Zunge rot, heiß, entzündet und ziemlich unangenehm für den Patienten.
Sie haben intensiven Durst auf kalte Getränke. Sie bekommen eine schnelle, oberflächliche Atmung und überall in der Brust stechende Schmerzen. In ihrem Virus-Infekt ist ein septisches Element. Sie haben ein septisches Sputum - nicht viel, ähnlich wie das von *Mercurius*, aber nicht so abstoßend. Das ist einer der Unterschiede. Sie haben soviel Schmerzen wie sonst kein Mittel und bewegen sich, weil sie dadurch eine gewisse Schmerzerleichterung erfahren.
Sie haben eine nächtliche Verschlimmerung mit flachem Delirium und extremer Unruhe. Im Delirium haben sie die seltsame Vorstellung, daß sie entweder eine wichtige, anstrengende, geistige Arbeit oder eine sehr anstrengende körperliche Arbeit in Angriff nehmen. Es kann sein, daß sie sich müde fühlen, weil sie sich so viel bewegen.

Senega

Der Patient gerät sehr schnell in ein ernstes Stadium einer schweren Erkrankung. Innerhalb von zwölf Stunden sind diese Menschen in einem verzweifelten Zustand. Sie können es nicht ertragen, untersucht oder abgeklopft zu werden, weil ihnen die Perkussion, wie sie sagen, wehtut. Manchmal kann der Brustkorb in weniger muskulären Zonen geschwollen sein. Sie haben auch das zäheste und klebrigste Sputum aller Mittel. Es hängt an der Hinterwand des Halses hinunter. Sie bekommen es halbwegs nach oben und dann schlucken sie es. Sie bringen es hoch, dann bleibt es an den Zähnen und im Mund kleben und sie können es nicht herausbekommen.
Senega wird oft bei Emphysem gebraucht, wenn sich der Patient erkältet hat, eine Bronchitis oder einen Virus-Infekt bekommen hat.
Es geht ihnen besser, wenn sie sich langsam im Bett bewegen. Andererseits erzeugt Bewegung auch Hustenkrämpfe, so daß es sich nicht auszahlt, wenn sie sich bewegen. Sie reagieren sehr empfindlich auf kalte Luft, wenn sie in Zugluft sitzen, entsteht augenblicklich ein Hustenanfall. Beim Abhören ist es erstaunlich, wieviel in der Brust ist, überall sind Rasselgeräusche. Wenn es einseitig ist, ist eher die rechte als die linke Seite betroffen, tatsächlich sind aber meist beide Lungen gemeinsam betroffen. Wenn beide betroffen sind, geht es dem Patienten schlechter, wenn er rechts liegt.
Die *Senega*-Typen sind schläfrig, kongestioniert und sehen deutlich schlammig aus. Sie sollten an einen Vergleich mit *Mercurius* und *Baptisia* denken, weil sich alle gewisse, ähnliche Symptome teilen.

Sulfur

Sulfur kann dringend gebraucht werden, aber im Gegensatz zu *Senega* im späteren Verlauf einer Erkrankung. Es ähnelt *Lycopodium* sehr und kommt nach dem dritten oder vierten Tag in Betracht.

Die Patienten können einen irreführen, da sie eingefallen, blaß und verfroren aussehen und überhaupt keine Reaktion zeigen. Sie haben ein Erstickungsgefühl, so als ob sie eine Last auf der Brust hätten und sind sich ganz sicher, daß sie sterben müssen. Sie wollen sich völlig still halten. Wenn man daran denkt, daß *Sulfur* das chronische *Bryonia* ist, kann man sich das leicht merken. Sie wollen keine Bewegung oder Störung und sie mögen es nicht, wenn man sie anspricht. Sie liegen nur da, eingefallen und düster.

Manchmal sehen sie schmutzig aus, wie es ja bei *Sulfur*-Patienten vorkommt. Sie schwitzen reichlich - es ist ein allgemeiner Schweiß, der nichts besonderes an sich hat. Sie fühlen einen brennenden Schmerz in der Brust und bekommen bei der leichtesten Anstrengung Hitzewallungen. Wenn sie sich anstrengen müssen, sogar wenn sie gewaschen werden oder sich aufsetzen, fühlen sie sich anschließend völlig erledigt. Sie haben das Gefühl, in Ohnmacht zu fallen, und manchmal tun sie das auch. Wie bei allen *Sulfur*-Krankheiten, geht es ihnen nach dem Schlaf schlechter und sie haben großen Durst auf riesige Mengen kalten Wassers.

Obwohl diese Patienten im allgemeinen kalt und zusammengebrochen sind, können sie, wenn sie bei einem Virus-Infekt *Sulfur* brauchen, sehr heiße Hände und Füße haben, auch wenn der ganze Körper sonst kalt ist.

In der Regel haben sie Stellen mit einer beginnenden Lösung der Lungen, weil dies in so einem Fall spät auftritt und sie fangen möglicherweise an, sich aufzuklären. Sie selbst aber sind so zusammengebrochen und krank, daß sie ein anderes Mittel brauchen und dann kommt *Sulfur* mit großem Nutzen ins Spiel. Es wird bei der septischen Art gebraucht, die wie ein gewöhnlicher Fall beginnt, von dem Sie glauben, daß er gut läuft und mit dem Sie ein oder zwei Tage lang zufrieden sind. Dann stellen Sie fest, daß es nicht weiter geht und, daß der Patient ganz zusammengebrochen ist und da wirkt *Sulfur* ganz ausgezeichnet.

43. Asthma

Ich teile die folgenden Fälle in drei Gruppen:
kindliches Asthma,
Erwachsene mit Familienvorgeschichte und
Erwachsene ohne Familienvorgeschichte.

Kindliches Asthma

Der erste Fall, den ich sah, war siebeneinhalb Jahre alt. Die Patientin hatte seit ihrer Kindheit Bronchitis in der Vorgeschichte und entwickelte im Alter von fünf Jahren Asthma. Es gab kein Asthma in der Familie, aber ihre Großmutter hatte Bronchitis und auf seiten der Mutter gab es Tuberkulose. Die Patientin hatte im Alter von zwei Jahren einen Nesselausschlag gehabt. Als sie Asthma bekam, waren die Anfälle so schwer, daß sie Adrenalin-Injektionen brauchte. Es war die Angst des Kindes vor den Injektionen, die die Eltern zur Homöopathie brachte.

Die Asthmaanfälle begannen um Mitternacht und verschlimmerten sich im Verlauf der Nacht. Das Kind sah erschöpft aus und hatte während des Anfalls eine stumpfe, bläulichrote Farbe, gelegentlich schwitzte es an Brust und Kopf, mehr aber an der Brust. Es mußte erhöht und mit zurückgebogenem Kopf liegen, weil es sonst das Gefühl hatte, nicht genug Luft zu bekommen. Jedesmal, wenn es sich nach links lehnte, ging es ihm deutlich schlechter. Es hatte über sechzig Atemzüge pro Minute und eine Temperatur von 38,5 C. Zuerst kam sehr wenig Sputum, die Brust war voll keuchender Geräusche, die in blasige Rasselgeräusche übergingen, und wenn sich der Anfall legte, hörte man häufig an der linken Lungenbasis ein Knisterrasseln. Der Brustkorb hatte eine asthmatische Form.

Man untersuchte ihre Nase und ihre Kehle und testete, ob sie gegen Eier, Staub und Federn allergisch war. Das Ergebnis war negativ und keinerlei Nahrungsmittel schien es zu verschlimmern.

Sie liebte Fleisch und Salz und war selten durstig. Am frühen Morgen mußte sie immer sehr viel niesen.

Im allgemeinen spürte sie die Hitze und konnte einen heißen Raum nicht ausstehen, sie war aber auch gegen Ostwind empfindlich. Sie selbst war ein blasses, dünnes, ziemlich zurückhaltendes Kind - in der Regel sanft und still, aber wenn es ihr nicht gut ging, konnte sie unruhig und reizbar sein. Im Oktober bekam sie *Tuberculinum bovinum C 200* und es schien ihr bis zum folgenden Februar besser zu gehen. Im April wurde der Mutter *Spongia C 6* mitgegeben, um es dem Kind zu geben, wenn es nachts zu keuchen begann. Dann gab sie sechs Gaben in zweistündlichem Intervall und sagte, daß dies häufig einen Anfall abblockte.

Das nächste Jahr begann schlecht für das Kind. Ich sah es bei drei akuten

Anfällen. Aus seinem Sputum hatte ich eine Autovakzine angefertigt und daraus eine *C 30* zubereitet. Der einzige Nutzen, den ich feststellte, war, daß es wirksam eine Erkältung hemmte.
Dann sah ich sie bei einem anderen schlimmen Anfall, in dem sie nach Luft rang und in der Zwischenzeit ihre Brust hielt, so als ob keine Luft darin sei. Sie klagte darüber, daß es ihr zu heiß sei und ich gab ihr alle zwei Stunden *Natrium sulfuricum C 6*. Ich kann nicht mehr darauf kommen, weshalb ich es ihr nicht schon früher gegeben habe, denn sie war immer ein warmes Kind mit Verlangen nach Salz und ausgeprägteren Zeichen in der linken Lunge, und ihre Mentalität paßte ins Mittelbild.
Nach zwei Wintern fast vollständiger Beschwerdefreiheit, kehrte ihr Nesselausschlag zurück und sie bekam *Psorinum C 30*. Danach hatte sie einen bedrohlichen Asthmaanfall im Oktober, bei dem sofort *Natrium sulfuricum* gegeben wurde und das Asthma entwickelte sich nicht. Das erste Mal in ihrem Leben konnte sie ohne Unterbrechungen zur Schule gehen. Zwischenzeitlich hatte sie eine Grippe mit 39,5°C Fieber, bei der ihr *Gelsemium 10 M* gegeben wurde. Sie mußte nur zwei Stunden lang keuchen und bekam dann *Natrium sulfuricum*, was sofort Besserung brachte.
Der nächste Fall ist der eines Mädchens von vierzehneinhalb Jahren. Das erste Mal sah ich sie, als sie sieben Jahre alt war.
Sie hatte drei Jahre lang Asthma gehabt, weshalb sie im Krankenhaus behandelt wurde. Sie hatte vergrößerte Mandeln, aber infolge ihrer Brusterkrankung ein beständiges Pfeifen und eine Familienvorgeschichte von Tbc. Zu einer Operation wurde erst, wenn sie viel älter sei, geraten.
Das Kind war dünn und dunkelhaarig, mit blauen Augen und langen Wimpern, sie hatte eine leichte, feine Behaarung am Rücken. Ihre Schultern waren beim Stehen gekrümmt, aber bei der Untersuchung ließ sich keine Wirbeldeformation feststellen. Sie war ein verfrorenes Kind, aber sie konnte auch keine große Hitze ausstehen, sie war ziemlich verängstigt und konnte weinen, wenn man sie ansah, besonders ängstlich war sie wegen dem, was mit ihr geschehen würde. Wenn sie niedergedrückt war, konnte man sie ziemlich leicht wieder aufheitern.
Sie mochte kein Fett, wurde aber nicht leicht durch Speisen durcheinandergebracht, und soweit ich mich vergewissern konnte, machte dies nicht den leisesten Unterschied bei ihrem Asthma. In der Regel hatte sie einen schlechten Appetit.
Ein eigentlicher Anfall konnte zu jeder Zeit auftreten, meist zugleich mit einem Temperaturanstieg. Er dauerte wenigstens zwölf Stunden und ließ sie mit einem Pfeifen in der Brust und mit reichlich Schleim zurück. Sie hatte eine gelbliche Nasenabsonderung und konnte zu dieser Zeit überhaupt nicht zur Schule gehen.
Sie bekam *Tuberculinum bovinum C 200* und nach einem Monat schien es ihr selbst besser zu gehen, sie hatte auch mehr Appetit. Sie hatte keinen schweren Asthmaanfall mehr gehabt und auch das Pfeifen war weniger geworden. Nach sechs Monaten hatte sie eine Wiederholung des Mittels

und es schien ihr deutlich besser zu gehen. Dann hatte sie eine Reihe akuter Asthmaanfälle und bekam *Pulsatilla* und *Tuberculinum bovinum* mit deutlicher Besserung, besonders vom letzten Mittel, aber sie war nie ganz frei vom Pfeifen. Zwei Jahre später schien sie in jeder Hinsicht viel kräftiger geworden zu sein und begann wieder zur Schule zu gehen. Sie mußte aber wenigstens zweimal pro Semester ein oder zwei Wochen lang aussetzen, weil sie Anfälle hatte. Die Anfälle waren zwar viel schwächer, aber dennoch eine große Behinderung. In diesem Herbst schien sie in jeder Weise eine verfrorene *Pulsatilla* zu sein, sie bekam daher *Thuja 10 M* und hatte nie wieder einen Asthmaanfall. Das Pfeifen verschwand und *Thuja* wurde nicht mehr wiederholt.

Ihre nachfolgende Geschichte ist von Interesse. Sie hatte ein Leiden behalten und zwar einen linksseitigen, beständigen Katarrh in Nase und Kehle und eine Neigung zu Tonsillitis. Während der nächsten beiden Jahre bekam sie bei akuter Tonsillitis *Mercurius 10 M*, das die akuten Symptome schnell besserte, aber ihr Hals war so ungesund, daß ich sie zu einem Hals-Nasen-Ohrenarzt überwies. Er riet zur Tonsillektomie und führte sie durch. Allmählich verschwand der Katarrh, es gab keine Anzeichen des Asthmas mehr und es schien ihr sehr gut zu gehen. Ein Jahr später klagte sie eines Sonntagnachmittags über Kopfschmerzen, abends hatte sie dann 40,5°C Fieber. Sie bekam *Gelsemium 10 M*. Am Montag war ihre Temperatur noch genauso hoch, ihr Kopfweh war fast unerträglich und sie entwickelte eine ausgeprägte Photophobie. Andere Zeichen gab es nicht.

Am nächsten Tag bekam sie eine leichte Retroversion des Halses. Sie wurde ins Krankenhaus gebracht und bekam *Glonoinum 10 M*. Dies linderte das Kopfweh leicht und erreichte einen zeitweisen leichten Temperaturabfall. Die Temperatur stieg aber in der Nacht wieder auf 40°C und am nächsten Tag wurde *Glonoinum CM* gegeben. Später zeigte sie Anzeichen einer typischen Meningitis, es wurde aber keine Lumbalpunktion vorgenommen, weil wir in Betracht zogen, daß dies ihre Chance, gesund zu werden, mindern könnte und die Diagnose ja offensichtlich war. Sie wollte kalte Auflagen auf dem Kopf haben und sah dumpf und schwerfällig aus, sie hatte eine purpurne Farbe, ihre Glieder zuckten und die früheren Symptome traten betont auf. Ihr wurde *Sulfur 10 M* gegeben und es zeigte sich sehr schnell eine Änderung. Ihre Sprache wurde zeitweise deutlicher und gegen Abend forderte sie kochend heiße Auflagen auf den Kopf und begann stark zu frieren. Ihre Temperatur stieg bis zu 40,5°C an und sie wanderte umher. Am nächsten Tag bekam sie *Psorinum 10 M*, das die Temperatur augenblicklich fallen ließ und eine schnelle Besserung brachte. In der darauffolgenden Woche hatte sie einen leichten Rückfall mit 39°C Fieber. Schließlich schloß *Psorinum 1 M* das Geschehen ab.

Die drei Mittel, die ihr am besten geholfen haben, waren *Tuberculinum bovinum*, *Thuja* und *Psorinum*, und oft wundere ich mich, warum ich nicht schon von Anfang an *Psorinum* gegeben habe.

Der dritte Fall ist der eines neunjährigen Jungen. Das erste Mal sah ich ihn, als er sechs Jahre alt war. Er hatte Asthma in der Familienvorgeschichte und typische Pfeifgeräusche über der ganzen Brust. Er bekam definitive Asthmaattacken, die immer während er gerade schlief mit einem plötzlichen Anfall auftraten. Er erwachte dann, von plötzlichem Schrecken gequält auf, dem Ersticken nahe, und stürzte immer aus dem Bett, um wieder Luft zu bekommen. Er hatte sehr wenig Sputum.

Er war ein dickes, blasses, schlaffes Kind, seine Brust war beinahe emphysematisch, er fürchtete sich leicht vor allem Möglichen und erwachte in Angst und Schrecken, auch wenn er keine Anfälle hatte. Ich konnte keine Ursache des Asthmas herausfinden.

Auf seine Allgemeinsymptome und sein Aussehen hin gab ich ihm *Calcium carbonicum 10 M* und es ging ihm in jeder Hinsicht sehr viel besser. Seine Brust wurde sauberer, er schlief besser und bekam eine bessere Farbe. Seine Asthmaanfälle aber blieben genau so wie zuvor, wenn auch weniger häufig.

Im Herbst des nächsten Jahres gab ich ihm während eines seiner schlimmen, nächtlichen Anfälle *Sambucus 10 M* aufgrund seiner ganz typischen Geschichte. Es ging ihm schnell besser und er hatte fast ein Jahr lang keinen Anfall mehr und dann nur einen leichten. *Sambucus* wurde wiederholt. Anschließend untersuchte ich seine Brust und fand nicht die Spur eines Pfeifens. Er brauchte kein weiteres Mittel mehr.

Ein anderer Junge von acht Jahren hatte ganz andere Symptome. Das erste Mal sah ich ihn mit vier Jahren. Er hatte Asthma in der Vorgeschichte, das auf jede Erkältung folgte und er erkältete sich sehr leicht.

Es war ein blonder, kleiner Junge mit rosiger Haut, blauen Augen und langen Wimpern. Gelegentlich hatte er Flecken, aber sonst eine reine Haut. Seine Brust hatte die asthmatische Form, die ich meist bei diesen Kindern finde, sie war im oberen Teil vergrößert, aber es ließ sich keine Deformation der Wirbelsäule feststellen. Er hatte fast die ganze Zeit über eine keuchende Atmung mit deutlichen, plötzlichen Asthmaanfällen, für die kein Grund gefunden werden konnte. Sie traten bei Sonnenuntergang auf, waren von ausgeprägter Dyspnoe begleitet und dauerten bis in die Nacht hinein an. Nach einem dieser Anfälle schlief er gegen Morgen ein, er erwachte mit einer Brust voller Rasselgeräusche und einem besorgniserregenden Husten. Die Anfälle waren im Frühling und im Sommer schlimmer.

Ich gab ihm *Pulsatilla 10 M*, 6 mal in enger Folge, alle vier Stunden. Er brauchte nie wieder irgendein anderes Mittel. *Pulsatilla* wurde während der nächsten zwei Jahre in immer längeren Intervallen wiederholt.

Bei einigen Kinderfällen habe ich einen Mangel an Symptomen, auf die hin ich hätte verschreiben können, festgestellt, was mich aus der Fassung brachte.

In anderen Fällen waren die Symptome so widersprüchlich, daß es unmöglich war, eine Indikation für ein besonderes Mittel zu erkennen. Mit *Natrium sulfuricum 10 M* heilten viele dieser Fälle ganz ab, anderen wurde in unterschiedlichen Graden geholfen. Eine auffallende Ausnahme, die nicht darauf reagierte, war ein Kind, dem ich *Acidum phosphoricum 10 M* gegeben hatte, weil es sich für nichts interessierte. Zu meiner Überraschung heilte es das Asthma völlig, obwohl ich nur erwartet hatte, daß es Symptome, die eine klarere Indikation für das richtige Mittel boten, herausbringen würde.

Erwachsene mit Asthma in der Familiengeschichte

Mit diesen Fällen ist nur sehr schwer umzugehen, da das Element der Suggestion so allgegenwärtig ist. Ich glaube, daß die Mitglieder dieser Gruppe, einschließlich der Kinder, bei denen die Familiengeschichte ein wichtiger Faktor ist, zu den homöopathischen Mitteln noch zusätzlich etwas brauchen und daß sie nur mit dem korrekten Mittel, mit etwas Geduld zusätzlich und mit viel gesundem Menschenverstand in Ordnung gebracht werden können. Ich bin sicher, daß sie geheilt werden können, ob ihr Asthma nun physisch oder psychisch ist.

Der erste dieser Fälle war eine 43jährige Frau. Sie hatte eine Vorgeschichte jahrelanger Asthmaanfälle und gab an, daß alle Familienmitglieder auf beiden Seiten entweder eine keuchende Atmung oder Asthma gehabt hätten. In früheren Jahren war sie densensibilisiert worden, ohne, daß sie davon einen Nutzen gehabt hätte. Wenn ich sie sah, war ihr Brustbereich immer eng, voll oder ausgedehnt, wie sie es ausdrückte. Bei vier Tagen konnte sie mit einem guten rechnen.
Ein deutlicher Asthmaanfall entstand durch Rauch, Staub oder wenn sie neben einem Gasofen saß. Nebel und Wetter hatten keine Wirkung auf sie, aber an der frischen Luft ging es ihr allgemein ziemlich besser. Die Anfälle waren am frühen Morgen stärker und dauerten noch kurze Zeit nach dem Aufstehen an, danach fühlt sie sich den ganzen Tag wie eingeengt. Zu anderen Zeiten bekam sie unmittelbar beim Aufstehen einen Anfall, der sich bis etwa 10 Uhr zunehmend verschlimmerte, dann allmählich schwächer wurde und sie mit einem Engegefühl zurückließ. Oft fiel es ihr sehr schwer, den Schleim heraufzubekommen. Er war beim Heraufkommen dick und fadenziehend. Nach den Anfällen war sie heiser und der Husten klang kruppartig, wenn sich die Anfälle gelegt hatten.
Sie war nervös - besonders bei Donner - sie war nervös, wenn sie alleine war und es ihr nicht gut ging. Wegen ihrer Gesundheit konnte sie Anfälle von Niedergeschlagenheit bekommen und dann war es immer besser, wenn sie alleine gelassen wurde, um darüber hinwegzukommen. Sonst war sie heiter und gut gelaunt. Sie war klein, dünn und konnte ein wenig fleckig und bläulich aussehen, wenn es kalt war. Sonntags fühlte sie sich fast immer ziemlich schlecht, aber es war nicht klar, ob es daher kam, daß sie extra kochen mußte oder weil ihr Mann zuhause war. Ihr Appetit war unterschied-

lich und sie hatte Angst davor, Schokolade oder fette Speisen zu essen. Sie hatte in der ganzen Brust feine Rasselgeräusche. Sie konnte nicht zuviel Hitze vertragen und bei Kälte war die Blutzirkulation in ihren Händen sehr schwach.
Ich versuchte, diesen Fall durchzuarbeiten, aber ich kam auf nichts Bestimmtes. So stümperte ich herum, bis ich ihr trotz ihrer Morgenverschlimmerungszeit *Kalium sulfuricum* gab. Sie glich dem Mittel in anderer Hinsicht so sehr und es deckte die Symptome ihrer Anfälle - die Art des Sputums und die anschließende Heiserkeit - besser als alles andere, das ich finden konnte. Es ging ihr ständig besser und sie hatte seitdem nur einen Asthmaanfall, der auf Grippe mit Bronchitis folgte. Dann fand sie große Hilfe durch *Natrium sulfuricum* und *Sulfur*, das schließlich die infektiöse Bronchitis heilte. Aber sie brauchte wiederum *Kalium sulfuricum*, um das Asthma zu kontrollieren. Das Schlimmste, was sie anschließend noch hatte, war eine Rückkehr des alten Engegefühls, das einmal alle zwei oder drei Monate auftrat.

Der nächste Fall war der Bruder der letzten Patientin. Ich sah ihn das erste Mal als er 41 Jahre alt war. Er hatte eine lange Familiengeschichte von Asthma. Seine eigene Geschichte reichte sechs Jahre zurück, als er nach einer Erkältung, die auf die Bronchien gegangen war, akutes Bronchialasthma bekam. Von diesem Zeitpunkt an bekam er schwer Luft. Zwei Winter hindurch wurde ihm eine antikatarrhalische Vakzine gegeben, ohne Wirkung - tatsächlich ging es ihm das zweite Jahr um einiges schlechter.
Seitdem verstärkte sich sein Asthma zusehends. Die Anfälle wurden jedes Wochenende schlimmer und wurden wahrscheinlich durch Gartenarbeit hervorgerufen. Nahrungsmittel schienen keine Auswirkungen zu haben. Er mochte Salz sehr und Zucker ziemlich gerne, er liebte angemessen gut gewürztes Essen. Er war reizbar und in der Depression ging es ihm besser, wenn er alleine blieb. Er war ziemlich nervös wegen seiner Gesundheit und im allgemeinen etwas unruhig.
Er spürte den kalten Wind heftig, glaubte aber nicht, daß das Wetter wirklich seine Lunge beeinflußte. Seine Anfälle waren am frühen Morgen schlimmer, oft um 7 Uhr, sehr häufig aber kamen sie in der Nacht auf. Sie begannen zwischen 22 Uhr und Mitternacht oder später und seine Frau erzählte, daß sein Kopf während des Schlafes solange zitterte, bis ihn ein Anfall richtig aufweckte. Ich gab ihm *Arsenicum album 10 M*. An den beiden folgenden Wochenenden hatte er zwei Anfälle, aber er meinte, sie wären schneller als sonst vorübergegangen.
Arsenicum album hatte keinen Einfluß auf die Häufigkeit und der nächste Anfall war so schlimm wie eh und je. Dann fand ich heraus, daß er bei einem Anfall Luft haben wollte, aber nie zyanotisch war. Er litt auch viel an Blähungen, die bei einem Anfall schlimmer wurden, vorher bekam er einen üblen Mundgeruch und einen sehr unangenehmen Mundgeschmack. Er war schnell erschöpft und neigte zum Schwitzen, wenn er Asthma hatte. Tage

nach dem Anfall war er heiser und besonders verfroren. Manchmal klagte er darüber, daß er eine Reizung in den Ohren hatte und er wollte sie ausbohren. Sein Husten wurde allmählich feucht und er hatte viel wäßriges Sputum, wenn der Anfall vorüber war.
Ich gab ihm *Carbo vegetabilis 10 M*. Anschließend ging es ihm viel besser und er hatte drei Monate lang keinen weiteren Anfall mehr, obwohl er mit seiner Gartenarbeit am Wochenende wie gewöhnlich fortfuhr. Dann bekam er nocheinmal *Carbo vegetabilis 10 M*. Ich sah ihn erst ein Jahr später wieder, als er nur kam, damit ich seine Brust untersuchte, weil er anstrengend gegraben hatte und nervös war, ob dies sein Asthma wieder hervorbringen könnte. Ich stellte fest, daß seine Brust ganz sauber war und gab ihm nur *Saccharum lactis*. Er sagte, daß er sein Asthma als geheilt betrachtete und, daß er seit einem Jahr keine Anzeichen mehr davon gehabt hätte.
Der Neffe dieses letzten Patienten und der Sohn der vorhergehenden bekam auch das Familienasthma und war sehr verstört. Als ich ihn sah, hatte er zwei deutliche Anfälle gehabt. Auf die Symptome, die ich herausbekommen konnte und die in der Tat sehr wenige waren, gab ich ihm *Natrium sulfuricum 10 M*. Das war vor zweieinhalb Jahren und er hatte keine weitere Andeutung seiner Beschwerden mehr.

Erwachsene ohne Asthma in der Familiengeschichte

Der erste Fall war eine 24jährige Frau. Sie war typisch asthmatisch, fast immer kurzatmig und klagte beständig darüber, daß sie eine Last auf der Brust und einen paroxysmalen Husten habe. Sie war überempfindlich gegen Kälte und jeder Luftzug konnte einen Anfall verursachen. Sie hatte in der ganzen Brust ein trockenes Keuchen. Sie war nie gereizt, hatte aber Angst wegen ihrer Gesundheit und war während eines schlimmen Asthmaanfalls ziemlich unten. Nahrungsmittel beeinflußten die Anfälle nicht, aber Sprechen verschlimmerte sie. Ihre Stimme war, außer wenn es ihr gut ging, eigenartig, flach und tonlos. Sie war dünn und hatte eine reine Haut, aber immer bei Atemnot bekam sie eine eigenartige, blaugraue Farbe. Sie mochte Salz und war durstig, hatte aber sonst keine anderen deutlichen Geschmacksvorlieben.
Ich gab ihr *Phosphorus C 30* und es ging ihr bald besser. Ihre Genesung schritt weiter fort und sie hatte drei Jahre lang kein Asthma mehr.
Im folgenden Jahr wurde sie naß, fror und erkältete sich. Das führte zu einem Bronchialasthma und abendlichem Temperaturanstieg. Sie bekam *Phosphorus C 30*, es trat eine schnelle Besserung ein und sie kam in der nächsten Woche wieder. Ich glaube, sie sollte dann *Phosphorus C 200* bekommen, aber statt dessen gab man ihr *Sulfur C 200* und für Wochen konnte ich überhaupt nichts mehr für sie tun.
Ich erwähne dies, weil ich andere Asthmafälle hatte, bei denen eine Dosis *Sulfur* jegliche Besserung aufhielt und alles andere für eine Zeit lang

wirkungslos machte. In diesem Fall folgte ich mit *Phosphorus* ohne die leiseste Besserung und sie wurde so krank, daß ich sie zu Hause besuchte. Sie saß aufrecht im Bett, hatte offensichtlichen Lufthunger, konnte kein heißes Zimmer ertragen und war auffallend zyanotisch. Ihre schlechteste Zeit war von 20 - 22 Uhr. Im hochakuten Stadium war sie durstlos und ihre Brust war voll blasiger Rasselgeräusche, schlimmer beim Liegen auf der linken Seite. Sie hatte Mengen von fadenziehendem, grünen Sputum und mußte schwitzen, wenn sie hustete.
Ich gab wiederholt *Kalium sulfuricum 10 M* mit auffallender Besserung, die aber nicht anhielt. Zwei Tage später klagte sie über Schmerzen in der Brust und es ging ihr schlechter, wenn sie auf der linken Seite lag. Sie hatte das gleiche fadenziehende, grüne Sputum und es war ihr übel. Ich gab *Natrium sulfuricum 10 M* und es schien ihr für wenige Stunden besser zu gehen, dann aber war es so schlimm wie eh und je und sie begann eine grünliche Flüssigkeit zu erbrechen.
Ich gab *Ipecacuanha 10 M* mit sehr geringer Wirkung. Sie wurde in das Krankenhaus geschickt und bekam *Drosera 10 M*. Das linderte sofort ihr Asthma. Ihre Übelkeit verschwand und sie begann wieder zu essen, es blieb aber ein starker paroxysmaler Husten. Er blieb unverändert bis ihr *Phosphorus 10 M* gegeben wurde. Dann trat eine sofortige Besserung ein und sie brauchte seitdem nichts anderes mehr.

Der letzte Fall war ein Mann von vierzig Jahren. Er hatte seit seinen Kindertagen Asthma, aber keine Familiengeschichte. Dieser Patient war ein dünner, vertrocknet aussehender Mensch - reizbar, voller Angst und ganz verfroren.
Bei seinen Asthmaanfällen hatte er ein rohes Gefühl in der Brust und das Gefühl einer heftigen Zusammenschnürung. Er beschrieb das Gefühl so, als ob seine Brust immer enger und enger würde, bis er dann das Gefühl habe, keine Luft mehr zu bekommen. Während eines Anfalls war er weder zyanotisch noch sehr unruhig. Seine schlechteste Zeit war zwischen 1 und 3 Uhr früh. Ich war zufrieden mit seiner Geschichte. Der Mann sah aus und klang auch so, wie ein typischer *Arsenicum*-Patient, wenn er nur etwas unruhiger gewesen wäre. Trotz dieses Punktes gab ich ihm *Arsenicum* ohne jede Wirkung.
Dr. BORLAND beschrieb, daß *Cactus Arsen* sehr ähnelt - voll von Ängsten und mit genau dem Engigkeitsgefühl auf der Brust, das der Patient beschrieb, aber ohne Zyanose, und er sagte, das solle als Unterscheidungsmerkmal zu *Arsen* genommen werden. Der *Cactus*-Patient ist auch stiller und weniger unruhig als *Arsen*, denn es geht ihm schlechter, wenn er sich viel bewegt. Ich gab diesem Mann *Cactus*, wodurch eine Besserung eintrat. Er ließ sich über ein Jahr Zeit, bevor er kam, um das Mittel zu wiederholen. Es war ihm in der Zwischenzeit vollkommen gut gegangen.
Als Homöopath glaube ich fest daran, daß es möglich ist, jeden Asthmafall - ob er nun ausgeprägte nervöse Elemente hat oder nicht - zu heilen.

44. Fünf weniger bekannte Mittel für den Respirationstrakt

Aesculus hippocastanum

Aesculus wurde als Mittel für alte Männer, die zu gut leben, beschrieben. Es sind dicke, zyanotische Typen mit einem kurzen Hals und einem roten Gesicht. Überall haben sie venöse Stauungen, sie werden von all ihren Beschwerden unmittelbar nach dem Essen geplagt. Sie sind verwirrt im Kopf und kurzatmig. Oft werden sie von Kopfschmerzen gestört, mit Völlegefühl und Spannung. Dies verschlimmert sich nach einem Hustenanfall oder durch Bewegung und sie fühlen sich niedergeschlagen und elend, weil sie damit leben müssen. Sie fühlen sich überhaupt nicht gut und sind ziemlich verdrießlich - Sie haben einiges Mitgefühl mit ihnen und wünschen, daß etwas mit ihnen geschieht und man nicht jeden Tag an sie denken muß. In einem stickigen Zimmer geht es ihnen schlechter und sie fühlen sich viel besser, wenn sie in kalte Zugluft gehen. Ihr Husten ist kurz und sie sagen, daß sie immer im oberen Brustbereich einen fadenziehenden Schleim hätten.

Hydrastis

Hydrastis ist für den alten, zusammengebrochenen, chronischen Bronchitis-Patienten, der Ihnen erzählt: »Ich habe schon wieder meine Bronchitis. Ich weiß, daß sie jetzt die nächsten vier Monate lang anhalten wird.« Häufig berichten die Patienten, daß diese länger dauert, als man annehmen würde. Sie haben eine schreckliche Menge dicken, zähflüssigen Schleims, der häufig ziemlich gelb ist und der sich an der frischen Luft stark vermehrt. Wenn sie zu Hause sind, hört er fast auf, was ein sehr nützliches Symptom ist. Gleichzeitig ist ihre Nase verstopft. Sie sind leicht entmutigt und glauben immer, daß sie an ihrem zähflüssigen Schleim und ihrem Husten ersticken würden. Der Husten beginnt mit einem Reizgefühl. Man kann sie sehr oft mehr oder weniger rasseln hören, wenn sie umhergehen. Sie haben auch etliche Schmerzen in Armen und Beinen.

Kreosotum

Jedes Jahr habe ich ein halbes Dutzend Fälle, die *Kreosotum* brauchen. Sie haben einen Husten, der fast immer von einer Bronchitis während des Zahnens oder von einer Bronchitis, die mit Sommerdiarrhöe gekoppelt ist, kommt. Sie haben ein typisch fleckiges, mißfarbenes, rotes Gesicht.
Ich denke oft an ein zwölfjähriges Mädchen, das ich immer als wunderhüb-

sches, kleines Mädchen in Erinnerung hatte. Sie kam mit einem fleckigen, roten Gesicht herein und ich erkannte sie kaum wieder. Ihre Augen liefen, ihre Wangen waren da, wo die Tränen herabliefen, ganz wund, sie hatte aufgesprungene Lippen, eingerissene Mundwinkel und sah schlimm aus.
Das junge Mädchen erzählte mir, daß sie sehr leicht hochging und daß sie sich über alles aufregte. Wenn sie sich aufregte, mußte sie weinen, was ihre wunde Haut stark verschlimmerte. Und wenigstens eine Stunde, nachdem sie sich aufgeregt hatte, spürte sie noch Pulsationen am ganzen Körper. Der Husten wird durch heiße Getränke immer verschlimmert und durch kalte Getränke gebessert.
Ein anderes Unterscheidungssymptom ist der subjektive Geruch nach Teer, den ich noch bei jedem Patienten, dem ich *Kreosotum* gegeben habe, feststellen konnte. Manchmal haben sie eine braun belegte Zunge und reagieren überempfindlich auf Musik. Sie fühlen sich bei Musik unsicher, weil sie sehr stark weinen müssen.
KENT sagte, es gäbe drei Dinge, bei denen man an *Kreosotum* denken muß. Eines davon sind die wundmachenden Absonderungen, das zweite ist die Klage über Pulsationen am ganzen Körper, wenn sie aufgewühlt oder erregt sind. Das dritte - das ich selbst nie angetroffen habe - sind starke Blutungen aus kleinen Wunden.

M.A.P.

Ich behandelte eine siebzigjährige Frau, die über keuchende Atmung und Husten klagte. Sie lebte auf dem Land und machte genaue Angaben über die Jahreszeit. Sie sagte, daß es immer im September beginnen würde und nach Weihnachten vorüber sei. Ich dachte, es könnte mit den Baumschimmelpilzen zusammenhängen und gab ihr ein Mittel, das *M. A. P.* genannt wird. Es wird aus drei Pilzen hergestellt, die im Herbst an den Bäumen vorkommen: *Mucor, Aspergillus* und *Penicullinum*. Innerhalb weniger Tage hatte es ihr großen Nutzen gebracht.

Rumex

Ich halte *Rumex* für ein nützliches Mittel, besonders im Herbst.
Sie kennen den Patiententyp, der sagt: »Ich habe gerade einen anderen Virus gehabt. Ich hatte einen im Oktober und nun ging es mir ganz gut und jetzt habe ich einen anderen Virus und fühle mich schlechter als den ganzen Winter lang.« Diese Patienten haben keine besonderen Auffälligkeiten im Gesicht, ausgenommen, daß sie wegen ihres bellenden, reizenden, elenden Hustens ganz elend aussehen. Sie berichten Ihnen, daß er durch einen Reiz gerade unterhalb des Rachens entsteht und, daß er viel rauher wird, wenn sie kalte Luft einatmen. Der Husten verschlimmert sich in der Tat bei jedem

Temperaturwechsel. Sie haben auch einen starken Katarrh. Mit ihm entsteht eine wäßrige Flüssigkeit, die, wenn der Husten andauert, dick und zähflüssig wird und schwer abzuhusten ist.

Oftmals beklagen sie sich bitterlich über den kalten Ostwind. Zwei Patienten hatten vor meinen Augen einen heftigen Hustenanfall und alle beide zogen sich die Decke über den Kopf, während sie husteten. Das ist ein *Rumex*-Symptom. Sie haben eine Verschlimmerung durch Umherbewegen und Husten, häufig kommt noch eine Diarrhöe dazu. Gleichzeitig haben sie einige rheumatische Beschwerden. Alles wird durch Bewegung und Kälte schlechter.

45. Das Kreislaufsystem

Akutes Herzversagen

Es gibt drei Mittel, an die man bei einem akuten, kongestiven Herzversagen denken sollte. Es sind dies *Arsenicum album, Antimonium tartaricum und Carbo vegetabilis*. Diese Mittel werden Ihnen bei den meisten akuten Herzversagen, mit arrhythmischem Puls, die meist zur Nachtzeit auftreten und dramatisch verlaufen, helfen.

Arsenicum album und Antimonium tartaricum

Der Patient will aus dem Bett springen und er bekommt zugleich eine schreckliche Angst, wie sie immer beim *Arsenicum*-Bild gefunden wird.
Der Patient klagt fast immer über ein großes Druckgefühl auf der Brust und über ein Zusammenschnürungsgefühl um die Brust herum. Er klagt auch über die allgemeinen *Arsenicum*-Symptome wie - heftige Angst, Schwitzen, Unruhe, extreme Blässe und große Verzweiflung. In der Regel verlangt er, unaufhörlich kleine Schlückchen Wasser zu trinken. Es ist ein interessanter Umstand, daß *Arsenicum* den Patienten nur hochbringen wird - in der Regel wird es ihm nicht durchhelfen.
Viele Jahre lang sah ich nach einer alten Dame, die ein extrem schlechtes Herz hatte. Sie pflegte plötzlich einen Kollaps zu bekommen und wurde dabei vollkommen blaß und steif vor Angst. *Arsenicum* wirkte großartig. Noch bevor ich aus dem Hause war, ging es ihr schon viel besser und sie konnte wieder lange Zeit durchhalten. Aber die große Sache mit *Arsenicum* war, daß, wenn es nicht von einem Nachfolgemittel, meist von *Antimonium tartaricum C 6* gefolgt wurde, ein oder zwei Wochen später ein Rückfall auftrat und die Patientin wieder nach mir rief, höchstwahrscheinlich um die Mitternachtszeit und in einem Zustand äußerster Erschöpfung. Die darauffolgende Tiefpotenz ist nicht notwendigerweise *Antimonium tartaricum*. Ich kann mich deutlich an einen anderen Fall erinnern, bei dem das zweite Mittel immer *Sulfur* war.

Antimonium tartaricum hat im akuten Stadium nicht annähernd soviel Schweiß, noch soviel Angst wie *Arsenicum* und nicht annähernd denselben Grad von Verzweiflung. Diese Typen sehen nicht blaß aus, sondern ziemlich düster und wirken um die Nase herum wie rußig und sind eingefallen. Während der *Arsenicum*-Patient beständig kleine Schlückchen will, fühlt sich der *Antimonium tartaricum*-Patient nach einem Getränk viel schlechter und er will in der Regel auch keines angeboten bekommen. Sie haben nicht das gleiche schreckliche Konstriktionsgefühl wie *Arsen*, aber sie haben keine Hoffnung mehr und fühlen sich wegen ihres Zustandes elend.

Ihr Herz ist so schlecht, daß sie ein Lungenödem mit einer stark rasenden Lunge bekommen können. Die Fingernägel von *Antimonium tartaricum* sind oft bläulich, auch wenn der Patient im Gesicht nicht düster aussieht. In einem stickigen Zimmer geht es ihnen viel schlechter, obwohl sie nicht mögen, wenn man ihnen Luft zufächelt, oder wenn ein Luftstrom um ihren Kopf herum bläst.

Ein auffallendes Charakteristikum ist, daß sie sich im Gegensatz zum *Arsenicum*-Patienten, der sich immer bewegt, totenstill ruhig halten. Die alte Dame, von der ich berichtete, wollte im akuten *Arsen*-Stadium aus dem Bett springen, obwohl sie nur schwer aufstehen konnte. Wenn sie in einem *Antimonium tartaricum*-Zustand war, hielt sie sich völlig ruhig - und bewegte sich nie. Ich gebe beim akuten Stadium eine Hochpotenz, die nichts anderes als nur *Antimonium tartaricum* sein konnte.
Ein frisch examinierter Arzt bat mich einmal, daß ich sofort kommen sollte, um einen Mann zu besuchen, der gerade auf eine Station gebracht worden war. Als ich dort ankam, hatte er eine ganz schreckliche Farbe, düster und rußig, er war absolut ruhig. Man hatte ihm etwas zu trinken angeboten, was ihm ein schreckliches Gefühl bereitete und ihn völlig durcheinander brachte. Der junge Arzt glaubte, er würde sterben. Ich stimmte dem zu und sagte: »Hören Sie, das einzige, was ihn noch retten kann, ist *Antimonium tartaricum*. Geben Sie es ganz hoch und alle Viertelstunde zwei Stunden lang.« Es ging ihm am nächsten Morgen soviel besser, daß es wie ein Wunder schien. Dieser Arzt gab jedem, der für die nächsten Wochen eingeliefert wurde, *Antimonium tartaricum* - ich hatte große Schwierigkeiten, ihm beizubringen, daß es möglicherweise auch andere Mittel gab, die man verwenden konnte.

Carbo vegetabilis

Das dritte Mittel ist *Carbo vegetabilis*. Der Patient ist völlig erschöpft, geistig und körperlich. Wenn Sie ihn berühren, ist die ganze Körperoberfläche kalt und feucht - sie sind meist ganz mit Schweiß bedeckt. Trotzdem werden Sie ganz überrascht sein, wie eiskalt die Nase ist, wenn Sie sie berühren. Wenn man sie das erste Mal sieht, fallen sie durch ihren akuten Lufthunger auf. Es geht ihnen immer besser, wenn die Fenster weit geöffnet sind und viel Luft zu ihnen hinbläst.
Ich erinnere mich immer an eine Patientin, die ich ins Krankenhaus geschickt hatte. Sie hatte im Alter von 85 Jahren sechs Rippen gebrochen und bestand darauf, aus Italien zurückgeflogen zu werden, weil sie homöopathisch behandelt werden wollte, was dort nicht möglich war. Sie wurde von unserem Orthopäden untersucht, der sie verband. Es ging ihr sehr gut, sie nahm verschiedene Mittel, meist *Arnica* und ging nach Hause. Gerade gegen Ende dieser Zeit hatte sie eine Pflegerin, und als die Pflegerin ausgegangen war, dachte sie: »Ich bin schon fast gesund. Es ist absurd, daß

ich auf die Schwester warte, um meinen Morgenmantel anzulegen.« So zog sie ihn alleine an und kollabierte. Als die Pflegerin zurückkam, schickte sie eilends nach mir. Ich kam an und fand die Frau mehr oder weniger im Sterben liegend, fast pulslos, völlig mit kaltem Schweiß bedeckt. Ich schickte sie mit einem Krankenwagen ins Krankenhaus und als ich dort ankam, sagte der diensthabende Orthopäde: »Tapfere, alte Dame, wie schade, daß sie sterben wird!«
Es war ein bitter kalter Tag und sie hatte alle Fenster auf. Sie fühlte sich an wie ein Eiszapfen und lag bei geöffneter Tür in völliger Zugluft. Ich glaubte, daß es noch eine Chance gäbe, sie durchzubringen, obwohl ich meine Zweifel hatte. Ich saß eine Stunde lang bei ihr und gab ihr alle fünf Minuten einen Teelöffel voll *Carbo vegetabilis* aus einem Krug. Von da an wurde ihr Puls besser, der Schweiß hörte auf und sie wurde allgemein etwas wärmer. Sie lebte bis zu ihrem 94. Jahr. Sie flog wieder nach Italien zurück und tat alles, was sie mochte. Sie trug immer *Carbo vegetabilis* bei sich, um einige Male davon zu nehmen, wenn sie zu kollabieren glaubte, oder wenn sie völlig erschöpft war oder zu schwitzen begann und ihre Hände eiskalt wurden.

Herzversagen mit langsamem Beginn

Lachesis

Lachesis hat immer ein ganz beständiges Symptom. Bei Herzbeschwerden können die Patienten überhaupt keinen Druck vertragen und müssen alles an sich lockern. Sie können das Bettzeug nicht ertragen, wenn es zu schwer ist, oder nichts um den Hals herum vertragen oder, wenn ihre Pyjamas zu eng um die Taille sind oder sonst etwas Ähnliches. Sie haben ein starkes Konstriktionsgefühl in der Brust und fühlen sich schrecklich.
Sie haben auch verschiedene andere Symptome. Sie können einen *Lachesis*-Patienten direkt erkennen, wenn Sie ihn sehen, weil er eine so purpurne Farbe hat. Sie haben purpurfarbene Lippen, ein ziemlich hellviolettes Gesicht und bläulich-rote Hände. Sie können keine Hitze ertragen und bekommen nach dem Einschlafen ein Erstickungsgefühl, sie erwachen mit einem quälenden Husten. *Lachesis* hat bei Herzzuständen immer einen Tremor. Wenn Sie einen *Lachesis*-Patienten bitten, die Zunge herauszustrecken, zittert sie, auch seine Hände zittern. Sie klagen über ein starkes Taubheitsgefühl im linken Arm und in der linken Hand und es geht ihnen immer schlechter, wenn sie auf der linken Seite liegen. Sie haben auch ein Allgemein-Symptom von *Lachesis* - der Patient glaubt fast immer, daß sein Essen vergiftet ist, oder, daß jemand ihn niederzumachen versucht oder, daß etwas passieren wird. Sie sind sehr argwöhnisch.

Laurocerasus

Hier ist der Patient ganz blau, im Gegensatz zu *Lycopus*, das blaß ist. Sie haben Schmerzen in der Herzgegend und legen sehr oft die Hand auf das Herz, als ob das etwas helfen könnte. Ihr Herz ist langsam und ganz unregelmäßig. Nach der leisesten Anstrengung haben sie intensive Atemnot.

Vor Jahren hatten wir einen Patienten mit einem ausgeprägten Emphysem, einem stark dilatierten, hypertrophen Herzen, der in gar keinem guten Zustand war. Er pflegte mit dem Zug in die Stadt zu fahren und dann fünf Minuten zu seinem Büro zu gehen. Wenn er in seinem Büro ankam, glaubte jeder, daß er sterben würde. Als wir ihn das erste Mal sahen, schickten wir ihn zu einem Herzspezialisten, der ihn röntgte. Er sagte, er hätte eines der schlimmsten Emphyseme, das er je gesehen hätte und glaube, daß er nicht mehr lange zu leben hätte. Wir gaben ihm *Laurocerasus* Er nahm immer eine Tablette bevor er morgens das Haus verließ und eine weitere, bevor er aus dem Zug stieg und wirklich erreichte er damit sein Büro in einem ganz beachtlichen Zustand. Das andere Mittel, das er einnahm und das ihm sehr gut getan hatte, war *Antimonium tartaricum*, denn er pflegte einen Husten mit viel rasselndem Schleim zu bekommen. Vier Jahre später brachten wir ihn zurück, damit derselbe Herzspezialist ihn untersuchen sollte. Er konnte die Besserung in seiner Brust seit dem letzten Mal kaum glauben. Er sagte, sogar das Emphysem sei besser geworden. Es ging ihm sehr gut und er lebte noch jahrelang.

Lycopus virginicus

Dies ist ein ziemlich ungewöhnliches Mittel, aber, wenn Sie es brauchen, brauchen Sie es dringend. Es hat immer einen unregelmäßigen Puls. Der Patient ist wahrscheinlich eher blaß als zyanotisch. Er neigt zu Husten, mit einem Gefühl des Klopfens in Kopf und Hals. Ein positives Symptom von *Lycopus* ist ein intensives Gefühl von Aktivität in der Brust. Der Patient berichtet, daß sein Herz so stark schlage, daß er das Gefühl habe, als ob die ganze Brust aktiv sei. Es geht ihnen in der Regel auch schlechter, wenn sie auf der rechten Seite liegen. Ein anderes auffallendes Symptom ist, daß sie großes Verlangen nach Essen haben, besonders auch Verlangen nach dem Geruch von Speisen.

Naja

Naja ist ganz ähnlich, aber es hat größere Taubheitsgefühle, wie auch auffallend stechende Schmerzen durch das Schulterblatt. Es hat auch ausgesprochene Schwellungen der Hände. Ich denke nie an *Naja*, außer wenn der Patient sehr geschwollene Hände hat.

Diese Typen haben wenige Gemüts- oder Allgemeinsymptome. Sie sind nicht mißtrauisch wie *Lachesis*. Sie haben einen gewissen Tremor.

Angina pectoris

Aconitum

Aconitum erleichtert beim ersten Anfall einer Angina pectoris enorm, besonders, wenn der Patient ängstlich ist, wenn er ganz starke Schmerzen hat und Sie um Hilfe bittet. Ich konnte nie feststellen, daß *Aconitum* bei einem zweiten Anfall wirkt. Es hilft gerade nur beim ersten Anfall und dann müssen Sie auf etwas anderes übergehen.

Arsenicum album

Dieses Mittel ist für die *Angina pectoris* eines zusammengebrochenen Patienten, der Schmerzen hat, die denen von *Cactus* ziemlich ähnlich sind, mit Enge und Konstriktionsgefühl in der Brust - nicht ganz wie ein enges Band um die Brust, aber ziemlich schlecht.
Die Patienten sehen wachsartig, erschöpft, faltig und unruhig aus. Sie sind ängstlich und verfroren, sie beschreiben, daß sie bei einer Angina pectoris brennende Schmerzen haben, wie immer bei *Arsen*. Der Schmerz bezieht sich manchmal auf den Nacken und sogar auf den Hinterkopf.

Cactus grandiflorus

Nach dem ersten Anfall ist *Cactus* die größte Hilfe bei den Schmerzen einer Angina pectoris. Der Patient hat immer Angst vor dem Tod, nicht, daß er sofort sterben muß, sondern, daß sein Zustand ihn umbringen wird. Das ist eines der Dinge, die man Ihnen erzählt. Die Patienten haben ein sehr starkes Engegefühl in der Brust - eine Art Quetschungsgefühl des Herzens, das sich zu beiden Seiten hinzieht. Es wird immer stärker und stärker und fühlt sich so an, als ob ein enges Band ihre Brust zuschnüren würde und sie immer enger und enger machte. In diesem Stadium haben sie das Gefühl, besonders, wenn es andauert, daß ihr Herzschlag überhaupt aufhören würde. *Cactus* hat keine ausstrahlenden Schmerzen. Sie leiden heftig und befinden sich in großer Qual.
Ich erinnere mich immer an eine 70jährige Patientin, die mit einem Brief ihres Arztes kam, in dem stand, daß sie eine Anfall von Angina pectoris gehabt hatte und, daß die Frage sei, ob sie einen Koronarinfarkt gehabt hätte. Der Arzt glaubte, sie habe einen schwächeren Infarkt gehabt und hätte höch-

stens noch ein Jahr zu leben - und ob ich mich nicht um sie kümmern könnte?

Es ist Tatsache, daß sie noch 22 Jahre lang lebte. Sie hatte noch zwei Infarkte in dieser Zeit und nahm nichts, als nur Homöopathie. Sie pflegte Fahrrad zu fahren und starb mit 92 Jahren. Sie trug immer *Cactus C 200* in Tropfenform bei sich. Wenn sie fühlte, daß der Schmerz entstand und sie sich eng und durch und durch wie gequetscht zu fühlen begann, holte sie ihre Flasche mit *Cactus* heraus und gab 10 Tropfen in ihre Hand, um sie aufzulecken. Sie tat das immer und hielt es für eine wunderbare Sache.

Sie pflegte auch gelegentlich *Latrodectus* zu nehmen, wenn sie einen chronischen Schmerz im linken Arm bekam, und sie nahm mit Erfolg *Spigelia*, wenn sie Anfälle von Herzklopfen hatte. Ihr Konstitutionsmittel war *Pulsatilla*. Ich pflegte ihr deshalb manchmal *Pulsatilla 10 M* zu geben, was ihr dann monatelang gut tat.

Latrodectus wird nicht oft gebraucht, aber es hat den Schmerz durch die linke Achsel.

Lilium tigrinum

Dieses Mittel hat ein Konstriktionsgefühl am Herzen, ziemlich so wie *Cactus*. Den Patienten ist schrecklich heiß, sie wollen dringend Luft. Sie sind niedergeschlagen, aber ohne furchtbare Angst. Sie haben viel weniger Angst als die anderen Anginen, aber es ist schrecklich, wenn man sie pflegen oder sich um sie kümmern muß!

Anstatt in furchtbarer Angst zu sein, sind sie schwach, unleidlich, stark gereizt und bereiten ihrer Familie oder dem, der sich um sie kümmert, eine schlimme Zeit. Wie es *Lilium tigrinum* im allgemeinen tut, glauben sie, daß alles von ihnen abhängt und, daß es ihnen bald besser gehen muß, daß die Familie nicht ohne sie sein kann und, daß sie sicher bald im Armenhaus landen werden, wenn sie sich nicht um die finanziellen Angelegenheiten kümmern werden. Männer brauchen *Lilium tigrinum* sehr selten. Es ist ein echtes Frauenmittel.

Spigelia

Spigelia hat einen typisch stechenden Schmerz bei Angina pectoris. Er beginnt an der Spitze, geht durch die linke Schulter und dann in den linken Arm hinunter. Es ist das einzige andere Mittel, das denselben Grad von Taubheit wie *Naja* hat.

Wenn möglich liegen die Patienten stark erhöht und etwas auf der Seite. Jede Bewegung verschlimmert, führt zu Schmerzen und verstärkt diese. Der Schmerz selbst ist dem von *Naja* sehr ähnlich.

Spongia tosta

Spongia ist ein weiteres Mittel bei Angina pectoris, das manchmal sehr nützlich sein kann. Es hat auffallende Symptome.
Das Herz fühlt sich so an, als ob es größer und größer würde, als ob es in der Brust geschwollen wäre und sich bis zum Hals hin ausdehnen würde. Der Patient und der Hals sind sehr gestaut - mit dem Gefühl, daß das Herz immer größer wird, bekommen *Spongia*-Typen auch einen starken Schmerz in der Brust. Vom Niederlegen erfahren sie eine ausgeprägte Verschlimmerung, sie bekommen Schmerzen und ein Erstickungsgefühl. Sie sind extrem verfroren und Zugluft verschlimmert ihre Schmerzen.
Sie haben ein ziemlich seltsames Taubheitsgefühl, bei dem nur die Finger taub werden. Es besteht nie im Arm, wie bei *Naja* und *Spigelia*. Ich habe festgestellt, daß fast immer auch die unteren Extremitäten taub sind, was weder bei *Naja* noch bei *Spigelia* vorkommt. Wenn nur eine Seite taub ist, ob es nun die Hände oder Füße sind, es ist immer die linke.

Apoplexie

Das Hauptmittel ist *Opium*.

Opium

Der Patient ist durch ein heftiges Delirium oder andernfalls durch eine Art Stupor gekennzeichnet. Wenn sie im Delirium sind, haben sie starrende Augen und ein leuchtend rotes Gesicht. Sie sprechen dann über alle möglichen Dinge und sehen beständig Gestalten mit Masken am Fußende des Bettes stehen, oder Menschenmengen im Zimmer - sogar, wenn sie wach sind. Bei der anderen Art, wenn sie wie intoxiziert aussehen, verharren sie in absolutem Stupor. Sie liegen, manchmal mit offenen Augen und meist mit stark gerötetem Gesicht da und nehmen keinerlei Notiz von etwas.
Einer der besten Fälle, die ich je sah, war ein Mann, der alle Arten dramatischer Erkrankungen in den zweiundzwanzig Jahren, in denen ich mich um ihn kümmerte, gehabt hatte. Sechsmal hatte er etwas gehabt, das tödlich hätte ausgehen können. Dies war eine dieser Gelegenheiten und sie ereignete sich, als er sehr viel zusätzlich arbeiten mußte. Er kam eines Morgens zu seiner Frau und sagte: »Ich habe ganz entsetzliches Kopfweh bekommen.« Als sie ihn ansah, war sie in Alarmbereitschaft, weil sein Gesicht so leuchtend rot war, wie sonst nie und er schrecklich krank aussah, so daß er sich hinsetzen mußte, während er noch mit ihr sprach. Bevor sie sich umdrehen konnte, war er schon bewußtlos. Seine Frau holte einen Mann

von draußen herein und sie trugen ihn hinauf in sein Bett. Er blieb dort bewußtlos liegen und hatte noch immer ein leuchtend rotes Gesicht.
Seine Frau rief mich an und bat mich zu kommen. Sie sagte, daß sie auch den diensthabenden Arzt und den Hausarzt gebeten hätte, zu kommen. Der Spezialist untersuchte ihn sehr sorgfältig und stellte fest, daß er 240/140 Blutdruck hatte. »Ich glaube, er ist nicht zu retten. Ich finde kein Anzeichen eines Schlaganfalls, aber er hat offensichtlich ein katastrophales Zerebralgeschehen gehabt. Ich glaube, er hat nur noch achtundvierzig Stunden zu leben.« Er fragte, was ich ihm geben wollte und ich antwortete ihm, daß er zuerst der Schwester sagen sollte, was für Anweisungen er ihr für die Nacht geben würde. Anschließend würde ich ihm dann sagen, was ich geben würde. So schlug er etwas Gelee und Flüssigkeit vor, aber er verschrieb keinerlei Medizin.
Ich sagte, daß ich eine homöopathische Dosis *Opium* gerade auf seine Zunge legen wollte. Er sagte dazu: »Wir würde sich meine Mutter jetzt freuen, sie war eine so große Homöopathin.« Daraufhin gab ich ihm eine Dosis *Opium 10 M* auf die Zunge. Wir gingen alle drei zwanzig Minuten nach vier Uhr weg, nachdem wir der Schwester alle Anweisungen gegeben hatten. Ich ließ eine Flasche mit *Opium*-Globuli zurück und bat sie, alle zwei Stunden etwas davon auf seine Zunge zu tun. Etwas später richtete die Schwester alles für die Nacht her und war sehr beschäftigt, als plötzlich vom Bett her eine Stimme sagte: »Was ist mit dem Abendessen?« So bekam er sein Abendessen und es ging ihm vollkommen gut. Der dortige Arzt, mit dem ich mich sehr anfreundete, sah täglich nach ihm. Wenn er sagte: »Es geht Ihnen wunderbar, nicht wahr!« bekam er die Antwort: »Das habe ich nicht Ihnen zu verdanken. Bitte sehen Sie das nicht als Ihren Verdienst an.« Derartige Dinge können diese Patienten tun. Er lebte noch zehn Jahre lang.
Hinterher beschrieb er den Schmerz. Er sagte, daß der Kopfschmerz mit einem Druck auf den Schläfen begonnen habe und zwar so heftig, daß er nicht wußte, was er tun sollte, noch irgendetwas arbeiten oder sprechen konnte. Alles, woran er noch denken konnte, war, ins Haus zu gehen, um sich hinzulegen. Bei dem Anfall hatte er auch stark kontrahierte Pupillen. Vor dem Anfall war er extrem verstopft, obwohl er zuvor, wie sich seine Frau erinnerte, nie Verstopfung gehabt hatte. Er konnte nur mit großer Anstrengung überhaupt etwas aus dem Darm herausbringen. Wenn es ihm gelang, waren es nur einige schwarze Bällchen. Es fiel mir ein, daß das perfekt in das *Opium*-Bild paßte, das eines der verstopftesten Mittel der Homöopathie ist. Es ist auch charakteristisch, daß der Patient in der Regel ziemlich harte, kleine Kotbälle von sich gibt. In ein paar Tagen war er ganz in Ordnung.
Es gibt einen anderen Punkt, den man beim *Opium*-Patienten feststellen kann, besonders wenn sie *Opium* eingenommen haben und es ihnen viel besser geht. Wenn sie wenige Wochen später, vielleicht zu der Zeit, in der sie eine Wiederholung des Mittels brauchen, wiederkommen, klagen sie über das Gefühl, als ob Staub in ihre Augen geschossen worden wäre und noch dort sei und, daß sie ihn nicht loswerden könnten.

Dieser Mann hatte genau dieses Problem. Zuerst hatte er, als es ihm besser ging, ganz herabhängende Lider, die *Opium* auch hat, aber das ging ziemlich schnell vorbei. Er klagte einige Wochen lang über den Staub und das verschwand nie ganz. Dann gab ich ihm die zweite Dosis *Opium 10 M*, danach trat eine völlige Abheilung ein.

46. Diarrhöe-Mittel

Es gibt viele Diarrhöe-Mittel. Die unten angeführten sind das ABC einiger Mittel.

Aconitum

Aconitum wird nicht sehr oft verwendet, aber man braucht es bei einer Diarrhöe, die durch Kälte und Frieren oder aus Angst und gelegentlich auch durch Überhitzen im Sommer entstanden ist.
Diese Patienten schwitzen stark, besonders, wenn sie zugedeckt sind, leiden sehr oft an Übelkeit und Erbrechen, anfangs Schleimerbrechen, das in Galleerbrechen übergeht und sie haben einen schrecklichen Geschmack im Mund. Ebenso leiden sie an abdominellen Spannungen und an Empfindlichkeit mit trockener Zunge, häufigen, kleinen, intensiv grünen Stühlen und Tenesmen vor und während des Stuhlgangs, der schleimig und blutig wird, wenn er nicht aufhört. Nach dem Stuhlgang geht es ihnen sehr viel besser, obwohl ihre Magensymptome weiter bestehen.

Aethusa

Dies ist ein unschätzbares Mittel bei Sommerdurchfällen durch exzessive Hitze, vor allem bei Babys unter acht Monaten. Manchmal treten sie in einem heißen Sommer während des Zahnens auf, manchmal wenn sie überfüttert werden und der Anfall plötzlich ist. Es kann sich nur um Diarrhöe allein handeln, manchmal aber ist auch ein Meningismus dabei. Sie sehen wirklich krank aus - blaß und zusammengebrochen - und dann wirken sie schmutzig, ziemlich erschreckt und sie bekommen Zuckungen. Sie haben keinen Durst. Es entwickelt sich eine intensive Übelkeit und vollkommene Milchunverträglichkeit, wenn Sie es nicht im Anfangsstadium stoppen können. Diese Typen erbrechen weißen, eiweißartigen, schaumigen Schleim oft so heftig, daß sie anschließend erschöpft sind. Jetzt besteht der Stuhl oft aus grünem Schleim und nichts anderem, er verliert dann seine grüne Farbe, bis er nur noch aus Schleim besteht. Wenn das noch länger weitergeht, wird er blutstreifig.

Aloe

Aloe ist ein Mittel, das oft ausgelassen wird, wenn man an die akuten Diarrhöe-Mittel denkt. In der Regel kommt es bei heißem Wetter vor, manchmal auch vom Sitzen in der Kühle während eines Abends im heißen Sommer. Bei Erwachsenen kann es auch aufgrund einer Nahrungsmittel-

vergiftung auftreten. Gelegentlich kommt es auch von zuviel Bier an einem heißen Abend. (Es ist nützlich daran zu denken, daß durch Bier eine echte *Kalium bichromicum*-Diarrhöe entstehen kann.) *Aloe*-Symptome können auch durch Ärger entstehen. Sie sehen den *Sulfur*-Patienten ziemlich ähnlich, es geht ihnen bei Hitze schlechter und viel besser, wenn es ihnen kühl oder kalt ist. Sie haben eine heiße, trockene, dunkle Haut, die intensiv heiß ist, ihre Füße sind gereizt, oft ist es in den frühen Morgenstunden schlechter. Sie sind reizbar und hassen es, gestört zu werden.
Sie haben einen intensiv roten Fleck an ihrer Zungenspitze. (Das andere Mittel, das dies hat, ist *Veratrum album*.) Die *Aloe*-Zunge ist rot, trocken, mit Durstgefühl und sie klagen über einen bitteren Mundgeschmack. Sie haben eine starke, abdominelle Aufblähung, mit Gurgelgeräuschen und Blähungen, sehr oft ist die Leberregion auffallend empfindlich. Sie haben eine zentrale Kolik, die durch anhaltende Darmtätigkeit verschlechtert wird. Ihre Diarrhöe entsteht nach Bewegung oder nach dem Essen, der Schmerz verstärkt sich, wenn sie sich bewegen. Die *Aloe*-Patienten haben starke Schmerzen beim Wasserlassen, es ist von Nutzen, sich daran zu erinnern. (Das andere Mittel, das Diarrhöe und Schmerzen beim Wasserlassen hat, ist *Acidum muriaticum*.)
Aloe hat einen ziemlich gemischten, gelben Stuhl, der grüne oder schleimige Streifen aufweist. Manchmal ist er unwillkürlich. Immer, mit einer ungeheuren Menge von Blähungen. Häufig glauben die Patienten, daß sie Stuhlgang bekämen, aber dann kommt nur eine Unmenge heißer Flatus, ohne jeglichen Stuhlgang. Vor und während des Stuhlgangs haben sie Tenesmen. Die Diarrhöe ist so explosiv und stark, daß durch sie ein akuter Hämorrhoidenanfall ausgelöst werden kann, und es bleibt ein starker Schmerz von den wunden Stellen am Rektum.
Aloe (und auch *Phosphorus*) liegt mit weit auseinander gestreckten Beinen da, um zu vermeiden, daß sie gegeneinander drücken, weil es um den After herum so wund ist. Kalte Anwendungen bessern und jegliche Art von Salbe, die appliziert wird, verschlechtert.

Antimonium crudum

Das ist ein seltenes Mittel, das man bei Diarrhöe übersehen kann. Sie entsteht entweder durch heißes Wetter, oder durch Kälte, häufig durch Baden im kalten Meerwasser oder anders vom exzessiven Trinken kalter Getränke bei heißem Wetter. Obwohl beides *Arsenicum album*-Symptome sind, kann man es nicht anwenden, weil der Patient in allen Punkten wie *Calcium carbonicum* aussieht. Sie sind blaß, schlaff und auch in geistiger Hinsicht wie *Calcium carbonicum* - niedergeschlagen und zu nichts zu gebrauchen. Sogar kleine Kinder spielen nicht, wie man es erwarten würde - sie sitzen nur da. Sie sind völlig durstlos und haben eine dick belegte Zunge, der Belag ist meist weiß. Sie haben auch eine schreckliche Tendenz

zu Schniefen; in der Tat geben das Schniefen und die Risse um die Nase herum einen Fingerzeig, der auf *Antimonium crudum* hinweist.
Das Erbrechen ist ebenso ausgeprägt wie die Diarrhöe, es ist heftig, bitter und wird durch jede Speise oder jedes Getränk verschlimmert. Die intensive Übelkeit des Patienten wird durch Erbrechen in keiner Weise gebessert. Die Diarrhöeanfälle sind oft von einem Prolaps begleitet. (Die anderen Mittel, die einen Prolaps bei Diarrhöe haben, sind *Pulsatilla, Acidum phosphoricum* und *Podophyllum*.)
Antimonium crudum kann jede Art von Stuhl haben, aber er ist immer reichlich und stinkend, mit intensiven, schneidenden Bauchschmerzen vor dem Stuhlgang. Nach dem Stuhlgang sind sie extrem erschöpft und haben viele Tenesmen, die einige Zeit andauern und sie ganz elend machen.

Apis

Apis mit all seinen Beschwerden ist immer ein Heißwettermittel. Die Haut ist trocken und rot, die Patienten sind geistig erschöpft, ihre Aufmerksamkeit wandert, wenn sie ihre Geschichte erzählen. Ihre Stimme klingt ziemlich undeutlich und es ist alles in allem schwierig, sie beim Thema zu halten. Sie haben einen trockenen Mund, die Zunge glänzt rot, und sie haben keinen Durst, auch, wenn die Zunge überhaupt nicht so aussieht, als ob sie durstlos wären.
Sie sind reizbar, oft unruhig und leiden an Galleerbrechen. Wenn der Zustand andauert, werden sie aufgedunsen - sie haben dann blaue, leicht geschwollene Hände.
Bei Durchfall haben sie starke Bauchschmerzen, der Bauch ist aufgebläht und so gespannt, daß sie keinen Stuhl austreiben können. In der Regel liegen sie mit hochgezogenen Knien da. Bewegung und jede Art von Wärme verschlechtert, wie immer bei *Apis*-Beschwerden, sie fühlen sich morgens schlechter. Sie beschreiben ihre Stühle als groß, geformt und heiß, anfangs sind sie gelb, werden dann grün und haben schließlich Schleimstreifen. Sie sind schmerzlos. Gelegentlich ist der Stuhl groß, wäßrig und manchmal stinkend.

Argentum nitricum

Meist entsteht eine *Argentum nitricum*-Diarrhöe bei Kindern, die gerade erst entwöhnt worden sind, sie kann aber auch nur aufgrund einer sehr großen Angst auftreten.
Sie entsteht bei heißer Witterung und der Patient ist verfroren, wenn er gerade Durchfall hat, obwohl er nach frischer Luft verlangt. Die Patienten sind dünn und faltig, sie sehen ziemlich wie *Arsenicum album* aus und haben eine starke Tendenz zu chronischer Konjunktivitis. Sie haben einen trocke-

nen Mund und trockene Lippen, manchmal haben sie fadenziehenden Schleim im Mund, den sie nicht loswerden könne und der, fast wie bei Kalium *bichromicum*, herabhängt. Sie sind schwach, zittern und können schwanken oder straucheln.
Wenn es sich um Kinder handelt, kann es sein, daß sie nicht in der Lage sind, auf ihren Knien zu sitzen. Sie schwanken dann so, als ob sie herunterfallen würden. Sie haben starke Blähungen mit heftigem Aufstoßen, was aber nicht erleichtert. Immer, wenn sie etwas trinken, wird der Durchfall schlimmer. Oft haben sie gleichzeitig eine intensive Übelkeit, aber ohne Erbrechen, und sie leiden an allgemeiner Empfindlichkeit im Bauchbereich, die durch Druck gebessert wird. Der Stuhl besteht aus grünem Schleim, ohne viel Stuhlbeimengung (Faeces). Er wird von starken, abstoßenden Blähungen begleitet, gelegentlich auch von einem Vorfall des Rektums. Der Stuhl kann auch blutstreifiger, schleimiger, schmerzloser Durchfall sein. Sie haben zuvor eine kleine Kolik, aber keinen Stuhldrang.

Arsenicum album

Diese Diarrhöe entsteht durch Kälte oder sehr kalte Getränke. Sie tritt bei Kindern während des Zahnens auf oder manchmal, wenn sie zuviel Obst gegessen haben.
Bei Erwachsenen sind entweder eine Nahrungsmittelvergiftung, Alkohol oder süße Liköre die Ursache. Das Mittel wirkt nur, wenn der Patient wie *Arsen* aussieht - wenn er faltig und erschreckt aussieht, wenn er unruhig ist und viele Ängste hat.
Das Mittel ist durch seine große Erschöpfung, die durch Anstrengung verschlimmert wird, charakterisiert. Das fällt besonders bei Diarrhöe auf. Sie ist am frühen Morgen und nachmittags schlimmer. Die Lippen sind trocken, rissig, sie können auch blaß oder blauschwarz sein und zum Bluten neigen. Die Lippen eines *Arsenicum*-Patienten können schrecklich aussehen. Sie haben intensiven Durst auf kleine Schlückchen Wasser - sie nehmen nie einen ganzen Zug, sondern wollen andauernd kleine Schlucke. Nach dem Essen oder Trinken können sie erbrechen - das Erbrochene brennt, wie alle *Arsen*-Beschwerden, und es kann von Schleim bis Blut alles mögliche enthalten. Diese Art von Diarrhöe bekommen sie nach dem Essen oder Trinken.
Wenn sie Stuhlgang gehabt haben, sind sie erschöpft und schwitzen stark. Ihr Stuhl ist im allgemeinen stinkend, außer wenn es sich nur um Schleim handelt. Es kann jede Farbe haben, in der Regel ist er flüssig und wäßrig. Meist ist er spärlich und häufig. Das Gebiet um den Anus herum ist wund und rot, wie man es beim *Arsen*-Typ mit all seinen Symptomen auch erwartet. Vor dem Stuhlgang bestehen auch einige Koliken mit brennenden Schmerzen vor- und nachher. Sie frieren bei Diarrhöe.

Capsicum

Capsicum-Kinder haben Heimweh. Sie wollen nie woanders hingeschickt werden, und wenn das geschieht, bekommen sie Durchfall, sogar noch einige Wochen danach. Dem Aussehen nach ähneln sie *Calcium carbonicum* sehr, aber das *Capsicum*-Kind hat fast immer ein leuchtend rotes Gesicht, geschwollene, rissige Lippen. Fast immer hat es bei Durchfall auch Schwierigkeiten beim Wasserlassen. Der Stuhl ist ziemlich häufig, klein, dunkel, schleimig und mit Schleimhautfetzen vermischt. Vor dem Stuhlgang bestehen Koliken und Blähungen. Wenn der Patient durstig wird, hat er heftige Tenesmen - ist er nicht durstig, sind sie weniger stark. Wegen der Tenesmen nach dem Stuhlgang ist man geneigt, *Mercurius* oder *Nux vomica* zu geben, was ihnen nicht halb so gut tun wird, wie eine Dosis *Capsicum*.

47. Infektionen des Harnsystems

Die Mittel, die in diesem Kapitel beschrieben werden, sind alle sehr wertvoll bei der Behandlung von Blasen und Nierenbeschwerden. Sie haben auch wichtige konstitutionelle Symptome, die gleichzeitig in Betracht gezogen werden müssen.

Berberis

Berberis ist das wichtigste Mittel. Es ist schwer, ein mentales Bild des Patienten zu geben. Sie verändern sich, wechseln und können alles mögliche sein. Sie haben aber eine gewisse, geistige Niedergeschlagenheit wegen ihrer Beschwerden und werden Ihnen oft erzählen, daß ihnen daher das Denken schwerfällt. Sie haben eine Verschlimmerungsperiode von 16 Uhr bis zu der Zeit, wo sie abends schlafengehen, wann immer das sein mag. Ein anderes seltsames Symptom ist, daß Hunde und Menschen auf der Straße während der Dämmerung viel größer aussehen, als sie in Wirklichkeit sind. Sie werden Ihnen oft erzählen: »Gegen Abend bekomme ich ein sehr unangenehmes Gefühl, so als ob mein Kopf größer werden würde.« Sie bekommen ziemlich starke Kopfschmerzen, an keiner bestimmten Stelle - mal hier und mal dort - und sie haben ein eigentümliches Kältegefühl in der rechten Kopfseite. Ein anderes konstantes Kopf-Symptom ist, daß sie das Gefühl haben, als ob sie eine Kappe trügen.

Berberis-Patienten sind widersprüchlich. Morgens frieren sie und klagen darüber, sie beschreiben es als eine Art kriechendes Frösteln, das überall hinkommt. Nachmittags wird es ihnen dann zu heiß und sie beklagen sich im gleichen Maße über die Hitze. Bei Anstrengung schwitzen sie extrem leicht. Nach Mitternacht schwitzen fast alle.

Viele Blasen- und Nierenmittel haben auch eine ausgeprägte gichtige Diathese - alle Arten von seltsamen Schmerzen und *Berberis* ist bei einigen sehr nützlich. Die Patienten haben meist eine lästige, trockene Nase mit wenig Absonderungen. Mitten im Bericht ihrer Nieren-Geschichte können sie plötzlich erzählen, daß ihre Nase sie stört und sie wollen, daß sie behandelt wird.

Sie haben einen kranken Gesichtsausdruck und trockene Lippen, aber sonst nichts Konstantes in ihrer Erscheinung. Ihr Mund ist trocken und klebrig, mit schaumartigem Speichel, der wie Baumwolle aussieht. Öfter haben sie einen klebrigen Speichel, der wie Seifenschaum aussieht. Das sind starke Indikationen für *Berberis*.

Sie haben typische Schmerzen. Es ist ganz häufig, daß der Patient berichtet, er habe schreckliche Schmerzen unter dem rechten Rippenrand. Sie zeigen darauf und sagen, daß es hier akut ist. »Geht der Schmerz irgendwohin?« »Oh, ja, er strahlt entweder bis zum Rücken durch oder nach vorne

herunter.« Ob sie nun Nieren-, Blasen- oder Gicht-Probleme haben, der Schmerz beginnt an einer Stelle und strahlt dann aus. Er kann wandern, aber er kommt immer wieder zu dieser Stelle zurück.
Vor wenigen Jahren sah ich drei Patienten im selben Monat. Sie erzählten, daß sie Schmerzen in der Nierengegend hätten, die keinen Druck vertragen könnten und zur oberen Seite des Brustbeins und anschließend zur Vorderseite der Oberschenkel ausstrahlten.
Sie fühlten sich sehr krank. Zwei von ihnen überwies ich zur Begutachtung zu einem Nieren-Spezialisten. Er diagnostizierte Nierensteine und schlug vor, ein Spasmolytikum für die Schmerzen zu geben. Ich sagte, daß ich das nur tun würde, wenn meine homöopathische Behandlung den Schmerz nicht lindern würde, und er war damit einverstanden.
Der erste Patient reagierte schnell auf eine Gabe *Berberis*. Die zweite Patientin, die schlimmer dran war, reagierte auch gut auf *Berberis* und es ging ein winziger Nierenstein ab. Es ging ihr ganz gut und sie hatte nie wieder einen anderen Stein.
Dann sah ich einen Mann mit denselben Beschwerden, der bei dem gleichen Spezialisten war. Er schlug vor, daß ich ihm lieber mein »homöopathisches Zeug« geben sollte, als sein Antispasmodikum. Ich tat es mit den gleichen zufriedenstellenden Ergebnissen. Zwei kleine Steine gingen ab und er wurde völlig geheilt.
Nierensteine mit kleinem Durchmesser, die die Ureter passieren können, werden oft mit *Berberis* in die Blase ausgestoßen. Wenn man es alle vier Stunden in der 30. Potenz zur Schmerzerleichterung gibt, ist es ein sehr wirksames Mittel.
Berberis-Patienten haben oft ein beständiges Verlangen nach Stuhlgang, besonders wenn sie auch Nieren-Probleme haben. Sie haben charakteristische, brennende Stühle, die hellfarbig und ziemlich klebrig sind. Sie haben in einer Niere stechende, bohrende Schmerzen, Druck verschlechtert. Die Nieren pulsieren oder »reißen« morgens nach dem Aufstehen und strahlen irgendwohin aus. Der ganze Rücken ist davon betroffen. Wenn sie sich bücken, können sie oft nicht wieder hochkommen. In der Regel haben sie nachmittags eine bessere Zeit. Oft haben sie auch brennende Schmerzen in der Blase, die ausstrahlen, und Schmerzen in der Uretern, besonders in dem der linken Niere. In der Harnröhre besteht ein brennender Schmerz, besonders bei weiblichen Patienten, der während und nach dem Urinieren schlimmer ist, und ziemlich lange Zeit anhält. Der Urin ist blaßgelb, mit einem transparenten, gelatineartigen Sediment, das oben schwimmt. Andererseits kann auch eine tonähnliche, schleimige Substanz auftreten, die sich am Grund absetzt. Bei *Berberis*-Patienten habe ich auch eine Art von mehligem, weißen Sediment gesehen.
Bei Nieren-Beschwerden haben sie verschiedenartige Symptome. Oft ist der linke Samenstrang aufgedunsen und geschwollen, was beim Gehen schlimmer ist. Sie haben auch ein Ziehen und Brennen beim Sitzen mit einem Schmerz, der in die Hoden ausstrahlt - einmal auf die eine Seite, dann

auf die andere Seite. Frauen haben ein Gefühl von Brennen und Wundheit in der Vagina, die sehr empfindlich sein kann und sie sehr stört.

Man denkt an *Berberis* als an ein Nieren- oder Blasenmittel und vergißt dabei leicht seine sonderbaren Schmerzen - das ist ein sehr wichtiger Punkt und manchmal sind es die Symptome, auf die hin sie verschreiben können. Die *Berberis*-Patienten haben viele stechende und schießende Schmerzen in Nacken und Rücken. Sie klagen darüber, kalte Schultern zu haben, gerade oben am Rücken im Nacken. Sie zeigen auf all diese Stellen und erzählen, wie ihre Schmerzen sind.
Manchmal haben sie eine Steifigkeit im Rücken, die bis zum Bauch hin ausstrahlt. Auch ohne jede Nieren-Beschwerden leiden sie an etlichen Schmerzen in den Leisten und in der Nieren-Region, die dann über den Rücken laufen, gelegentlich auch hinunter zum Becken, zu den Oberschenkeln und sogar bis zu den Waden. Sie können deswegen steif und fast lahm sein.
Dann finden sich sonderbare Schmerzen an verschiedenen speziellen Stellen, z.B. eine Art paralytischer Schmerz in der Schulter, bei dem die Schulter nicht angehoben werden kann, mit Schwäche und lähmungsartigem Gefühl in Armen und Beinen. Nach dem Schmerz kann ein Schweregefühl entstehen, das tagelang andauert, in diesem Fall hören Sie auch von Gicht-Beschwerden. Sie bekommen Schmerzen im rechten Knie, die sich bis zum Knöchel hinunter und in den Fuß hineinziehen. Häufig fühlen sich die Beine schwer an. Sie müssen ihre Beine mitschleifen und haben beim Gehen das Gefühl, als ob sich die Beine nicht frei bewegen würden. Die meisten *Berberis*-Schmerzen sind in Ruhe schlechter. Sie sind besser, wenn der Patient steht oder umhergeht. Die Schmerzen neigen dazu, sich eine Zehe, ein Gelenk oder eine kleine Stelle auszusuchen.
Im ganzen gesehen hat *Berberis* mehr Blasen- und Nieren- als Haut-Beschwerden, aber es hat auch diese. Sie sind sehr wichtig als Bestätigung, das richtige Mittel gefunden zu haben. Es handelt sich dabei um einzelne, klebrige, rote Pickel, die überall auf der Haut auftreten und ziemlich schlimm aussehen können. In der Regel treten sie einzeln auf, obwohl sie auch in Gruppen sein können.

Cantharis

Cantharis ist das Nachfolgemittel von *Causticum* bei Blasen-Symptomen. Es ist ein wunderbares Mittel für Nieren- und Blasen-Beschwerden, und das bei einer eher ernsten Infektion als nur bei starker Zystitis. Ein typischer *Cantharis*-Patient ist durch eine brennende Entzündung charakterisiert, die schnell schlimmer wird.
Es ist nicht gut, diese Patienten zu ignorieren - sie wollen, daß etwas getan wird und zwar schnell. Wenn sie in dieser Weise erkrankt sind, sind sie sehr

eigenartig. In jedem akuten Zustand haben sie extreme Angstgefühle. Sie können aufschreien oder das Bewußtsein verlieren. Sie können extrem verdrießlich sein. Sie haben eine deutliche Nachmittagsverschlimmerung, sehr oft haben sie dann ein deliziöses, halb gewalttätiges Stadium.
Cantharis-Patienten sehen nicht glücklich aus - in der Regel wirken sie so, als ob sie viel zu leiden hätten. Sie haben einen Ekel vor Speisen und oft einen drängenden, unstillbaren Durst. Sie können Unmengen schaumigen Speichels herausbringen.
Sie haben viele Blähungen und leiden an Brennschmerzen, sie neigen auch zur Diarrhöe. Die hauptsächlichen Blasensymptome sind schneidende, zusammenziehende Schmerzen in der Nierenregion, mit Harndrang und der Krankengeschichte, daß es immer schlimmer und schlimmer wird. In der Regel ist die Nieren-Region selbst sehr berührungsempfindlich. Alle Harnorgane sind gereizt mit andauernden, heftigen Blasenschmerzen und Tenesmen. Nur wenige Tropfen gehen auf einmal ab. Die Patienten müssen andauernd wasserlassen, aber sie haben das Gefühl, daß sie die Blase nicht richtig leeren können. Oft ist helles Blut im Urin und sie haben diesen brennenden, schneidenden Schmerz durch die ganze Harnröhre in die Blase - vor, während und nach der Miktion
Eine Frau kam mit 39,5°C Fieber in meine Sprechstunde. Sie hatte einen Ausschlag auf der Hand, bei dem Bläschen herauskamen und sah so krank aus, daß ich sie ins Krankenhaus brachte. Nie mehr im Leben habe ich jemanden so viele vulgäre Lieder singen und eine so entsetzliche Sprache gebrauchen hören. Das ist charakteristisch für den *Cantharis*-Patienten. Sie werden dies sehr häufig bei einem Menschen, der wirklich dieses Mittel braucht, antreffen. Sie hatte einen schrecklichen Ausschlag, der sich über die ganzen Hände ausbreitete, die dann stark anschwollen. Es waren keine richtigen Risse, aber von überallher sickerte unter der Haut Eiter hervor. Es wurden Untersuchungen vorgenommen und alle Arten von verschiedenen Keimen gefunden. Dann begann der Ausschlag sich auszubreiten, sie bekam ihn um das Auge herum und im Gesicht. Ich gab ihr etwas *Cantharis*, was sofort aber der Punkt ist, was sie dann sagte: »Ich glaube, diese Medizin ist das, was ich für meine Blase brauche.« Da ich nicht an ihre Blase gedacht hatte, fragte ich sie, was denn damit nicht in Ordnung sei. »Immer habe ich dort einen Infekt und wenn ich auf lange Reisen gehe, tut es ganz heftig weh. Ich versuche wasserzulassen und wenn ich wasserlasse, leide ich sehr. Manchmal kann ich überhaupt kein Wasser lassen, manchmal aber könnte ich aufschreien bei dem Schmerz, den ich an der Blasenöffnung bekomme.«
Jetzt kann sie reisen so viel sie will, aber sie trägt immer *Cantharis 10 M* bei sich. Zur gleichen Zeit, als sie *Cantharis* für ihren Ausschlag an den Händen brauchte, hatte sie auch exzessiven Haarausfall. Ich glaubte schon, sie würde alle Haare verlieren, aber auch dieses Problem verschwand nach *Cantharis*.
Cantharis ist eines der größten Haut-Mittel. Es ist ein Mittel bei Erysipel. Wenn Sie diese schrecklichen Erysipelflecken mit Blasen, Bläschen und

hohem Fieber feststellen und es dem Patienten sehr schlecht geht, kann *Cantharis* dies völlig zum Verschwinden bringen. Es ist auch eines der besten Mittel bei Verbrennungen.

Causticum

KENT beschrieb *Causticum* als voll von Muskel- und Sehnenkontraktionen, die Kontraktionen sind aber nicht so stark wie die von *Cuprum*. Es kann ein sehr deutliches Bild haben. Der Patient ist melancholisch und hat viel Angst, besonders vor dem Schlafen, besonders Kinder, die nicht einschlafen können. Ihre Stimmung ist ermüdend und häufig sind diese Menschen ganz untauglich für die Arbeit des kommenden Tages. Insgesamt sind sie verdrießlich und wollen nicht arbeiten. Sie können auch durchgehend schweigen und nur dasitzen, zu niemanden sprechen und keine Fragen beantworten. Sie können auch unaufmerksam sein. Wenn man ihnen etwas erzählt, wofür sie sich nicht interessieren, wandert ihre Aufmerksamkeit mitten im Gespräch ab.

Causticum ist eines der großen Schwindel-Mittel. Wenn die Patienten sich schwindelig fühlen, wollen sie nach vorne oder seitwärts , aber niemals nach rückwärts. Der *Causticum*-Schwindel ist viel schlimmer, wenn sie im Bett liegen. Unmittelbar nachdem sie sich hingelegt haben, fühlen sie sich schwindelig und glauben, es ginge ihnen besser, wenn sie sich aufsetzten. Es geht ihnen jedoch nicht besser, wenn sie aufsitzen und sie fühlen sich weiterhin schwindelig. Oft kommt dies mit der Periode und wird durch Bücken verschlimmert. Nachmittags kann der Schwindel vergehen und der Patient kann ganz frei davon sein.

Der *Causticum*-Patient hat fast immer einige Augensymptome. Entweder sind sie morgens trocken, was sehr häufig vorkommt - mit Schwäche und Steifigkeit der Augen, Brennen, Beißen und Photophobie - oder sie haben das Gefühl eines Drucks, so als ob Sand darin wäre. Das ist sehr unangenehm und sie können nicht ertragen, berührt zu werden. Sie haben auch Jucken in den Augen, besonders an den Lidern, die Lider zucken und sie leiden an der typischen Neigung von *Causticum*, die Augen zu schließen. Wenn man die Patienten ansieht, so sind sie nicht geneigt, ihre Augen zu öffnen, fast so, als ob sie sie nicht öffnen wollten und als ob diese etwas geschlossen hielte.

Sie haben einen intensiven Tränenfluß, der immer im Freien schlimmer ist, manchmal auch in einem ziemlich kalten Zimmer. Sie blinzeln und bekommen ein Flimmern vor den Augen und wischen andauernd ihre Tränen weg. Sie können auch taub sein - *Causticum* kann bei Fällen von Taubheit, die fast immer auf eine Schädigung des Hörnervs zurückzuführen sind, sehr gut sein und enorm helfen.

Causticum ist das nützlichste aller Harn-Mittel, so lange der Patient eine akute Kälteempfindlichkeit hat. Mit Sicherheit ist es eines der nützlichsten

Mittel bei einfacher Zystitis. Wenn sie etwas komplizierter wird oder sich zu einer Pyelitis entwickelt, werden Sie ein anderes Mittel brauchen. Der Patient berichtet, daß er einen starken Drang zum Wasserlassen verspürt, ohne daß er überhaupt etwas Wasser lassen kann und dann setzt er sich hin oder spricht mit jemand, und nach etwa einer Viertelstunde geht das Wasser unwillkürlich ab. Das ist ein übliches Symptom. Auch beim Husten, Niesen oder wenn sie sich anstrengen, haben sie unwillkürlichen Urinabgang oder unwillkürliches Tröpfeln. Es ist das beste Mittel bei einer Lähmung, die nach einer Operation entstanden ist, wenn der Patient kein Wasser lassen kann. Es gibt noch andere Mittel wie *Staphisagria*, aber im ganzen gesehen, halte ich in diesem Falle *Causticum* für das nützlichste. Sie haben auch ein lustiges Symptom, das sehr häufig vorkommt, es ist ein schießender Schmerz im Rektum, wenn sie versuchen, wasserzulassen und es nicht können. Der Urin kann ganz dunkelbraun und die Zystitis von Leukorrhöe begleitet sein.

Causticum leidet viel an Heiserkeit, Husten und Halsentzündungen. Wenn sie viel sprechen, singen oder sonst etwas Ähnliches versuchen, kann der Husten stark werden. Sie haben das Gefühl eines rohen Futters im Rachen und so husten und husten sie, um etwas Zeug hochzubringen - sie bringen es aber nur ein Stückchen nach oben, dann müssen sie es schlucken. Es kann ein nützliches Mittel bei Grippe sein, wenn sie so beginnt. Fast immer verlieren sie die Stimme und werden kurzatmig, wenn sie schnell gehen oder mit zuviel Anstrengung sprechen. Sie haben mehr Rasselgeräusche in der Brust, als man erwarten würde, mit Schleim, der nicht hochkommen will.

Causticum-Patienten haben viele Probleme mit Kiefer und Mund. Ich erinnere mich an ein Mädchen mit ziemlich schlechten Zähnen. Aber, was ihr wirklich Kummer machte, war, daß sie morgens den Kiefer nicht öffnen konnte. Sie hatte starke Schmerzen im Kiefer, die bis zum Ohr hinauf gingen und das Gefühl, als ob die Zähne zu lang wären und sie beim Essen stören würden. Bei kaltem Wind können starke, schießende Schmerzen in den Zähnen auftreten. Nach vielen Jahren der Erfahrung halte ich es für das beste Mittel bei Fazialisparesen. Es ist auch ein großes Mittel bei steifem Hals. Der Patient, der an einem kalten Tag mit offenem Fenster im Auto fährt und dann mit einem steifen Hals hereinkommt, wird in neun von zehn Fällen auf *Causticum* reagieren. Denken Sie auch an ein anderes *Causticum*-Symptom - es geht ihnen bei Regenwetter besser. Sie können trockenes, kaltes Wetter nicht ausstehen.

Sie sind sehr unruhig. Nachts können sie keine ruhige Stellung finden, sie stehen auf und wandern umher. *Causticum* war eines der Mittel bei Chorea, und die Unruhe im Bett war eines der Symptome, auf die hin man es gab. Sie neigen dazu, Pickel und besonders Warzen auf der Nase zu bekommen. Es sind keine großen Warzen, meist sind sie ganz weiß, aber sie sind eben da und lassen den Patienten oft daran denken, daß etwas damit geschehen muß.

Clematis

Clematis ist nur teilweise geprüft. Es hat zwei charakteristische Zeichen - Hautausschläge und Harnsymptome. Wie oft kommen diese beiden Dinge gemeinsam vor! Es gibt ein starkes Gemütssymptom, das mich an *Clematis* denken läßt, wenn ich es sehe - sie können es nicht ertragen, alleine zu sein. (Fast ebensosehr fürchten sie es, in Gesellschaft zu sein, also was sagen Sie jetzt? Es ist schwer zu verstehen, aber es ist genau das, was sie berichten.) Sie sind reizbar, zornig, ziemlich ärgerlich und hassen es, zuzugeben, daß sie vor dem Alleinsein Angst haben. Wenn sie sehr lange allein sein müssen, werden sie sehr besorgt - manchmal weinen sie viel, haben Heimweh, zittern am ganzen Körper und weinen, bis sie erschöpft sind.

Sie werden selten einen *Clematis*-Patienten ohne Hautausschläge sehen. Am häufigsten bestehen diese aus kleinen, juckenden Krusten auf der Kopfhaut. Sie fühlen sich dadurch sehr gestört, denn sie können ihn nicht loswerden. Manchmal haben sie Bläschen oder Geschwüre auf der Haut, am häufigsten aber kommt der *Clematis*-Ausschlag auf der Kopfhaut vor. In der Regel ist der Ausschlag ziemlich trocken, obwohl er auch feucht sein kann. Es gibt ein anderes seltsames Symptom - ein pustulöser Ausschlag an den Leisten. Er ist berührungsempfindlich. Sie genieren sich wegen dieses Ausschlags, weil er schrecklich aussieht und wollen ihn möglichst nicht herzeigen, schließlich tun sie es aber doch, weil sie ziemlich besorgt darüber sind. Sie können im Gesicht und anderswo kleine Flecke haben, die möglicherweise eitern.

Sie haben auch Zahnschmerzen. Es ist sehr befriedigend, wenn Zahnschmerzen durch Homöopathie gelindert werden, und *Clematis* ist eines der Mittel, die dabei helfen. Es hat die Art von Zahnschmerzen, bei denen es ganz unerträglich ist, sich nachts hinzulegen. Tagsüber ist alles in Ordnung, aber nachts ist es schrecklich. Eine seltsame Sache ist die, daß die Patienten sich entweder der kalten Luft aussetzen, so kalt wie es nur geht oder, daß sie sehr kaltes Wasser trinken. Von beiden würde man glauben, daß es Zahnschmerzen verschlimmert. Es gibt noch eine andere seltsame Sache - sie haben sehr oft Schwellungen der Leistendrüsen, die beim Gehen empfindlich werden, auch im Bett ist es schlimmer.

Clematis-Patienten haben deutliche Harnsymptome. Zu Beginn des Wasserlassens bekommen sie brennende Schmerzen und berichten, daß der Schmerz noch sehr lange nach dem Wasserlassen in der Harnröhre bleibt. Sie klagen auch noch darüber, daß sie ein Konstriktionsgefühl in der Harnröhre haben, daß der Urin sehr langsam fließt und, daß sie aus diesem Grund die Blase nicht ganz leeren können.

Ich kenne kein Blasen- oder Nierenmittel, das nicht irgendeinen Hautausschlag unter seinen Symptomen hat. Er ist nicht immer sehr stark, aber selten findet man überhaupt keinen.

Sabal serrulata

Als allgemeine Regel gebraucht man dieses Mittel hauptsächlich bei jedem Stadium einer vergrößerten Prostata - und es kann äußerst nützlich sein. Sie haben komische, ungewöhnliche Gefühle - sie erzählen Ihnen, daß sie verwirrt sind und sich an nichts erinnern können. Sie werden ziemlich ärgerlich, es sei denn, daß man sie alleine ließe, so daß sie gründlich darüber nachdenken können, was sie tun wollen. Der Grund dafür ist, wie Sie häufig feststellen werden, daß die Gedanken des Patienten sich nur auf seine Beschwerden konzentrieren. Die Patienten erzählen ihrer Familie, es wäre besser, wenn sie weggehen und alleine sterben würden - sie sind sehr depressiv und niedergeschlagen. Sie haben Kopfschmerzen, die auf beide Schläfen übergehen - meist sind sie stärker auf der rechten Seite - und leiden bei Kopfschmerzen an starkem Schwindel. Oft berichten sie das wunderbare Symptom, daß der Schmerz an der Nasenwurzel beginnt und dann in den Kopf hinaufsteigt - oder, daß der Schmerz an der Gehirnbasis ist und in die mittlere Nackenregion hinuntergeht. Er nimmt einen ziemlich bestimmten Weg.

Sie haben verschiedene, ganz individuelle Harnsymptome. Sie haben Schmerzen beim Wasserlassen, was bei Mädchen und Frauen mit Eierstockschmerzen verbunden ist. Sie haben das Gefühl, als ob die Blase zu voll wäre, so daß sie zu Beginn des Wasserlassens stärkste Schmerzen und das Gefühl einer Blockade des Meatus haben. Manchmal verbrüht der Urin den Patienten fast und sie haben viele Schmerzen, die noch eine Zeitlang danach bestehen.

Sie müssen nachts sehr oft aufstehen - es ist sehr befriedigend, bei einem erneuten Besuch zu hören, daß sie früher nachts dreimal oder so aufstehen mußten und jetzt, wenn überhaupt noch, nur einmal. Eine Beschwerde, über die sie sich ziemlich konstant beklagen, ist, daß die Hoden schmerzhaft und wie straff heraufgezogen sind. Sie werden verzweifelt und reizbar - Mitleid mögen sie nicht gerade gern, sie verfallen in heftige Wut, wenn jemand Mitgefühl mit ihnen hat. Sehr häufig sind sie bei einer Prostatavergrößerung konstipiert.

Fast immer schlafen sie schlecht. Sie glauben, daß eine unbekannte Gefahr bevorsteht und wollen lieber wachbleiben, um ihr ins Auge zu sehen. Sie können nie herausfinden, was es ist, aber dieses Symptom kommt wieder und wieder. Wenn sie gut schlafen, sind die Schmerzen deutlich besser. Sie haben Hautausschläge - vielleicht nicht so ausgeprägt wie andere Mittel - entweder an den Händen oder im Gesicht, eine Art ekzematöser Flecke. Es ist nichts Bestimmtes daran, außer, daß Sie sich wundern, warum sie überhaupt einen Hautausschlag haben.

Sarsaparilla

Sarsaparilla ist eher ein Blasen- als ein Nieren-Mittel; auch dieses ist durch Harnbeschwerden und Hautprobleme charakterisiert.

Die Patienten haben kein besonderes Aussehen, aber sie klagen über Kopfschmerzen oder klopfende Schmerzen in den Seiten des Kopfes, oft mit einem sinkenden Gefühl, das bei Ruhe besser und bei Bewegung schlechter ist.

Die meisten ihrer Symptome sind bei Bewegung und beim Gehen schlechter und viel schlechter, wenn sie treppauf oder -ab gehen.

Ich denke an *Sarsaparilla*, wenn ein Ausschlag auf den Lidern ist, weil ich das so häufig festgestellt habe. Oft sind auch die Augen und die Basis der Nase ebenfalls geschwollen. Die Patienten klagen meist darüber, daß ein Nasenloch verstopft, was sehr störend ist. Sie sehen alt, elend und faltig aus und haben fast immer eine Art Ausschlag auf Gesicht und Stirne, was sie noch schlechter aussehen läßt. Sie bekommen Schorf auf dem Gesicht - der in einigen alten Lehrbüchern wie getrocknete Milch beschrieben wird - und der auch genau so aussieht.

Sie haben einen dürftigen Appetit. Das Essen schmeckt bitter oder manchmal süßlich; zu einer anderen Zeit schmeckt es dann metallisch, was sie alles als gleich unangenehm empfinden. Sie haben auch beinahe unmittelbar nach dem Essen ein Schwäche- und Leeregefühl und sind schon nach sehr wenig Essen deutlich aufgebläht.

Dem *Sarsaparilla*-Patienten geht es immer nach kalten Speisen besser und schlechter nach warmen.

Wenn sie Durst haben, dann auf Wasser, das sie in großer Menge trinken. Sie können nur sehr wenig Wasser lassen oder lassen sehr häufig blassen Urin. Sie haben starken Durst, Tenesmen in der Blase und lassen manchmal einen weißen, dicken, trüben Wasserstrom mit viel Schleim darin. Manchmal wollen sie dringend wasserlassen und stellen fest, daß es überhaupt nicht geht. Oft leiden sie während des Wasserlassens an so starkem Brennen, daß sie sofort damit aufhören. Alle haben eine Absonderung von langen Flocken und überhaupt keinen richtigen Urin. Der Urin kann trüb wie erdiges Wasser sein, sehr oft ist er rot oder hat sonst viel Harngrieß. Es besteht immer ein Brennen beim Wasserlassen. Gelegentlich, wenn sie wegen des brennenden Schmerzes nicht wasserlassen können, leiden sie an leichter Urininkontinenz, die tagsüber schlechter ist und schlechter, wenn der Urin eine starke Färbung hat. Bei wirklich schlimmen Fällen tritt ein Verbrühungsgefühl in der Urethra auf. Das weiße, trübe Aussehen des Urins sollte Sie an *Sarsaparilla* denken lassen, weil es ein sehr schnell wirkendes Mittel ist, wenn es paßt.

Terebinthina

Mir wurde immer gesagt, daß man bei diesem Mittel an drei Dinge denken sollte. Zuerst an die Zunge - eine typische weiche, rote, glänzende Zunge, ohne daß überhaupt Papillen darauf zu sehen sind.
Als zweites an ein exzessives Klingeln im Ohr.
Als drittes an die Schläfrigkeit. Diese Patienten können sogar mitten im Schmerz, mitten im Bericht ihrer Krankengeschichte einschlafen. Wenn ich an Terebinthina denke, möchte ich all diese drei Punkte vorhanden wissen. Sie sehen halb intoxiziert aus. Es sind sonderbare Leute, voll von Kopfdruck, sie haben Angst, Epilepsie zu bekommen, sogar wenn in ihrer Familiengeschichte kein möglicher Grund für eine solche Befürchtung besteht. Sie haben dumpfe Kopfschmerzen und manchmal das Gefühl, als ob ein straffes Band um den Kopf gezogen wäre, die eigene Stimme klingt ihnen unnatürlich.
Sie leiden an Ohrenklingen und sagen sehr häufig, daß sie die Richtung, aus der ein Geräusch kommt, nicht feststellen können. Das ist ungewöhnlich, denn bei einer Untersuchung sind die Ohren ganz in Ordnung - es ist die Richtung, die sie nicht sagen können.
Wenn sie krank sind, haben sie oft Hunger und Durst, was Sie überraschen wird. Sie haben ein ziemlich enges Gefühl im Oberbauch und chronische Leberbeschwerden. Das ist von einer Aufblähung, von Gurgelgeräuschen und etlicher Empfindlichkeit des Oberbauches begleitet, all diese Beschwerden werden durch Umhergehen gebessert. Fast immer sind sie verstopft.
Sie haben ein eigenartiges Symptom: Wenn sie sich niedersetzen, bekommen sie eine Art Druckgefühl in den Nieren, das augenblicklich verschwindet, wenn sie umhergehen. Oft haben sie einen brennenden Schmerz beim Wasserlassen und ein häufiges Verlangen zu urinieren. In der Tat kommen sie nie zur Ruhe - bei jedem Versuch zu urinieren entstehen Spasmen und sie haben verminderten Harnabgang. Gelegentlich haben sie einen profusen Harnfluß und dann häufig Schleimablagerungen darin. Der Urin ist dick, trüb und leicht blutig - als zweite Möglichkeit können sie in diesem Stadium auch viel Blut, wenig Urin und eine konstante Dysurie haben.
Nachts im Bett haben sie feuchtkalten Schweiß. Es soll auch ein gutes Mittel für Kinder, die ohne Vorwarnung in Gefühlsausbrüche verfallen, sein.

48. Rheuma

Ich bin mehr und mehr überzeugt, daß ein konstitutionelles Mittel auch beim stärksten Rheumatismus wirken kann. Andererseits ist man nicht immer in der Lage, es zu finden. Es gibt viele Patienten, die in diesem oder jenem Körperteil verschiedene rheumatische Symptome zeigen, diesen kann ein lokal wirkendes Mittel mit großem Erfolg gegeben werden.

Aurum

Aurum ist ein nützlicheres Rheuma-Mittel, als sich viele Leute klarmachen, das Rheuma springt von Gelenk zu Gelenk. Oft tritt es in den Knöcheln und Füßen auf, die besonders schmerzhaft sind.

Die Patienten sagen unweigerlich, daß sie sich nicht hinlegen können, besonders wenn sie es in einem der oberen Gelenke haben - sie müssen sich im Bett aufsetzen und meistens nach vorne beugen. (Wenn mir das jemand mit einer Lungenentzündung berichten würde, so dächte ich dabei an *Kalium carbonicum* und nicht an *Aurum*.)

In der Regel sind sie bläulich - der Grund, warum sie sich nicht niederlegen können, ist teilweise ihre Atemnot. Sie sind sehr verzweifelt und berichten fast immer, daß sie ihren Herzschlag spüren und, daß er zu schnell ist.

Cadmium sulfuricum

Ich verwende es bei Patienten, die Schmerzen am oberen Ende der Wirbelsäule haben. Ich bin immer überrascht, wie gut es wirkt, besonders, wenn sie auf diesen speziellen Teil zeigen und sagen, daß es dort wehtut.

Calcium carbonicum

Ein fünfzigjähriger Mann lehnte eine konventionelle Therapie seiner sehr starken rheumatoiden Arthritis ab. Alles war davon betroffen, Handgelenke, Knöchel und Schultern am stärksten. Er war verfroren, hatte kalte, feuchte Hände und schwitzte stark an Gesicht und Kopf. Er hatte großes Verlangen nach Eiern - wenn man ihn fragte, was er gerne äße, waren es immer Eier oder ein Eiergericht. Er lebte in großer Angst, was mit ihm geschehen würde, vor allem, ob er weiterarbeiten und seine Familie durchbringen könnte.

Ich gab ihm *Calcium carbonicum 10 M* - es ging ihm sehr schnell besser und zwei Monate später konnte er seine Arbeit wieder aufnehmen. Etwa nach zwölf Jahren kam er wieder zurück, weil er gerade wieder von dem alten Übel bedroht wurde, was bei Rheuma ja konstant so ist, wie ich festgestellt habe.

Sie brauchen dann eine Wiederholung ihres Konstitutionsmittels in einer Hochpotenz.

Calcium hypophosphoricum

Calcium hypophosphoricum ist für Hände, Finger und Knöchel, die sehr weh tun und nicht mehr bewegt werden können. Es wirkt, wenn Sie es einem Patienten, dessen Schmerzen in der Daumenbasis oder in den Ringern beginnen, früh geben können.

Causticum

Causticum ist ein wirksames, lokales Mittel, wenn jemand über Rheuma in einem Körperteil klagt, besonders in den Kiefergelenken - der Patient kann sie plötzlich nicht mehr bewegen. Dabei können sie einen steifen Hals haben oder auch nicht. Wenn sie in einem sehr kalten Wind gestanden sind, können sie sogar eine leichte Gesichtsparalyse oder die Tendenz dazu bekommen. Es wird immer ein kalter Tag sein, der dies verursacht, an einem regnerischen Tag geht es ihnen besser.

Drosera

An das Mittel *Drosera* muß ich denken, wenn der Patient sagt: »Ich habe Schmerzen die ganzen Beine hinunter!« »Ich habe Schmerzen in all meinen Armknochen.« - Einen ziehenden, schießenden Schmerz, der stechend wird, wenn er in die Gelenke geht.
Ich habe ihn mehr in den Knöcheln als in sonst einem Körperteil gefunden. Er beginnt im Schienbein, geht zum Knöchel hinunter und bleibt dort. Die Knöchel fühlen sich so an, als wären sie nicht an der rechten Stelle, wenn der Patient zu gehen versucht.
Diese Patienten klagen immer darüber, daß ihnen das Bett zu hart ist - sie finden dort keine Bequemlichkeit und können ihren Knöchel in keine gute Lage bringen, weil das Bett zu hart ist.
(Arnica ist das andere Mittel, bei dem der Patient darüber klagt, daß ihm das Bett zu hart sei.) Fast immer haben sie überall starken Nachtschweiß und frösteln bei Ruhe.

Dysenteriae compositum

Einer der besten Fälle, den ich je sah, war ein Mann, der im Rollstuhl in die Ambulanz gefahren wurde. Er war ein vollkommener Invalide, der in den

meisten Gelenken arthritische Veränderungen hatte und sich schon lange nicht mehr bewegen konnte.
Während der Befragung sagte er: »Ich weiß nicht, ob es irgendetwas damit zu tun hat, aber seitdem ich mit sechzehn Jahren einmal Dysenterie hatte, ist es mir nie mehr gut gegangen.« Ich gab ihm eine Dosis *Dysenteriae comp. C 30* und war sehr erfreut, weil er einen Monat später an zwei Stöcken gehen konnte. Schließlich kam er ohne Stöcke herein und kehrte zu seiner vollen Arbeitstätigkeit zurück. Er hatte nie etwas anderes als diese eine Dosis des Mittels bekommen.

Ferrum phosphoricum

In der Regel setzen sich die *Ferrum phosphoricum*-Schmerzen zwischen den Schulterblättern fest. Der Patient muß nachts aufstehen und herumgehen, um sie zu lindern, denn es tut so weh, daß er nicht mehr einschlafen kann.
(Die anderen zwei Mittel, die nachts aufstehen und umhergehen sind *Pulsatilla*, das jede Nacht aufsteht, weil es zu heiß ist oder weil Bewegung bessert, und *Rhus toxicodendron*.)
Bewegung erleichtert alle drei und sie gehen dann ins Bett zurück und schlafen wahrscheinlich sofort ein.
Ferrum phosphoricum-Patienten sind kalt und leicht reizbar - nette Leute, aber gewiß reizbar. Sie mögen nicht, wenn man sie berührt, weil es ihnen weh tut. Bei all ihren Beschwerden, ob es nun eine Pneumonie, ein starker Husten, eine zu Ende gehende Grippe oder Rheuma ist, haben sie eine eigenartig unbelegte Zunge.

Medorrhinum

Medorrhinum hat deutliche und vieldeutige Modalitäten. Jemand wacht morgens auf, oder er kommt von draußen herein und fängt dann an zu frieren. Am gleichen Abend stellt er dann fest, daß er in verschiedenen Gelenken Schmerzen hat. Obwohl der Schmerz in verschiedenen Gelenken beginnt, setzt er sich dann nur in einem fest und das ist der Schlüssel zu diesem Mittel. Der starke Schmerz sitzt an einem Punkt, am häufigsten im Knie, Knöchel oder Handgelenk, Bewegung verschlechtert.
In diesem Stadium wird der Patient auch einen gewissen Grad an Ischiasschmerzen haben, der Schmerz geht die Beine hinunter bis zum Fußballen. Wenn der Patient berichtet, daß er Schmerzen im Fußballen hat, denke ich immer an *Medorrhinum*. Es ist eines der Mittel, bei denen der Patient die Füße aus dem Bett hinausstreckt (wie bei *Sulfur und Pulsatilla*.)

Natrium phosphoricum

Der Schmerz ist oft im Lumbalgebiet, mit Schweregefühl und Schwäche der Arme, er ist immer im rechten Handgelenk oder im rechten Ellbogen schlechter, manchmal schießt er über der rechten Schulter in den Nacken. Ist der Schmerz im Handgelenk, wird er sich charakteristischerweise in die Handteller oder Finger ziehen. Wenn der Patient rechtsseitiges Rheuma hat, sitzt es oft in der rechten Hand, so daß er nicht schreiben kann. Auch der rechte Ellenbogen kann sehr schlimm sein. Sie sind deshalb deprimiert, bekümmert und glauben, daß sie bald zu den chronischen Invaliden gehören.

Natrium sulfuricum

Natrium sulfuricum hat Steifigkeit, meist an der Außenseite des linken Beines und des linken Unterarms. Es ist eine Art Druckgefühl, als ob ein enges Band rund um den linken Ellbogen gezogen würde. Der Patient kann darüber klagen, daß ihm sein linker Ellbogen so weh tut, als ob jemand die ganze Zeit über hineinbohren würde.

Nux vomica

Nux vomica ist ein großes Rheuma-Mittel und ähnelt *Causticum* sehr.
Die Patienten sind verfroren und können, was das Rheuma betrifft, sehr häufig durch Kälteeinwirkung Lumbago bekommen.
Sie haben akute, spasmodische Schmerzen und sind meist geplagt, weil sie nachts aufsitzen müssen, wenn sie sich herumdrehen wollen.
Bewegung verschlechtert und sie fürchten sich davor. Sie fürchten die Schmerzen ebenso stark wie der *Bryonia*-Patient, nur daß *Nux vomica* eine sehr verfrorene Person ist. Zugluft und Kälte verschlechtern. Wärme und heiße Getränke bessern. Ein *Nux vomica*-Patient wird Ihnen erzählen, wieviel besser sein Lumbago wird, wenn er etwas Heißes trinkt - das ist ein sehr guter Tip!
Sie fühlen sich bei trockenem und besonders bei trockenem, kalten Wetter schlechter.
- *Nux vomica* liebt Regen.

Pulsatilla

Dieses Mittel ist bei Rheuma wohlbekannt und wenn es das Konstitutionsmittel des Patienten ist, kann es dies völlig zum Verschwinden bringen. Die *Pulsatilla*, die ich hier erwähne, ist eine *Pulsatilla* für einzelne Gelenke,

besonders für das Kniegelenk. Dem Patienten geht es nach einem heißen Bad viel schlechter. Alles Heiße, sogar das Sitzen in einem warmen Zimmer ist ihm wahrscheinlich unerträglich. Die Patienten sagen Ihnen vielleicht, daß sie mindestens zweimal pro Nacht aufstehen und umhergehen müssen, um wieder einschlafen zu können.
Hier gebe ich ausschließlich drei Gaben von *Pulsatilla 10 M*.

Radium bromatum

Ich verwende dieses Mittel im Winter mindestens einmal pro Woche bei Patienten, die beständige Rückenschmerzen haben. Im akuten Stadium würde sie wahrscheinlich *Rhus toxicodendron* lindern, aber sie haben noch Schmerzen im unteren Rücken, die in eine oder in beide Hüften übergehen und weder durch Hitze, noch durch Druck besser werden. Dieser verzweifelte, chronische Schmerz dauert an und macht ihnen große Sorgen. Das ist einer der Anlässe, bei denen ich *Radium bromatum 10 M* einmal pro Woche für die Dauer von sechs Wochen gebe.

Rhododendron

Rhododendron ist ähnlich, aber es bestehen gewisse Unterschiede. Ich habe immer festgestellt, daß es in einer unerwartet kalten Zeit im Frühsommer, wenn die Blumen schon heraus sind, gebraucht wird. Ein kalter, windiger, regnerischer Junianfang ist die Art Wetter, das Beschwerden hervorbringt, die auf *Rhododendron* reagieren. Der Schmerz verlagert sich die ganze Zeit, sogar mehr wie bei *Rhus toxicodendron*.
Bei *Rhododendron* neigen die Schmerzen dazu, von oben nach unten zu gehen. Wenn sie in der Schulter sind, sitzen sie am nächsten Tag in den Rippen oder Händen, oder sie sind in den Beinen und am nächsten Tag in den Füßen.

Rhus toxicodendron

Rhus toxicodendron ist eines der üblichsten dieser Mittel und es ist für einen kalten Feuchtwetter-Rheumatismus. Der Patient hat reißende Gefühle um die Gelenke oder sogar in den Gelenken und ist sehr unruhig. Die Schmerzen gehen von Gelenk zu Gelenk und sind am Anfang einer Bewegung schlimmer, aber deutlich besser, wenn man sich weiter bewegt, besonders, wenn man in Bewegung bleiben kann.
Oft bessern warme, trockene Auflagen - sie lieben ein hübsch warmes Polster an ihrem Rücken.

Sanguinaria

Sanguinaria ist ein großes Schulter-Mittel. Ich habe es oft für nichts anderes als Schultern gegeben, meist eher die rechte als die linke Schulter.

Thuja

Thuja ist ein anderes Knie-Mittel. Es gibt Patienten mit Rheuma in nur einem Knie. Das Mittel hat deutliche Charakteristika - es hat starken Schweiß an unbedeckten Körperteilen. Wenn es geschieht, daß der Patient beim Schlafen einen Arm aus dem Bett streckt, so ist dieser schweißnaß. Ihr ganzer Hals ist naß. Die Füße können naß sein. Manchmal ist der Schweiß ölig und widerlich stinkend.

Ich verwende die folgenden Mittel für Kinder:

Aconitum

Ein Kind kann irgendwo einen heftigen, kreischenden Schmerz haben, vielleicht, nachdem es draußen im kalten, trockenen Wind gestanden ist oder kalt wurde. Diese Typen haben eine unruhige Nacht und fühlen sich elend. Viele dieser Fälle, die plötzlich entstehen und schlimm und von Unruhe begleitet sind, bessern sich mit wenigen Gaben *Aconitum*.

Actea racemosa

Actea racemosa, auch als *Cimicifuga* bekannt, ist ein weniger bekanntes, aber sehr nützliches Mittel. Das Kind hat einen akuten Schiefhals und Halsschmerzen, weil es in der Kälte gestanden ist. Sie können den Kopf nicht drehen. Es entsteht bei naß-kaltem Wetter.
Eigenartigerweise berichtet Ihnen der Patient, daß er bei Schmerzen in einer Schulter auch Schmerzen im Knie auf der gegenüberliegenden Seite hat, und das ist ein gutes Symptom für *Actea*. Schmerzen an gegenüberliegenden Körperseiten: eine Schulter und das gegenüberliegende Knie, ein Knie und der gegenüberliegende Knöchel, sogar eine Seite des Halses und die Schulter der anderen Seite.

Aluminium metallicum

Ich halte *Alumina* bei Kindern von Nutzen, die über Schmerzen in den Schulterblättern oder Schmerzen in einer Schulter klagen.

Es gibt keine besondere Ursache dafür, sondern es bestehen nur sehr starke Schmerzen, die jedermann für Rheuma hält. Unter diesen Umständen ist es klug, sich zu vergewissern, daß das Essen des Patienten nicht in Aluminiumtöpfen gekocht wird.

Bryonia

Es ist für einen anderen Kindertyp, der ein sehr steifes Gelenk bekommt. Ich denke da an ein Mädchen, das eine sehr steife Schulter bekam, die rot wurde und anschwoll, so daß das Mädchen sie ohne akuten Schmerz nicht sehr weit heben konnte. Alles, was es wollte, war, sich auf den Tisch aufzustützen und ganz still zu sitzen. Das Mädchen war gereizt, wenn man mit ihm sprach und nur fragte, wie es der Schulter ginge, die Zunge war auch extrem weiß belegt. Daraufhin gab ich ihm acht Dosen *Bryonia C 30*, was alles besserte.

Kalmia latifolia

Kalmia ist für wandernde Schmerzen, die, sagen wir, in der Schulter beginnen. Wenn sie in der Schulter beginnen, ziehen sie bis in den Arm und in die Hände hinunter. Wenn sie oben am Bein beginnen, was manchmal geschieht, ziehen sie in das Bein hinunter. Sie werden wiederkommen, diesmal vielleicht im Ellbogen und sich zu den Fingern hinunterziehen. Der Schmerz bewegt sich ständig und immer nach unten. Tatsächlich kommt und geht er schnell und erinnert Sie an *Pulsatilla*. Eines habe ich ziemlich konstant bei Kindern, die *Kalmia* brauchen, festgestellt und das ist, daß sie über Herzklopfen klagen.

Natrium phosphoricum

Natrium phosphoricum ist bei Kindern für Steifigkeit und Gespanntheit der Muskeln. Oft haben sie das Gefühl, als ob die Sehnen ihrer Beine zu kurz wären und sie hinter den Knien nach oben ziehen würden. Ihre Glieder können schwach und ziemlich schwerfällig sein. Der Schmerz ist häufig im rechten Handgelenk oder im rechten Ellbogen konzentriert. Ich habe festgestellt, daß es eine spezielle Wirkung auf dieses Gebiet hat, vor allem auf den rechten Ellbogen.

49. Schlaflosigkeit

Aconitum

Dies ist, hauptsächlich bei Kindern, ein wertvolles Mittel bei einer akuten Erkältung mit Unruhe. Die Kinder können sich nicht ruhig hinsetzen, sind gereizt, haben Angst zu sterben und mit *Aconitum* kann man sie zum Schlafen bringen. Ich würde jeden Abend eine C 30 geben.

Chamomilla

Wenn sich das *Chamomilla*-Kind hinsetzt, ist es sehr schläfrig, wenn es sich aber hinlegt, kann es überhaupt nicht schlafen. Wenn es eingeschlafen ist, wacht es mit heftigen Schmerzen auf, die es vom weiteren Schlaf abhalten. Es hat ein richtiges *Chamomilla*-Temperament, will herumgetragen werden und die Eltern schreiten mit ihm in der Nacht den Flur auf und ab. Besonders in der frühen Nacht sind diese Kinder so schlaflos - sie können aufstehen und umhergehen. Ältere Kinder werden im weiteren Verlauf der Nacht zu einem natürlichen Schlaf finden und bis zum Morgen schlafen.

Cocculus

Cocculus ist für Menschen, die lange Zeit jemanden pflegen mußten, wertvoll. Für Menschen, die jede Nacht aufsein mußten und infolge davon völlig erschöpft sind. Sie gehen dann zu Bett und können nicht schlafen. Sie erzählen Ihnen ganz aufrichtig, daß sie zu müde zum Schlafen sind, sogar wenn sie die Gelegenheit dazu hätten. Sie werden gereizt und stellen fest, daß sie etwas zu Schwindel neigen.

Coffea

Coffea wirkt nicht immer, aber hie und da ist es sehr nützlich. Der Geist des Patienten arbeitet, er plant und erledigt in Gedanken Dinge und verspürt keine Neigung zum Schlaf in sich. Sie reagieren empfindlich auf jede Art von Emotion und lieben nichts mehr als das, was sie eine erfreuliche Nachricht nennen, was immer das sein mag. Dann tritt eine kleine Krise ein und sie können nicht schlafen. Besonders nützlich ist es bei Kaffeetrinkern, die, wenn sie durch eine schwere Prüfung gehen müssen, danach manchmal ganz am Rande eines Zusammenbruchs sind.

Lycopodium

Lycopodium ist mein bevorzugtes Schlafmittel. Der Patient kann nicht einschlafen, obwohl alles in Ordnung ist, sobald er schläft.
Lycopodium-Kinder halten nachts das ganze Haus wach, weil sie nicht schlafen können und dann ihre Gedichte rezitieren und ihre Lieder singen. Ihre Gedanken sind sehr aktiv und sie können die Arbeit des Tages nicht vergessen. Sie können einige unruhige Träume haben. Es ist ein großes Mittel für Teenager, die hart für eine Prüfung lernen und dann ins Bett gehen, um festzustellen, daß sie ihre Arbeit überhaupt nicht aus dem Kopf bekommen können. Am Morgen fühlen sie sich ziemlich miserabel und in der Regel schlafen sie für eine Zeitlang einige Nächte schlecht.
Wenn sie eingeschlafen sind, träumen sie viel. Fragen Sie, was sie geträumt haben - ich habe noch nie ein *Lycopodium* getroffen, das sich daran erinnern konnte. Oft sind sie um 4 Uhr früh hellwach, wenn sie von diesem Zeitpunkt bis zur Frühstückszeit träumen, erinnern sie sich leichter an ihre Träume. Oft träumen sie von wilden Tieren und Dingen, vor denen sie Angst haben. Sie schwitzen nicht und je weniger Schlaf sie haben, desto angstvoller sind diese Träume nach 4 Uhr. Gelegentlich lachen und sprechen sie im Schlaf. Es ist das Schlafmittel des ehrgeizigen Jungen, obwohl ich auch einige Mädchen gesehen habe, die es brauchten.

Nux vomica

Der *Nux vomica*-Patient kann nach einer geistigen Anstrengung nicht einschlafen, ebenso nicht nach dem Mißbrauch von Kaffee, Alkohol oder sogar Tabak. Sie neigen dazu, noch bis spät in die Nacht hinein zu studieren - »Ich konnte nur schwer bei meinem Buch bleiben, ich war am Abend so schläfrig. Aber gegen zehn wachte ich auf und konnte zwei oder drei Stunden lang arbeiten.«
Meist wachen sie zwischen 3 und 4 Uhr früh auf, ihr Gehirn ist dann sehr aktiv und es kann sein, daß sie dann aufstehen, um zu arbeiten. Wenn das so ist, gehen sie meist gegen 7 Uhr ins Bett zurück, sind um 8 Uhr tief eingeschlafen und stehen sehr schwer wieder auf. Wenn sie aufgrund von Ärger schlaflos sind, ärgern sie sich über alles mögliche, aber nicht über sich selbst.

Pulsatilla

Der *Pulsatilla*-Patient ist nicht immer schlaflos, aber er kann es phasenweise sein. Im warmen Zimmer fühlen sie sich schlechter und sie schlafen besser, wenn sie sich vor dem Zubettgehen bewegen können. Sie haben keinen Durst, meinen aber immer, daß ein kaltes Getränk ihnen guttun wird, wenn sie nicht einschlafen können.

Wenn es ihnen rundherum gutgeht, haben sie immer einen rosaweißen Teint, sehen drall und heiter aus, sie bekommen aber ein ziemlich fleckiges Aussehen, wenn sie sehr schlaflos sind. Die andere Sache bei ihrer Schlaflosigkeit ist, daß sie dazu neigen, zuviel zu essen. Ein überreiches Essen wird sie, wie bei allen anderen *Pulsatilla*-Beschwerden, aufwecken.

Rhus toxicodendron

Rhus toxicodenron-Symptome entstehen in der Kälte und im Freien, besonders wenn der Patient geschwitzt hat. Zur Nachtzeit bekommen sie Angst und ihre geistigen Symptome sind nachts schlechter. Sie sind reizbar und unruhig, was dem typischen *Rhus toxicodendron*-Bild im akuten oder chronischen Stadium entspricht. Es ist üblich, daß der *Rhus toxicodendron*-Patient nachts aufsteht, um sich Unmengen von Tee zu machen und herumzulaufen. Auch Schmerzen lassen sie keinen Schlaf finden und *Rhus toxicodendron* ist selbstverständlich eines der Rheumamittel. Die Schmerzen verschlimmern sich bei Ruhe - was für *Rhus toxicodendron* ein anderer Grund ist, nachts aufzustehen und herumzugehen, und, was es auch wieder einschlafen läßt.

Thuja

Der *Thuja*-Patient leidet an dauernder Schlaflosigkeit. Sie sind sehr unruhig und sprechen unaufhörlich, besonders bei Mondschein, wie sie manchmal berichten. Wenn sie schlafen, träumen sie von Toten. *Thuja* wird ganz allgemein bei Schlaflosigkeit nach Impfungen oder Auffrisch-Impfungen gebraucht.

50. Träume

Die Mittel dieses Kapitels beziehen sich auf auffallende, sich wiederholende Träume, solche, die ihnen der Patient jedesmal, wenn er in die Sprechstunde kommt, erzählt, und die ihm wirklich das Leben schwer machen und ihn sehr plagen. Das sind die Träume, von denen der Patient sagt: »Ich würde sie nicht erwähnen, wenn es gewöhnliche Träume wären, aber ich habe die allerschrecklichsten Alpträume!« Dann fragen Sie, wie es darum steht und, bei Gott, sie sind wirklich unerfreulich! Oder sie haben solch geschäftige, unerfrischende Träume, daß sie nicht zur Ruhe kommen können und es ist sehr nützlich, sie zu kennen. Ich rechne Träume, die Patienten erzählen, die beim Analytiker waren, nicht dazu.

Arnica

Arnica ist eines meiner bevorzugten Mittel. Man denkt an *Arnica* nicht als an ein wichtiges Traummittel, aber es ist eines.

Die Träume sind nicht so schrecklich wie die anderen Mittel, aber sie sind nichtsdestoweniger da. In der Regel neigt der *Arnica*-Patient dazu, den ganzen Tag über sehr schläfrig zu sein. Sie können nicht auf einem Stuhl sitzen und denken, oh gut, jetzt will ich schlafen gehen und es hinter mich bringen. Sie gehen am frühen Abend für ein oder zwei Stunden schlafen, wachen dann mit rotem Gesicht und heißem Kopf auf. Sie fürchten sich sehr, wieder einzuschlafen, für den Fall, daß dann die physischen Symptome wiederkehren. Sie haben angstvolle Träume und einen unerfrischenden Schlaf. Es ist eines der Mittel, das ganz beständig von Tieren träumt - daß sie von Tieren gehetzt werden. Sie erwachen voller Aufregung und können sich ganz schwindelig fühlen.

Ich hatte zwei *Arnica*-Patienten, die ich sehr selten sah, es waren zwei junge Männer. Beide hatten gelegentliche Traumepisoden, in denen sie von einem schwarzen Hund gehetzt wurden, der sie beißen wollte. Tatsächlich mochten sie Hunde sehr - und das ist der Punkt, und sie hatten nicht das kleinste bißchen Angst vor ihnen. Sie erwachten dann mit dem Gefühl, als sei der Traum wahr gewesen und, als seien sie schuld daran. Das ist sehr charakteristisch für einen *Arnica*-Traum.

Sie träumen auch noch etwas anderes, nämlich, daß sie sich nicht entscheiden können. Sie erleben eine Situation, in der sie sich entscheiden müssen und sie können es nicht. Sie erwachen dann und brauchen einige Sekunden, um zu realisieren, daß es nichts mit ihnen zu tun hat.

Sie sprechen und stöhnen im Schlaf, und gelegentlich können sie so ängstlich sein, daß unwillkürlich Stuhl und Urin abgehen. Gelegentlich träumen sie vom Tod, von Menschen, die ertränkt oder verletzt werden, aber das geschieht meiner Erfahrung nach nicht so häufig, als daß sie für etwas verantwortlich waren, das sie nicht getan haben. Es sind die typischen *Arnica*-Patienten mit ziemlich rotem Gesicht, sie spüren die Hitze; das Bett erscheint zu hart, sie wollen nicht bewegt werden und fühlen sich überall wie zerschlagen.

Arsenicum album

Patienten, die das Mittel für Träume brauchen, sind meist wie *Arsenicum*-Patienten. Sie sind unruhig, ängstlich und verfroren und halten sich dicht am Feuer. Akute *Arsenicum*-Träume sind oft charakteristisch. Meist erleben sie in ihnen, daß sie große Trauer leiden, daß sie viele Sorgen ertragen müssen oder in großer Gefahr sind. Gelegentlich können sie von Feuer und davon, daß im Dunkeln geschossen wird, träumen, dann erwachen sie in hellem Entsetzen. Meine letzte Patientin mit akuten *Arsenicum*-Träumen war um Mitternacht herum sehr kurzatmig und hatte alle Arten von *Arsenicum*-Modalitäten, sie nippte alle paar Minuten an kaltem Wasser, das sie nie in einem Zug austrank und war verfroren usw..
Sie hatte all diese Arten von Träumen, erwachte mit akutem Herzklopfen und in schrecklicher Angst. Sie brauchte eine Dreiviertelstunde, um sich wieder zu beruhigen.

Aurum

Ein depressiver *Aurum*-Patient ist sehr unruhig und ist nachts über sich selbst bekümmert.
In seinen Träumen kommen fast immer Schlangen und Kriechtiere vor. Sehr oft träumen die *Aurum*-Patienten, daß sie hungrig sind. Wenn sie nicht zu müde sind, stehen sie auf, essen etwas und fühlen sich viel besser, dann schlafen sie meist wieder ein. Aber nicht immer stehen sie auf, sie können gelegentlich von Leichen träumen. (Es gibt tatsächlich nur drei Mittel, die von Leichen träumen. *Calcium carbonicum* ist das wichtigste. Das andere ist *Thuja* und das dritte *Aurum*, obgleich seltener.)
Sie träumen auch, daß sie sich in einem schrecklichen Streit befinden, der nicht enden will. Er geht immer weiter und weiter und keiner beendet ihn je. Sie regen sich sehr darüber auf und sind niedergeschlagen, weil es immer so weitergeht und haben das Gefühl, nicht mehr weiterleben zu können, aber was sollte man denn tun... sie sehnen sich danach, nicht mehr leben zu müssen und in diesen Fällen kann der *Aurum*-Patient Selbstmord begehen.

Calcium carbonicum

Das ist eines der allerüblichsten Traummittel. Der *Calcium carbonicum*-Patient wird schrecklich von seinen Träumen geplagt. Es ist eines der

Traummittel bei Kindern. Diese schließen die Augen, schlafen ein und träumen, daß Leute um ihr Bett herumstehen und das erschreckt sie stark. Es sind sensible, in jeder Weise nervöse Kinder, die immer glauben, daß ihnen oder ihren Freunden etwas geschieht. In der Regel essen sie gut und haben die charakteristischen *Calcium carbonicum*-Symptome. Sie lieben Eier und sind fast immer verstopft. Es ist für das Mittel charakteristisch, daß sich der Patient bei Verstopfung viel besser fühlt.
Die Kinder haben Alpträume, sie erwachen mit dem Gefühl, daß sie Gesichter sehen. Sie träumen ganz konstant den *Calcium carbonicum*-Traum von Leichen. Bisweilen machte es mir viel Sorgen, wenn ein Kind erzählte, daß es das ganze Zimmer voller Leichen liegen sah. Erwachsene können auch berichten, daß sie den Geruch der Leichen riechen. Sie haben in der Tat so schlimme Träume, daß sie in der Nacht aufschreien.

Chelidonium

Das ist ein anderes, weniger häufiges Mittel. Ich habe festgestellt, daß der Patient viel träumt. Es ist der *Chelidonium*-Patient, der Ihnen beschreibt, daß er keinen Appetit mehr hat, daß er am Essen keinen Gefallen mehr findet, daß er weder Fleisch noch Käse mag und sehr heiße Getränke wünscht. Wenn er das richtige Essen bekommen kann, mag er es heiß und fühlt sich anschließend besser. Sie haben einen anhaltenden Schluckauf, manchmal dauert er zwei oder drei Stunden lang. Im Bauch haben sie viel Blähungen und Rumpeln, manchmal auch das Gefühl, als ob ein Strick sehr straff um die Taille gezogen würde.
Immer haben sie eine Neigung zur Obstipation, obwohl ein echter *Chelidonium*-Patient auch als letztes in der Nacht eine Art schleimige Diarrhöe haben und danach sehr verstopft sein kann. Tagsüber hat er schwierige Stühle, die hellgelb sind.
Sie gähnen, sind lethargisch und können sehr schläfrig werden und dann keinen Schlaf finden. Wenn sie dann schlafen, ist der Schlaf nicht erfrischend und voller Träume - das ist es, was sie immer berichten.
Jeder Patient, dem ich *Chelidonium* für Träume gegeben habe, hat von seinen Geschäften geträumt. Sie können auch von schrecklichen Dingen, wie Leichen und Beerdigungen träumen, aber das Geschäftliche ist immer vorrangig. Gelegentlich träumen sie, daß sie herabfallen und ermordet werden oder sie haben einen entsetzlichen Traum, in dem sie lebendig begraben werden.
Aber all das ist nicht annähernd so häufig, wie ihre einfachen, ziemlich besorgten Träume von ihren Geschäften. Sie träumen, daß sie damit nicht fertig geworden sind, daß sie nicht alles zusammen gerechnet hätten, daß sie die Papiere nicht an den richtigen Platz gelegt hätten, daß sie nicht rechtzeitig zu einer Verabredung kämen. (Das andere Mittel, das derartige Träume hat, ist *Bryonia*. *Bryonia* hat gemäß den Lehrbüchern einen anderen

Traum, den ich nie angetroffen habe. Ich glaube, daß ich auch Alpträume haben würde, wenn sie mir davon erzählt hätten - von Läusen, die sich an ihre Schultern klammerten.)

Pulsatilla

Pulsatilla ist ein Mittel für alle möglichen ungereimten Träume. Man kann auch Visionen dazu sagen, obwohl das nicht der richtige Ausdruck dafür ist, es sei denn, Sie haben einen *Pulsatilla*-Patienten, der zu jeder Zeit einen Geist sehen kann. Sie haben eine Menge konfuser, ziemlich unerfreulicher Träume. Eine Patientin sagte, daß sie etwas zu träumen begann und mitten im Traum feststellte, daß sie etwas ganz anderes träumte und dann zum ersten Traum zurückkehrte, um ihn zu Ende zu träumen. Diese Menschen sind voll von Ängsten und können deshalb nicht einschlafen, sie haben Angst vor Fremden, oder weil sie freundlich zu Leuten sein müssen, besonders, wenn sie in einer ihrer, wie sie sagen, »Traumphasen« sind. Sie träumen nur für die Zeit von einigen Wochen dann eine ganze Weile nichts mehr.

Sepia

Sepia-Patienten haben nicht so viele spezielle Träume, aber wenn sie träumen, dann von Streitigkeiten, von Zänkerei oder von Dingen, die ihnen Sorgen machen. Es geht ihnen immer zur Zeit der Menses schlechter.

Thuja

Thuja-Träume können entsetzlich sein. Sie träumen von Leichen oder Leichengeruch. Ich bin immer etwas vorsichtig, wenn ich sie nach ihren Träumen frage, weil sie dadurch nervös werden können. Ein anderer *Thuja*-Traum besteht darin, daß sie aus großer Höhe herabfallen. In ihren Träumen dreht es sich immer um eine Gefahr - sie sollen ermordet werden oder irgend etwas Riskantes tun. Manchmal beschreiben sie eine spaßige Sache, sie haben das Gefühl, als ob sie, während sie im Bett liegen, festgehalten würden und sich nicht bewegen könnten, nicht einmal eine Zehe. Das kann ein oder zwei Stunden lang dauern und sie glauben, in einem Schraubstock zu sein. Dann vergeht es so schnell, wie es gekommen ist und sie glauben, daß gar nichts gewesen sei. Derartige Träume können bei jedem Konstitutionstyp nach einer Impfung entstehen.

51. Geistige Behinderung

Kongenitale Fälle

Ein vierjähriger Bub wurde in die Ambulanz gebracht. Er litt an anhaltendem Schnupfen und hatte schlimme Nächte wegen seines keuchenden Hustens. Die erste Frau seines Vaters war an akuter Tbc gestorben und eine vierzehnjährige Stiefschwester lag gerade wegen desselben Leidens im Sterben. Seine andere Stiefschwester hatte eine ausgeprägte Tbc-Diathese. Seine Mutter war eine chronische Alkoholikerin und er war ein elender, aufgeschossener, kleiner Junge, der nur sehr wenig sprechen konnte. Er lächelte leer um sich herum und hatte eine sehr begrenzte Intelligenz. Er war wegen seiner Brust ins Krankenhaus geschickt worden, wo man einen positiven Wassermann feststellte.
Man konnte ihn soviel waschen, wie man wollte, er war und blieb ein schmuddeliger, wie durch den Dreck gezogener, kleiner Bengel.
Zu Beginn bekam er *Sulfur 10 M* und sein Schnupfen wurde etwas besser. Dann bekam er *Luesinum 10 M* und sein Schnupfen verschlimmerte sich stark, er hatte grün-gelbe Absonderungen. Seine Mandeln schwollen an und er konnte nur schwer atmen. Wenn ich darüber nachdenke, habe ich das Gefühl, daß ihm die Nosode zu früh gegeben wurde.
Er bekam *Kalium jodatum 10 M*, was augenblicklich besserte. Das Kind veränderte sich völlig und in ein bis zwei Wochen sah es besser und strahlender aus, Nase und Hals waren fast frei.
Hinterher wurden seine Tonsillen entfernt, da sie die Tendenz zeigten, bei jeder Erkältung anzuschwellen. Nach der Operation litt er an einer akuten Broncho-Pneumonie, die zu meiner Überraschung mit einigen Gaben *Kalium jodatum 10 M*, das für die Absonderungen der Nase gegeben wurde, abheilte. Danach gab ich ihm Natrium sulfuricum 10 M und fand, daß er bereits auf dem Weg der Besserung war. Als er wenige Wochen später untersucht wurde, war sein Wassermann negativ. In wenigen Wochen hatte sich seine Gesundheit und Intelligenz so gebessert, daß man ihn nicht wiedererkennen konnte und alle Anzeichen deuteten darauf hin, daß er ein normales Leben führen konnte.

Der zweite Fall war ein Mädchen, das ich mit zwei Jahren zum ersten Mal sah. Sie konnte nicht gehen, da ihre Beine Doppelgelenke zu haben schienen und sich in jeder Richtung bogen, sie konnte nicht sprechen. Sie war ein verschwitztes, ungesund aussehendes Kind mit einem flachen Nasensattel. Sie sah nicht so aus, als ob sie geistig wach wäre. Ich stellte einen stark positiven Wassermann fest, aber die Untersuchung ihrer beiden Eltern war negativ, sie hatten auch nie eine Behandlung gehabt. Sie bekam *Calcium carbonicum CM*. Als sie nach zwei Monaten zurückkam, konnte sie fast stehen und machte Gehversuche. Ihre ganze Mentalität entwickelte sich

normal, sie blieb sechs Monate lang bei der einen Gabe *Calcium carbonicum*, mit einer deutlichen Besserung während dieser ganzen Zeit. Am Ende dieser Zeit konnte sie alleine gehen.
Sie wurde ungewöhnlich schnell in Geldangelegenheiten und sprach ziemlich gut. In diesem Stadium bekam sie *Luesinum 10 M*. Kurz darauf entwickelte sie eine akute Tonsillitis und bekam wiederholt *Mercurius 10 M*. In wenigen Tagen schien sie einen weiteren Sprung vorwärts zu machen. Ihr Interesse an Geld wuchs und sie konnte Pennies zählen und verteilen, bevor sie überhaupt irgendetwas von Zahlen verstand. Als sie fünf Jahre alt war, bekam sie Scharlach mit Albuminurie und Adenitis, sie wurde schnell mit *Calcium carbonicum* gesund. Jetzt ist sie sieben und eine Röntgenuntersuchung ergab kürzlich, daß sie eine alte Epiphysitis gehabt hatte.

Fälle infolge einer Geburtsverletzung

Oft bin ich versucht, sie für unheilbar zu halten. Die folgenden zwei Fälle sind jedoch lehrreich.
Der erste war ein zweijähriger Junge. Seine Mutter gab an, zweiundsiebzig Stunden lang Wehen und eine sehr schlimme Entbindung mit Instrumenten gehabt zu haben. Sie zeigte mir sofort die Narben der Instrumente, die der Junge auf Nase und Stirn hatte. Er war schwach auf den Beinen und konnte nicht alleine stehen oder gehen. Er hatte keine Ahnung vom Sprechen und brachte nur eine Art Murmeln heraus.
Er litt an starker Nervosität und ich lernte es, mich langsam zu bewegen, wenn er in das Zimmer kam, weil er sonst ganz plötzlich wie am Spieß brüllte, wenn ich eine ungewöhnliche Bewegung machte.
Er bekam *Natrium muriaticum 10 M* und zuerst änderte sich seine Sprache auffallend. Er begann zu murmeln, schien dann zuzuhören und lachte ziemlich oft über die Laute, die er hervorbrachte. Sechs Wochen später konnte seine Mutter gelegentlich sein Murmeln verstehen und er begann zu gehen. Auf diesem Gebiet ging es ihm besser, aber er entwickelte eine beständige Übelkeit, besonders wenn er alleine gelassen oder treppab getragen wurde. Ich gab mit großer Besserung *Borax 10 M* und bis September entwickelte er sich beständig weiter.
Dann begann er plötzlich heftig zu schielen, wurde sehr dünn und konnte nicht mehr gehen, er schrie zwei Tage lang unaufhörlich. Ich gab ihm wiederum *Natrium muriaticum 10 M* und wenige Tage später war er wieder »wohlauf«, wie mir berichtet wurde.
Im November hatte er einen Rückfall von Magenbeschwerden, einen erkälteten, entzündeten Hals und war ziemlich wackelig.
Er bekam *Barium carbonicum 10 M* für die Kehle, die schnell abheilte, aber er selbst blieb so nervös wie zuvor. Ich kam wieder auf *Borax 10 M* zurück und an seinem dritten Geburtstag sprach er ganz ordentlich. Er kann perfekt gehen und sieht völlig anders aus, jedermann bemerkt sein erstaunliches Gedächtnis.

Der andere Fall dieser Gruppe ist ein Junge, den ich das erste Mal im Juni, als er ein Jahr alt war, sah. Er war der Erstgeborene von Zwillingen bei einer sehr schweren Niederkunft. Als er drei Tage alt war und auch später wieder, hatte er Krämpfe. Als ich ihn das erste Mal sah, konnte er weder sitzen, irgendetwas halten noch seinen Kopf aufrecht halten. Er war nie in der Lage gewesen, feste Nahrung zu sich zu nehmen, da es ihm scheinbar unmöglich war zu schlucken. Er konnte nicht zur Sauberkeit erzogen werden und war anscheinend blind. Er wurde zur Augenabteilung geschickt und der Befund lautete auf eine doppelte Optikusatrophie.

Er bekam *Barium carbonicum 10 M*. Vier Monate später, im September, konnte er alleine sitzen und seinen Kopf aufrecht halten, aber alles andere war genauso wie zuvor.

Im November ging es ihm nicht gut, er bekam Erstickungsanfälle beim Essen und konnte mit fester Nahrung nicht fertig werden, in der Nase hatte er dicken Schleim. Ich gab ihm *Kalium carbonicum C 30* und im Dezember begann er etwas feste Nahrung zu sich zu nehmen.

Im Dezember gab ich ihm *Luesinum 10 M* und sah ihn dann bis zum Februar nicht mehr. Er hatte gerade eine Grippe hinter sich und bestand nur noch aus Haut und Knochen. Er konnte weder sitzen, noch sich aufrecht halten, noch schlucken und ich gab ihm *Barium carbonicum 10 M*. Danach ging es ihm viel besser. Trotz der Rückfälle durch Erkältungen und einer akuten Diarrhöe im Frühjahr, konnte er stehen, ganz gut essen, mit Hilfe einige Schritte gehen und er lernte, sauber zu werden.

Im Oktober hob er zu meiner Überraschung etwas vom Boden des Sprechzimmers auf, obwohl ich bis dahin immer geglaubt hatte, er könne so gut wie nicht sehen. Er ging auch ziemlich gut, wenn ihn jemand an der Hand führte, aber er ging seitlich.

Im Januar des folgenden Jahres ging es ihm noch besser und gerade, als er drei Jahre alt war, konnte er selbst essen. Er konnte stehen und überallhin gehen, wenn ihn jemand an der Hand hielt. Er hatte auch eine gewisse Sehkraft.

Induzierte Retardierung

Diese Überschrift benötigt eine Erklärung. Ich glaube, daß jedes normale Kind eine Erwartung von Erfolg oder Mißerfolg hat und zwar bei jeder Sache, die es auf sich nimmt oder bei jeder Fähigkeit, die es zu erreichen sucht. Diese Erwartung ist meist ganz unbewußt und nur, wenn das Kind behindert oder unnötig verzärtelt wird, entwickelt sich diese Erwartung zum Mißerfolg hin.

Dann wird das Kind, obwohl es in Wirklichkeit geistig normal ist, stupid und erscheint unterdurchschnittlich intelligent. Es kann somit überall eine Stumpfsinnigkeit und Zurückgebliebenheit herauskehren. Seine Erwartung des Mißerfolgs kann auch auf einzelne Bereiche beschränkt sein, so daß es das

Kind nicht fertigbringt, Sport zu treiben, zu schwimmen oder etwas Spezielles zu lernen.

Ich bringe ein genaues Beispiel für das, was ich meine.

Der Patient war ein Junge, den ich das erste Mal sah, als er zehn Jahre alt war. Ursprünglich wurde er untersucht, weil er seit einem Jahr überhaupt nicht mehr zugenommen hatte. Er hatte kein Interesse am Essen, ausgenommen an Zucker und Salz und entwickelte sich sehr schlecht in der Schule. Sein Direktor hatte geschrieben, daß er »eigenartig« sei und eine feste Hand bräuchte. Seine Nerven waren in einem schrecklichen Zustand und gaben sicherlich Anlaß zu der Beschreibung »eigenartig«, was er auch war, in der Tat, ein seltsamer Widerspruch. Er konnte ausgelassen bei einem Gewitter sein, aber ein Pistolenschuß in der Schule konnte ihn mit abartigem Entsetzen erfüllen, wobei es ihm gleichgültig war, wer in der Nähe war. Es machte ihm nichts aus, wenn die Schulbuben auf seinem Rücken ein Plakat mit einem beleidigenden Witz über ihn selbst hefteten. Er versuchte in der Tat nicht einmal, es zu entfernen, aber keine Überredung oder Drohung konnte ihn dazu veranlassen, ins Schwimmbad oder ins Wasser zu gehen. Er konnte keine zwei Minuten stillstehen und begann stundenlang auf und ab zu »tänzeln«, um einen Ausdruck seiner Mutter zu gebrauchen, oder er rannte im Kreis herum, wobei er Arme und Hände umherschleuderte, sehr zum Mißfallen seiner Eltern. Vor Fremden begann er zu stottern, nervös zu sein oder Grimassen zu schneiden.

Ein Zitat aus dem Brief seines Direktors: »Er wird durch plötzlichen Lärm, oder wenn er diesen erwartet, erschreckt und spielt sich beständig zu dem Ruf »eigenartig« zu sein auf. Er hat ein ungewöhnlich gutes Gedächtnis und ist in mechanischen Dingen gut. Er ist aber nicht in der Lage, mit irgendeiner Fragestellung zu einem Problem fertig zu werden und sitzt lieber stundenlang untätig herum, als daß er um Hilfe bitte..« Er riet ihm zu verschiedenen, aber nicht sehr hilfreichen Dingen. Es war eher eine Verurteilung von allem anderen, das versucht worden war, als irgendetwas Konstruktives.

Die Mutter bemühte sich tapfer, ihren Buben zu verstehen und ihm zu helfen, gleichzeitig betonte sie aber seine Eigenheiten. Sein Vater verlor wegen seiner schleudernden Bewegungen die Beherrschung und wollte einen männlichen Jungen aus ihm machen - damit betonte auch er seine Eigenheiten. Die Eltern hatten also widersprüchliche Auffassung über seine Tätigkeit, seine Beschäftigung und sein allgemeines Verhalten, so daß ich glaube, sie induzierten eine Art Zurückgebliebenheit in dem Jungen, der nicht annähernd ein solches Schreckgespenst hätte sein müssen, wenn er nicht so falsch behandelt worden wäre.

Bei der physischen Untersuchung erwies er sich als ziemlich durchschnittlich wirkender Junge von zehn Jahren, aber seine Bewegungen waren unbeholfen. Er hatte die auffallende Tendenz, Muttermale im Gesicht und anderswo zu entwickeln. Es fiel ihm schwer, jemanden für längere Zeit anzusehen und er war besonders vor Fremden nervös und geschwätzig. Er hatte eine Trichterbrust, die wenig entwickelt war, aber sonst organisch

gesund. Ich stellte fest, daß seine Kniereflexe sehr betont waren und, daß er dazu neigte einen Krampf im Knöchel zu bekommen.
Dieser Junge bekam mit sehr großem Erfolg *Thuja*. Als er vierzehn Jahre alt war, entwickelte er sich weiterhin gut und hatte es mit seiner Schularbeit aufgenommen. Es fiel ihm noch schwer, Lärm zu ertragen, aber auch das wurde weniger und weniger ausgeprägt. Obwohl seine Reflexe noch betont waren, so doch weniger auffallend als früher. Mit großem Interesse sah ich, daß seine Muttermale im Gesicht sich auch sehr besserten.
Diesen Fall habe ich so detailliert berichtet, weil ich viel derartige gesehen habe und weil diese Patienten soviel Hilfe brauchen. All diese Menschen waren als stumpfsinnig, eigenartig oder zurückgeblieben abgestempelt, und für alle war die homöopathische Behandlung von großem Gewinn.

MATERIA MEDICA

Die Kunst, das homöopathische Mittel mit der Totalität der Symptome des Patienten zu vergleichen, erfordert, daß lebendige Kenntnisse der homöopathischen Materia medica vorhanden sind. Mann kann viel Zeit und Mühe damit verbringen, in den größeren Publikationen nach weniger häufigen Charakteristika der Mittel zu suchen.
Die hier dargestellte Materia medica ist aus den Vorlesungen von Dr. BLACKIE zusammengestellt. Sie zeigt ihre einzigartige Gabe der klinischen Beobachtung, ihre große Erfahrung mit Homöopathika und ihre Fähigkeit, die wesentlichen Charakteristika eines Mittels praktisch zu beschreiben. (F.J., C.E.)

Aconitum napellus

Ein wichtiges Mittel nach Schock oder Schreck. Der Patient ist unruhig und kann verschiedene Stufen der Panik zeigen. Erschöpfung mit Zittern. Sieht entsetzt aus. Erschreckt. Alle hyperpyretischen Stadien sind von abstoßendem Fußschweiß begleitet.

AUGEN:
Die Pupillen sind in der Regel dilatiert. Die Augen reagieren sehr empfindlich auf Zugluft und kalte Luft. Temperaturwechsel in einem Zimmer kann Augenbeschwerden verschlimmern. Gefühl von Sand im Auge. Die Augen fühlen sich im allgemeinen heiß oder kalt an.

HALS:
Schmerzhaft, rot, gestaut, geschwollen. Neigt dazu, dunkelroter als bei sonstigen Halsentzündungen zu sein. Brennender Schmerz, schlimmer bei Bewegung, beim Schlucken und Drehen des Halses. Gefühl, als ob sich die Kehle verschließt. Kann sehr kurzen, kruppartigen Husten haben. Unruhige Angstzustände. Rot, wenn er liegt, wird blaß und fällt in Ohnmacht, wenn er sich aufsetzt. Haut trocken, brennend, heiß. Hohes Fieber mit intensivem Durst. Zunge rot und trocken.

DIARRHÖE:
Infolge von Kälte, Frost, Überhitzen im Sommer oder Schreck. Übelkeit und Erbrechen mit Diarrhöe. Schleim-Erbrechen, das später gallig wird. Schrecklicher Geschmack im Mund. Trockene Zunge. Aufblähung im Bauch. Häufige, grüne, kleine Stühle mit Tenesmen vor und nach dem Stuhlgang. Tenesmen werden durch Stuhlgang gebessert, nicht dagegen die Magensymptome.

Aesculus hippocastanum

Alte Männer, die zu gut leben. Dick, kurzer Hals, rotes Gesicht, zyanotische Typen. Überall venöse Stauungen. Alle Symptome sind nach dem Essen schlechter. Fleckiger Kopf nach dem Essen, oft mit Dyspnoe. Kopfschmerz schlimmer nach Husten. Spannungs- und Völlegefühl, schlimmer durch Bewegung. Verdrießlich, depressiv, elend und schwer mit ihnen auszukommen. Schlimmer in stickigen Zimmern und besser in einem Luftzug.

Aethusa cynapium

Sommerdiarrhöe durch exzessive Hitze, Zahnen oder Überfüttern im heißen Sommer. Plötzlicher Anfall mit leichtem Meningismus. Blasses, zusammengebrochenes Kind, kann düster aussehen und zucken. Durstlos. Intensive Übelkeit mit Milchintoleranz. Das Erbrochene ist weiß, eiweißartig, schaumig, schleimig. Die Diarrhöe beginnt mit grünem Schleim und wird später blutstreifig.

Allium cepa

Schnupfen mit klarem, scharfen Nasensekret. Die äußere Nase und die Oberlippe sind wund. Die Augen zeigen eine akute lokalisierte Konjunktivitis. Die Augen sind brennend, schmerzend, gereizt, besonders über dem Oberlid. Milder, starker Tränenfluß. Gefühl, als ob die Augen herausgerissen würden. Manchmal rote Lidränder, mit sehr wenig Schwellung. Die Iris ist nie betroffen. Besser an frischer Luft.

Aloe

Diarrhöe bei heißem Wetter oder durch Erkältung an einem heißen Sommerabend. Nahrungsmittelvergiftung beim Erwachsenen. Von zuviel Bier an einem heißen Abend. Viele *Aloe*-Symptome werden durch Ärger verursacht. Die Erscheinung des Patienten gleicht der von *Sulfur*. Heiße, trockene, düstere Haut mit intensiver Hitze und Reizung der Füße. Reizbar. haßt es, gestört zu werden. Schlimmer bei Hitze. Besser bei Kühle oder Kälte. Schlimmer am frühen Morgen. Zunge rot, trocken mit intensiv roter Spitze. Durst mit bitterem Geschmack im Mund. Abdominelle Aufblähung mit Gurgelgeräuschen. Flatulenzen. Empfindliche Leberregion. Zentrale, abdominelle Kolik, verstärkt durch Stuhlgang. Diarrhöe entsteht nach dem Essen oder nach physischer Anstrengung. Der Schmerz wird durch Bewegung verschlimmert. Diarrhöe kann von Dysurie begleitet sein. Gelber Stuhl mit grünen oder schleimigen Streifen. Manchmal unwillkürliche Stühle. Unmengen von Winden. Tenesmen vor und während des Stuhlgangs. Explosive Diarrhöe. Wundheit.

Aluminium metallicum

Genügsam, rege, intelligent und leistungsfähig. Kann Stimmungswechsel haben, von Lebhaftigkeit und voller Aufmerksamkeit zu merklicher Ängstlichkeit, morgens ausgeprägt stumpfsinnig, was sich im Laufe des Tages bessert. Sehr widersprüchlich. Können Dinge falsch auffassen und weinen. Der Patient wird leicht konfus, langsame Auffassungsgabe, langsame Antworten. Magenbeschwerden. Verdauungsbeschwerden. Kopfsymptome. Macht den Eindruck geistiger Trägheit. Langweilig. Jeder ihrer Stimmungen ist morgens schlechter und bessert sich im Laufe des Tages. Kinder sind verdrießlich, weinerlich und im allgemeinen eigensinnig. Blasse oder graue Hautfarbe. Häufig Schmerzen der Schulter und Skapula.
Augenbeschwerden. Verdauungsbeschwerden. Kopfsymptome.

CHRONISCHE KOPFSCHMERZEN:
Wiederkehrende Schmerzen bei jeder Verstopfung. Schwer und klopfend, schlimmer am Scheitel, mit dem Gefühl eines Gewichtes obenauf. Oft starkes Nasenbluten, das den Kopfschmerz erleichtert. Der Schmerz bessert sich durch Eisauflagen, Druck, Gehen im Freien ohne Kopfbedeckung, Niederlegen und Trinken von kaltem Wasser. Kein Durst.

Antimonium crudum

Diarrhöe von heißem Wetter oder Frost, besonders vom Baden im Meer, ebenso vom exzessiven Trinken kalter Getränke bei heißer Witterung. Sie sehen aus wie *Calcium carbonicum,* blaß und schlaff. Geistig wie *Calcium carbonicum.* Depressive, unnütze Menschen. Kleine Kinder spielen nicht, sondern sitzen völlig durstlos herum. Neigung zum Schniefen. Risse um die Nase herum. Dick und weiß belegte Zunge. Das Erbrechen ist ebenso ausgeprägt wie die Diarrhöe, es ist heftig, bitter und schlimmer durch Essen oder Trinken. Intensive Übelkeit. Widerlich stinkender Stuhlgang. Schneidende Schmerzen nach Stuhlgang. Ausgeprägte Tenesmen. Ein Rektumprolaps kann vorkommen.

Antimonium tartaricum

Akutes Herzversagen. Zyanose, die sich entweder über die gesamten Extremitäten oder bis zu Fingern und Zehen erstreckt. Der Patient ist ohne Hoffnung und depressiv. Trinken verschlimmert. Hitze verschlimmert. Die Luft im Zimmer muß ruhig und frisch sein. Frühe Ödeme der Füße und Knöchel. Dick belegte, weiße, klebrige Zunge. Völlegefühl in der Brust mit sehr ausgeprägten Rasselgeräuschen. Sieht um die Nase herum rußig aus. Der Patient hält sich tödlich ruhig.

Apis mellifica

Heißwettermittel. Rotes, gedunsenes Gesicht. Strahlende Augen. Der Kopf ist feucht oder schwitzt gerade, besonders an der Stirn. Alle Symptome werden auffallend durch Hitze verschlimmert. Alle Schmerzen werden durch Bewegung und Gehen merklich verschlechtert. Die Symptome sind von Erregung und der üblichen Hyperästhesie von Apis begleitet. Abneigung gegen heiße Räume.

AUGEN:
Plötzlicher Beginn der Symptome mit rascher Entwicklung von einer akuten Entzündung. Plötzliche, stechende Schmerzen. Geschwollene, ödematöse Lider. Ödematöse Flecken unter den Augen, die entzündet aussehen. Die Schwellung des Oberlids kann eine Vorwölbung verursachen. Die Schleimhäute sehen aus wie rohes Rindfleisch. Die Augengefäße sind intensiv gestaut, mit großen, hellroten Adern im gesamten Auge. Alle Beschwerden beginnen im rechten Auge und gehen dann auf das linke über. Starker, brennender Tränenfluß. Hat das Gefühl, als ob brennende Tränen über eine brennende Oberfläche laufen würden. Besser durch Baden mit kaltem Wasser. Gelegentlich Gerstenkörner.

AKUTE KOPFSCHMERZEN:
Oft bei unterdrückten Menses. Beginnen beim Aufstehen morgens. Plötzlicher Anfall mit heftigen, stechenden Schmerzen. Stauung im Kopf mit Völlegefühl und Klopfen. Der Schädel fühlt sich eng an. Extrem empfindliche Kopfhaut. Der ganze Kopf ist wund. Druck bessert den Schmerz, obwohl nichts Enges am Kopf vertragen wird. Kopfschmerz mit Erregung oder Emotionen. Kann durch die plötzliche Unterdrückung eines Nasenkatarrhs durch einen konventionellen Nasenspray entstehen.

HALS:
Hochakute, schmerzhafte Entzündung. Glänzend, ödematisch. Ödem der Uvula. Hals und Mund sind trocken und brennen. Scharfe, stechende Schmerzen beim Schlucken. Zervikaldrüsen geschwollen und sehr berührungsempfindlich. Kann nichts Enges am Hals vertragen. Besser beim Aufsitzen. Heiße Auflagen und Getränke verschlimmern den Schmerz. Rote, geschwollene, wie roh aussehende Zunge. Die Tonsillen können ulzerieren, rote Ränder mit strahlend feuriger Linie entlang der Mandeln. Das Gesicht ist rot oder blaß und aufgedunsen, es kann ödematisch sein. Urtikaria mit Halsentzündung. Allegemeine Entzündung am ganzen Körper. Schlechter in der Mitte des Nachmittags, nach Schlaf, im heißen Zimmer oder am Feuer. Durstlos. Verfroren.

DIARRHÖE:
Haut trocken und heiß, wie bei allen Apis-Beschwerden. Geistig wie benebelt. Wandernde Aufmerksamkeit beim Erzählen der Krankengeschichte. Sprache klingt undeutlich. Trockener Mund. Zunge glänzend rot. DURSTLOS. Reizbar, unruhig. Sieht gedunsen und bläulich aus. Intensive Bauchschmerzen, kann Galle erbrechen. Aufblähung so ausgeprägt, daß der Stuhl nicht ausgetrieben werden kann. Liegt mit angezogenen Knien. Schlimmer durch Bewegung, Wärme und am frühen Morgen. Stühle groß, heiß und gelb mit Schleim. SCHMERZLOS.

Argentum nitricum

CHRONISCHE KOPFSCHMERZEN:
Durch Aufregung oder geistige Überarbeitung. Gelegentlich nach einer Reise. Oft auf die linke Seite beschränkt. Der Schmerz entsteht allmählich und verschwindet plötzlich. Er beginnt mit Spannungsgefühl, mit Wundheitsgefühl und Steifigkeit im Nacken. Gefühl, als ob der Kopf zurück gezogen würde. Verbreitet sich über den Kopf und lokalisiert sich in der linken Schläfe. Übelkeit. Wundheitsgefühl im Gehirn. Die Kopfhaut ist oberflächlich empfindlich, aber der Kopfschmerz bessert sich durch Druck. Schlimmer um die Mittagszeit. Schlechter beim Gebrauch der Augen, bei Bewegung oder Anstrengung (Bücken, Sprechen). Besser in der frischen Luft. Gelegentlich vom Essen von Süßigkeiten.

AUGEN:
Eitrige, schmerzhafte Augenbeschwerden, Intensive Photophobie, schlimmer durch Wärme. Deutlicher Blutandrang im inneren Augenwinkel. Innerer Kanthus rot und geschwollen, Hornhautgeschwüre. Besser, wenn die Augen kühl gehalten werden, in der frischen Luft oder im Schatten.

DIARRHÖE: Meist bei frisch entwöhnten Kindern, oder sonst durch einen Mordsschrecken. Kann bei heißer Witterung entstehen, während der Diarrhöe ist der Patient verfroren und verlangt nach frischer Luft. Dünne und faltige Kinder. Trockener Mund mit klebrigem Schleim, der schwer loszuwerden ist. Schwach und zittrig, können ins Taumeln geraten. Kinder sitzen auf den Knien und schaukeln. Flatulenzen, die deutlich abgehen, ohne zu erleichtern. Übelkeit ohne Erbrechen. Diarrhöe schlimmer durch Getränke. Empfindlicher Bauch, besser durch Druck. Grüne Stühle mit geringer Stuhlbeimengung. Widerlich stinkende Winde. Gelegentlich kommt ein Guß aus dem Rektum. Der Schleim kann blutstreifig sein. Schmerzlose Diarrhöe.

Arnica montana

Praktisch ein Spezifikum bei Muskelverletzungen. Wird prä- und postoperativ und bei Zahnextraktionen verwendet. Allgemeine Ermüdung und Erschöpfung. Müde Reisende. Der Patient fühlt sich überall wie zerschlagen und klagt, daß ihm das Bett beim Liegen zu hart ist. Berührung oder auch nur Annäherung verschlimmern. Nützlich bei Herzbeschwerden mit Bradykardie. Diese Fälle frieren oft am Körper und haben ein rotes Gesicht und einen roten Kopf mit kalter Nase.
Im allgemeinen neigen sie dazu, den ganzen Tag über schläfrig zu sein, aber sie können nicht einschlafen, wenn sie auf einem Stuhl sitzen. Schlafen ein oder zwei Stunden am frühen Abend und erwachen dann mit rotem Gesicht und heißem Kopf. Der Nachtschlaf erfrischt sie nicht - sie träumen beständig von Tieren oder, daß sie von wilden Tieren gehetzt werden. Sprechen und Stöhnen im Schlaf. Sie können unwillkürlichen Abgang von Urin und Stuhl haben. Sie träumen auch vom Tod und vom Ertrinken.

Arsenicum album

Eher dünn gebaut. Blasses, eingesunkenes, oft faltiges Gesicht, abends kann es geschwollen sein und geschwollene Lider haben. Sie sehen ängstlich, besorgt und erschreckt aus. Sehr lebhafte Leute, schnelle Geher. Beim Sitzen voller nervöser Unruhe mit schnellen Bewegungen. Deutliche »auf dem Sprung« Leute. Zuviel Energie, um Fett anzusetzen. Feine Haare und Haut, mit Neigung zum Schwitzen. Manche können eine große, rauhe, ungesund wirkende, rissige Haut haben. Kinder entwickeln sich schnell. Frühreif und nervös. Feine Haut, die leicht rot wird. Sehr verfrorene Patienten, die sich dicht am Feuer halten - sie müssen es heiß haben.

GEMÜT:
Angst vor allem. Geistige Ängstlichkeit mit Trauer. Sie berichten ihre Krankengeschichte ganz genau, voller Angst und Sorgen. Sie sitzen nicht ruhig da und warten, bis Sie mit ihnen sprechen; sie haben eine Geschichte zu erzählen und beginnen geradewegs damit. Sie glauben, daß mit ihnen etwas definitiv wirklich Schlimmes los ist, das nicht geheilt werden kann, daher sind sie hoffnungslos und verzweifelt - es ist wirklich nicht wert, daß sie ihre Geschichte erzählen, da ja eine Genesung unmöglich ist. Niemals ruhig. Sie neigen zu heftiger Depression mit auffallender Unruhe und können suizid werden. Machen sich selbst für ihre Depression verantwortlich, werden reizbar und lästig. Gelegentlicher Selbstmordimpuls, obwohl sie meist eine ausgeprägte Angst vor dem Tod haben. Auffallendes Selbstmitleid. Die Depression führt auch zum Weinen und Aufregung. Angst vor Mißerfolg und Verlust des Geldes. Begierig auf den Besitz anderer. Haben eher Verlangen nach Besitz, als Angst vor der Armut. Nicht nur Angst um sich selbst,

sondern um andere Leute, Verwandte usw. Unter Belastung werden sie impulsiv und leiden an quälenden Gedanken, die auch zu einer ernsten Depression führen können. In diesem Zustand kann ihnen geholfen werden, wenn sie gerade nur mit einem Menschen, dem sie vertrauen, sprechen können. Nichtsdestoweniger können sie beleidigt sein, wenn sie einen Rat bekommen.

Sehr launisch und ärgerlich. Haben leicht an allem etwas auszusetzen. Überempfindlich auf alles, Geruch, Berührung, Kämmen des Haares, besonders aber auf all ihre Lebensumstände. Geziert und heikel in ihrer persönlichen Erscheinung, ihrem Haus usw. Der »Stock mit dem goldenen Knopf«. Bewundern schöne Dinge, die sie besitzen wollen. Sehr intelligent. Können wegen ihrer Gesundheit anspruchsvoll sein, sich wegen eingebildeter Krankheiten Sorgen machen und von einem Arzt zum anderen gehen. Nachts haben sie besonders Angst und geraten in Panik, wenn sie alleine sind. Schlimmer zwischen 1 und 2 Uhr früh oder zwischen 12 und 14 Uhr. Dunkelheit verschlimmert - es ist besser, wenn ein Licht an ist. Schlechte Schläfer, sie wachen zu den genannten Zeiten auf. Dann sind sie unruhig, gehen auf und ab, machen sich Tee und wandern noch mehr herum.

KOPFSCHMERZEN:
Auffallende Periodizität. Chronische Kopfschmerzen alternieren oft mit Rheuma. Intensiver, klopfender, brennender Schmerz. Beginnt oft an der Nasenwurzel und verbreitet sich über den ganzen Kopf. Kopfhaare berührungs- und druckempfindlich. Der Schmerz wird durch kalte Auflagen gebessert und danach kurze Zeit später sehr viel stärker. Auch Bewegung verschlimmert den Schmerz.

Neuralgische Kopfschmerzen, durch Hitze gebessert. Überempfindlich auf Speisen- oder Tabakgeruch, der Kopfschmerz wird dadurch verschlimmert. Der Kopfschmerz kehrt zurück, wenn, solange der Schmerz noch besteht, gegessen wird. Kopfschmerzen, schlimmer nach dem Mittagessen, schlimmer nachts. Der chronische Kopfschmerz ist immer von Erbrechen begleitet. Leichte Besserung an frischer Luft.

DIARRHÖE:
Entsteht durch Kälte oder sehr kalte Getränke. Bei Kindern während des Zahnens oder nachdem sie übermäßig Obst gegessen haben. Bei Erwachsenen von Nahrungsmittelvergiftungen, Alkohol und süßen Likören.

Trockene, blasse, rissige, bläuliche Lippen mit Blutungsneigung. Eventuell faltige Haut. Intensiver Durst auf kleine Schlückchen. Ausgeprägte Erschöpfung. Erbricht nach dem Essen und Trinken. Brennendes Erbrechen. Ist erschöpft und schwitzt nach dem Stuhlgang. Schlimmer am frühen Morgen und am frühen Nachmittag. Stühle in der Regel widerlich stinkend, flüssig, von jeder Farbe und spärlich. Sehr häufige Stühle. Perianale Rötung und Wundheit. Ausgeprägte abdominelle Kolik vor dem Stuhlgang. Brennende Schmerzen im Rektum vor und während des Stuhlgangs. Sehr verfroren nach dem Stuhlgang und kann dabei in Ohnmacht fallen.

SPEISEN:
Sehr empfindlich gegen alles, was nicht ganz frisch ist. Hat manchmal deutliches Verlangen nach Saurem, besonders bei einer akuten Erkrankung. Mögen Fett sehr gerne oder haben eine Aversion dagegen - haben aber meist eine ausgeprägte Einstellung dazu. Störung durch wäßriges oder saftiges Obst, Melonen, Pfirsiche, die Diarrhöe verursachen können. Vegetarische Diät bekommt nicht. Bei heißer Witterung verursacht eisgekühltes Essen eine Störung. Verlangen nach Kaffee und sehr oft auch nach Milch. Viele Beschwerden werden durch Alkohol verschlechtert.

MAGEN:
Anorexie, meist von Depression begleitet. Verabscheut Speisen- und Küchengeruch. Dies kann zu Erbrechen führen. Kleine Mengen von Getränken genügen ihnen bei akuter Erkrankung.
Wird leicht von fetten, öligen Speisen durcheinandergebracht. Magenschmerzen, schlimmer durch Essen.

SCHMERZEN:
Allgemeine, wäßrige, nasale Absonderungen. Muß wegen einer gereizten Stelle in der Nase niesen. Schlimmer bei Wetterwechsel. Die Bronchien sind bald beteiligt. Eitriges Sputum, obwohl sie einen untätigen, hackenden Husten haben. Fühlt sich im allgemeinen kalt und schlechter bei Zugluft. Sitzt neben dem Ofen. Unruhig und ängstlich. Klagt über das Gefühl, als ob eiskaltes Wasser (oder kochendes Wasser) durch die Adern fließe.

GRIPPE:
Wundmachende, wäßrige, nasale Absonderungen. Muß wegen einer gereizten Stelle in der Nase niesen. Schlimmer bei Wetterwechsel. Die Bronchien sind bald beteiligt. Eitriges Sputum, obwohl sie einen untätigen, hackenden Husten haben. Fühlt sich im allgemeinen kalt und schlechter bei Zugluft. Sitzt neben dem Ofen. Unruhig und ängstlich. Klagt über das Gefühl, als ob eiskaltes Wasser (oder kochendes Wasser) durch die Adern fließe.

AKUTES HERZVERSAGEN:
Geistige Erregung mit extremer Furcht und Angst. Physische und psychische Unruhe. Beständiger Durst auf kleine Schlückchen kalten Wassers. Gewichts- und Zusammenschnürungsgefühl auf der Brust. Gefühl, als ob sie nicht genug Luft in die Lungen bekämen. Gefühl eines bevorstehendes Verhängnisses. Klagen, daß ihnen kalt ist, kalt bei Berührung. Kann trotzdem über brennende Schmerzen in der Brust klagen. Graue, verkniffene, faltige Lippen. Ernste Dyspnoe. Die Reaktion auf Arsen erfolgt schnell. Wenn der Patient nicht in 15 Minuten reagiert, braucht er kein *Arsen.*

TRÄUME:
Von großer Trauer oder, daß er in großer Gefahr ist. Feuer. Schuß in der

Dunkelheit. Sehr lebhafte Einbildungskraft. Erwacht mit entsetzlicher Angst. Es kommt sehr häufig vor, daß *Sulfur-* und *Phosphor*-Patienten bei einer akuten Erkrankung *Arsenicum album* brauchen.

Aurum metallicum

Bei einer akuten Depression brütet er vor sich hin und ist melancholisch. Sitzt und starrt vor sich hin. Will nicht sprechen und sieht extrem depressiv aus. Seltsame Vorstellungen. Der Patient glaubt, die Zuneigung seiner Freunde oder seiner Familie verloren zu haben. Echter Ekel vor dem Leben. Kann suizid werden und sich selbst wegen allem Möglichen beschuldigen. Es fällt ihnen schwer zu weinen.
Sie brauchen beständige Beruhigung. Sie ziehen es vor, alleine zu sein, oft fällt es ihnen schwer, sich aufzuraffen oder eine körperliche Anstrengung auf sich zu nehmen. Wenn sie sich aufgerafft haben, müssen sie beschäftigt sein oder sogar unterhalten werden.
Sie haben eine ziemlich düstere Farbe. Sie fühlen sich durch Bewegung an frischer Luft besser. Es kann Schwindel vorkommen und sie schwanken von einer Seite auf die andere. Sie können hinfallen - immer auf die linke Seite. Sie brüten über einer Sünde, die man begangen haben könnte. Gefühl, daß sie unwert sind. Sie werden bei Widerspruch heftig.

CHRONISCHE KOPFSCHMERZEN:
Manchmal von Sonne und Wutausbrüchen. Dem Kopfschmerz gehen Augenbeschwerden voraus, die obere Hälfte des Sehfeldes ist beeinträchtigt. Gefühl, als wäre die Oberfläche des Schädels entzündet, schlimmer durch Druck. Die Augen sind morgens oft verklebt. Gefühl von Sand in den Augen, mit Tränenfluß. Sie sehen rot, schwer und dumpf aus. Sie wollen nicht gestört werden. Überempfindlich gegen Berührung, Gerüche und Lärm. Von einem gewissen Grad von Verstopfung begleitet.

RHEUMA:
Springt von Gelenk zu Gelenk. Besonders die Knöchel sind betroffen. Ist das Rheuma in den oberen Gelenken, so kann der Patient nicht liegen, er sitzt aufrecht im Bett und beugt sich nach vorne.

TRÄUME:
Von Schlangen, Hunger, Leichen. (Nur drei Mittel träumen von Leichen - *Calcium carbonicum*, *Thuja* und *Aurum).* Träumt von Streitigkeiten, die niemals enden.

Baptisia tinctoria

Ein übertriebenes *Gelsemium.* Dumpfes, rotes Gesicht, sieht berauscht und betäubt aus. Intensiver als *Bryonia* oder *Gelsemium.* Geschwollenes Gesicht und schwere Augen. Wirkt beinahe komatös.
Akute Erkrankung, meist in einem plötzlichen Anfall, der Patient ist sehr krank. Es wird oft bei toxischen Fällen von Grippe gebraucht, besonders bei plötzlicher, heftiger Diarrhöe und Erbrechen mit Kollaps. Das sogenannte »typhoide Stadium«. Grippefälle, Mund und Hals wirken sehr faulig, der Hals ist schwammig, purpurfarben und geschwollen, mit schmerzlosen Geschwüren. Die Ohren können betroffen sein. Bei Halsentzündungen sieht die Entzündung schlimmer aus, als sie wirklich ist. Eiweißartiger, stinkender, fürchterlicher Schleim. Große Schwierigkeiten beim Schlucken fester Nahrung. Große Schwierigkeiten beim Atmen. Sie können in der frühen Nacht eine Zeitlang schlafen, erwachen dann und murmeln bis zum Morgen vor sich hin. Die Zunge ist belegt, rot und trocken, der Mund abstoßend. Der Patient fühlt seine Zunge nicht. Wenn die Lunge betroffen ist, besteht ein spasmodischer, erstickender Husten mit dunklem, klebrigem Sputum, das schwer auszuwerfen ist. Oft können sie nicht tief genug atmen, um auswerfen zu können. Dyspnoe mit Druckgefühl auf der Brust.
Bei einer akuten Erkrankung besteht ein dumpfer Kopfschmerz, nicht so ernst wie bei *Bryonia*-Fällen. Geistige Verwirrung. Weiß nicht, wo er ist. Hat das Gefühl, als ob er in zwei getrennten Teilen im Bett läge und, als ob er sie nicht zusammensammeln könnte. Möchte nach Hause gehen, wenn er zu Hause ist. Er zupft und zieht an seiner Bettdecke. Benebelt. Er ist verwirrt darüber, wer die Menschen sind und worüber sie reden.
Heiße, feuchte, klamme Haut. Er nimmt es übel, wenn er zugedeckt wird. Der Körper ist berührungsempfindlich. Er sagt, daß ihm das Bett weh tut und ist trotz der Intoxikation unruhig und immmer in Bewegung, um eine bequeme Stellung zu finden.
Stinkender Schweiß. Kann durstig sein und trinkt sehr viel, wenn Getränke da sind.

Barium carbonicum

Wird häufig als Halsmittel verwendet. Der Patient berichtet von wiederholten Halsentzündungen, besonders wenn er nasse Füße hatte. Rauhes oder kratzendes Gefühl im Hals, mit schießenden Schmerzen beim Schlucken. Gefühl eines Pflocks in der Kehle. Erstickt an fester Nahrung, leeres Schlucken verschlimmmert stark. Flüssigkeiten werden leicht geschluckt. Übermäßiger Speichelfluß. Kleine Blasen auf der Zunge. Heiserkeit. Chronische Vergrößerung der Zervikaldrüsen und Tonsillen. Fauliger Geschmack im Mund. Weicher, fröstelnder, blasser, schwammiger, aufgedunsener Mensch. Hat wenig Ausdauer. Will zugedeckt sein. Manchmal hat er eine geschwollene Oberlippe.

Auffallend widerlicher Fußschweiß.
Krachendes Geräusch im Ohr, schlimmer beim Kauen, besser beim Hinlegen. Parotitis, schlimmer durch Kälte. Schleimansammlungen in Nase, Hals, Larynx und Trachea. Ein nützliches Mittel, das bei diesen Symptomen gut auf *Psorinum* folgt, welches im akutem Stadium zur Behandlung diente.

Barium muriaticum

Halsmittel. Rechtsseitig oder beginnt auf der rechten Seite. Brennende Schmerzen mit stark vergrößerten Mandeln. Klumpengefühl im Hals. Zunge weiß, Mund abstoßend. Speichelfluß. Geschwollene Drüsen. Der Schmerz verschlimmert sich beim Schlucken und zieht sich zum Nacken. Der Hals ist mehr trocken als roh. Schlückchen von kaltem Wasser bessern. Das Mittel wirkt bei fünfzig Prozent aller akuten Tonsillitisfälle ohne deutliche Symptome. Wiederkehrende Erkrankung mit rotem Gesicht, Lippen und Mund sind trocken. Der Hals ist rot, gestaut und die oberflächlichen Venen sind vergrößert. Der Patient ist feuchtwarm, wenn man ihn berührt.

Belladonna

Gestautes Gesicht. In der Regel dilatierte Pupillen, manchmal auch extrem kontrahierte Pupillen.

HALS:
Heiß, rot, brennend. Überall heftige Hitze. Sehr rotes Gesicht, das beim Schlucken und bei Schmerzen noch röter wird. Erweiterte Pupillen. Geschwollener Hals, entzündet, glänzt dunkelrot. Brennende Schmerzen, die zur Seite des Halses schießen. Gefühl einer Blockade im Hals so, als ob er ergriffen würde. Halskrämpfe beim Schlucken oder sogar beim Ruhigliegen, die wenige Sekunden dauern und dann verschwinden. Schlimmer auf der rechten Seite. Beständiges Verlangen zu schlucken, trotz der Spasmen. Völlegefühl, Stauung und Klopfen im Kopf. Auffallender Durst auf Zitronensaft. Erdbeerzunge. Der Hals ist berührungsempfindlich. Schmerz beim Sprechen, der den Patienten zusammenzucken läßt, undeutliche Stimme.

AKUTER KOPFSCHMERZ:
Durch Sonne, Kälte oder emotionalen Schock verursacht. Beginnt am frühen Abend und dauert die ganze Nacht an. Auffallende, geistige Erregung. Der Schmerz verschlimmert sich durch kalte Zugluft, die auf den Kopf bläst. Gefühl, als ob die Stirne nach vorne abplatzt. Extreme Pulsationen im Kopf. Der Schmerz verschlechtert sich durch Bücken, Bewegung und Niederlegen. Es lindert etwas, wenn er den Kopf nach rückwärts beugt.

Will mit erhöhtem Kopf liegen. Zuviele Decken auf dem Bett verschlimmern den Kopfschmerz und der Patient will sie weghaben. Nützliches Mittel bei menstruellen Kopfschmerzen. Kopfschmerz, wenn das Haar gewaschen und nicht gut getrocknet wurde. Intensive Photophobie, durch Bücken sehr verschlimmert.

AUGEN:
Akuter Anfall. Augen brennen und schmerzen hochakut, der Schmerz geht von den Augen in den Hinterkopf. Oft mit klopfendem Kopfschmerz, der beim Niederlegen schlimmer wird. Möglicherweise das einzige Augen-Mittel mit diesem Symptom. Bei Augenbeschwerden sind die Pupillen meist kontrahiert. Gefühl, als ob die Augen pulsieren und sich vorwölben würden. Brennendes Gefühl in den Augen, von Trockenheit begleitet und von heißen, salzigen Tränen gefolgt. Photophobie, schlimmer durch Bewegung. Leuchtend rote Wangen.

Berberis vulgaris

Widersprüchliche, wechselhafte Persönlichkeiten. Geistig niedergeschlagen wegen ihrer Beschwerden. Denken fällt schwer. Verschlimmerungszeit von 16 Uhr an bis sie abends schlafengehen. In der Dämmerung erscheinen Hunde und Menschen auf der Straße viel größer als sie wirklich sind. Häufig haben sie das Gefühl, als ob ihr Kopf größer würde. Gefühl, als ob sie eine Kappe aufhätten. Kränklicher Gesichtsausdruck und trockene Lippen. Trockener Mund mit klebrigem, schaumigem Speichel, der wie Baumwolle oder Seifenschaum aussieht. Sie können unterschiedlich aussehen. DIE SCHMERZEN STRAHLEN VON EINER STELLE AUS, meist vom rechten Rippenrand. Beständiges Verlangen nach Defäkation, weißlich, brennende, klebrige Stühle.

Bromum

Halsentzündungen, immer bei heißer Witterung. Schlimmer links. Erschöpfung mit tödlicher Schwäche. Aschfahles, graues Gesicht. Überraschenderweise ohne Angst. Depressiv und völlig indifferent. Der Hals ist dunkelrot, mit grauen Sekretionen. Klagt mehr über Wundheit als über scharfe Schmerzen. Hitze verschlimmert. Hitzewellen in Gesicht, Kopf und Nacken. Gesichtsschweiß. Gefühl von Spinnweben auf dem Gesicht, als ob etwas auf der Gesichtshaut getrocknet wäre

Bryonia

Fleckiges, aufgedunsenes, geschwollenes Gesicht bei akuter Erkrankung. Sieht wie berauscht aus. Keine feinen Züge. Der Patient sieht aus wie erschlagen. Kein Leben, keine Vitalität. Er gibt vor zu schlafen und fühlt sich besser, wenn er alleine gelassen und nicht gestört wird. Extrem reizbar bei Störungen.
Schlimmer durch geistige oder körperliche Anstrengung. Tagsüber schläfrig, mit abendlicher Verschlimmerung um 21 Uhr. Murmelt nachts im Delirium. Wenn er tief schläft, ist es beim Erwachen schlimmer. Schlimmer im heißen Zimmer, will Luft haben. Er liegt ruhig, beim Aufsitzen wird ihm schwindelig und übel.
JEDE BEWEGUNG VERSCHLECHTERT: Will nicht untersucht oder befragt werden.
Verstopfung bei Kindern. Harte, dunkle, trockene Stühle. Rheuma, schlechter durch Kälte und Bewegung.

BRUST:
Harter, trockener Husten, extreme Schmerzen beim Husten. Hält eine Brustseite. Großer Durst auf große Schlücke von kalten Getränken. Der Husten ist nachts schlimmer, Bewegung und ein warmes Zimmer verschlimmern. Der Schmerz wird durch jede Art von Druck oder durch Verbände, die ruhigstellen, besser. Hyperpyrexie kann von berstenden, stechenden Kopfschmerzen begleitet sein. Der Husten ist ab 21 Uhr schlimmer und kann spasmodisch sein. Es kann im zweiten Stadium einer *Gelsemium*-Erkältung oder eines Frostes folgen, meist bei kaltem trockenen Wetter.

KOPFSCHMERZEN:
Akute Formen sind oft von akutem Nasenkatarrh begleitet, Niesen und Schnupfen. Kommen eher von Überessen, als von zu vielem Trinken. Oft bei *Sepia*-Patienten. Dumpfes, gestautes Gesicht. Die Augen sehen schwer aus und der Patient hält sie geschlossen. Dumpf schmerzende Stirnkopfschmerzen, die häufig über der Nase beginnen und sich dann zur Stirne und zum Hinterkopf ausbreiten. Druck bessert, jede Bewegung verschlechtert. Kopfschmerzen entstehen morgens beim Öffnen der Augen, schlimmer beim Gebrauch der Augen. Sie können heftig sein, Gefühl, als ob der Schädel in zwei Teile gespalten wäre. Beim Bücken das Gefühl, als ob alles aus dem Kopf herausfallen würde. Plötzlicher Schwindel beim Aufstehen. Bei akuten, neuralgischen Kopfschmerzen ist der Schmerz auf die linke Kopfseite beschränkt und kann vom linken Auge zur linken Schläfe hin ausstrahlen. Auch diese Art von Kopfschmerzen werden durch Druck gebessert und durch Bewegung verschlechtert, auch kalte Auflagen bessern. Hitzegefühl im Kopf bei Kältegefühl in den Extremitäten, so daß der Patient mit Decken zugedeckt sein will. Das Kopfweh kann den ganzen Tag über andauern. Das Haar ist berührungsempfindlich. Die Art von Kopfschmerzen, die man zu Beginn einer Grippe bekommt.

Calcium arsenicosum

Epilepsie. Klagt vor dem Anfall über Blutandrang im Kopf. Der Kopfschmerz beginnt in der Stirn und geht zum Hinterkopf. Er kann vor dem Anfall beginnen. Verträgt keine Änderung seiner Diät. Schmerz im rechten Auge, mit Periodizität. Ein verfrorenes Mittel. Dem Patienten geht es bei kaltem Wetter schlechter. Reizbar bei geistiger oder emotionaler Belastung. Das Herz ist gereizt, Extrasystolen, mehr betont bei Ärger.
Ein nützliches Mittel, um Alkoholiker beim Entzug zu helfen

Calcium carbonicum

Dick, lethargisch, blaß. Großer Kopf und ziemlich großes Gesicht. Trifft besonders auf die Beschreibung von bezaubernden Kindern, die lächeln und auf der Baby Show den ersten Preis gewinnen. Sie bleiben da sitzen, wo sie hingesetzt werden und rennen nicht herum, wie andere Kinder. Langsames Gehenlernen, langsames Sprechenlernen, langsame Zahnung. Nur das Gesicht ist dick, der übrige Körper eher dünn. Nachts profuse Kopfschweiße. Dicke ohne Tauglichkeit, Schwitzen ohne Hitze, Knochen ohne Stärke. Gewebe: »Viel Quantität, wenig Qualität«. Hals und Körper können mager sein. Der Kopf ist feuchtkalt, mit einem Gefühl wie ohne Knochen.
Calcium carbonicum-Kinder, denen der Lehrer sagt, daß sie dumm sind, kommen in Tränen gebadet nach Hause, sie weinen oder schluchzen nicht laut, die Tränen laufen ihnen nur das Gesicht herunter.
Wenn es ihnen nicht gut geht, verlieren sie die Haltung. Sehr sensibel, um so mehr, wenn sie feststellen, daß sie schulisch mit den anderen Kindern nicht mithalten können. Sie müssen ihr Frühstück haben, bei dem sie ein Verlangen nach Eiern haben. Die Hand des Erwachsenen ist schlaff, feucht und fühlt sich so an, als ob sie keine Knochen hätte. Körperlich und geistig langsam. Langsame, bedächtige Gangart. Alles läuft etwas langsamer. Sie sprechen langsam und machen eine Pause, bevor sie antworten, um die Frage aufzunehmen. Nasenpolypen. Die Menses sind zu früh und zu lang. Schwäche der langen Knochen und im Kreuz.
Konjunktivitis und Stauung des rechten Auges. Alkohol verschlimmert. Sie haben oft blasse Schleimhäute. Gelegentlich blaue Extremitäten. Frieren schnell und haben kalte Extremitäten. Schweiß in einem kalten Zimmer. Sie sind zu dick angezogen.

GEMÜT:
Schwer von *Aurum* zu unterscheiden. Melancholisch. Schwerfälliges, dumpfes Aussehen. Sie sitzen da und starren vor sich hin, wenn sie ihre Geschichte erzählen - wenn sie überhaupt zum Sprechen gebracht werden können. Voller Selbstmitleid und ohne Hoffnung. Erzählen immer wieder von denselben Schwierigkeiten oder Sorgen. Auf diesen Sorgen reiten sie auf dieselbe

Art und Weise herum. Wenn man mit ihnen über ihre Schwierigkeiten und Sorgen spricht, können sie ins Detail gehen und weinen, die Tränen tropfen herab. Sie langweilen ihre Familie und ihre Freunde mit den gleichen alten Klagen. Sie sind besorgt wegen ihrer Familie, ihren Freunden und wegen allem Möglichen. Sie fühlen sich nicht in der Lage, irgendeine geistige Anstrengung auf sich zu nehmen und haben eine große Abneigung gegen Arbeit. Sie sind vom Leben zermürbt und glauben, daß sie Versager sind. »Sitzen da und verbiegen Nadeln« ist eine sehr gute Beschreibung. Sie machen blödsinnige, pingelige Sachen. Sie können von der Persönlichkeit anderer Menschen dominiert werden. Sie werden nur mit Schwierigkeiten zum Arbeiten gebracht. Sie brüten über unsinnige Sachen nach. Ohne »Mumm«.

Glauben, daß sie geistig unter Durchschnitt sind. Sehr schwaches Gedächtinis, leicht verwirrt. Sie können sich nicht an die Daten ihrer Erkrankung erinnern und nicht an das, was sie kürzlich gelesen oder geschrieben haben. Schrecklich sensibel, besonders gegenüber Kritik. Sie regen sich sehr auf, wenn man ihnen sagt, daß sie sich zusammennehmen sollen. Reagieren empfindlich auf Grausamkeiten oder Ungerechtigkeiten. Sie haben keinen Mut und werden wahrscheinlich nicht suizid, obwohl sie Angst davor haben, wahnsinnig zu werden. Wegen ihrer geistigen Verwirrung meiden sie die Menschen. Sehr ausgeprägt Depression, Angst vor der Zukunft. Kann verdrießlich sein. Furcht vor der Dunkelheit. Intensive Angst nachts und Furcht vor zerebraler Hämorrhagie. Unsichere Schläfer, schlafen spät ein. Sie erwachen entsetzt durch erschreckende Alpträume. Führen Selbstgespräche im Bett.

CHRONISCHE KOPFSCHMERZEN:
Durch Hitze, Kälte oder nach zu vielem Essen und Trinken. Klopfende Schmerzen, meist über der rechten Schläfe. Beim Augenschließen, Niederlegen und Schlafen ist der Schmerz besser. Licht, Bewegung, Bücken und Gehen verschlimmern.

VERSTOPFT, FÜHLT SICH BEI VERSTOPFUNG BESSER
Sie haben einen ordentlichen Appetit, der nicht so stark ist, wie man bei ihrer Dicke und Schlaffheit erwarten würde. Können gastrische Störungen mit auffallendem Aufstoßen haben.

TRÄUME:
Übliches Traummittel. Menschen stehen um sein Bett herum. Sie werden umgebracht, sind sehr krank oder sterben. Träumt beständig von Leichen. Erwachsene riechen den Leichengeruch.

Calcium fluoratum

Wird hauptsächlich zum Auflösen von Knochenauswüchsen gebraucht. Nützlich bei Katarakt und Trübung. Fehlender Zahnschmelz. Knochengewächse des Nasenseptums.
Allgemein Symptome sind durch Ruhe schlechter. Besser durch sanfte Bewegung, Wärme, warme Speisen und Getränke, Reiben.

Calcium hypophosphoricum

Rheuma in Fingern, Händen, Daumen und Handgelenken. Druck und Völlegefühl in Herz und Brust, häufig mit Dyspnoe.

Calcium jodatum

Konvulsionen, Gewichtsverlust. Erschöpfung. Besorgt und ängstlich. Ärgert sich wegen nichts. Dumpfsinnig und verzweifelt. Wichtiges Augenmittel. Konjunktivitis mit Entzündung und ausgeprägter akuter Lakrimation. Brennender Schmerz im Auge. Gelegentlich Exophthalmus. Alle Beschwerden bessern sich an frischer Luft,. Fällt in einem heißen Raum in Ohnmacht.

Calcium phosphoricum

Großes Adoleszenten-Mittel. Blond oder dunkel, meist blaue Augen mit langen Wimpern. Ziemlich aktive Haut, nicht sehr fein, meist blaß, fast blaßgelb wie Talgpudding. Sie haben eher lange Beine als einen langen Rücken. Wenn sie ganz jung sind, sind sie dick und schlaff. Feuchte Hände und Füße, kaltes, klammes Gesicht.

Sie sind schnell gewachsen. Kinder, die nicht stehen können, können nicht von einem Sitz aufstehen. Die unteren Gliedmaßen sind unruhig. Müde, schwache Beine. Krampf in den Waden beim Gehen.
Viele *Calcium phosphoricum*-Patienten beginnen in der Kindheit als *Calcium carbonicum,* als Heranwachsende brauchen sie dann *Calcium phosphoricum* und werden, wenn sie erwachsen sind, zu *Phosphor.*

GEMÜT:
Es ist schwer, zwischen *Calcium phosphoricum* und *Silicea* zu unterscheiden. Geistige Erschöpfung. Wenn sie erschöpft sind, werden sie ärgerlich und gereizt. Schwaches Gedächtnis, sie können sich nicht konzentrieren. Sie haben eine Abneigung gegen Arbeit, Kinder haben dürftige Schulergebnisse. Sie arbeiten nicht und wollen es auch nicht versuchen. Sie wollen

nicht stehenbleiben, um sich zu unterhalten. Wenn sie es doch tun, geht es ihnen bald schlechter. Sie lieben es, umher zu wandern und dahin zu gehen, wohin sie gerne wollen. Sie verlassen den Raum, wenn sie in Gesellschaft sind. Sie können sich über alles Mögliche aufregen. Übelnehmerisch, unzufrieden mit ihrer Umgebung, ihrem Platz im Leben und in der Tat mit allem. Glauben, daß sie von Menschen und vom Schickal ausgenutzt werden. Sie jammern lieber, als daß sie ihre Umstände verbessern. Angst und Furcht sind abends schlimmer.
Der Magen kommt leicht in Unordnung. Wählerisch beim Essen, besonders wenn sie ängstlich sind. Unterschiedlicher, aber meist guter Appetit. Sie mögen Salz, ziehen es aber in Form von gesalzenem Schinken oder Fleisch vor. Der Magen reagiert schlecht auf Obst oder Eis, besonders wenn sie es an einem heißen Tag essen. Kalte Milch kann auch stören und zu Magenschmerzen oder Diarrhöe führen. Angst kann Magenstörungen und Diarrhöe hervorrufen.

JUGENDLICHE KOPFSCHMERZEN:
Durch intensive geistige Arbeit, Kälte, einen engen Hut, Druck oder Erschütterung und zur Nachtzeit. Gefühl, als ob Eis auf der Rückseite des Hinterkopfes liegen würde, gleichzeitig Hitze und Schmerzen an den Haarwurzeln. Wie von einem Schraubstock am Hinterkopf. Besser, wenn der Kopf in kaltem Wasser gebadet wird. Bei Lungenbeschwerden besteht ein dicker Husten, mit überreichlichem, saurem, widerlichem, eitrigen Auswurf. Kopf und Hals schwitzen beim Husten. Dyspnoe, schlechter am frühen Abend bis 22 Uhr.
Bronchialspasmen besser beim Niederlegen, schlimmer beim Aufstehen. Die Lunge wird im allgemeinen durch Kälte, Nässe und Wind schlimmer. Feuchtkalte Füße. Chronische Katarrhe erzeugen in einem kalten Zimmer Schnupfen.

Calcium silicatum

Tiefwirkendes Mittel. Der Patient ist blaß und anämisch. Katarrh mit dicken, grün-gelben Absonderungen. Alkoholempfindlich. Sehr verfroren und empfindlich auf Zugluft. Fühlt sich zu jeder Zeit schlecht, besonders nach dem Frühstück. Essen bringt ihn durcheinander. Sie können Schmerzen nicht gut ertragen und übertreiben sie.
Schwach, sie fallen leicht hin und verstauchen sich die Knöchel. Die meisten Symptome werden durch Bewegung verschlechtert. Taubheitsgefühl, schlimmer auf der Seite, auf der man liegt.
Brennende Schmerzen. Sie können sich aufregen und ärgerlich werden, obwohl sie meist zu schwach oder zu indifferent sind. Ärger verschlimmert die Symptome. Das Hauptleiden ist Müdigkeit. Besorgt, besonders wenn sie schlafen gehen. Minimaler Schweiß, der bei Veränderung der Temperatur verschwindet. Verstopft.

Calcium sulfuricum

Ein wichtiges Mittel bei Acne vulgaris. Blasse, dicke, sanfte *Calcium carbonicum*-Typen mit roter, ungesunder Haut. Reizbar und leicht zu verärgern. Ängstlich wegen der Zukunft und der Gesundheit. Allgemeine Schwäche. Schwaches Gedächtnis, sie stolpern über Worte. Keine körperliche Kraft, sie meditieren über ein mögliches Mißgeschick. Unentschlossen. Periodische Kopfschmerzen, morgens, nachmittags oder abends, besser durch frische Luft, schlechter durch Lärm und Bewegung.

HALS:
Der ganze Mund ist trocken. Trockene, geschwollene Zunge mit gelber Basis. Der vordere Teil des Mundes ist sauber. Die Rachenhinterwand ist rot und geschwollen, mit profusem, gelbem Sekret, das schwer auszuwerfen ist. Schmerzen beim Schlucken. Die Tonsillen neigen zur Ulzeration. Frühe Beteiligung der Halsdrüsen. Erstickungsgefühl. Häufig auffallender Hunger. Durst auf kalte Getränke oder Früchte. Will kühle, frische Luft, der Hals wird durch Hitze oder heiße Getränke schlimmer.
Lungenerkrankungen erzeugen einen Rasselhusten mit beträchtlicher Heiserkeit. Profuser Schleim. Besser mit gelockerter Kleidung an frischer Luft. Stechende Schmerzen in den Knien und Beinen, Berührung verschlechtert. Gegen Hitze und Kälte empfindlich. Alle Schmerzen verschlechtern sich durch Hitze. Kopfschmerz und Husten, schlimmer durch Hitze. Beschwerden schlimmer durch langes Gehen und Überhitzen. Bettwärme verschlimmert. Beunruhigende, lebhafte Vorstellungen hindern am Schlaf.
HAT DIE SYMPTOME VON *CALCIUM CARBONICUM* UND *SULFUR.*

Cantharis

Nachfolgemittel von *Causticum.* Extreme Ängstlichkeit bei allen akuten Erkrankungen. Schreit. Kann das Bewußtsein verlieren. Extrem verdrießlich, unangenehm und widersprüchlich. Unverschämt. Lehnt es ab, einen Rat anzunehmen. Delirium. Gewalttätig. Unglücklicher und hohler Blick. Sagt, daß alles gelb aussieht. Ekel vor dem Essen und drängender Durst.
Schneidende, zusammenziehende Schmerzen in der Nierengegend, die klopfempfindlich ist. Reizung aller Harnorgane. Beständiger Schmerz in der Blase mit unerträglichen Tenesmen. Der Urin geht nach einer Hämaturie tropfenweise ab. Schmerzen vor, während und nach dem Wasserlassen.
Großes Hautmittel. Erysipel und Verbrennungen. Blasen und Bläschen. Hautbeschwerden können von Angst begleitet sein. Der Patient ist immer sehr krank. Brennende Entzündung, die sich schnell verschlimmert und den Patienten schwierig und reizbar werden läßt. Beim Wasserlassen zusammenziehende Schmerzen vom Uterus hinunter zur Urethra. Bei Männern

Schmerzen bis zum Ende des Penis hinunter. Das Haar fällt aus. NACHMITTÄGLICHE VERSCHLIMMERUNG.

Capsicum

HALS:
Zusammengeschnurt, als ob er sich verschließen wollte. NICHT-Schlucken verschlimmert. Starke Schmerzen mit schrecklichem Mundgeruch. Der Hals ist sehr rot und sieht aus, als ob er bluten wollte. Mißfarbig und purpurfarben. Die Halsentzündung schleppt sich dahin, sie wird nicht besser und nicht schlechter.

DIARRHÖE:
Bei Kindern mit Heimweh. Schwierigkeiten beim Wasserlassen bei Diarrhöe. Häufige, kleine, dunkle, schleimige Stühle mit Schleimhautfetzen. Vorher starke Koliken und Flatulenzen. Sie haben Tenesmen, wenn sie durstig sind. Aufgedunsene Lippen mit Rissen. Gesicht und Nase sind rot, die Nase ist kalt. Altes *Mastoid*-Mittel.

Carbo vegetabilis

Nützliche Mittel bei akutem Herzversagen. Klassisches Kollapsbild. Kalter Schweiß auf der Haut, geistig dumpfsinnig, sieht ziemlich benebelt aus. Weiß nicht sicher, wo er ist oder, was mit ihm geschieht. Auffallender Lufthunger. Möchte vom Wind angeblasen werden. Kann keine Bettdecke um den Hals herum ertragen; kalte Luft bessert.
Lippen und Gesicht blaß. Eiskalte Nase. Der Körper ist kalt, klamm und mit Schweiß bedeckt. Körperlich und geistig erschöpft. Der Versuch, zu essen und zu trinken verschlechtert.

Causticum

Sieht ziemlich zart aus. Meist blaß. Sehr auffällige, graue Blässe. Zarte Hände und Extremitäten. Zarte Züge. Kleine, warzige Auswüchse um die Augen und die Lider. Schwere herabhängende Lider. Neigung zu Pickeln und Warzen auf der Nase.
Scheue Patienten. Sorgenvoll. Befürchten, daß irgendetwas Schreckliches geschieht. Wenn Freunde zu einer Verabredung zu spät kommen, macht sich der Patient Sorgen, daß etwas Schreckliches passiert sei. Sie bekommen Angst, wenn sie sehen, wie Buben klettern. Mitleid mit anderen Menschen. Allgemeine Schüchternheit - es ist schwer, mit ihnen umzuge-

hen. Sie beantworten Fragen kurz. Angst oder ihre wirklichen Gefühle verbergen sie hinter nervösem Lachen. Sie können reserviert sein und es beinahe ablehnen, auf Fragen zu antworten. Schwaches Gedächtnis beim Erzählen ihrer Geschichte, sie haben u. U. viele Symptome aufgeschrieben. In der Regel reizbar. Haben eine gute Meinung von sich selbst. Sie mögen es, wenn die Dinge sofort und richtig erledigt werden. Wenn sie behindert werden, können sie einen heftigen Temperamentsausbruch bekommen und rechtfertigen dies mit ausgezeichneten Gründen. Nach einem Wutausbruch oder wenn sie ärgerlich sind, leiden sie an unangenehmen, abdominellen Blähungen und Sodbrennen.
Neuralgische Beschwerden, schlimmer nach Ärger. Kann melancholisch sein, besonders vor dem Schlafen. Sehr schlechte Schläfer, sie sind unruhig und fühlen sich im Bett nicht wohl. Abends ängstlich. Abneigung gegen Arbeit. Sie leiden an Stimmungen, die sie ermüden und für die Arbeit des kommenden Tages schwächen. Verdrießlichkeit wechselt mit Fröhlichkeit. Schlaffer Bauch, größer als man bei einem Patienten mit schlankem Gesicht und Hals erwarten würde. Großes Schwindelmittel. Fällt nach vorne oder nach der Seite, niemals nach rückwärts. Der Schwindel ist im Bett, beim Liegen und Bücken schlimmer. Besser nachmittags. Schwindelgefühl, als ob alles »auf und nieder geht«. Die Menses sind oft von Schwindel begleitet.

ZYSTITIS:
Drang, mit der Unfähigkeit wasserzulassen, später von unwillkürlichem Harnfluß gefolgt. Unwillkürliches Wasserlassen beim Husten oder Niesen. Blasenschwäche beim Husten. Unwillkürliches Tröpfeln. Postoperative Retention. Schießende Schmerzen im Rektum beim Versuch wasserzulassen. Zystitis und Leukorrhöe. Harnsymptome nach einer Erkältung. Zystitismittel, kein Nierenmittel.
Starke Neigung zu Neuralgien, die nach Wutanfällen schlechter sind. Muskelzuckungen, Krämpfe und Paralyse. Chorea nach Schreck. Bell'sche Lähmung. Probleme mit Kiefer und Mund. Zahnschmerzen, nachdem er kaltem Wind ausgesetzt war. Viele Augensymptome. Trockene Augen am Morgen und Schwierigkeiten beim Öffnen der Lider.
Brennende, stechende Photophobie, Gefühl von Sand im Auge. Jucken und Zucken der Lider. Typisch ist die Neigung, die Augen zu schließen. Unfähigkeit, die Augen zu öffnen. Intensiver Tränenfluß, schlimmer durch Wind, in frischer Luft und in kalten Räumen. Steifer Hals, wenn er in Zugluft gesessen hat.
Bei Grippe ist der Hals trocken, kratzend und roh. Kitzelhusten mit zähem Schleim, der nicht abgehustet werden kann. HEISERKEIT. Kälte verschlimmert, Regen bessert stark. Laryngitis und Husten werden bei Regenwetter besser. Rheuma in einem Gelenk, meist im Kiefergelenk.

Cedron

Chronische Kopfschmerzen mit Augenstörungen zuvor. Gesichtstrübung. Für einige Patienten sieht alles gelb oder rot aus. Stirnkopfschmerz, der von einer Schläfe zur anderen schießt. Der vordere Teil des Kopfes fühlt sich ausgedehnt an und der Schmerz ist in diesem Gebiet besonders intensiv. Begleitet von Schwindel beim Stehen und nicht selten von Tinnitus. Beginnt oft um 11 Uhr, dauert den ganzen Tag und die darauffolgende Nacht an. Im weiteren Verlauf des Abends intensiver. Kehrt regelmäßig alle zwei bis drei Wochen wieder. Beginnt bei jedem einzelnen Patienten zu einem regelmäßigen Zeitpunkt.

Chelidonium

Leberpatient. Verzweifelt und hoffnungslos - mehr hoffnungslos als melancholisch. Weint. Schreckliche Vorahnungen. Wird mit dem Leben nicht fertig, voller Zukunftsangst. Macht eine spezifische Sorge zum Mittelpunkt seiner Depression. Brütet. Gereizt, wenn man ihn anspricht, schlimmer wenn er gestört wird. Will alleine gelassen werden. Schweigsam. Schmerzen über der Leber oder Gallenblase, extrem empfindlich beim Abtasten. Anorexie. Anhaltender Schluckauf. Tagsüber verstopft. Schleimige Diarrhöe als letztes am Abend. Kein erfrischender Schlaf. Träumt von geschäftlichen Problemen, Leichen, daß er herabfällt, ermordet oder lebendig begraben wird. Nach heißen Speisen oder Getränken geht es ihm viel besser.

Chininum arsenicosum

Verfrorene Patienten, sehr empfindlich auf Zugluft. Ängstlich. Ausgeprägte Schwäche und Unruhe. Reizbar und zittrig. Sehr heftige Halsentzündung, schon am Rande der Diphtherie, fast gangränös. Die hintere Rachenwand ist stark entzündet, mit fauligem Geruch. Gefühl einer extremen Kontraktion, der Hals fühlt sich an, als ob sie in Flammen stände. Dunkelbraunes Exsudat. Extremer Schmerz beim Schlucken.
Die Zunge ist im Frühstadium dick, gelb und schleimig. Später wird sie trocken und rissig. Geschwollenes Zahnfleisch, das ulzerieren und bluten kann. Sehr bitterer Geschmack, nicht faulig für den Patienten. Will den Hals freibekommen, aber das ist schmerzhaft. Bläuliche, rissige Lippen. Durst auf kalte Getränke. Allgemeine Verschlimmerung nach dem Schlaf. Schneller, unregelmäßiger Puls.

Chininum sulfuricum

AKUTE KOPFSCHMERZEN:
Begleitet von Verdauungsbeschwerden. Der Schmerz beginnt im Nacken und breitet sich bis zur Stirn hin aus. Heftiger Schmerz mit Feuchtigkeit und Schweiß am Kopf. Bei Kopfschmerz bestehen starke Flatulenzen, die der Patient beständig loszuwerden versucht. Er wird bei Schmerzen zittrig und sieht krank aus. Der Schmerz bessert sich, wenn der Kopf gegen etwas Kaltes gedrückt wird, obwohl dem Patienten selbst kalt ist. Der Schmerz verschlimmert sich beim Drehen des Kopfes, beim Gebrauch der Augen und bei Bewegung an frischer Luft. Intensiver Hunger, wobei ihm anscheinend sehr übel ist.
VERSUCHT BESTÄNDIG AUFZUSTOSSEN, MIT HUNGER.
Empfindlicher, chronischer Dyspeptiker, der sich hungrig fühlt und, dem es schlechter geht, wenn er gegessen hat.

CHRONISCHE KOPFSCHMERZEN:
Gastrische Störungen mit Übelkeit und Erbrechen. Der Schmerz ist an beiden Schläfen stärker, Gefühl, als ob die Temporalarterien bersten wollten. Das Haar ist gegen leichte Berührung empfindlich. Besserung durch Druck auf die Arterien. Besser bei geöffneten Augen.
Schlechter beim Liegen oder bequem im Sessel sitzen. Besser beim Geradesitzen oder Stehen. Neigung zu Kopfschweiß. Überempfindlich gegen Kälte, Zugluft, frische Luft. Nächtliche Kopfschmerzen von 1 Uhr bis zum Mittag. Tageskopfschmerzen beginnen am frühen Morgen und dauern bis 14 oder 15 Uhr.

China

Zusammengebrochener Patient. Lang dauernde Krankheit oder Sorge. Kann starken Verlust von Körperflüssigkeiten gehabt haben, z.B. Hämorrhagie, Gastroenteritis. Nach langer Stillzeit.
Hyperästhetisch. Haßt Lärm. Depression aufgrund körperlicher Erschöpfung. Elendsgefühl verstärkt die Depression. Glaubt, daß Menschen ihn davon abhalten, Dinge zu erledigen oder gesund zu werden. Besser durch mehr Ruhe.

Clematis recta

Hautausschläge und Harnsymptome. Kann nicht alleine sein, fürchtet aber auch Gesellschaft. Reizbar, ängstlich, furchtsam. Ängstlich, weint, Heimweh. Weint bis zur Erschöpfung. Kleine, juckende Krusten an der Kopfhaut. Pustelartiger Hautausschlag an den Lenden, berührungsempfindlich. Kleine Bläschen, Pusteln, Geschwüre auf der Haut.

Geschwollene Inguinaldrüsen, die beim Gehen stärker schmerzen. Brennendes Gefühl vor dem Wasserlassen. Noch lange nach dem Wasserlassen Schmerz in der Harnröhre. Gefühl, als ob sich die Harnröhre verschließt. Konstriktion. Die Blase leert sich nur sehr selten völlig.
Zahnweh. Schlimmer beim Niederlegen, abends. Besser in kalter Luft und durch kalte Getränke.

Cocculus

Heftiges Kopfweh durch Überarbeitung oder extreme nervliche Anspannung. Wenn die Anspannung vorbei ist, hat er das Gefühl, als ob der Kopf leer wäre. Gefühl, als ob der Kopf platzen wollte, Gefühl, als ob die Rückseite des Kopfes sich öffnen und schließen würde.
Schmerz schlimmer nach Schlaf, grober Bewegung, Gebrauch der Augen, Lesen und Stimulantien - besonders Kaffee. Tabakgeruch und warme Räume verschlechtern.
Hinterkopfschmerzen werden durch Liegen auf dem Rücken schlimmer. Zu müde, um nach langen Stunden der Arbeit schlafen zu können. Fast ein Spezifikum für Reisekrankheit. (Bei Menschen wie bei Tieren.)

Coffea

Schlaflosigkeit durch Kaffeetrinken. Damit es wirklich wirkt, muß der Patient in das folgende Bild passen: empfindlich auf jegliche Emotion; übermäßige Freude bei angenehmen Überraschungen: Schlaflosigkeit bei Kaffeetrinkern nach jedem schwierigen Problem.

Crotalus horridus

Geistig niedergedrückt, weinerlich und benommen. In diesem düsteren Zustand hat er das Verlangen, zu entfliehen.
Sieht bei Halsentzündungen sehr krank aus. Gestaute, dunkle Lippen. Taubheitsgefühl der Lippen. Kann bei Zyanose gelblich aussehen. Weiche Zunge, feuerrot, wie poliert. Blutiger Speichel. Charakteristischer Mundgeruch - ziemlich modrig oder fast süßlich. Klagt über akute Spasmen im Hals, schlimmer beim Schlucken oder auch nur beim Öffnen des Mundes. Schlimmer nach Schlaf, Erstickungsgefühl beim Erwachen. Bekommt leicht Nasenbluten, dunkel fließendes Blut, das nicht gerinnt. Bekommt leicht Magenstörungen. Kann dunkle, wäßrige, widerliche Stühle haben. Geschwollene Extremitäten, besonders Hände. Neigung zu purpurfarbenen Flecken.

Croton tiglium

Geschwollene, ziegelrote Hände. Sie sehen aus, als würden sie platzen. Bläschen, gefolgt von Pusteln, dann von Krusten. Auffallende Wundheit. Hyperpyrexie. Geschwächt. Leeregefühl.
Wenn die Augen entzündet sind, haben sie geschwollene, ödematische Lider mit kleinen Bläschen, die sich über die Wangen ausbreiten können. Linksseitig. Frühe Tendenz zu Hornhautgeschwüren.

Cuprum metallicum

Vorrangig ein Mittel bei Konvulsionen. Charakterisiert durch Heftigkeit, heftige Spasmen, heftige Krämpfe, heftige Diarrhöe, heftiger Husten. Sieht blaß und ziemlich erschöpft aus, oder hat blaue Lippen und extremes Elendsgefühl. Zuckungen, Spasmen, Zittern. Unterschiedliche Mentalität. Sie schwatzen unzusammenhänged, wenn sie krank sind und können delirös sein. kann sich nicht erinnern, wo er ist.
Ärgerlich und der Arbeit abgeneigt. Auf der anderen Seite ist ihnen Müßiggang unerträglich, er langweilt sie und sie wollen sich selbst beschäftigen. Wenn sie nicht ärgerlich sind, können sie amüsant sein und eine Art Clownerie zeigen. Im großen und ganzen sind es unruhige Patienten, die immer in Bewegung sind.
Schwindel. Sie fallen vorwärts oder haben das Gefühl, als ob der Kopf nach vorne fallen würde. Besser bei Bewegung und beim Niederlegen.
Bei einer akuten Erkrankung klagen sie über einen metallischen Geschmack, der durch kaltes Wasser gebessert wird. Gesichtstrübung. Rollt die Augen nach oben. Die Lider jucken.
Zusammenschnürung der Kehle. Schnelle Esser. Sie lieben kalte Speisen und haben großen Durst auf kaltes Wasser.
Begierig ohne echten Appetit. Übelkeit und Schwindel werden durch Trinken kalten Wassers gebessert. Bauchkrämpfe und Koliken mit plötzlichen, gußartigen Stühlen, besser durch Trinken kalten Wassers.
Nächtliche Beinkrämpfe.

Drosera rotundifolia

KEUCHHUSTEN: Rheuma. Der Schmerz läuft die Beine, Schienbeine und Arme hinunter. Ziehende, schießende Schmerzen, schlimmer in den Knöcheln. Das Bett ist zu hart. Nachtschweiß, Zittern bei Ruhe.

Dulcamara

Ein rotgesichtiges *Calcium carbonicum.* Geistig leicht verwirrt. Kann das rechte Wort nicht finden. Hals-Patienten geben an, Nasenkatarrh gehabt zu haben. Schlimmer bei naßkaltem Wetter. Geht hinaus, erkältet sich und bekommt als erstes eine Halsentzündung. Trockener, brennender Hals und steifer Hals. Auffallend roter Hals. Herpes um die Lippen. Zunge trocken und rauh. Will kalte Getränke. Frühe Entwicklung einer Urtikaria. Kratzen erleichtert den Reiz, erzeugt aber einen brennenden Schmerz. Oft zusammen mit Rheuma. Heiserkeit. Kann bei Halsschmerzen eine Lumbago entwickeln. Halsschmerzen zur Zeit der Menses.

Euphrasia

Akute, katarrhalische Konjunktivitis mit ausgeprägter Entzündung. Reichlich reizender Tränenfluß. Die Lidränder sehen sehr wund aus und fühlen sich auch so an; sie bluten bei Berührung. Gefühl in den Augen, als sei Pfeffer hineingetreut. Beständiger Drang, die Augen zu reiben. Kleine septische Pusteln um die Augenlider, die sich bis über die Wangen ausbreiten können. Trockenheitsgefühl mit scharfen, schneidenden Schmerzen hinter den Augen. Wenn man die Augen untersucht, sehen sie und die Blutgefäße der Augen dunkel aus.

Ferrum metallicum

Der Patient hat eine reine Haut. Sehr labile Zirkulation. Blaß oder andererseits gerötet, hervorgerufen aufgrund von emotionaler Erregung oder Anstrengung, oder durch Speisen oder Getränke. Helle Haut mit etwas Farbe um die Wangenknochen herum. Blasse Schleimhäute mit deutlicher Anämie. Ermüdet leicht, wird dyspnoeisch und erschöpft. Fallt in Ohnmacht, wird schwindelig und friert. Empfindet intensiv die Kälte. Kalte Extremitäten. Krämpfe in den Füßen.

Niedergeschlagen und verzweifelt. Weinerlich. Aufgebracht bei Widerspruch oder Ratschlägen. Fühlt sich sehr schlecht beim Stehen, muß sich niedersetzen. Sehr reizbarer Patient mit ausgeprägter Lärmempfindlichkeit. Schmerzempfindlich. Wenn es ihm gut geht, kann er nett und angenehm sein. Depressiv bei Verstopfung. Diarrhöe beim Essen. Kinder mögen keine Eier. Magenstörung durch trockene Weine.

Ferrum phosphoricum

Rheuma der Schulterblätter. Steht nachts auf, um den Schmerz zu erleichtern. (Die zwei anderen Mittel, die nachts aufstehen und sich bewegen, um den Schmerz zu erleichtern, sind *Pulsatilla* und *Rhus toxicodendron.*) Nette Menschen, aber reizbar. Berührung verschlechtert.

Gelsemium

Entwickelt die Symptome ziemlich langsam. Starke Rötung. Düster. Ausdruck von Angst im Gesicht. Rotfleckig aussehende Ausschläge.
Profuser oder minimaler Schweiß, mit klebrigem Gefühl. Gefühl intensiver Müdigkeit. Die Augen leuchten und sehen glasig aus, schwere Lider, trüb. Geistig stumpfsinnig. Kann aussehen, als ob er aufgrund seiner Schmerzen nicht aufmerksam sein kann. Mag keinerlei Anstrengung. Die Augen können gestaut sein, mit viel Tränenfluß.
Unangenehme Okzipitalkopfschmerzen, bis zum Nacken ausstrahlend. Will, daß der Kopf gestützt und still gehalten wird. Sehr typisches Zittern, oft mit Gleichgewichtsstörungen. Gefühl, als ob er aus dem Bett fallen würde. Erwacht mit einem Ruck. Labile Zirkulation, schlimmer bei Zugluft. Die Erkältung kann Tage, nachdem er sich der Kälte ausgesetzt hat, auftreten. Er erzählt, daß er sich drei Tage, bevor die Krankheitssymptome erschienen sind, unterkühlt hat. Er kann die anfängliche Kälte nicht bemerkt haben, da er sich heiß fühlte. Kältegefühl, das die Wirbelsäule auf und ab geht, obwohl er heiß und klebrig ist. Akuter Fließschnupfen, ausgeprägtes Niesen, besser, wenn er am warmen Ofen sitzt. Obwohl sich der Körper heiß und klebrig anfühlt, sind die Extremitäten kalt.
Schmerz und Wundheitsgefühl in den Muskeln, nicht sehr tief lokalisiert. Schweregefühl. Alle Symptome können intensiviert sein. Kann schwerfällig oder schläfrig aussehen, wenn er aber durch irgendetwas aufgeregt wird, hat er eine schlaflose Nacht. Der Patient ist mäßig krank. Er kann sehr schlaflos, gequält, unbequem und unruhig sein, was das übliche Bild ist oder andererseits tief schläfrig und gefühlsbetont.
Bei Halsentzündungen bestehen Schmerzen, Schwellung, Röte des Halses, mit einigen leichten Ulzerationen. Halsspasmen beim Schlucken. Allgemeines Zerschlagenheitsgefühl. Heiße Getränke bessern, kalte verschlechtern. Sehr häufig durstlos. Schluckt oft, um die Halsschmerzen zu erleichtern. Manchmal Übelkeit. Kann über Frösteln mit häufigem Wasserlassen oder gelegentliche Inkontinenz klagen.
Herzklopfen mit unregelmäßigem Herzschlag. Leeregefühl in der Brust oder im Magen OHNE hungrig zu sein. Appetitlos.
Kann gelblich aussehen. Bei akuten Kopfschmerzen ist der Patient leicht gerötet und sieht wie betäubt aus. Augenstörungen vor Beginn der Schmerzen. Blindheit, teilweise blind oder doppelsichtig. Bei einem Patiententyp ist

der Schmerz über dem rechten Auge schlimmer. Ein anderer Typ kann Stirnkopfschmerzen haben. Kältegefühl im Okziput, das vormittags beginnt und so lange dauert, bis der Patient ins Bett geht, mit Schwächegefühl und intensiver Schläfrigkeit. Der Schmerz ist schlimmer, wenn er sich hinlegt, verschwindet aber dann beim vollkommen Ruhigliegen. Licht verschlechtert, Schlaf bessert. Bei wiederkehrenden Kopfschmerzen entsteht eine vermehrte Urinausscheidung, wenn der Schmerz nachgelassen hat. Der akute Typ kommt mit heftigem Schnupfen oder weil er sich der Kälte ausgesetzt hat. Erbrechen bessert den Schmerz.
Kann Todesfurcht entwickeln, wenn er krank ist. Die Ängstlichkeit des *Gelsemium*-Patienten ist bei einer Halsentzündung viel ausgeprägter als sonst, möglicherweise, weil sie von Kopf-Genick- und Ohrenschmerzen begleitet ist.

Glonoinum

Sehr heftige Kopfschmerzen, wie *Belladonna,* sogar mit noch intensiveren Schmerzen. Sie entstehen, wenn er sich der Sonne oder sehr hellem Licht ausgesetzt hat. Intensive düstere Gesichtsröte. Gesicht und Kopf sind heiß, mit viel Schweiß. Der Schmerz kann überall sein oder auf der einen oder anderen Kopfseite, und dann ist er von Augenstörungen begleitet. Farbtäuschungen beim Betrachten von Objekten. Berstender Schmerz, Gefühl, als ob der Kopf vergrößert wäre. Bewegen, Bücken, Erschütterung vertärkt den Schmerz. Besserung beim Sitzen, wenn er den Kopf hält, damit er ruhig ist und durch Eisbeutel. Deutliche Pulsationen auf der schmerzenden Seite.
Beginnt mit dem Sonnenaufgang, wird mittags schlimmer und neigt dazu, gegen Sonnenuntergang zu verschwinden - ein wichtiger Hinweis!

Graphites

Große Köpfe und Gesichter. Dicke Körperformen, schwerfällig und nicht sehr ausgeprägt. Blasse Schleimhäute. Blasse Extremitäten. Sieht aus wie zart hellviolett gepudert. Die Lider hängen nach einer schlaflosen Nacht herab. Kann Gerstenkörner am Unterlid haben.
Kann sehr depressiv sein. Mehr traurig als depressiv. Sitzt da und denkt darüber nach, wie früh er sterben muß oder, wie bald seine Erkrankung ihn umbringen wird. Sie machen sich Sorgen darüber, ob sie in den Himmel kommen, wenn sie sterben werden.
Auffallende Unentschiedenheit bei Depression. DIE UNENTSCHIEDENHEIT LÄUFT DURCH DAS GANZE MITTEL. Jedes Problem läßt sie schwanken und zögern. Geistige Arbeit erregt und bekümmert sie; sie ärgern sich darüber, aber machen so weiter. Weinen und Vorahnungen von kommendem Kummer. Sie üben lieber Kritik aus, als daß sie ertragen, selbst kritisiert

zu werden. Gefühl, als ob das Blut von den Füßen hochfließt. Sehr empfindlich gegen Musik, Musik läßt sie weinen und verstärkt ihre Depression.
Sie leiden bei Sonnenlicht an Photophobie und haben oft verkrustete Augenlider. Widerlicher Schweiß. Jede Absonderung stinkt widerlich. Feuchtigkeit hinter den Ohren, an den Nasenflügeln und am okzipitalen Haarrand. Magenschmerzen werden durch Essen gebessert. Dem Patienten geht es immer besser, wenn er Nahrung zu sich genommen hat, was er meist gerne tut. Ausgeprägte Abneigung gegen Fisch, Salz, Fleisch und Süßigkeiten. Warme Milch bessert. Rülpsen lindert die Blähungen, aber sie leiden an schmerzhaften Winden, die nicht abgehen. Sie fühlen sich immer abends und durch Wärme besser.
Sie schlafen gut, es wird ihnen aber unangenehm heiß. Anstrengungen überhitzt sie. Schlimmer beim Erwachen. Verstopfung kann ein Zug in ihrer Krankengeschichte sein. SCHMERZLOSE, geschwollene Zervikaldrüsen. Verfrorene Patienten, die sich in Zugluft besser fühlen, aber zugedeckt sein müssen. Gefühl eines Spinnengewebes über dem Gesicht.

Guajacum

Geistig stumpf. Depressiv. Faul und träge. Vergeßlich und geistesabwesend. Gestautes, rotes, geschwollenes Gesicht im Frühstadium von Halsentzündungen. Meist dilatierte Pupillen. Starke Schmerzen im Hals, der sich voll und geschwollen anfühlt. Schmerz an der Außenseite des Halses, besser wenn der Hals gehalten und etwas um ihn herumgelegt wird. Kann Okzipitalschmerzen haben. Gelenkschmerzen, besser durch Hitze. Viel Durst auf kaltes Wasser. Deutliche Abneigung gegen Milch. Leichtes Verlangen nach sauren Sachen wie heißem Zitronensaft.

Hepar sulfuris

Dünn, nervös, blond. Unzufrieden. Sieht aus, als würde es ihm seit einiger Zeit nicht gut gehen. Kann schwitzen. Sieht müde aus. Die Patienten wirken so, als ob sie gegen ihren Willen zur Sprechstunde kämen. Sie nehmen es übel, wenn Sie beginnen, sie auszufragen. Sie sinken in den Stuhl, als ob sie körperlich erschöpft wären. Sie machen den Eindruck, als seien sie gegen alles aufgebracht. Unzufrieden mit den Umständen. Eher überdrüssig als ängstlich. Grundlose Empfindlichkeit. Sie leben am falschen Ort, haben die falschen Freunde und die falsche Stellung. Sie haben Unglück gehabt. Niemand ist nett zu ihnen und niemand unterstützt sie. Empfindlich gegenüber persönlichen Stimmungen. Unbeherrschtheit. Streitsüchtig und impulsiv. Mehr reizbar als ängstlich. Impuls zum Suizid. Ärger kann Anlaß zum Mord geben. Kinder verlieren die Berherrschung, schlagen, treten und zerstören. Die Mutter sieht nach dem Kind und wenn es sich herumdreht, schlägt sie es mit irgendetwas, das zur Hand ist.

Wünscht die Arbeitsstelle zu wechseln, die man für ungesund hält. Wenn man die Umgebung wechselt, geht es anfangs besser, dann fällt man wieder zurück. Ist beständig mit der Vergangenheit beschäftigt.
Tendenz zu Eiterungen. Katarrhalisches Stadium der Schleimhäute. Heiserkeit durch kalten Wind. Auffallende Hyperästhesie der Haut, besonders auf Berühung und Zugluft. Extrem kälteempfindlich. Der verfrorenste Patient, der die leichteste Zugluft spürt. Streckt die Hand aus dem Bett, sogar warme Zugluft im Sommer verschlechtert jede Beschwerde, an der er leidet. Besonders schlecht bei kaltem, trockenen Wetter. Besser bei feuchtem Wetter. Sehr kalte und klamme Hände.
Morgens und abends schlechter, aber zu keiner bestimmten Stunde, obwohl eine Morgenverschlimmerung beim Aufwachen besteht. Die Symptome des Atemtraktes, des Larynx und der Nase sind abends schlimmer, 18 oder 19 Uhr bis Mitternacht, während dieser Zeit besteht eine deutliche Verschlimmerung des Hustens. Der Husten ist trocken, quälend mit ziehenden, wunden Bronchien. Er ist sehr heiß, kann sich aber nicht bewegen oder aufdecken ohne zu frieren. Erstickender Krupphusten. Schwitzt ohne Linderung.
Meist trifft man auf Patienten mit einer Fettaversion, obwohl sie möglicherweise danach verlangen. Mag immer etwas mit starkem Geschmack, Mixed Pickles, Heringe usw. Tiefes Verlangen nach sauren Sachen. Mag trockenen Weine. Besser nach dem Essen.

HALS:
Wiederkehrende Infektionen. Gefühl einer Nadel oder Fischgräte im Hals. Frühe Eiterbildung. Altes Mittel bei Diphtherie. Ulzerationen an den Mundwinkeln. Riß in der Mitte der Lippe, der sehr schmerzhaft ist. Widerlicher Mund und Atem. Der Hals ist empfindlich beim Schlucken, sogar beim Öffnen des Mundes und beim Herausstrecken der Zunge. Warme Auflagen am Hals bessern. Sehr schmerzempfindlich. Sauer riechender Schweiß. Zunge trocken. Leicht belegt, an den Rändern entzündet und sehr empfindlich.

AUGEN:
Schwache Augen. Augenerkrankungen sind sehr schmerzhaft mit frühen Ulzerationen. Hornhautgeschwüre. Frühe Bildung von heraussickerndem Eiter. Klagt über das Gefühhl, als ob ein stumpfer Stock in die Augen drückt. Intensive Photophobie. Bindehäute dick, geschwollen und ödematös. Trübe Hornhaut. Gefühl eines Stricks, der die Augen nach hinten in den Kopf zieht. Eine Untersuchung verschlimmert die Augenschmerzen.
Der *Hepar sulfuris*-Schmerz ist stechend, pikend - Stöße von scharfen Stichen, welcher Körperteil auch immer betroffen ist.

Hydrastis

Schwere, chronische Bronchitis. Dicker, zähflüssiger, gelber Schleim, der im Freien profus ist und im Haus aufhört. Die Nase ist voller Eiter.
Häufig besteht eine Verbindung zwischen Bronchitis und Ulzerationen der Beine. Herbst- und Winterverschlimmerung, die Patienten klagen über einen gleichzeitigen Anfall beider Beschwerden. Die Bronchitis ist produktiv und die Geschwüre haben feste Ränder und schmerzen nachts.
Allgemeine Schwäche, leicht entmutigt.

Iris versicolor

Akutes Kopfschmerzmittel. Beschwerden aufgrund des Essens von Süßigkeiten. Meist rechtsseitig. Zuvor Blindheit oder Gesichtsstörungen. DER SCHMERZ IST SCHLIMMER, WENN ER SICH STILL HÄLT ODER SICH HEFTIG ANSTRENGT. Besser in frischer Luft durch langsames Umhergehen. Schlimmer in wirklich kalter Luft. Erbrechen.

Kalium bichromicum

Ein blondes, dickes, etwas träges Individuum. Aufgedunsenes Gesicht. Allgemeine Aufgedunsenheit. Ungesunde Haut - die Mehrheit hat eine deutliche Tendenz zu Acne vulgaris. Die Augen sehen ziemlich trüb aus, die Bindehäute sind von gelblicher Farbe. Macht den Eindruck schwacher Augen. Ziemlich überdurchschnittlich groß, starke Muskeln, leicht ermüdet, fast faul. Eine Gruppe dieser Patienten ist nicht so dick und schwerfällig, hat mehr Farbe auf den Wangen und ist dunkelhaariger. Diese Gruppe klagt meist über Rheuma.
Die üblichsten Klagen sind »katarrhalische Dyspepsie« und Bronchitis mit Asthma. Akute Beschwerden des Respirationstraktes sind meist im Frühjahr und Herbst schlimmer.
Bei kapillarer Bronchitis zeigt sich ein Husten mit ausgeprägter Tendenz zu Erstickungsanfällen. Reichlicher, fadenziehender, schwieriger, eitriger Schleim beim Erwachen und frühe Morgenverschlimmerung zwischen 2 und 5 Uhr. Lungenbeschwerden sind an frischer Luft besser, wenn sie nicht zu kalt oder zu feucht ist und beser in der Bettwärme.
Katarrh ist bei naß-kaltem Wetter beschwerlich. Nase und Nebenhöhlen sind mit fadenziehendem, gelben Schleim verstopft. Je chronischer der Zustand, desto weißer der Schleim. Je akuter der Zustand, desto gelber wird er. Frühe Beteiligung der zusätzlichen Höhlen. Bohrende Schmerzen, als ob ein stumpfer Pflock in das betroffene Gebiet gepreßt würde, die Stirnhöhle ist am meisten betroffen.

Allgemeines Kopfweh mit Schmerzen über den Höhlen und Augen. Die hintere Rachenwand ist stark kongestioniert, Schleimstreifen hängen von den hinteren Naren herab. Uvula und weicher Gaumen sehen ödematös aus. Wenn der Magen auch am Katarrh beteiligt ist, entsteht eine typische, akute Gastritis oder sogar ein Geschwür. Anorexie. Flatulenz. Plötzlicher Anfall von Übelkeit und Erbrechen. Quälendes Gefühl eines Gewichts im Magen nach dem Essen. Auffallende Abneigung gegen Fleisch. Schlechter Geschmack im Mund, Wasser schmeckt unangenehm. Entwickelt Abneigung gegen Fett. Verlangt nach sauren Sachen. Hat eine auffallende Vorliebe für Bier. Der chronische Biertrinker ist ein typischer *Kalium bichromicum*-Patient. Sie haben eine deutliche Kaffeeverschlimmerung, ebenso eine Bierverschlimmerung, die zu Erbrechen und Diarrhöe führt. Fadenziehendes, gelbes, wäßriges, saures Erbrechen mit Schweregefühl im rechten Hypochondrium.

AUGEN:
Tiefe, scharf abgegrenzte Hornhautgeschwüre mit der Tendenz zu Perforation, mit scharfen, klar geschnittenen Rändern. Die Augen sehen schmerzhaft aus, aber der Patient sagt, daß sie überhaupt nicht weh tun. Dicke, fadenziehende Absonderungen. Bei rheumatischen Erkrankungen akute Iritis mit Begleit-Konjunktivitis.
Intensive Hitze der Augen. Ausgeprägte Photophobie. Die Lider sind an den Rändern granuliert.

CHRONISCHE KOPFSCHMERZEN:
Verdunkelung oder Verlust der Sicht vor dem Kopfschmerz. Die Zwischenzeit zwischen den Augenstörungen und den Kopfschmerzen variiert von wenigen Minuten bis zu einer halben Stunde. Entsteht am frühen Morgen, verschlimmert sich im Verlauf des Tages und wird gegen Abend schwächer. In der Regel linksseitig. Licht, Lärm, Bewegung und besonders Bücken verschlechtern. In der Regel Besserung durch Liegen, aber der Schmerz wird schlimmer, wenn er auf der schmerzhaften Seite liegt. Andererseits bessert sich der Schmerz durch Druck. Der Schmerz kann auf eine kleine Stelle an der Schläfe begrenzt sein. Frische Luft, Essen und insbesonders heiße Suppe bessern.

RHEUMA:
Wandernde Schmerzen von Gelenk zu Gelenk. Heftige Schmerzen mit plötzlichem Beginn, der schnell vergeht. Entsteht im Sommer und wird durch Kälte und Bewegung schlechter. Besser durch Wärme, aber leicht schlechter durch zuviel Hitze. Ruhe bessert.
Kann bei heißer Witterung Ischias haben, der sich durch Hitzeanwendungen und Beugen des Beines bessert. Ischias wird durch Bewegung gebessert, Rheuma durch Bewegung verschlechtert. Sehr empfindlich bei Wetterwechsel. Den meisten *Kalium bichromicum*-Patienten geht es im Sommer,

wenn es heiß ist, schlechter. Wenn *Kalium bichromicum*-Patienten krank sind, frieren sie, empfinden die Kälte und fühlen sich bei feuchtkaltem Wetter schlechter.
Frische Luft verschlechtert, sie frösteln dann. Bei allen *Kalium*-Salzen findet sich eine deutliche Frühmorgenverschlimmerung zwischen 2 und 5 Uhr früh - *Kalium bichromicum* ist früher als *Kalium carbonicum.* Nach dem Essen erfahren sie eine Verschlimmerung und haben wenige Energie.
Es hat einen deutlichen Wechsel der Symptome. Rheumatische Beschwerden verschwinden, aber dafür folgen Verdauungs- oder Darmprobleme.
Furunkel auf der Tibia. Beingeschwüre mit schmutzig-weißer Absonderung. Kältegefühl unterhalb des Knies.
Neigung zu Blasenkatarrh mit gelblichem, weißem, fadenziehendem Schleim im Urin. SCHMERZEN IM STEISSBEIN WÄHREND DES WASSERLASSENS.

Kalium bromatum

Blond, dick, lethargisch. Ziemlich depressiv. Schwerfällige, dumpfe Jugendliche. Unruhige Füße, Zuckungen. Sie neigen dazu, einzuschlafen, wenn sie sich nicht anstrengen.
Taubheitsgefühl der Hände, Beine und Füße. Unbehagliches Gefühl in den Lenden mit zitterndem Gefühl.
Es gibt drei pathologische Zustände, bei denen dieses Mittel hilfreich ist:
1. Choreatische Symptome nach Schock.
2. Urämische Konvulsionen.
3. Diarrhöe der Kleinkinder mit meningialer Reizung.

EPILEPSIE:
Häufiger vor oder während der Periode. Deutlicher Bezug zwischen der Periode und den Anfällen. Extremer Kopfschmerz. Prodromal-Gefühl von Anschwellung mit Erregung, DIESES SYMPTOM MUSS VORHANDEN SEIN. Verschlimmerungszeit gegen 2 Uhr morgens.
Acne vulgaris, schlimmer vor der Periode. Verlängerte Periode bei Jugendlichen. Heißblütig. Hitze, Sommer und heiße Räume verschlimmern.

Kalium carbonicum

Blasse, dicke, schlaffe, sanfte, schwitzende Patienten. Langsam und leicht ermüdbar. Allgemeine Schwäche, wenn sie müde sind, bekommen sie leicht Rückenschmerzen. Schlaffe Glieder, breites Becken. Geschwollene Knöchel - eher ödematös als dick. Tendenz zu Plattfüßen. Eher dunkel als blond. Allgemeiner Eindruck von Gedunsenheit, besonders bei den Oberlidern.

Geistig eher trüb. Wirken verwirrt und haben während ihrer Verwirrungszustände Angst vor der Armut, der Zukunft, dem Tod, auch wenn ihnen das Leben nicht lebenswert erscheint. Verfällt leicht in geistige Verwirrung und wird vergeßlich. Unfähig, die Dinge zu erledigen. Gebraucht die falschen Worte, sagt die falschen Sachen. Klagt über Mangel an physischer und psychischer Energie. Verlegt dauernd seine Sachen. Wenn sie zu unrecht beschuldigt werden, machen sie keinen Versuch, sich zu verteidigen. Eifersüchtig und besitzergreifend, sie haben einen Sammeltrieb. Sie hängen an ihrem Geld. Knickerig. Gefühl des Versagens. Ärgerlich über ihren geistigen Zustand. Reizbar. Sie wollen nicht berührt werden. Lärmempfindlich. Geistig trüb nach dem Essen. Furcht vor dem Alleinsein. Ängstlichkeit.

KATARRH:
Gelber, zäher Schleim, wenn sie überhitzt in einem heißen Zimmer sind oder nach Anstrengung. Wetterwechsel verschlimmert. Die Absonderungen aus der Nase können nach Temporalkopfschmerzen verstärkt sein. Kann durch Frieren an kalter Luft entstehen. Kann eine Wunde schmerzhafte, brennende Halsentzündung bekommen, die im Spätstadium mit weiß-gelbem Schleim bedeckt ist. Vergrößerte Zervikaldrüsen schmerzen und sind bei Kälte schlimmer.
Trockener, hackender, spasmodischer Husten, schlimmer von 2 - 4 Uhr früh. Stechende Schmerzen in der Brust, besser durch aufgestütztes Sitzen und Vorwärtslehnen.
Bei Lungenerkrankungen ist meist der rechte, untere Lappen betroffen. Der Schmerz verschlimmert sich beim Liegen auf der betroffenen Seite.
Bei Erkrankungen des Respirationstraktes sollte es nicht mit *Hepar sulfuris* verwechselt werden, das seine Verschlimmerungszeit von 7 - 9 Uhr früh hat, es hat kein geschwollenes Gesicht, ist viel dünner, depressiver und sieht ängstlicher aus.
Fast immer besteht eine Neigung zu Verdauungsbeschwerden. Ausgeprägte Flatulenz und Aufblähung nach dem Essen, die den ganzen Bauch beteiligt. Leeregefühl mit innerer Kälte. Ißt, ohne daß es ihm besser geht.
Karies der Zähne. Hat selten ein vollständiges Gebiß. Ungesunder Mund mit blasser, schlaffer, dicklicher Zunge.
Cholezystitis mit ausgeprägten Koliken. Schmerzhafte Hämorrhoiden mit Thromboseneigung. Verstopfung.
Liebt Süßigkeiten und Zucker. Durst auf saure Getränke. Wenn sie körperlich schwach sind, haben sie Hunger auf Zucker. Abneigung gegen Fleisch und Vorliebe für stärkehaltige Nahrung. Meist schlimmer nach dem Essen, das sie schläfrig macht und aufbläht.
Tendenz zur Hämorrhagie. Die Periode ist zu häufig und zu reichlich, das Blut strömt. SEHR VERFROREN - so kalt wie kein anderes Mittel der Materia medica. Empfindlich gegen Zugluft und jede kalte Luft. Die Beschwerden werden durch jede geistige oder körperliche Anstrengung und durch feuchtes Wetter verschlimmert.

Es bestehen anscheinend Widersprüche - dem Patienten geht es schlechter, wenn er warme Getränke und Speisen zu sich nimmt. Hitze bessert den Schmerz, Druck und Bewegung verschlimmern. Wenn er krank ist, fühlt er sich schlechter, wenn er nicht zugedeckt ist, INNERE Kälte. Schweiß bei der leichtesten Anstrengung.
Rückenschmerzen in der Sakralgegend sind ein häufiges Symptom, scharf, schneidend und brennend. Anstrengung, Gehen und Stehen verschlimmern. Liegen auf einer harten Unterlage bessert.
Neigung zu Polypen und Fibroiden.
Eine Verschlimmerung, die durch alle *Kalium*-Salze läuft, ist die nach sexuellem Verkehr. Übermäßige Erregung mit anschließender, absoluter Erschöpfung.
Es ist gefährlich, *Kalium carbonicum* bei Tuberkulose zu verwenden, weil es die Infektion zur Ausbreitung bringen kann. WERTVOLL BEI KOLIKEN DER DÄRME UND DER GALLENBLASE, ABER WENN *KALIUM CARBONICUM* DAS KONSTITUTIONSMITTEL IST, MUSS MIT EINER VERSCHLIMMERUNG GERECHNET WERDEN: *KALIUM CARBONICUM*-PATIENTEN MIT KOLIKEN, BESONDERS MIT GALLENKOLIKEN, KÖNNEN GUT MIT *ACONITUM* BEHANDELT WERDEN.

Kalium jodatum

Teilt sich in zwei Gruppen - akute und chronische.

AKUTER TYP:
Dicker, als man erwarten würde. Stärker und dunkler rot als der chronische Typ. Schwere Züge, ziemlich zyanotisch, schwere Lippen. Bei einer akuten Krankheitsattacke berichtet seine Geschichte schlecht.

CHRONISCHER TYP:
Blaß, empfindlich aussehend mit labilem, vasomotorischem System. Wird leicht rot. Meist hellhäutig mit hellem Haar. Beide Typen sind depressiv und leicht entmutigt. Deutliche Abscheu vor dem Leben. Schlecht gelaunt, reizbar, schimpft, wenn er sich ärgert. Unruhe stärker ausgeprägt, wenn er verärgert ist. Aufgeregt und weinerlich.
Es besteht eine Verschlimmerung aller Symptome zwischen 2 und 5 Uhr früh. Kopfschmerzen, trockener Hals und allgemeine Depression beim Erwachen.
Heißblütig, Hitze verschlimmert. Besser in frischer Luft.
Hungrigen Patienten geht es nach kalten Speisen, kalter Milch und Eiskrem schlechter. Und das trotz der allgemeinen Hitzeverschlimmerung. Ihr Durst ist mäßig.
Tendenz zur Urtikaria, die am Meer schlimmer ist.
Leichtes Asthma bei einigen Fällen, schlimmer am Meer.

Entzündete Hüftgelenke mit Empfindlichkeit ober- und unterhalb des Gelenks. Der betroffene Teil muß unbedeckt sein. Besser durch kalte Anwendungen und kontinuierliche Bewegung. Ischias mit einer Stelle des Nervs, die außerordendlich schmerzhaft und berührungsempfindlich ist, schlimmer bei Liegen auf der betroffenen Seite, durch Sitzen und Stehen. Bewegung bessert.
Bei Rheuma besteht eine Empfindlichkeit über dem Gelenk und diffuse Schmerzen ober- und unterhalb. Geben Sie *Kalium jodatum* bei einem heißblütigen Patienten mit Tinnitus.

AUGEN:
Sehr eitrige Entzündung. Eiter unter den Lidern, die geschwollen und innen und außen rot sind, schlimmer unter dem Oberlid. Schmerz und Empfindlichkeit sind sehr ausgeprägt. Intensive Konjunktivitis mit Blepharospasmus. Ödematöse Konjunktiven mit dicken, grünlich-gelben Absonderungen. Empfindlichkeit der periorbital Knochen. Intensives Brennen. Frühe Tendenz zu Hornhautgeschwüren. Ausgeprägte Kopfschmerzen. Wärme bessert, Kälte und Feuchtigkeit verschlechtern.

NEBENHÖHLENENTZÜNDUNG:
Stirne geschwollen, bis zu den Augen. Berstender Schmerz an der Nasenwurzel bis in den Schädel hinein. Scharfer, wäßriger Schnupfen. Brennende Augen mit intensivem Tränenfluß. Nase wund und roh, Oberlippe geschwollen, kleine Ulzera an der Zungenspitze. INTENSIVER SCHMERZ AN DER ZUNGENWURZEL BEIM VERSUCH, DIE ZUNGE HERAUSZUSTRECKEN.

Kalium phosphoricum

Dünn, blasse Haut, meist dunkel. Alle anderen *Kali*-Salze neigen zum Dicksein. Eigenartige Leute, geistig und körperlich extrem erschöpft. Reizbar, neigen zum Aufbrausen. Wenn sie gereizt sind, bekommen sie Krämpfe, besonders, wenn sie sich geärgert haben. Emotionale Erregung läßt sie zittern. Sporadische Reizbarkeit schwächt sie körperlich und läßt sie anschließend zittern. Schüchtern und nervös vor Freunden und Fremden. Kann Angst davor haben, sich mit anderen Leuten zu treffen. Zittern in einer Menschenansammlung. Obwohl es sie anstrengt, wenn sie sich unterhalten, haben sie eine deutliche Angst vor der Einsamkeit.
Bewußte Unfähigkeit, mit Dingen fertig zu werden, brechen zusammen, weinen und kommen in einen Zustand der Erschöpfung und Verzweiflung. Wollen sich an jemand festhalten, entweder um ihren Verstand zu retten oder, damit er ihnen hilft, die Selbstkontrolle zu bewahren.
Furcht vor fremder Umgebung, besonders vor offenen Plätzen. Will nicht von zu Hause weggehen. Neurasthenische Angst. Wenn sie alleine gelassen werden, neigen sie dazu, viele Ängste zu bekommen. Obwohl sie nervös und

körperlich schwach sind, werden sie oft unruhig und erschrecken leicht. Eigensinnig und schwer im Umgang, besonders wenn sie einen Rat für ihre Gesundheit bekommen. Sie mögen das Leben nicht, sie verabscheuen es und haben dennoch Angst vor dem Tod. Nie der Menschentyp, der Suizid begeht. Wenn sie aufgeregt sind, bekommen sie rote Wangen. Fällt in einer Menschenmenge in Ohnmacht. Schwankt, zu müde, um geradeaus zu gehen oder kann nicht dazugebracht werden, es zu versuchen. Kann aufgrund der Schwäche der Beine Schwindelgefühle haben.

Die Hauptklage ist die über allgemeine Schwäche, Taubheitsgefühle, Tremor, sich schnell verbreitende Schmerzen, meist auf die Extremitäten beschränkt. Besser durch Wärme und langsame Bewegung, augenblickliche Besserung, wenn der Patient ißt. Anstrengende Übungen oder Anstrengung verschlechtert stark. Der Appetit ist schnell befriedigt und sie fühlen sich unbehaglich. Oft verlangen sie nach eiskaltem Wasser. Mögen süße und saure Sachen, manchmal Verlangen nach Essig. *Kalium phosphoricum* ist das einzige *Kalium*-Salz, das nicht zuviel Stärke zu sich nimmt. Im allgemeinen geht es ihnen nach dem Essen meist schlechter, und Essen kann auch ihren Zustand verschlechtern. Fast alle leiden an Verdaungsstörungen. Es gibt einen besonderen, offensichtlichen Widerspruch hinsichtlich des Appetits. Sie haben ein Hungergefühl, das beim Essen verschwindet und dann fühlen sie sich augenblicklich voll, so als ob der ganze Bauch angeschwollen wäre. Sie haben viele Flatulenzen und einige Minuten, nachdem sie zu essen aufgehört haben, bekommen sie ein Leeregefühl. Oft entsteht infolge der Flatulenzen eine Kolik. Mag kein Brot und kein Fleisch. Sie haben einen heftigen, nagenden Hungerschmerz gegen 5 Uhr früh, der sich bessert, wenn sie an einem Zwieback knabbern. Sie neigen dazu, nach dem Essen zu schwitzen.

Kopfschmerz, der sich verschlimmert, wenn sie spät arbeiten. Er entsteht nachts während der üblichen Verschlimmerungszeit und beim Erwachen. Aufstehen und sanfte Bewegung bessern. Er verschlimmert sich durch Kälte und reagiert sehr empfindlich auf Lärm. Sie haben eine empfindliche Kopfhaut und wickeln den Kopf ein, um ihn warm zu halten. Sie sind besonders kälteempfindlich und die meisten ihrer Reaktionen werden dadurch verschlimmert. Wärme bessert.

Prämenstruelle Verschlimmerung, besser wenn die Menses beginnen.

Besonderer Schmerz am siebten Halswirbel, der den ganzen rückwärtigen Teil der Wirbelsäule miteinbezieht - ist eine allgemeinübliche Klage von *Kalium phosphoricum.* Er ist schlimmer, wenn sie müde sind, liegen oder sitzen. Schwächegefühl im Rücken, Berührung verschlechtert.

Kopfweh des Studenten nach intensivem Lernen. Übliche Modalitäten.

Hypotonie; Schlaffer Herzmuskel.

Alte Leute mit Dysurie, die nachdem der Urinfluß vorbei ist, anhält. Diabetes (verhindert die Entwickung der Glykosurie).

Gewalttätige Träume und Alpträume.

Kalium sulfuricum

Eine Kreuzung von *Sulfur* und *Pulsatilla.* Erscheinen schwerfällig. Schwach und träge, so als ob sie nicht dazugebracht werden könnten, sich zu bewegen. Grobe Haut, hochrote Gesichtfarbe. Ziemlich dick und langsam. Klagt über Müdigkeit, die infolge seiner Faulheit entsteht. Abneigung gegen körperliche und geistige Arbeit.
Extrem ängstlich und um sich selbst besorgt. Depressiv und ohne Selbstvertrauen. Furchtsame, ungeduldige, wechselnde Stimmungen, lebhaft in diesem Augenblick und im nächsten schon depressiv. Sieht das Leben in düsteren Farben und reagiert verärgert auf einen optimistischen Ratschlag. Grundlose Ängstlichkeit. Sehr eigensinnig.
Die Beschwerden sind abends und beim frühen Erwachen schlechter. Die Haut juckt überall am ganzen Körper. Der Juckreiz ist ein nützlicher Haken, um ihre Symptome daran aufzuhängen.
STÄNDIGER KATARRH: Verkrustete Lider mit heftigem Juckreiz. Schlimmer im warmen Zimmer. Die Krusten sind gelblich, jede Absonderung ist gelb. Alle *Kalium sulfuricum*-Absonderungen sind dick, gelblich oder grüngelblich. Die Absonderungen aus der Nase verursachen dort einen intensiven Juckreiz.
Kongestive Kopfschmerzen. Gefühl von Völle, Schwere und Hitze im Kopf. Kann über Schwindel klagen. Sehr heißes Gesicht. Der Kopfschmerz beginnt über den Augen und der Stirne und breitet sich über den Kopf aus. Ausgeprägt auf der rechten Seite. Schlimmer beim Erwachen, am Abend, bei Wärme, nach dem Essen, durch plötzliche Bewegung und während der Menses. Besser im Freien und durch kalte Anwendungen, Druck und Niederlegen.

RESPIRATIONSTRAKT:
Hellrotes Gesicht. Die Lunge ist meist auf der rechten Seite schlimmer. Die Zunge hat einen gelben Belag und einen faden Geschmack. Das Sputum ist typisch gelb-grünlich. Etwas Tracheitis. Rasselgeräusche. Essen verschlimmert den Husten. Kalte Getränke und kalte Luft bessern.

RHEUMA:
Wandernde Schmerzen mit auffallendem Schweiß. Sehr kalte Hände und Füße. Die Schmerzen sind im Sommer und bei Hitze schlimmer. Besser durch sanfte Bewegung an kalter luft.
Hämorrhoiden mit perianalem Juckreiz. Trockene, schuppige, juckende Haut. Alle Symptome sind im Haus schlimmer, besonders wenn es warm ist. Anstrengung verschlimmert die Symptome und verursacht Schwitzen. Lärmempfindlich. Träumt von Geistern und Räubern. Ringen und Kämpfen im Schlaf.

Kalmia latifolia

Wandernde Schmerzen bei Kindern, die in den Schultern beginnen und sich in Arme und Hände erstrecken. Vom oberen Ende des Beines bis zum Knöchel. Alle Schmerzen bewegen sich abwärts. Der Anfall entsteht und vergeht plötzlich.

Kreosotum

Bronchitis während des Zahnens oder während einer Sommerdiarrhöe. Fleckige, mißfarbene, rote Gesichter. Hitze verschlechtert den Husten, kalte Getränke bessern ihn.
Subjektiver Kreosotgeruch im hinteren Teil der Nase. Braun belegte Zunge. Wunde Lippen und Nasenflügel. Fühlt bei Erregung Pulsationen im ganzen Körper. Extrem musikempfindlich.

Lac caninum

Blonde, sanftmütige Menschen. Weinen leicht und werden sehr verzweifelt und reizbar. Angst vor Einsamkeit und Dunkelheit.

HALSENTZÜNDUNGEN:
Wechselnde Seiten. Zunge mit silbrigem Belag, mit ähnlich gefärbtem Exsudat auf den Tonsillen. Der Hals ist sehr schmerzhaft. Berührungsempfindlich, beim Schlucken strahlt der Schmerz bis zum Ohr aus. SEHR AUSGEPRÄGTE ABNEIGUNG GEGEN MILCH. Wenn Mädchen zur Zeit der Menses eine Halsentzündung bekommen, ist das Mittel dafür wahrscheinlich *Lac caninum* oder *Dulcamara.* Dicker, schwer hochzubringender Speichel. Schlimmer, wenn sie Speichel schlucken, als beim Schlucken von fester oder halbfester Nahrung. Hunger trotz des empfindlichen Halses. Gefühl, als ob sie in der Luft schwämmen. Quälende und beständige Träume von Schlangen. Wärme verschlimmert nicht.

Lac defloratum

Chronischer Kopfschmerz mit Augenstörungen. Völliger Gesichtsverlust vor den Schmerzen. Beginnt in der Stirn und geht zum Okziput. Klopfend, mit intensiver Übelkeit. Besser durch Druck und Einbinden des Kopfes. Lärm, Licht und Bewegung verschlimmern. Häufig während der Menses schlimmer. Vermehrte Ausscheidung blassen Urins während der Kopfschmerzen, ohne daß sich der Schmerz bessert.

Lachesis

Tiefrot. Venöse Erweiterung. Bläuliches Gesicht. Hände rot, geschwollen und zittrig. Unruhig. Kann nicht beim Thema bleiben. GESCHWÄTZIG. EIFERSÜCHTIG. Verwechselt die Tageszeiten. Selbstbewußt, mit seltsamer Einbildung. Enger religiöser Horizont. MISSTRAUISCH. Reizbar und boshaft.
Verschlimmerung durch Hitze und nach dem Schlaf. Verträgt keine engen Kleider.

KOPFSCHMERZEN:
Während der Menopause oder der Menses. Durch Aufenthalt in Hitze jeder Art, Sonne, heiße Räume, Öfen, Licht, Furcht, Schock oder emotionale Aufregung. Wenn Kummer die Ursache ist, weint sie unkontrolliert.
Gefühl von Blutandrang zum Kopf, mit klopfenden, berstenden, pulsierenden, brennenden Schmerzen. Wird im ganzen Kopf gefühlt, besonders auf dem Scheitel. Gefühl, als ob ein Gewicht oben auf den Kopf drückte, als ob sich der Kopf vergrößern würde. Oft akute Pulsationen an den Schläfen. Rotes Gesicht mit auffallender Erregung. Allgemeine Kälte mit Frösteln. Jede Bewegung verschlimmert das Völlegefühl, der Schmerz verschlimmert sich durch Druck, Niederlegen, Bücken, nach Schlaf und emotionaler Erregung. Müdigkeitsgefühl im Nacken, schlimmer durch Beengung.
Empfindlich auf Stimulantien. Kann in der Menopause Blutungen bekommen, die den Kopfschmerz sofort bessern. Kopfschmerzen sind häufig rechtsseitig und werden durch Essen gebessert.

HALS:
Meist linksseitg. Fühlt sich geschwollen an und wie zugeschnürt. Akuter Schmerz, der sich beim Schlucken bis zum Ohr hinzieht. Der Hals sieht dunkel und purpurrot aus. Zäher, fadenziehender Speichel an der Rachenhinterwand. Die Zunge ist rötlich, fühlt sich wie roh an und brennt. Abstoßender Mund. Hals innen und außen geschwollen. Unruhig, nervös, zittrig, heiß, verschwitzt und reizbar. Alles Enge verschlimmert, schlimmer nach dem Schlaf. Heiße Auflagen und Getränke und warme Speisen verschlechtern. Schlimmer während des Schlafes, Erstickungsgefühl beim Erwachen. Manchmal sind akute Kopfschmerzen von einer Halsentzündung begleitet.

HERZERKRANKUNGEN:
Kann den Druck der Bettdecke nicht ertragen. Konstriktionsgefühl um die Brust. Zyanotisch. Gesicht, Lippen und Hände zyanotisch. Zunge und Hände zittern. Taubheitsgefühl im linken Arm und in der linken Hand. Schlimmer durch Liegen auf der linken Seite und durch Hitze.

Laurocerasus

Auffallende Zyanose. Schmerz im Präkordialbereich. Die Herzspitze schlägt langsam und unregelmäßig. Intensive Dyspnoe nach Anstrenung.

Ledum

Stichwunden. Fuß und Bein der verletzten Seite sind kalt. Lokale Hitze mit Kältegefühl bei Berührung. Muskelzuckungen um die Wunde herum. Lokale Hyperästhesie.

Lilium tigrinum

Meist ein Frauenmittel. Aussehen schwer zu beschreiben. Kompakte und feste Statur. Vollblütig. Eher hell als dunkel. Eher dick als dünn. Lippen bei Kälte dunkel und ziemlich voll. Alle Stadien von blauen Lippen. Deutlich heißblütig. Reizbar, bissig und unmöglich, zufriedenzustellen. Fordernd, wollen der Mittelpunkt der Welt sein.
Depression, die zu relilgiöser Melancholie wird. Quälen sich über die Zukunft und wegen ihres Seelenheils. Halten sich selbst für wichtig und vor allem, für verantwortlich. Glauben, daß sie wichtige Pflichten erledigen müssen und nicht dazu in der Lage sind. Beschuldigen jedermann in ihrer Umgebung für ihr eigenes Gefühl des Versagens. Glauben, daß sie diejenigen sein sollten, die Anweisungen geben. Schlechtgelaunt, wenn man ihnen hilft und sie tröstet. Beleidigt wegen der kleinsten Sache, faßt Ratschläge als Kritik auf. Seltsame Vorstellung, daß man etwas getan hat, das man nicht hätte tun sollen und, daß die Leute deshalb gegen einen seien. Können schwierige, gewalttätige Patienten sein. Gleichgültig ihren Lieben und ihrer Umgebung gegenüber, werden depressiv und weinen. Bilden sich ein, eine nicht diagnostizierte, tödliche Erkrankung zu haben. Haben Anst, wahnsinnig zu werden, wenn sie unter Streß stehen. Ziellose Eile, voller Hetze und Qual. Kann nicht erreichen, was sie sich vorgenommen hat.
Hitze verschlimmert in jeglicher Form. Verträgt keine warmen, stickigen Räume. Besser in frischer, kühler Luft und wenn sie ins Freie gehen.
Oft haben sie körperliche Störungen, schlimmer nachts, besonders im Bett. Wirft die Bettdecken herunter. Kopfweh und Dyspnoe in einem stickigen Zimmer.
Herabziehendes Gefühl in den Beckenorganen, will das Perineum und den Unterleib abstützen. Antevertierter Uterus mit deutlicher Darmirritation. Stuhl und Harndrang. Gefühl eines Klumpens im unteren Bauch, mit eiligem Stuhldrang. Gestautes Becken. Ausgeprägte, sexuelle Erregung. Spärliche Menses.
Druck auf das Epigastrium erzeugt Übelkeit. Hungrig, auch nach einem reichlichen Essen. Keine Befriedigung durch Essen. Verlangen nach Fleisch.

Mag keinen Kaffee und kein Brot. Kann ein unbehagliches Gefühl in der rechten Fossa iliaca haben.
Stirnkopfschmerzen mit geistiger Verwirrung, kann nicht denken. Augenstörungen. Schmerz bis zum Okziput. Besser in frischer Luft.

Lycopodium

Magere, blaß-gelbliche, faltige Menschen, schon als kleine Babys. Ein krankes *Lycopodium*-Baby hat nichts als Falten im Gesicht, Stirnrunzeln, eine sehr erbärmliche Farbe und zu einer bestimmten Tageszeit Bauchschmerzen. Wenn sie älter werden, werden sie überdurchschnittlich groß und bekommen einen Buckel. Ein langer, schmaler Patient, der so aussieht, als hätte er keine Taille. er hat immer einen besorgten Gesichtsausdruck, sogar als Schuljunge. In der Schule ist er sehr gut, ehrgeizig, will im Leben Erfolg haben. Er wirkt schweigsam, sogar mißtrauisch und steht im Ruf, hochmütig zu seinen Schulfreunden zu sein, aber dieses Benehmen verbirgt nur sein Gefühl der Unsicherheit. Er kommt nicht gut zurecht mit den anderen Buben und hat wahrscheinlich nur einen Freund, mit dem er wirklich gut steht.
Das jüngere *Lycopodium*-Kind hat Angst, zur Schule zu gehen, kann sein Frühstück nicht essen und klammert sich an die Mutter bis es am Schultor ist, dann wird es leicht überredet, in die Schule hineinzugehen. Ein vernünftiger Junge, den man überzeugen kann. Will nie spielen oder auf Parties gehen. Kommt von der Schule nach Hause, liest ein Buch und will alleine sein, da er feststellt, daß er seine Schulfreunde jeden Tag sieht. Vor Prüfungen ängstlich, beruhigt sich aber, sobald er damit begonnen hat.
Harte Arbeiter. Schlafen sehr langsam ein, häufig denken sie über ihre Schularbeiten nach, rezitieren im Bett Gedichte und klagen, daß ihr Gehirn zu aktiv sei, um schlafen zu können. Sie lieben das Gefühl, ganz alleine zu sein nicht und wollen häufig nicht eher ins Bett gehen, als bis jemand anders zur gleichen Zeit mitgeht. (Er will nicht mit ihm sprechen, sondern mag nur, wenn jemand in der Nähe ist!)
Fast alle haben Verdauungsstörungen. Muß feste Zeiten für seine Mahlzeiten einhalten, sonst muß er sich hinsetzen und fühlt sich schrecklich. Sagt, daß er heißhungrig ist, und nach wenigen Bissen fühlt er sich schon voll, stößt seinen Teller beiseite, obwohl er sich kurz danach schon wieder hungrig fühlen kann.
Häufig hat er Verlangen nach Süßigkeiten und liebt sein Essen, wenn es heiß ist. Eine kalte Mahlzeit bringt ihn durcheinander. Fühlt sich nach dem Essen aufgebläht. Oft mag er lieber ein Essen mit Marmelade als mit Pikantem. Kann immer süße Sachen essen. Mag lauwarme Speisen nicht sehr und bevorzugt heiße Speisen und Getränke.
Kein Durchstehvermögen, körperlich und geistig rasch erschöpft und gegen Ende des Nachmittags fühlt er sich ganz ausgelaugt.

EIN GROSSES MITTEL BEI GEISTIGER ERSCHÖPFUNG. Der Geschäftsmann, der morgens nicht auf der Höhe ist. Er fühlt sich besser, wenn er gefrühstückt hat, aber meist frühstückt er nicht. Neigung zu Morgendepression. Ein Intellektueller, der seinen eigenen Fähigkeiten nicht traut. Hochmütig und halsstarrig. Magerer Lebertyp. Man bekommt schwer Symptome aus ihm heraus. Sie wollen nie etwas von sich geben, auch wenn sie einen gut kennen. Will immer etwas im Ärmel versteckt halten. Kein echter *Lycopodium*-Patient ist redefreudig. Wenn es ihm nicht gut geht, bekommt er Angst, daß sein Geschäft ein Mißerfolg wird und kann dann in Geldangelegenheiten vorsichtig werden und befürchten, daß er nicht genug zum Leben haben wird.

Enger Horizont. Kann exzentrisch sein.

Bei Depression sitzt er herum und will nicht gestört werden, er wird reizbar, ärgerlich und verdrießlich. Verträgt keinen Widerspruch. Wenn er längere Zeit alleine gelassen wird, wandert er herum und möchte jemanden treffen, da er es nicht erträgt, alleine zu sein. Wechselnde Stimmungen, immer mit Zügen von Ängstlichkeit. Verwendet die falschen Worte und ist wegen alltäglicher Dinge verwirrt.

Mitgefühl bessert, Kälte verschlechtert. Enge Kleidung um den Bauch verschlechtert. Ein enger Hut erzeugt Kopfschmerzen, die sich bessern, wenn er barhäuptig an der frischen Luft ist. Kopfschmerz, meist rechtsseitig. Sehr lärm- und geruchsempfindlich.

Trockene, heiße Hände und Füße. Schwitzt, besonders wenn er aufgeregt ist, wenn er z.B. eine Rede halten soll. Wenn er damit begonnen hat, trägt er sie gut vor. EIN WICHTIGES MITTEL BEI SCHLAFLOSIGKEIT. Schlafmittel für ehrgeizige Jungen. Sie träumen viel, können sich aber nicht daran erinnern. Sind um 4 Uhr früh völlig wach. Wenn sie zwischen 4 Uhr früh und dem Frühstück träumen, können sie sich daran erinnern. Sie träumen oft von wilden Tieren und Dingen, vor denen sie Angst haben. Sie können beim Erwachen manchmal schwindelig sein. Alle Symptome haben eine Verschlimmerungszeit zwischen 16 und 20 Uhr und oft zwischen 4 und 8 Uhr früh.

Diese Patienten sind sehr treu. Sie sagen niemals »danke«. All das liegt in ihrem festen Händedruck.

HALSENTZÜNDUNG: Eher rechtsseitig. Zunge trocken und oft geschwollen. Früh entsteht ein schmutzig aussehender Hals. Saurer Geschmack. Scharfe, stechende Schmerzen, schlimmer beim Schlucken. Schlimmer nach dem Schlaf. Verschlimmerung zwischen 16 und 20 Uhr. In der Regel bessern kalte Getränke. Blaß, besorgt, ängstlich. Flatulenzen und Aufstoßen. Wenn der Mund entzündet ist, können sie Zahnschmerzen haben.

Bei einem Virusinfekt kommt *Lycopodium* als spätes Mittel, etwa am dritten Tag, in Frage. Bei Lungen-Infekten ist der Patient meist nicht gerötet. Das Gesicht ist eher blaß, fast gelb. Sieht sehr gequält aus, Gesicht und Stirn sind faltig. Sieht krank aus. Verkniffene Nase, die Nasenflügel flattern, nicht synchron mit dem Herzschlag oder der Atmung. Die Gesichtsmuskeln

können zucken. Nichts stellt sie zufrieden und sie sind schwer zu pflegen. Sie wollen es auf ihre eigene Weise. Übelnehmerisch, verdrießlich und reizbar. Charakteristische Zunge, wund und steif beim Herausstrecken, mit extrem schmerzhaften Bläschen, die sich bis zu den Lippen ausbreiten.
Will nicht alleine sein, jemand muß in der Nähe sein, will aber nicht gestört werden. Kurzer, trockener Husten, mit wenig Expektoration. Wenn überhaupt Sputum da ist, schmeckt es salzig oder bitter. Auffallende Durstlosigkeit. Heiße Getränke bessern, kalte verschlechtern. Schwitzt sehr wenig. Will aufgestützt liegen. Erwacht mit Schrecken.

Lycopus virginicus

Aorten- und Mitralklappen-Erkrankungen. Herzmuskeldegeneration. Unregelmäßiger Puls. Eher blaß als zyanotisch. Husten mit klopfendem Gefühl in Kopf und Hals. Intensives Gefühl von Bewegung in der Brust. Schlimmer beim Liegen auf der rechten Seite. Großes Verlangen nach Essen und dem Geruch der Speisen.

Magnesium phosphoricum

Gut entwickeltes Knochengerüst, obwohl sonst eher abgemagert. Blaßgelber, grauer Teint mit dunklen Ringen unter den Augen.

KOPFSCHMERZEN:
1. Heftige, oberflächliche Neuralgie mit Schmerzen entlang der oberflächlichen Nerven. Entsteht, wenn er sich in der Kälte aufgehalten hat, durch allgemeine nervöse Anspannung oder Erregung. Schießende Schmerzen, schlimmer auf der rechten Seite. Können sich über dem rechten Auge festsetzen.
2. Tiefliegende Kopfschmerzen, die im Hinterkopf beginnen und sich über den ganzen Kopf verbreiten. Immer bei erschöpften, zusammengebrochenen Patienten mit schlechter Gesundheit. Tendenz zu wiederkehrenden Schmerzen.
Beide Typen sind berührungsempfindlich, aber fester Druck bessert. Immer sehr kälteempfindlich. Fürchten sich davor, mit unbedecktem Kopf zu gehen. Warme Auflagen bessern.

Medorrhinum

Rheuma beginnt in verschiedenen Gelenken, setzt sich aber dann in einem fest. Oft besteht Ischias mit anderen Gelenkschmerzen.
Schmerz im Fußballen. Schläft mit den Füßen aus dem Bett. Jede Bewegung verschlechtert.

Medusa (Qualle)

ZWISCHEN DEM BILD VON *SEPIA* UND *NATRIUM MURIATICUM*. Haar und Haut sind leicht fettig. Die Haut ist eher blaßgelb oder bräunlich. Oft dunkle Ringe unter den Augen. Sieht müde aus. NÜTZLICH BEI JUGENDLICHEN.

Bei der Betrachtung von *Medusa* muß man die zwei *Sepia*-Typen berücksichtigen:

1. Ziemlich strahlende Patienten, die bei der leichtesten Provokation explodieren und übermäßig reizbar sind.
2. Ziemlich stupide und erschöpfte Patienten.

Medusa ist keines von beiden, sondern paßt irgendwie dazwischen. Sie können schweigen und sich nicht unterhalten wollen, sie erzählen ihre Krankengeschichte nie im ganzen und beantworten ungerne Fragen. Sie glauben immer, daß sie ihrer Geschichte noch etwas hinzufügen müssen. Ziemlich mißlaunig gegen Freunde und andere Leute. Sie schlafen nicht gut. Obwohl es ihnen nach dem Schlaf bessergeht. Bewegung und Essen bessern. Sie müssen ihren Schlaf haben, sonst sind sie zu nichts zu gebrauchen. Fast immer haben sie dumpfe Kopfschmerzen. Große Veränderungen lieben sie nicht, sie bevorzugen eine angenehme Routine.

Mercurius cyanatus

Blaße, sanfte, schlaffe, schwitzende Patienten. Wangenröte. Geistig stumpf, antwortet langsam. Mißtrauisch und argwöhnisch. Es fällt ihnen schwer, das richtige Wort zu finden. Da sie Schwierigkeiten bei der Wortbildung haben, sprechen sie undeutlich. Große, zitternde Zunge und allgemeine Zittrigkeit. Typische »Vincent-Kehle«. Dunkelroter und stark geschwollener Hals mit frühen, oberflächlichen Ulzerationen. Meist rechtsseitig und mit abstoßendem Geruch. Gelbe, schleimige Zunge. Schluckbeschwerden mit dem Gefühl eines Klumpens im Hals. Der Schmerz erstreckt sich bis zum Nacken und in geringerem Ausmaß bis zum Ohr.

Die Schmerzen sind nachts schlimmer. Heißer Schweiß mit zunehmendem Unwohlsein. Sehr ausgeprägter Durst auf kalte Getränke. Frühe Tendenz zur Eiterung. Schmieriger, schleimiger Speichel.

Mercurius solubilis

Pneumonie. Todkranker Patient. Profuse Schweiße. Deutlicher Tremor, mehr in den Händen. Zu heiß oder zu kalt, zieht die Kleider an und wieder aus. Blaß, schlaffe, geschwollene Zunge mit Zahneindrücken, bei Berührung fettig, profuser Speichelfluß. Liegt nie auf der rechten Seite. Auffallender Durst auf kaltes Wasser. Charakteristisches Geschnatter, spricht in erschreckendem Ausmaß. Unruhig. Allgemeine Muskelzuckungen. Gefühl, als ob die Lunge platzen würde. Paroxysmaler Husten, bis Sputum hochkommt, das immer abstoßend ist.

Mercurius sulfuricus

AUGEN: Nach Einwirkung von Kälte, normalerweise bei einem Rheumatiker. Akute Entzündung, Augen rot und geschwollen. Ausgeprägte Photophobie. Reizung. Die Tränen reizen die Gesichtshaut. Hitze oder warme Anwendungen verschlechtern. Nützlich bei Verbrennungen in der Nähe der Augen. Auffallendes Schwitzen. Der Schmerz ist in den Abendstunden viel schlimmer.

Natrium arsenicosum

Bläuliche Bläße, blaue Augenringe. Trockene, rissige Lippen. Nervös und furchtsam mit körperlicher Unruhe. Zuckungen der Schulter oder des Gesichts. Äußerlich erschöpft. Schüchtern, geht mit scheuen Schritten. Furcht vor Krankheiten, dem Bösen und bevorstehendem Unglück. Übergewissenhaft, strengt sich sehr an. Gefühl, als ob man gegen die Zeit arbeiten würde. Geistige Anstrengung ermüdet sehr. Körperliche und geistige Schwäche. Zittert, wenn er sich geärgert hat.
Deutlich verfroren, muß Wärme haben. Leichte geistige Besserung an der frischen Luft. Viel schlechter im Winter und in feuchter Kälte. Geistige oder körperliche Anstrengung verschlimmert die Symptome. Schlechter nach dem Essen, besonders nach Milch, reichhaltigem Essen, fettem Essen und Stärkeprodukten. Verträgt kein Obst, Alkohol erzeugt eine Verschlimmerung. Mag Süßigkeiten und hat Verlangen nach Brot. Durst auf kalte Getränke. Verlangt nach kalten Speisen, die ihn durcheinanderbringen. Deutliche Verschlimmerung beim Erwachen und um Mitternacht.
Klebrige, dünne, übelriechende, gelbe Absonderungen. Schlaffe, spannungslose Zunge mit zähflüssigem Schleim. Bittterer Geschmack.
Bei gastrischen Beschwerden bestehen brennende Schmerzen und ein Leeregefühl OHNE Hungergefühl. Essen kann Übelkeit und Erbrechen verursachen, das eher sauer als scharf ist. Mag kleine Getränke und reagiert überempfindlich auf heiße Getränke. Gelbe Abenddiarrhöe nach dem Abendessen.

Natrium carbonicum

Fleischige, blasse, teigige Züge. Wird beim Sprechen rot, fleckige Röte. Erschöpft, mit müder Gangart und oft mit geschwollenen Knöcheln. Lüm-

melt sich in den Stuhl, auffallende Reaktion auf plötzlichen Lärm. Sehr reizbar. Die Mentaliltät entspricht fast der von *Natrium muriaticum*. Die Überempfindlichkeit ist ausgeprägter, reagiert mit Reizbarkeit oder Herzklopfen. Grundlose Abneigung gegen Menschen, besonders gegen Fremde. Fühlt sich von seinen Freunden ausgestoßen, die sich schließlich durch Kritik wehren. Verfrorene Patienten, viel schlimmer durch Kälte und viel besser durch Hitze - mit einer Ausnahme - sie vertragen keine heiße Sonne auf dem Kopf, da sie Kopfschmerzen bekommen. Auffallende Verschlimmerung bei Donner. Gastrische Symptome haben eine Verschlimmerungszeit um 5 Uhr früh, Aufstehen und Essen bessert. Allgemeine Verschlimmerungszeit um 17 Uhr.
Die herausragendsten Züge gastrischer Störungen sind Flatulenzen, lautes und schweres Aufstoßen, Sodbrennen und saures Aufstoßen. Bauchschmerzen bessern sich durch Essen. Alle zwei Stunden wollen sie etwas zu essen, sie haben früh morgens und spät abends eine Hungerperiode. Der Magen verträgt keine Milch, da sie saures Erbrechen hervorruft, wenn sie während einer gastrischen Störung eingenommen wird. Sie kann auch Diarrhöe erzeugen.
Reichhaltige Speisen, fette Speisen, Süßigkeiten und Stärkeprodukte verursachen eine Verschlimmerung. Durst auf kalte Getränke. Mag Süßigkeiten und schwere Mehlspeisen. Verabscheut Kaffee, Fett und Milch.
Die Schleimhäute sind sehr trocken. Alle Absonderungen sind gelb, wäßrig, klebrig und übelriechend. In einigen Fällen können sie weiß und weniger wäßrig sein, sie kommen dann in Klumpen und Stücken heraus. Kann Glossitis mit Bläschen an den Zungenkanten haben. Verstopfung kann ein konstanter Zug sein.

Natrium muriaticum

Personen von bestimmtem Charakter. Mit Ausnahme von Kindern im allgemeinen nicht zu dünn. Meist ziemlich gut gepolstert, neigen eher dazu, breit zu sein. Der Hals ist meist mager und das Gesicht ist manchmal dünn. Alle möglichen Farben, von sandfarben bis dunkel, in der Regel nicht dunkelhaarig. Wenn sie ruhig sind, ist ihre Haut immer blaßgelb. Wenn sie aber aufgeregt oder gehetzt sind, kommen sie mit geröteten Wangen herein, so lebhaft und rot, daß man zunächst ihre Blässe nicht bemerkt.
Im Wartezimmer nimmt er seine Päckchen mit zitternden Händen auf, beinahe verstört. Kommt mit anscheinender Selbstsicherheit herein und hat einen festen Händedruck. Kurze, schnelle, deutliche Bewegungen, geht so, als ob er die andere Seite des Zimmers erreichen wollte. Setzt sich hin, als sei alles eine Anspannung gewesen. Pulsationen der Karotis. Sieht ölig und fettig aus, schlimmer in einem heißen Zimmer. Fettiges Haar.
Wenn sich der Patient erkältet hat, kann er Herpes an den Lippen bekommen. Hat ziemlich rote Lippen, mit einem starken Riß in der Mitte der Unterlippe. Kann an der Zungenspitze oder an den Lippen Geschwüre

haben. Landkartenzunge. Kann dem Bild in den Lehrbüchern widersprechen. Obwohl Hals und Gesicht dünn sind, sind sie von der Taille abwärts gut gepolstert und haben sehr dicke Oberschenkel mit ziemlich dicken Knöcheln und Füßen. Neigung zur Anämie mit blassen Schleimhäuten und niedrigem Hämoglobinwert.

GEMÜT:
Geistige Labilität, entweder oben oder unten, nie in einem ausgewogenen Zustand. Entweder melancholisch und elend oder übererregt. Nie lange in einer Stimmung. Eine seltsame Mischung von Widersprüchen. Lachen, ohne jeden Sinn für Humor oder haben einen verdrehten Humor. Verstehen überhaupt keinen Spaß. Kann lachen und weinen, aber das ist nie ein reiner, einfacher Akt. Ein leicht verlegener Patient; selbstbewußt; um sein Vertrauen zu bekommen, muß man zuerst seine Abwehr durchbrechen. Haben die großartige Fähigkeit, sich an jede Geringschätzung oder Beleidigung seit ihrer Geburt zu erinnern und brüten über vergangene Ereignisse nach. Sie nehmen es übel, wenn man sie nicht so beachtet, wie sie es wollen und auch, wenn sie Beachtung bekommen, können sie eine garstige Erwiderung machen. Sie machen sich selbst zum Mittelpunkt der Aufmerksamkeit. Sie wollen nicht, daß man ihre Depression ignoriert und verlangen extra Aufmerksamkeit.
Sie entwickeln eine leidenschaftlliche Freundschaft und beenden sie plötzlich. Man sagt, daß sie Trost überhaupt nicht ausstehen können, aber in Wirklichkeit sehnen sie sich nach Trost und danach, daß sich die richtigen Menschen um sie kümmern. Ihre Symptome verschlimmern sich, wenn sie Trost und Mitgefühl von den falschen Menschen bekommen, besonders wenn sie depressiv sind. Sie brechen dann zusammen und weinen, wonach es ihnen besser geht.
Sie sind überempfindlich gegen Lärm, Umgebung, Musik, Donner und Menschen. Sie haben eine seltsame Empfänglichkeit gegenüber Musik, obwohl sie nicht notwendigerweise musikalisch sind. Sie schwelgen in und weinen bei sentimentaler Musik. Ihre Überempfindlichkeit wird oft extrem - sie sind entweder übergewissenhaft oder verlieren alles Interesse. Sie können Angst haben oder in einen Zustand kommen, in dem sie gegen die Furcht angehen. An einem Tag nehmen sie es mit allem auf, am anderen brauchen sie Hilfe. Es ist nett sie zu kennen, aber nicht nett, mit ihnen zu leben.

TEMPERATUR:
Die Temperaturreaktionen sind wie ihre Mentalität - heißblütig. Sie vertragen Wärme weniger schlecht als stickige Hitze und einen stickigen, überfüllten Raum. Können es nicht vertragen, sich in der Sonne aufzuhalten oder vor Anstrengung heiß zu werden. Andererseits können sie Zugluft oder Kälte nicht ausstehen. Bei extremer Kälte leiden sie an kalten Extremitäten. Geistige Symptome bessern sich an frischer Luft. Sie bekommen ein fettiges

Gesicht, wenn sie emotional gestreßt sind, durch körperliche Anstrengung, durch die Anspannung eines Arztbesuches und in einem heißen Zimmer. Schlimmer im Sommer und bei intensiver Hitze, kann Hitze nicht gut ertragen. Die Sonnenverschlimmerung ist um die Mittagszeit stärker und flaut gegen den frühen Abend hin ab. Jedes Symptom, das der Patient hat, ist vormittags zwischen 10.30 und 11.30 Uhr schlimmer. Muß Kaffee und ein Brötchen haben.

GATSTROINTESTINALTRAKT:
Vormittags sehr hungrig, bekommt ein Leere- und Schwächegefühl. Es bestehen anscheinend Widersprüche in ihrem Verlangen nach Nahrungsmitteln und deren Verschlimmerungen.
Alle *Natrium*-Salze haben eine deutliche Verschlimmerung durch Brot und Stärkeprodukte. Einige haben deutliches Verlangen nach Brot, das bei *Natrium muriaticum* ausgeprägt ist. Alle haben ein mehr oder weniger starkes Verlangen nach Salz, obwohl einige eine Abneigung dagegen haben können, auch *Natrium muriaticum.* Alle *Natrium*-Salze haben eine Milchverschlimmerung. Sie haben deutliches Verlangen nach Suppe. Durst auf kalte Getränke, mögen Süßigkeiten. Sie mögen bittere Speisen.
Träge und übersäuert. Wegen ihrer langsamen Verdauung fühlen sie sich nach dem Essen nicht wohl. Essen verschlechtert die Verdauung. Eine akute Störung bessert sich immer durch Erbrechen. Bei einer Störung mögen sie keinen Kaffee. Kalte Getränke lindern zeitweise die Verdauungsschwierigkeiten. Flatulenzen und abdominelle Aufblähung, verträgt keinen Druck. Kann eine Leber- und Milzvergrößerung haben. Deutliche, hartnäckige Verstopfung, schlimmer am Meer.

AKUTE KOPFSCHMERZEN:
Erwacht morgens damit. Dauert bis in die folgende Nacht an. Zusammen mit den Menses, vorher oder nachher. Eine andere Form der Schmerzen entsteht zwischen 10 und 11 Uhr morgens, ist nachmittags schlimmer und verschwindet zwischen 15 und 16 Uhr. Sie entstehen meist im Sommer und in bezug auf Hitzeintensität. Müde, schmerzende Augen mit Photophobie. Kopfschmerz schlimmer beim Gebrauch der Augen. Verschlimmert durch Tabak, Donner und sauren Wein.

CHRONISCHE KOPFSCHMERZEN:
Prämenstruell, Sonnenhitze, Zugfahrten, Augenüberanstrengung, geistige Anstrengung oder Erregung. Beginnen im Hinterkopf und verbreiten sich über den ganzen Kopf. Berstender Schmerz, schlimmer auf der linken Seite, Bewegung, Gebrauch der Augen und Wärme verschlimmern. Extreme Photophobie und Lärmempfindlichkeit. Schlimmer, wenn der Kopf niedrig liegt. Frische Luft bessert ziemlilch. Kopfhaut und Haar besonders berührungsempfindlich, Berührung erzeugt Schmerzen. Schwitzt, kurz bevor der Schmerz vergeht, am Gesicht und am Kopf. Hat vor dem Migräneanfall Zick-

Zacklinien vor den Augen. Unruhig, nervöse Unruhe, steht unter erhöhter Spannung. Schlimmer am Meer. Wenn sie versuchen sich zu entspannen, können sie einschlafen und plötzliche Muskelzuckungen bekommen.
Die Menses sind wie ihre Mentalität: unregelmäßig. Sie bekommen Rückenschmerzen, die sich beim Erwachen verschlimmern. Bewegung, Druck und Liegen auf einer harten Unterlage bessern. Die Schleimhäute sind immer trocken und jede Absonderung ist eiweißartig. Hautbeschwerden, wie Urtikaria oder Bläschen. MÖGLICHERWEISE DAS GRÖSSTE MITTEL FÜR DIE FOLGEN VON SCHOCK.

Natrium phosphoricum

Dünn, untergewichtig, groß und mager. Blasse Haut, die bei Anspannung rot wird. Meist haben sie die Lebensmitte hinter sich. Ziemlich unsauber.
Haben ihren Scharfsinn und Elan verloren. Schwierigkeiten beim Erinnern an Einzelheiten ihres Leidens. Haben keine Hoffnung bezüglich ihrer Krankheit, glauben nicht, daß man ihnen helfen kann und sind in die Sprechstunde gekommen, weil sie dazu gezwungen wurden. Ungeduldig, wenn man sie freundlich berät. Aufgrund ihrer Angst vor Krankheiten zögern sie, sich Rat zu holen. Unruhig und nervös trotz ihrer Schwäche. Sie kritisieren nicht anwesende Personen.
Kinder haben steife und gespannte Muskeln. Als ob die Sehnen der Beine zu kurz wären. Schwache, schwere Glieder, schlimmer am rechten Handgelenk und Ellbogen. Meist schlechter auf der rechten Seite. Schmerz in der Schulter, der sich zum Handgelenk und in die Handfläche hineinzieht.
Verfroren und sehr zugluftempfindlich. Kälte, Wetterwechsel, Baden und Feuchtigkeit verschlechtern stark.
Verdauungsbeschwerden sind nach einem Bad schlechter. Besserung durch Essen. Verschlimmerung durch Milch, reichhaltige Speisen, fette Speisen, Obst, Stärkeprodukte, saure und scharfe Speisen und Alkohol. Durst auf kalte Getränke. Verlangt nach kalten Speisen, obwohl diese verschlechtern. Verlangen nach Eiern, gebratenem Fisch und scharf gewürzten Nahrungsmitteln. Leeregefühl, schlimmer nach Stuhlgang. Saures Aufstoßen.
Neigung zu grünlicher, wäßriger Diarrhöe mit vielen Blähungen, auffallendem Stuhldrang und Schwächegefühl im Rektum.
Die Absonderungen sind gelb und eitrig, scharf und wundmachend mit säuerlichem Geruch.
ERSCHÖPFT NACH SEXUELLEM VERKEHR.

Natrium sulfuricum

Dick und untersetzt. Blühendes Aussehen, darunter gelbe Hautfarbe. Kann Gelbsucht als akute Erkrankung bekommen. Neigt zu fetter Haut mit Ausschlägen. Elend und unzufrieden. Kann schlechter Laune und depressiv sein, mit einem Gefühl Hoffnungslosigkeit. Träger Lebertyp. Der andere Typ hat Exophthalmus mit Schilddrüsenvergrößerung (die immer deutlich ist). Dicker Hals. Denkt an Selbstmord.
Abneigung gegen Menschen. Argwöhnisch. Verdrossen, besorgt und ängstlich. Schlimmer, wenn Menschen dabei sind. Deutliche Angst vor Menschenansammlungen, Angst vor dem Bösen.
Heißblütig. Schlimmer bei warmem Wetter. Empfindlich gegen Luftmangel, Wärme, stickige Zimmer. Empfindlich an feuchten, naßen, heißen, schwülen Tagen. Trotz ihrer Hitzeverschlimmerung reagieren sie besonders empfindlich auf Nachtluft, wenn sie nebelig ist. Verschlimmerung im Frühjahr.
Schlimmer morgens, beim Erwachen. Besonders unangenehm vor dem Frühstück und besser nach dem Stuhlgang. Übelkeit nach dem Frühstück.
Verschlimmerung durch Milch, reichhaltige Speisen, besonders fette Speisen, Stärkeprodukte, Obst, alle Sorten von Gemüsen, besonders grünen. Kartoffeln können verschlimmern und Kaffee wird es sicher tun. Sie haben Durst auf kalte Getränke und Verlangen nach Eiskrem. Gekochte Milch mögen sie eher, obwohl sie eigentlilch Milch verabscheuen.
Träge Leberpatienten. Voller, empfindlicher Magen mit dem Gefühl eines Gewichtes am rechten Rippenrand. Ziehendes Gefühl in der Lebergegend. Gestautes, stagnierendes Kolon mit vollem Zökum, Neigung zu chronischer Appendizitis. Stuhldrang erzeugt riesige Mengen von Blähungen. Neigt morgens zu Diarrhöe, nach dem Aufstehen aus dem Bett. Verschlimmerungszeit bei Bauchbeschwerden zwischen 16 und 18 Uhr. Häufig blutende Hämorrhoiden.
Alle Absonderungen sind grün-gelblich, profus und widerlich. Die Zunge hat einen dicken, braunen Belag mit viel Schleim. Blasen auf den Wangen und der Innsenseite der Lippen. Schleimiger Geschmack mit Geschmacksverlust.
Rheuma besteht in einer Steifigkeit der linken Beinseite und des linken Unterarmes, mit dem Gefühl eines straffen Bandes um den Ellbogen. Auffallend linksseitiges Mittel.

Nitricum acidum (= Acidum nitricum)

Dunkel. Vital. Meist dünn. Erröten gefolgt von Blässe. Dunkle Augenringe. Vermehrte Pigmentation (wie Sommersprossen). Braun, dunkelbraune, schwarze Augen. Geistig aktiv. Nicht sicher, ob sie eine deutliche Erkrankung haben. Verzweifeln wegen ihrer Gesundheit und fürchten, daß sie sterben müssen. Fühlen sich krank, können aber keine spezielle Krankheit angeben. Reizbar bis zum Ärger, kann sehr eigensinnig sein.

Reagiert sehr empfindlich auf Schmerz, Berührung und körperliche Störungen. Schmerzen bringen sie völlig grundlos durcheinander und können sie ärgerlich und rachsüchtig machen.
Hart arbeitende Menschen, die durcheinandergebracht werden, wenn sie keine regelmäßige Schlafdauer haben. Verfroren, schlimmer bei kaltem Wetter, ob es nun trocken oder naß ist. Können eine plötzliche Hitzeintoleranz bekommen. Profuser Nachtschweiß.
Verlangen nach Fettem, das ihre Symptome verschlimmert. Mögen Delikatessen und Speisen mit deutlicher Note, z.B. Pickles und Curries. Abneigung gegen Brot, Milch, Fleisch und Süßigkeiten. Klagen über einen süßen Geschmack im Mund. Symptome nach dem Essen deutlich schlechter. Dysphagie mit Ersstickungsgefühl, stechende Schmerzen, die das Gesicht verzerren und Schmerzen im Ohr verursachen.

CHRONISCHE KOPFSCHMERZEN:
Nach Reisen, besonders Bahnreisen. Pressender Schmerz im ganzen Kopf, mit Hitzewallungen in Kopf und Hals. Der Schmerz bessert sich, wenn der Hut abgenommen wird, bei kalter Luft und durch Niederlegen. Lärm, besonders der von Stimmen, verschlechtert. Allgemeine Schmerzen - stechend und pikend, wie von Splittern. Eines der Mittel, die eine »Gräte im Hals« haben. Kälte verschlimmert den Schmerz.

HALSENTZÜNDUNGEN:
Alle Fieber sind nachts schlimmer. Hals extrem berührungsempfindlich, der Schmerz verschlimmert sich, wenn man versucht die Kehle zu untersuchen. Die Schmerzen kommen und gehen, sie strahlen bis zum Ohr aus. Ödematöser Hals. Mund und Schweiß riechen faulig. Fadenziehender Speichel. IMMER DURSTLOS. Gelblicher Zungenbelag. Kleine, weiße Flecke auf den Mandeln. Geschwüre an den Mundwinkeln, die rissig werden. Sehr übelriechender Urin. Reizbar und hyperästhetisch.

Nux vomica

Zwei Typen:
1. Hell bis dunkel. Jede Farbe. Sehen übermüdet aus, als ob sie die ganze Nacht gelesen hätten. Schlaffe Haltung, streckt den Bauch heraus. Langsam, sieht gelehrt aus.
2. Schick, sehr gepflegt und voller Leben.
Beide sind etwas erregt, wenn sie sprechen und erröten - eher eine dunkle, als eine helle Röte. Dunkel unter den Augen. Blaß-gelbe, ziemlich faltige Haut, markante Gesichter. Neigt zu Untergewicht.
Verdrießlich und mürrisch, sie sind Nörgler. Sehr erregt, können wegen allem in Wut geraten. Sehr schwer im Geschäft und zu Hause zufriedenzustellen. Man kann es ihnen nie ganz recht machen. Verträgt keinen Wider-

spruch. Nie ganz zufrieden, meist Angst wegen Dingen, die nicht mit ihnen selbst zu tun haben, wie Arbeit, Freunde, finanzielle Zukunft, eher als wegen ihrer Gesundheit.
Meist schweigsam und verdrossen hassen es, angesprochen zu werden. Dieser Typ benötigt *Nux vomica*, das Folgemittel muß *Sepia* sein. Trost verärgert. Immer mit den Nerven am Rande und, wenn er sich aufregt, dreht er sich herum und verflucht Sie. Sehr ungeduldig, kann nicht abwarten, bis etwas für ihn fertiggemacht wird. Wenn sie selbst irgendetwas tun, haben sie keine Ausdauer. Werfen die Dinge leicht hin. Der Gedanke an eine Tätigkeit erschöpft sie, auch wenn sie sich gut fühlen.
Der chronische Typ hat sich beständig übernommen, nicht nur beim Essen, sondern auch mit sehr harter Arbeit unter übermäßigem Streß und in beständiger Angst. Er schläft nicht gut und liest noch spät, um einzuschlafen. Erwacht zwischen 3 und 4 Uhr früh mit aktivem Gehirn. Dann kann er arbeiten und geht gegen 7 Uhr wieder ins Bett. Dann schläft er friedlich und gut, es fällt ihm schwer, zum Frühstück aufzustehen. Erwacht mit einem schrecklichen Geschmack, mit Kopfschmerzen und fühlt sich allgemein daneben.

MAGEN:
Anfälle von gastrischen Störungen nach einer Unachtsamkeit beim Essen. Zu großes und reichhaltiges Abendessen mit zuviel Alkohol.
Wenn sie in einem warmen Zimmer essen, wird ihnen bisweilen schwarz vor Augen, mit ausgeprägter Flatulenz und Ohnmachtsgefühl. Muß die Kleidung lockern. Mag Fett und verdaut es gut. Deutliche Verschlimmerung von Fleisch und Milch. Reagiert besonders empfindlich auf Kaffee, der ihm eine schlaflose Nacht bereitet. Stimulantien, wie Tee und Tabak verursachen Störungen. Wenn er etwas Kaltes ißt, kann er Bauchschmezen bekommen. Deutlich besser, wenn er kleine Mahlzeiten zu sich nimmt, will öfter und wenig essen. Fühlt sich voll und schwer im Magen, muß viel gähnen, wenn er sich überessen hat. Eine Stunde nach dem Essen hat er das Gefühl eines Steins im Magen. Können Schluckbeschwerden haben, sie schlucken das Essen ordentlich hinunter und fühlen sich dann unbehaglich, so als ob eine große Menge über eine lange Strecke im Ösophagus feststecken würde. Das Essen kommt dann wieder hoch, so, als ob die Peristaltik umgekehrt wäre. Das ist nicht mit Schmerz verbunden. Sie haben ein besonderes Verlangen nach Anregungsmitteln, frequentieren die Cocktailbar und sind dazu imstande, dort alles zu probieren. Bei chronischen und akuten gastrischen Störungen geht es ihnen viel besser, wenn sie sich erbrechen können. Erbrechen fällt ihnen sehr schwer - sie spannen sich an, würgen und erbrechen schließlich ein saures bitteres und spärliches Material. Kummer führt zu Verdauungsproblemen.
Der obere Bauch kann aufgebläht sein und die Leber kann durch wiederholtes, reichhaltiges Essen angegriffen sein. Ein nützliches Mittel bei Gallenkolik. Verstopfung mit Völlegefühl im Rektum nach dem Stuhlgang, der sehr

anstrengend ist. Einige haben unangenehme Diarrhöe, aber die Entleerung fällt ihnen schwer, sogar wenn sie Stuhldrang haben.
Der Schmerz ist typisch spastisch und krampfend, wo immer er auch sitzt. Hautempfindlichkeit mit der Tendenz zu Zuckungen. Kälte, Berührung oder Lärm reizt. Bewegung und Druck verschlimmern die Schmerzen, Hitze bessert. Rückenschmerzen, schlimmer durch Liegen oder bei dem Versuch, sich im Bett herumzudrehen. Überempfindlich auf äußere Eindrücke - visuelle, auditive, olfaktorische und taktile.
Schlimmer bei kaltem, trockenen Wetter, besser bei feuchtem Wetter. Sie schwitzen leicht und der leichteste Luftzug erzeugt Schnupfen und Kopfschmerzen.
Bei allen fiebrigen Erkrankungen besteht die Tendenz zur Gelbsucht.
Kopfschmerz durch Alkohol am »Morgen danach«, schlimmer vor dem Aufstehen aus dem Bett. Der Schmerz ist besser, wenn sie sich ruhig verhalten, er ist von Übelkeitsgefühl begleitet; bücken, arbeiten und geistige Anstrengung verschlechtern. Schweregefühl und Stauung sind charakteristisch. Beim Gehen an frischer Luft können sie eine Besserung erfahren.
Frost und Erkältung kommen plötzlich. Der Patient hat sich eingewickelt, um sich warmzuhalten, denn unbedeckt ist es ihm zu kalt. Warme Getränke bessern. Oft nützlich bei Grippe. Wenn sie Husten haben, können sie sich nicht bewegen, ohne daß ein Husten mit schmerzhaftem Würgen, Krämpfen und Kitzeln im Rachen beginnt. Als ob sich etwas in der Brust losgerissen hätte.
Großes Rheumamittel, besonders für einzelne Gelenke. Kaltes, trockenes Wetter verschlimmert. Sehr verfroren. Warme, heiße Getränke und Regenwetter bessern.
Neigung, daß sich Aktionen in deren Gegenteil umkehren, heftige Peristaltik in Verstopfung, je mehr er sich anstrengt, desto schwieriger geht der Stuhl ab. Urintröpfeln, hört jedoch bei Anspannung auf.

Opium papaver somniferum

Schock bei zerebraler Hämorrhagie.
1. Heftiges Delirium. Starrende Augen, hellrotes Gesicht, Sinnestäuschungen. Hat große Kraft und Selbstvertrauen. Besorgnis, Angst vor dem Tod.
2. Stupor. Wirkt intoxiziert, Augen offen, sehr rotes Gesicht. Träge. Traurig und ernst mit etwas geistiger Aktivität. Später will er nicht mehr arbeiten. Er kann Phasen völliger Unempfindlichkeit und apoplektischer Erstarrung haben. Extreme Verstopfung.

Phosphorus

Zwei Typen: dunkelhaarig oder blond. Ein allgemeiner Zug ist ein rötlicher Glanz im Haar. Gut proportioniert. Schlanke Hände. Die Haut ist immer fein

und neigt dazu, schnell die Farbe zu wechseln, aber die Haut ist nie feucht. Sie erröten schnell aufgrund ihrer Nervosität. Sie schwitzen nie, außer wenn sie einen Grund dafür haben, wie geistige oder körperliche Anstrengung.
Ein lebhafter, strahlender, intelligenter Patient. Nett ihn zu kennen. Ermüdet schnell und ist oft in unruhiger Spannung. Wenn er überarbeitet oder übermüdet ist, kann er sich Sorgen machen und glauben, daß er krank wird und sich fragen, welche Krankheit er wohl bekommen wird. Sie geraten wegen ihrer geschäftlichen Angelegenheiten in Spannung. Sie sind leistungsfähig, machen sich aber Sorgen, daß bei der Arbeit Unfälle vorkommen könnten. Sie beobachten stets. Sie sprechen nicht gerne mit Leuten und fürchten einen überfüllten Raum. Sie können nicht in einer Menschenansammlung sprechen und es fällt ihnen nichts ein, was sie sagen könnten. Sie sehnen sich nach Gesellschaft und dem Mitgefühl anderer. Wenn sie müde sind, werden sie apathisch und gleichgültig.
Temperamentsausbrüche, wenn man sich ihnen widersetzt und anschließend schämen sie sich sehr. Sie bekommen seltsame Gefühle, wenn sie andere Leute treffen, die sie nicht wirklich kennen. Beim Sprechen leicht erschöpfbar, auch wenn sie nur mit ein oder zwei Personen sprechen. Eine schweigende Menge kann ihre Kraft untergraben. Empfindlich gegenüber Stimmungen und äußeren Eindrücken. Wenn sie krank sind, werden sie ihrer Familie gegenüber gleichgültig. Können ängstliche Vorahnungen und heftige, maniakalische Attacken mit Gewaltausübungen haben.
Sie fürchten die Dunkelheit, die Dämmerung, die Einsamkeit, den Donner und den Tod. Vorahnungen beim Wachen oder Schlafen. Wenn sie sich fürchten, können sie unwillkürlichen Abgang von Urin und Stuhl haben.

ESSEN:
Sie sind nachts hungrig und nehmen sich immer etwas zu essen mit ins Bett. Die Nahrungsmittelbesonderheiten ähneln denen von *Calcium phosphoricum.* Mögen scharf gewürzte Speisen, Verlangen nach erfrischenden Sachen und eher Salz als gesalzene Speisen. Mögen gewürzte und saure Speisen (Weine). Sie mögen keine Süßigkeiten oder mögen sie solange, bis ihnen davon übel wird und können sie dann nicht mehr ausstehen. *Phosphorus* ist das durstigste aller Mittel. Wenn der Patient krank ist, trinkt er Unmengen kalten Wassers und erbricht sie dann. Mag Eiskrem. Kann eine Aversion gegen Tee und Fleisch haben. Mag kein Bier. Kaffee kann ihn verstopfen. Das Kind mag keine Milch und keine Milchpuddings.

KOPFSCHMERZEN:
Stauung und Klopfen im Kopf, kalte Luft und Ruhe bessern. Schlimmer, wenn er niedrig liegt, muß mit Kissen aufgestützt liegen, was eine typische Phosphorstellung ist. Druck bessert den Schmerz. Künstlicher Appetit geht den Kopfschmerzen voraus mit ungewöhnlichem Hunger. Extremes Kältegefühl an der Gehirnbasis, besser durch Hitze.

PNEUMONIE:
Klare, blasse Haut mit rötlicher Tönung, anfangs trocken und heiß, später verschwitzt. Steif vor Angst, reagiert auf Beruhigung. Furcht vor dem Tod und dem Alleinsein. Muß Licht haben. Großer Durst auf Eiswasser und kalte, saure Getränke. Trockene Zunge, trockene Lippen und trockener, hackender Husten, der so klingt, als ob er schmerzen würde. Ausgeprägte Schmerzen in der Brust, schlimmer beim Liegen auf der gesunden Seite. Liegt oder sitzt aufgestützt in typischer Haltung. Sprechen, Lachen und Essen verschlimmert den Husten.

Phytolacca

Halsmittel. Akuter Beginn. Dunkelroter Hals mit weißgrauem Exsudat, schlimmer rechts. Uvula ödematös. Der Patient fühlt sich sehr schlecht, ist ohne Hoffnung und gleichgültig. Brennender Schmerz, schlimmer durch heiße Getränke. Schmerz an der Zungenwurzel, der bis zum Ohr geht, wenn er die Zunge herausstreckt. Kann überhaupt nicht schlucken. Die Zunge fühlt sich roh und wie verbrüht an, mit einem gelben Streifen in der Mitte oder deutlich gelbem Belag. Widerlicher Mundgeruch mit viel fadenziehendem Speichel. Gelenkschmerzen und häufig heftige Rückenschmerzen. Tremor der Hände und Erschöpfungsgefühl. Gesichtsschweiß mit Spinnwebgefühl*, so als ob etwas auf dem Gesicht getrocknet wäre.

Platinum

Sehr charakteristische Depression. Unangenehm arrogant. Exzessive Arroganz. Verdreht. Richten ihre Aufmerksamkeit auf stupide, närrische Kleinigkeiten oder auf kleinere Unstimmigkeiten, die sie vergrößern, um darüber zu brüten. Diskutieren fassen sie als Streit auf. Unruhig und leicht aufgebracht. Mit ihrer ausgeprägten Selbsteinschätzung haben sie auch das Gefühl des Versagens. Machen Ausflüchte. Können keinen Widerstand vertragen - wenn man ihnen widerspricht, weinen sie und ihre schlechtesten Charakterzüge treten zu Tage. Sie fühlen sich viel größer als alle anderen - ein sehr seltsames Symptom - andere Menschen werden kleiner gesehen. Sie glauben immer, daß sie sterben müssen. Mr. Dombie in »Dombie und Sohn« ist perfektes Platin.

Psorinum

Unrasierte, elende Tramps. Sie haben keinen Respekt vor sich selbst, oder behaupten das. Wieviel sie sich auch waschen mögen, sie sehen niemals sauber aus - wirken immer schmutzig. Depressiv, sogar melancholisch,

* Dieses Symptom weicht von anderen Arzneimittellehren ab, so daß es sich eventuell um ein Versehen der englischen Herausgeber handelt.

fühlen sich ganz hoffnungslos. Völlig freudlos, verzweifeln an sich selbst. Keine Energie, die leichteste Anstrengung erschöpft sie, sie wollen sich hinlegen und überhaupt nichts tun. Angst vor dem Tod. Rauh, trockene Haut. Sehr verfroren. Liegen flach im Bett, mit den Armen seitlilch.
Sie können chronische Kopfschmerzen mit Gesichtstrübung oder flackernden Funken vor den Augen haben. Intensiver Hunger bevor der Kopfschmerz beginnt, der solange wie die Kopfschmerzen dauert. Akute Schmerzstiche durch den Kopf. Kopfbaden bessert (im Gegensatz zu den allgemeinen *Psorinum*-Symptomen). Frische und kalte Luft verschlimmert. Wickelt seinen Kopf ein, der Schmerz verschwindet, wenn der Kopf zu schwitzen beginnt.
Halsentzündungen, wie die von *Barium carbonicum*. Wenn sie wiederkehren, brauchen sie *Psorinum*. Verschwitzte Haut, die fettig bei Berührung ist. Hals wie verbrüht. Zäher Speichel. Blässe. Hals schlimmer durch Kälte. Allgemeine Schmerzen. Bei jedem Temperaturanstieg entsteht eine auffallende Hautreizung. Kinder werden gegen Abend verdrießlich und schlafen schlecht.

Plumbum metallicum

Blasse Menschen mit schmutziger Gesichtsfarbe. Gelbe Skleren. Ängstlicher Gesichtsausdruck. Stark dilatierte Pupillen. Träg, gar keine Lust zu arbeiten.
Melancholisch, langsame Auffassungsgabe. Antwortet langsam und verwendet falsche Namen und Worte. Apathie. Schlaflos mit unruhigem Schlaf. Führt Selbstgespräche. Neigt zum Schwindeln und Täuschen. Gefühl eines straffen Bandes um das Bein.
Verstopfung. Abdominelle Koliken mit Schmerzen, die zur Wirbelsäule hinziehen und sie anfallsweise aufschreien lassen.

Pulsatilla nigricans

Das beste Bild zeigt sich im Teenager-Mädchen. Die Patientin ist wie ein Apriltag. Hellhäutig, meist gut gepolstert. Angenehm und liebewoll. Braucht Getue und Aufmerksamkeit. Wird als Mensch, der alles nimmt und nichts gibt, beschrieben. (Ich stimme damit nicht völlig überein - einige der feinsten Charaktere, die ich kenne, waren *Pulsatilla,* wenn sie krank waren.) In der Regel haben sie eine sanfte Natur; nachgiebig und sehr liebevoll. Unter geistigem oder körperlichen Streß oder nach einer Infektion kann die Patientin wie ein Apriltag werden, alles an ihr ist wechselhaft. In dieser Minute lächelt sie und ist anscheinend glücklich, in der nächsten Minute weint sie. Die Tränen sind vielleicht das Charakteristischte an *Pulsatilla*. Leicht depressiv, besonders abends, sie haßt das Alleinsein, aber wenn jemand schlechter Laune ist und sie wegen einer Kleinigkeit beschimpft,

bricht sie in Tränen aus. In solchen Augenblicken wird ein wenig Beachtung und das Gefühl, daß man ihr helfen will, diese Tränen schnell wieder trocknen, aber sie werden bei jeder neuen Aufregung sofort wieder erscheinen. Bei einer Depression haben sie das Gefühl, unter jemandens Fuchtel zu stehen. Extrem launisch und mit nichts zufrieden. Extrem schlechtgelaunt, kann sich nicht konzentrieren, ihre Gedanken wandern umher. Fühlt sich leicht beleidigt und bricht in stürmisches Weinen aus.
Wärmeempfindlich und »verwelkt« im heißen Sommer, kann nie in der Sonne sitzen. Wenn *Pulsatilla*-Babys in der Sonne gelassen werden, kommen sie durcheinander und fühlen sich elend. Unwohl in einem warmen, ungelüfteten Raum. Leichte Bewegung an der frischen Luft bessert immer. Feuchte Zunge, die der Patient aber als trocken empfindet, er ist meist durstlos. Verabscheut Fett und fette Speisen, die Übelkeit, Schwindel und Kopfweh erzeugen. Dieses heftige Kopfweh verschlimmert sich durch Bükken oder Druck. Besser im Kühlen, an der Luft und durch langsame Bewegung.
Schläft in einer charakteristischen Stellung, auf dem Rücken mit den Armen über dem Kopf. Kann schlecht einschlafen. Wenn das Schlafzimmer warm ist, kann er der Schlaflosigkeit vorbeugen, wenn er vor dem Schlafengehen umhergeht, ein kühles Getränk vor dem Schlafengehen bessert das Befinden. Hat eine purpurne Gesichtfarbe bei großem Schlafmangel. Wenn er sich übergessen hat, wird er wach. Wenn er kummervolle Gedanken hat, denkt er ständig an diese und kann dann lange nicht einschlafen. Wenn er aber einmal eingeschlafen ist, wacht er morgens schwer auf.
Klagen, daß sie überall Schmerzen haben, die aber, wie ihre allgemeine Persönlichkeit, wechselhaft sind und von einer Stelle zur anderen wandern. Die typischen *Pulsatilla*-Schmerzen entstehen plötzlich und verschwinden allmählich.
Rheuma einzelner Gelenke, besonders des Kniegelenks, das schmerzhaft, geschwollen und quälend ist. Ein heißes Bad, die Wärme eines Druckverbandes verschlechtern den Schmerz, leichte Bewegung bessert ihn.

AUGEN:
Akute, katarrhalische Konjunktivitis, fast immer mit Gerstenkörnern in der Vorgeschichte. Pustuläre Reizung der Lider mit profuser, gelber oder gelblicher Absonderung, die nicht reizt. Reizung durch starkes Kratzen. Ein Widerspruch ist, daß sie es mögen, ihre Augen in heißem Wasser zu baden.

NASE:
Bei kaltem Wetter läuft die Nase und ist in einem warmen Zimmer verstopft. Die Absonderungen sind meist dick, gelb und machen nie wund.

HALS:
Der Schmerz entsteht plötzlich und in Spasmen und legt sich dann allmählich. Völle und Erstickungsgefühl im Hals. Dick gelb belegte Zunge, die sich,

wie auch die Lippen, fettig anfühlt. Die Lippen sind rissig und geschwollen. Durstlose Patienten. Wenn sie Halsschmerzen haben, frieren sie und es geht ihnen viel schlechter, wenn man es ihnen warm macht.

PNEUMONIE:
Lungeninfekte im Herbst und im frühen Frühjahr. Milder, sanfter, nachgiebiger Patient, der kongestioniert aussieht. die Brust ist gespannt und fühlt sich wie roh an. Der Schmerz in der Brust wandert von einer Stelle zur anderen und ist von scharfem Charakter. Der Patient liegt aufgestützt, es geht ihm durch Hitze schlechter, oder er liegt flach. Trockener, quälender, reizender Husten, der schwer abzuhusten ist, kann erbrechen. Zähes und gelbes Sputum. Durstlosigkeit mit trockenem Mund, besser wenn sie eine Zitrone saugt. Besser beim Liegen auf der gesunden Seite. Schlimmer im warmen Bett, durch warme Kleidung und im heißen Zimmer. Nachts besteht große Angst, besonders wenn es warm ist. Zittert, wenn sie ängstlich ist, wodurch sie erwachen kann.

CHRONISCHE KOPFSCHMERZEN:
Durch Verdauungsstörungen, oft vom Essen reichhaltiger Speisen. Schläfenschmerz, meist klopfenden Charakters, meist ausgeprägter auf der einen oder anderen Seite. Einseitige Rötung auf der schmerzenden Seite. Meist mit Photophobie. Der Schmerz verschlimmert sich in geschlossenen, stickigen Räumen, durch Niederlegen, Bücken und am Abend. Besser durch Gehen an der frischen Luft und durch Druck.
Ist eine Indikation für gelblichen, nicht wundmachenden Fluor. Von Nutzen bei Menstruationsbeschwerden, in der Menopause und bei der Morgenübelkeit dieses Patiententyps.

Radium bromatum

Lumbosakral-Schmerz, der zu beiden Hüften ausstrahlt. Keine Erleichterung durch Druck oder Wärme.

Rhododendron

Wird im Frühsommer, wenn die Blüten heraus sind, gebraucht. Rheuma, schlimmer durch kalten Wind und Regen am Junianfang. Die Schmerzen verlagern sich und neigen dazu, von oben nach unten zu gehen.

Rhus toxicodendron

Kalt-Wetter-Rheumatismus. Zerrende Schmerzen um die Gelenke, schlimmer zu Beginn der Bewegung und besser bei fortgesetzter Bewegung und

trockenen, warmen Auflagen. Der Patient kann wegen der Schmerzen nicht schlafen und steht nachts auf, um Tee zu trinken und umherzugehen. Der Schmerz ist schlimmer, wenn er sich ruhig hält.
Bei akuten, fiebrigen Zuständen ist er extrem unruhig und bewegt sich im Bett. Deutliche Ängste. Metallischer Geschmack, belegte Zunge mit seitlichen, roten Streifen und feuerroter Spitze. Intensiver Durst auf kalte Getränke. Allgemeine Schmerzen mit nächtlicher Verschlimmerung aller Symptome. Kontinuierliche Bewegung und Wärme bessern. Ruhe, Kälte und Feuchtigkeit verschlechtern.
Entzündung des Perineums oder des Perianalgebiets.

AUGEN:
Alle Augenerkrankungen verbreiten sich schnell über die Wangen. Entzündete, rote Lider mit herpesartigen Eruptionen an jedem Augenwinkel. Ausgeprägte Schmerzen und brennende Tränen. Der Patient schreit auf, beim Versuch die Lider zu öffnen. Das Auge quillt hervor und ist geschwollen. Intensive Photophobie. Schlimmer nach einem kalten Bad.

Rumex crispus

Sieht wegen seines Hustens elend aus, der Husten ist bellend und reizend. Reizung gerade unterhalb des Larynx. Roheitsgefühl, schlimmer beim Einatmen kalter Luft. Der Husten verschlechtert sich bei jedem Temperaturwechsel, besonders, wenn man in die kalte Luft geht. Reichlicher Nasenkatarrh, anfangs wäßrig, später dick und zähflüssig. Zieht die Decke beim Husten über seinen Kopf, um zu vermeiden, daß er kalte Luft einatmet oder inhaliert. Der Husten verschlimmert sich durch Umhergehen.

Ruta graveolens

Augenverletzungen mit Quetschung des umgebenden Gewebes. Praktisch das spezifische Mittel bei Verstauchung und Überanstrengung, besonders für Bänder.

Sabal serrulata

Verwirrt. Seltsame und ungewöhnliche Gefühle. Kann sich an nichts erinnern. Muß Zeit zum Nachdenken haben und konzentriert sich auf seine Beschwerden. Depressiv, verzweifelt und reizbar. Wenn ihm Mitgefühl gezeigt wird, reagiert er mit einem Wutanfall.
Vergrößerte Prostata. Schmerzhaftes Wasserlassen. Die Blase fühlt sich voll an, Schmerz zu Beginn des Wasserlassens. Gefühl einer Blockade in der

Harnröhre. Hoden wie hochgezogen und schmerzhaft. Verstopfung bei vergrößerter Prostata. Bei Frauen ist die Dysurie von ovariellen Schmerzen begleitet. Schlaf bessert die Schmerzen.
Generalisierte Kopfschmerzen, ziehen sich zu den Schläfen, schlimmer auf der rechten Seite. Der Schmerz beginnt oft an der Nasenwurzel und geht hinauf in den Kopf. Schmerz an der Gehirnbasis, der sich zum Mittelhirn zieht. Die Kopfschmerzen sind oft von Schwindel begleitet.
Angst vor dem Schlafengehen, sie fürchten dabei eine unbekannte Gefahr. Ekzematische Flecken auf den Händen und im Gesicht.

Sanguinaria

Hageres Gesicht. Blässe, neigt zum Erbrechen. Trockene Lippen. Umschriebene Wangenröte. Zunge wie verbrannt, mit trockenem Gefühl im Hals. Dysphagie. Der trockene Hals kann von Kitzelhusten begleitet sein, besser beim Aufsitzen und nach Abgang von Winden oder durch Aufstoßen. Kriechendes Gefühl unter dem Sternum. Zähes, blutstreifiges und eitriges Sputum. Husten kann einen fötiden Atem erzeugen, der Patient ist dyspnoetisch und kann nicht tief einatmen.
Schwindel beim Aufstehen, mit dumpfem Schweregefühl im Magen. Wagt nicht, sich schnell zu drehen, da er sonst hinfällt. Schwäche und Schwindel, wenn er den Kopf schnell dreht oder wenn er sich vom Bücken aufrichtet. Schlimmer morgens. Schweregefühl in den Schläfen, schlimmer rechts, mit dem Gefühl von Blutandrang zum Kopf und Schwirren in den Ohren. Der Kopf ist berührungsempfindlich. Klagt über anfallsweise Kopfschmerzen mit Übelkeit, Erbrechen und Frieren. Schmerz schlimmer beim Aufstehen von einem Sitz oder von einer Körperübung. Die Augen können brennend und trocken sein.
Plötzlicher Beginn von heftigen Kopfschmerzen. Ähnelt im Charakter sehr dem *Gelsemium*-Schmerz. Beginnt morgens und wird im Verlauf des Tages immer schlimmer. Beginnt im Okziput, verbreitet sich über den Kopf und setzt sich dann über dem rechten Auge fest. Wenn sich der Kopfschmerz legt, tritt keine vermehrte Urinausscheidung auf und das ist oft der einzige Unterschied zum *Gelsemium*-Kopfschmerz. Schmerzen in Genick, Schultern, Armen, besonders auf der rechten Seite. Kann mit Schmerzen unter dem Schlüsselbein und unter den Schulterblättern erwachen.
Müde und matt beim Erwachen. Gefühl, als würde er in Ohnmacht fallen, mit leichtem Schwitzen und Übelkeitsgefühl. Unregelmäßiger, schwacher Puls. Plötzliche Übelkeit mit exzessivem Speichelfluß und Spucken. Dumpfes Schweregefühl im Magen, als ob dort eine harte Masse wäre. Das Erbrechen einer bitteren Substanz ist häufiger, wenn er gerade Kopfschmerzen hat. Lockerer Stuhl mit hervorsprudelnden Winden.
Brennende Hitze wechselt mit Frösteln. Hitze geht vom Kopf zum Magen. Neuralgische Schmerzen im Gesicht und im Oberkiefer, die morgens begin-

nen und den ganzen Tag andauern. Sie verschwinden nach dem Schlafen und bessern sich bei Ruhe und in einem dunklen Zimmer. Schmerzen im Daumenballen.
Die Symptome können eine siebentägige Periodizität haben.

Sarsaparilla

Sieht krank, alt und faltig aus. Eher ein Blasen- als ein Nierenmittel. Urindrang und Unfähigkeit zu Urinieren. Dysurie, wobei der Harnfluß unterbrochen wird, da sehr lange Schleimflocken ausgeschieden werden. Urin trüb wie Ton-Wasser, mit Blasentenesmen - auf diesen Punkt hin verschreibt man das Mittel. Harngrieß kann vorhanden sein. Der Patient kann tagsüber inkontinent sein, wenn der Urin stark gefärbt ist. Einige Patienten lassen sehr wenig oder auch häufig blassen Urin.

Temporalkopfschmerzen mit sinkendem Gefühl, besser bei Ruhe und schlimmer bei Bewegung. Die meisten Symptome sind durch Gehen, treppauf und treppab Gehen schlimmer. Die Schmerzen machen ihn ungeduldig und depressiv.
Wenig Appetit. Das Essen schmeckt bitter, süßlich oder metallisch. Sinkendes Leeregefühl nach dem Essen. Unbehaglichkeit nach nur wenig Essen. Kalte Speisen bessern, warme verschlechtern. Durst auf Wasser.
Ausschlag auf den Lidern, mit Schwellung von Augen und Nase. Ein Nasenloch kann blockiert sein. Schorf auf dem Gesicht wie von eingetrockneter Milch.
Dieses Mittel ist durch Hautausschläge und Harnbeschwerden charakterisiert.

Senega

Pneumonie mit schwerem Beginn. Kann keine Untersuchung vertragen. Die Perkussion schmerzt ihn. Empfindlicher Brustkorb. *Senega* hat das zähste und klebrigste Sputum aller Mittel. Im allgemeinen bessern sehr sanfte Bewegungen im Bett. Sehr empfindlich auf kalte Luft. Meist eher rechtsseitig als links. Schlimmer beim Liegen auf der rechten Seite. Emphysematisch und schläfrig.

Sepia

Haar eher hell als dunkel. Verdrossener Gesichtsausdruck. Sieht deutlich stupid aus. Dieses stupide Aussehen ist entweder auf Übermüdung oder auf ein langsam arbeitendes Gehirn zurückzuführen, und das sind die Aspekte der beiden *Sepia*-Typen. In der Regel sind beide Typen groß und haben lange Rücken. Die Gesichter sind dicker als man es von ihrer übrigen Erscheinung her erwarten würde, die groß und dünn ist. Sie haben eine fahle, gelbe Farbe, die sich bei keinem anderen Mittel findet. Bräunliche Schatten unter den Augen, die halbwegs zu ihren Wangen herabreichen und sich oft über Nase und Wangenknochen erstrecken. Oft haben sie warzige Auswüchse auf Gesicht und Hals, die stark pigmentiert sind, besonders nach ihrem vierzigsten Lebensjahr. Blasse Lippen.

Plumpst in einen Stuhl und sieht absolut depressiv und körperlich schwach aus. Hat Schwierigkeiten, den langen Rücken aufrecht zuhalten. Betritt das Zimmer, ohne freundlich zu grüßen, sie ist nicht aus eigener Entscheidung in die Sprechstunde gekommen, will nicht akzeptiern, daß sie krank ist.

Sie haben Ressentiments gegen ihr Schicksal und glauben, daß sie ein schlechtes gehabt haben. Die Menschen sind nicht fair mit ihnen. Geistig und körperlich erschöpft, fühlt sich niedergeschlagen und kann nicht mehr weitermachen. Wenn Sie ihren Widerstand durchbrechen können, fangen sie an zu weinen und fühlen sich danach besser. Wenn ihre Depression ausgeprägt ist, wollen sie nicht, daß man ihnen hilft. Es ist ein Fehler es zu versuchen und sie aufzuheitern, denn sie nehmen es übel, werden eigensinnig und unleidlich. In diesem Zustand halten sie sich für Märtyrer. Das führt dazu, daß mehr Tränen fließen und zwar reichliche und verzweifelte. Trost verschlimmert. Es geht ihnen durch Trost viel schlechter. Meist unabhängig, sie haßen es, daß man ihnen hilft, wenn sie krank sind.

Kann melancholisch und schweigsam werden, obwohl sie sich bei Belastung aufregen. Die überarbeitete Mutter, die sich um die Kinder kümmert und beginnt, sich Sorgen zu machen, sich aufzuregen und unruhig zu werden. Wenn die Kinder krank sind, fürchtet sie sich vor etwas Schrecklichem. Spürt, daß ihr die tägliche Routine zuviel wird. Angst vor der Armut, davor, daß ihr Mann arbeitsunfähig wird. Eher Angst, andere um Hilfe zu bitten, als vor tatsächlicher Armut. Beneidet andere und kann bösartige Bemerkungen machen. Gleichgültig gegen ihre Freunde, ihre Arbeit und ihre Verwandten. Kann sich selbst in ein Zimmer einschließen und die Familie abweisen. Wenn sie sich unterhält, kann sie bissig, nervös und besorgt werden. Vermeidet die Gesellschaft, obwohl sie das Alleinsein fürchtet.

Eine verfrorene Patientin, dennoch fühlt sie sich beim Stehen in einem warmen Raum schlechter und kann in Ohnmacht fallen. Fällt häufig in der Kirche in Ohnmacht. In der Regel kalte, feuchte Extremitäten, mit abstoßendem Fußschweiß. Verträgt Kälte in keiner Form und ist empfindlilch bei Wetterwechsel. Stickige Luft stört sie mehr als Hitze. Schlechter durch feuchte Kälte oder durch den Wechsel von trockener Kälte zu Wärme und von trockenem zu nassem Wetter.

Morgenverschlimmerung. Muß ihren Schlaf haben und fühlt sich nach einer Nacht, in der sie gut geschlafen hat, besser. Wenn sie nur kurz geschlafen hat, erwacht sie mit einem Gefühl, als ob sie sterben müßte. Kopfschmerzen werden im Verlauf des Tages schlimmer und enden oft am Abend mit

Übelkeit. Heiße Auflagen bessern, ein warmer Raum, Licht oder Lärm verschlechtern.
Fester Druck am Kopf bessert.
Reagiert überempfindlich auf Gerüche und Essensgerüche, von denen es ihr übel wird. Ebenso auf Tabakgeruch, gegen den sie eine auffallende Intoleranz hat. Mag scharf gewürzte Speisen und verlangt nach Stimulantien wie Wein usw. Verlangen nach Essig.
Häufig ist der Uterus retrovertiert. Gefühl, als ob die Beckenorgane herausfallen würden, stärker ausgeprägt bei einer Depression. Gefühl, als ob sich etwas im Rektum ausstülpen würde. Kein Tenesmus oder Stuhldrang. Heftige Dysmenorrhöe und spärliche Menses. Sakralschmerzen, die sich über die Flanken verbreiten. Spinale Hyperästhesie. Rückenschmerzen bessern sich durch Gehen, schnelle Bewegungen wie Tanzen und wenn der Rücken unterstützt wird.
Herzklopfen, als ob das Herz seinen Weg durch den Brustkorb erzwingen wollte. Entsteht bei extremen Wutanfällen. Besser, wenn sie eine lange Strecke geht und wenn sie schnell geht. Allgemeine Besserung durch Bewegung, Schlaf und Essen.
Chronische Kopfschmerzen beginnen im Okziput und verbreiten sich über den Kopf. Sehr intensiver Schmerz im Zusammenhang mit den Menses. Kann auch nach einem Theaterbesuch, einem Konzert oder dem Einkaufen entstehen, wenn sie sehr müde ist. Berstender Schmerz im ganzen Kopf, schlimmer durch Bewegung und geistige Anstrengung. Deutliche Besserung durch körperliche Anstrengung nicht gerade durch Umhergehen. Wenn Sie die Patientin dazubringen können, daß sie eine halbe bis eine Stunde schnell geht, wird der Schmerz verschwinden. Der Schmerz kann nach einer Mahlzeit besser sein und besser, wenn sie tanzt. Nützliches Mittel bei Haarausfall, besonders wenn die Kopfhaut juckt. WERTVOLL BEI STERILITÄT.

Silicea

Meist klein und unterdurchschnittlilch groß, besonders bei Kindern, obwohl sie auch gelegentlich sehr groß sein können. Sie haben kleine Hände und Füße und sind wohlproportioniert. Ziemlich mausgraue Haare mit reiner Haut und guter Farbe. Das Gesicht kann totenblaß sein. Sie können um Augen und Nase herum entzündete Flecke haben, Risse an den Mundwinkeln und an der Nase. Im großen und ganzen angenehme, nachgiebige, sanfte Menschen. Sie machen den Eindruck, als ob sie schnell aufgeben würden, aber das ist völlig falsch. Sie haben enormen Mut und ebensolche Leistungsfähigkeit. Die Schwäche liegt in ihrem Körper, der sie manchmal aufgeben läßt. Das führt zu einem Mangel an Selbstvertrauen und sie klagen darüber, daß sie nicht einmal die geringsten Pflichten erfüllen können. Sie fürchten sich, wenn man sie bittet, eine Arbeit zu tun, aber, wenn sie sie tun, machen sie ihre Sache gut und fast übergewissenhaft.

Sanft und höflich bis zu einem Punkt, aber wenn man sie antreibt, können sie eigensinnig, verdrießlich, reizbar und so schwierig, wie man nur sein kann, werden. Sie sind sehr ausdauernd - wenn sie sich etwas fest vorgenommen haben, ist es schwer, es wieder aus ihrem Kopf herauszubekommen. Die Kinder können lebhaft, erfreulich und sehr belustigend sein, wenn sie aber schlecht geführt werden, sind sie anstößig, übelnehmerisch und boshaft. Andererseits können sie auch die elendsten Kinder sein, empfindlich und kalt. Sie haben immer kalte Füße, die sie nicht warm bekommen.
Sie können nicht schlafen, schwitzen profus am Kopf und durchnässen die Kissen. Widerlicher Fußschweiß.
Schwitzen ist charakteristisch. Erwachsene sind bei mentaler oder körperlicher Anspannung schlaflos. Sie schlafen für ein oder zwei Stunden ein, erwachen dann und überdenken ihre Arbeit. Sie schlafen dann wieder ein, wenn es Zeit zum Aufstehen ist. Nach einer halben Stunde Schlaf am Morgen erwachen sie und wundern sich, worüber sie sich die ganze Nacht Sorgen gemacht haben.

KOPFSCHMERZEN:
Wiederkehrend. Biliös. Beginnen im Okziput und breiten sich entlang der Wirbelsäule abwärts aus, dann breiten sie sich über den ganzen Kopf aus und setzen sich über dem rechten Auge fest. Beständiger Schmerz an der Außenseite des Auges. Der ganze Kopf schmerzt und klopft, der Schmerz geht in ein Übelkeitsgefühl über und dann in Erbrechen. Hält den Kopf aufrecht und liegt auf einer Wärmflasche. Kalte Zugluft, Druck eines engen Hutes, Bewegung und Anstrengung (besonders Einkaufen) verschlimmern. Eine andere Art der Kopfschmerzen entsteht durch geistige Konzentration oder plötzliche geistige Anstrengung. Sie sitzen vorne an der Stirne und können von einer Seite auf die andere gehen. Das ganze Stirngebiet ist empfindlich und schmerzhaft. Der Patient kann chronische Kopfschmerzen infolge von Ermüdung, Aufenthalt in Kälte oder Sonne, besonders in kalter Zugluft, haben. Dabei entsteht eine vertikale Halbblindheit, zwischen der Blindheit und dem Kopfschmerz kann ein Zeitintervall sein. Dieses Intervall ist von sensorischen Störungen, wie der Anästhesie eines Gliedes oder eines Körperteils begleitet. Der Kopfschmerz beginnt über einem Auge, meist dem rechten und strahlt von dieser Stelle aus.
Kann erbrechen und fühlt sich danach besser. Besser, wenn ein weicher Schal um den Kopf herum gewickelt ist. Der Schmerz legt sich mit einer vermehrten Urinausscheidung. Druck auf das schmerzende Gebiet verschlechtert.
Ein verfrorener Patient, der Eiskrem und kalte Speisen liebt.
Deutliche Abneigung gegen heiße Speisen und Getränke, die ihn durcheinander bringen. Heiße Getränke lassen ihn erröten und schwitzen. Wenn die Patientin heißen Tee trinkt, wird sie heftig rot, besonders in der Menopause.
Akute Verdauungsbeschwerden, wenn viel Milch getrunken wird.

Bronchitis und Asthma bronchiale. Grobes Rasseln in der Brust mit viel Schleim. Brustbeschwerden werden durch kalte Zugluft, kalte Gewitter verschlechtert. Asthma infolge unterdrückten Schweißes. Das beste Mittel bei Brustbeschwerden, die nicht vergehen, ebenso bei einem zusammengebrochenen Patienten mit Bronchitis oder nicht gelöster Pneumonie nach Antibiotikabehandlung. Die Haut neigt dazu, feucht zu sein, besonders Hände und Füße. Finger und Zehen sterben im Winter ab, besser, wenn sie in heißes Wasser getaucht werden.
Hautläsionen und Schnittwunden eitern. Risse und Fissuren um die Fingernägel. Wunder Hals mit vergrößerten Zervikaldrüsen. Hände, Füße, Hals und Stirne schwitzen. Tinnitus.
Furunkel, die nicht aufgehen. WERTVOLL BEIM HERAUSTREIBEN VON FREMDKÖRPERN, WIRKT ABER NUR, WENN DIE EITERUNG SCHON BEGONNEN HAT.

Spigelia

Typischer, nervöser Kopfschmerz, der im Okziput beginnt und sich über den Kopf bis zum linken Auge oder zur linken Schläfe verbreitet. Klopfender, schießender Schmerz. Das linke Auge fühlt sich zu groß für die Augenhöhle an. Entsteht am frühen Morgen und legt sich gegen Abend. Der Schmerz verschlimmert sich beim Gebrauch der Augen, beim Lesen, Nähen, durch Lärm, Rütteln und Bewegung. Der Kopf ist berührungsempfindlich. Liegen auf der rechten Seite bessert. Will mit Kopf und Schultern erhöht liegen.
Emotionale Aufregung führt zu Schmerzen. Angina pectoris mit fibrillärem Zittern. Der Schmerz in der Herzspitze geht durch die linke Schulter und den linken Arm hinunter. Taubheitsgefühl. Besser, wenn er auf einer Seite erhöht liegt.

Spongia tosta

Angina pectoris. Gefühl, als ob das Herz größer würde, als ob es in der Brust geschwollen wäre und sich zum Hals hin verbreiten würde. Auffallende Verschlimmerung beim Niederlegen. Extrem verfroren. Zugluft verstärkt den Schmerz. Taubheitsgefühl in den Fingern, das sich über die unteren Extremitäten ausbreiten kann.

Squid (Tintenfisch)

Patientinnen in der Menopaus. Strahlend, schnell und intelligent. An ihren Mitmenschen interessiert, nicht selbstbezogen.
Energische Frauen, die unreglmäßige, spärliche Perioden haben. Kann vor den Menses Mastitis haben. Verfroren. Milde Depression ohne Reizbarkeit.

Sting ray (Stachelrochen)

Blaßgelb und meist dunkel. Sieht müde aus, Augenringe unter den Augen. Sehr verfroren, kann aber keinen stickigen Raum ausstehen. Reagiert empfindlich auf jeden Wetterwechsel und kann keine richtige Hitze ertragen. Muß Schlaf haben. Erwacht mit Morgenkopfschmerzen, die gegen Abend besser werden, Lärm und Rütteln verschlimmern. Fällt in Ohnmacht, bei zu langem Stehen. Schmerz im unteren Rücken, besser durch Gehen. Erschöpfte Patienten, denen es im allgemeinen durch Bewegung und Essen besser geht.

Sulfur

Gebückt, unsauber, ungewaschen. Oft untergewichtig, manchmal bis zur Abmagerung, trotz ihres guten Appetits. Sie sehen viel älter aus, als sie sind. Trockene, schuppige, fleckige Haut, sehr ungesundes Aussehen. Das Haar sieht schmutzig, steif und spröde aus. Träge, bewegt sich langsam und ist immer müde.
Verdrießlich, reizbar, depressiv und lebensmüde. Philosophiert und träumt. Selbstsüchtig, nimmt wenig Rücksicht auf andere Menschen. Hat Täuschungen über seine Großartigkeit. Glaubt, daß er wohlhabend ist und hält Lumpen für schön. Kann religiöse Melancholie haben. Vergeßlich, kann sich nur schwer an einfache Sachen und Namen erinnern.
Neigt zu Hautinfektionen. Die normale *Sulfur*-Haut brennt und juckt. Kratzen und Waschen verschlimmern. Kratzen erzeugt ein brenndendes Gefühl. Röte, Brennen und Reizung der Körperöffnungen, mit widerlichem Schweiß. Ausgeprägter Intertrigo. Der Juckreiz wird durch Wärme verschlimmert, besonders durch Bettwärme. Die Fußsohlen brennen, streckt die Füße aus dem Bett.
Bei einer akuten Erkrankung schwitzen sie und haben ein intensives Brenngefühl. Kann sich einer Ohnmacht nahe fühlen. Schlimmer nach dem Schlaf und sehr durstig auf kaltes Wasser. Heiße Hände und Füße, kalter Körper. Widerlicher Schweiß.
Morgenverschlimmerung um 11 Uhr. Sie fühlen sich dann hungrig und unbehaglich im Epigastrium. Die Verschlimmerungen können periodisch sein. Stehen, Waschen und Baden verschlimmern. Besser bei trockenem, warmen Wetter.

Terebinthina

Sieht halb - intoxiziert aus. Seltsame Leute - mit viel Druck im Kopf und der Angst, Epilepsie zu bekommen. Brennen ist ein konstanter Zug in ihrer Symptomatologie. Dumpfe Kopfschmerzen mit starkem Schlafbedürfnis. Gefühl eines engen Bandes um den Kopf.

Die eigene Stimme klingt unnatürlich - sie glauben, daß mit ihrer Stimme etwas nicht in Ordnung ist. Klingeln in den Ohren, sie können nicht sagen, aus welcher Richtung Geräusche kommen.
Rote, glatte Zunge ohne Papillen. Wenn sie sehr krank sind, haben sie großen Hunger und großen Durst. Zusammenschnürungsgefühl im Oberbauch. Chronische Leberbeschwerden. Viel Aufblähung, Gurgeln und Empfindlichkeit im Bauch. Alles besser durch Bewegung.
Die Schmerzen gehen von der linken zur rechten Körperseite.
Verstopfung mit Harnsymptomen, die sich durch Sitzen verschlimmern.
Beim Hinsetzen Druck auf die Nieren, besser durch Bewegung.
Häufiges Wasserlassen und Dysurie mit verminderter Sekretion. Gelegentlich profuser Harnfluß und dann Schleimablagerungen. Dicker, trüb aussehender Urin mit Hämaturie.
Feucht-kalter Schweiß nachts im Bett. Schläfrig, sogar während einer Unterhaltung.
Drei besondere Symptome:
1. glatte, glänzende Zunge.
2. Klingeln in den Ohren.
3. Schläfrigkeit.

Theridion

Kopfschmerzen während der Pubertät, manchmal während der Menopause. Der Schmerz verbreitet sich hinter die Augen und tief ins Gehirn hinein. Deutlicher, intensiver Schwindel, schlimmer beim Schließen der Augen. Kann von Übelkeit begleitet sein. Ein Unterscheidungsmerkmal dieses Mittels ist, daß der Patient seine Augen nicht geschlossen halten will, wenn er Kopfschmerzen hat. Abnormale Überempfindlichkeit gegen Lärm, der Übelkeit hervorrufen kann. Der Kopfschmerz bessert sich beim Niederlegen in einem ruhigen Raum.

Thuja occidentalis

HELLHAARIG UND FEINHÄUTIG. Sieht nach Tbc-Diathese aus. Hat einzigartig gute Manieren, ist sensibel, höflich und dankbar. Kann etwas ungeduldig und depressiv sein. Geistig benebelt. Mag keine Fremden. Schüchtern. Haßt es, berührt zu werden. Gewissenhaft wahrhaftig. Sensibel. Ärger wegen kleinerer Störungen. Weint heftig bei Musik.
Profuse Schweiße an unbedeckten Körperteilen, besonders am Hals. Öliger, widerlicher Schweiß. Ausschläge an den bedeckten Teilen, Kratzen bessert.
Andauernde Schlaflosigkeit. Unruhig, steht aus dem Bett auf. Wenn sie schlafen, träumen sie von Verstorbenen. Ausgeprägte Schlaflosigkeit nach

Impfungen. Wenn sie nach einer Impfung schlafen, träumen sie von Leichen und riechen sie. Sie träumen davon, aus einer großen Höhe herabzufallen und, daß ihr Körper in einem Schraubstock wäre. Beim Erwachen können sie Kopfschmerzen haben, die sich bessern, wenn sie den Kopf nach rückwärts beugen.
Sie können darüber klagen, daß sie das Gefühl hätten, zu dünn zu sein und, daß ihre Beine empfindlilch seien, als ob sie aus Glas gemacht wären. Leute, die in Eile sind und versuchen, auch Sie mit zu hetzen. Sehr verfrorene Leute, oft nennt man sie die kalte *Pulsatilla.*

Tuberculinum bovinum

Ihr Aussehen kann alle möglichen Schattierungen haben, aber ziemllich konstant sind ihre blauen Skleren und ihre langen Wimpern. Haarige Rükken. Deutliche Tbc in der Familiengeschichte. Geistige Unruhe, unzufrieden mit allem. Sie haben das Verlangen, sich umher zu bewegen, das eigentlich ein Verlangen nach Veränderung ist. Sie wollen immer irgendetwas anderes tun, als das, was sie gerade jetzt tun. SIE HABEN SEHNSUCHT ZU VERREISEN. Worüber auch immer sie klagen, Bewegung bessert es. Ein gut gelaunter Patient, der sich zu einem widersprüchlichen und leicht aufgebrachten Jugendlichen wandelt. Bricht beständig in Tränen aus und wird sehr ärgerlich. Abneigung gegen geistige Arbeit, findet eine Ausrede dafür, daß er nichts tut. Abneigung gegen Menschen. Ein gutes Mittel für Kopfweh bei Adoleszenten.
Reagiert überempfindlich auf Donner, Sturm, Feuchtigkeit und Hunde. Fast immer musikalisch und sehr sensibel auf Musik. Weint. Seltsames Rheuma, schlimmer bei feuchter Kälte und feuchter Hitze oder beim Wechsel von heiß zu kalt oder kalt zu heiß. Stehen verschlechtert sehr.